# 측두하악관절 장애 매뉴얼

# *Manual of Temporomandibular Disorders*

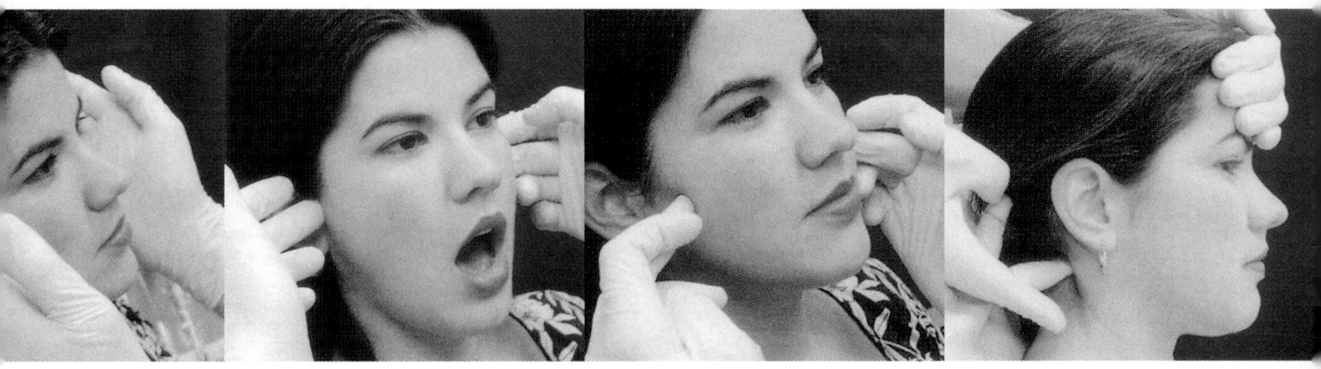

군자출판사

# 측두하악관절 장애 매뉴얼
Manual of Temporomandibular Disorders

첫째판 1쇄 인쇄 | 2007년 1월 1일
첫째판 1쇄 발행 | 2007년 1월 10일

지 은 이 Edward F. Wright
옮 긴 이 사단법인 대한턱관절협회
발 행 인 장주연
편집디자인 안호연
표지디자인 고경선
발 행 처 군자출판사
등 록 제 4-139호(1991. 6. 24)

본 사 (110-717) 서울특별시 종로구 인의동 112-1 동원회관 BD 3층
Tel. (02) 762-9194/5 Fax. (02) 764-0209
대구지점 Tel. (053) 428-2748 Fax. (053) 428-2749
광주지점 Tel. (062) 228-0252 Fax. (062) 228-0251
부산지점 Tel. (051) 893-8989 Fax. (051) 893-8986



ISBN 89-7089-802-6

정가 60,000원

# 역자 서문

최근에 턱관절의 통증, 잡음, 개구장애 등을 주 증상으로 하는 턱관절장애 환자가 급증하고 있어서 이 질환에 대한 국민적인 관심이 고조되고 있는 이때에 Manual of Temporomandibular Disorders의 책을 번역하게 된 것을 무척 기쁘게 생각하고 있습니다.

올해는 사단법인 대한턱관절연구회가 사단법인 대한턱관절협회로 승격이 되어 국내외적으로 큰 의미가 있는 해이며, 사단법인 대한턱관절협회로의 승격에 발맞추어 2006.9.24. 서울아산병원에서 국제학술심포지움이 개최되어 국내턱관절학의 발전에 크게 기여한 해이기도 합니다. 이러한 뜻 깊은 해에 이 책을 번역하게 되어 더욱 자랑스럽게 생각합니다.

턱관절장애의 원인은 스트레스, 나쁜자세, 부정교합, 나쁜습관 등 여러 가지 인자가 관여되어 있으며, 그 증상도 다양하고, 재발도 잘 되어, 치료법도 여러 가지 방법이 소개되어 있습니다. 턱관절장애의 치료법은 물리치료, 턱관절교정장치의 사용, 턱관절세정술 및 턱관절윤활제의 주입, 턱관절 미세직경내시경술, 턱관절 일반내시경술, 턱관절 개방수술 등 여러 가지가 있으나, 이 책은 턱관절교정장치를 중심으로 하는 보존적 치료법에 대하여 상세히 서술되어 있으며, 턱관절장애 환자에 대한 교육 및 진단방법에 대해 쉽게 알 수 있도록 소개되어 있어서 개원가 선생님들에게도 큰 도움이 되리라 생각합니다.

이 책의 번역은 사단법인 대한턱관절협회의 임원님들께서 수차례에 걸쳐 번역 및 교정을 하였으나, 자연스럽게 번역이 잘 안되는 부분이 있었으며, 이러한 부분에 대해서는 다음의 기회에 보완드릴 것을 약속드리면서 여러 가지로 미진한 초판의 번역물을 소개해 드립니다.

이 책의 번역이 턱관절장애의 진단과 치료에 관심을 가지시고 연구 및 진료를 하시는 여러 선생님들께 조금이나마 도움이 되어 턱관절환자의 치료에 도움이 된다면 큰 기쁨으로 생각합니다.

마지막으로 이 책이 번역되기 까지 많은 정성을 쏟으신 사단법인 대한턱관절협회의 송승일 편집이사님과 번역에 동참하여 주신 여러 이사님들 그리고 군자출판사의 관계자님께 깊은 감사의 뜻을 전해드립니다.

감사합니다.

2007. 1.

사단법인 대한턱관절협회장 정 훈

# 번역집필진


| | |
|---|---|
| 권종진 | 고려대학교 의과대학 부속 안암병원 치과 구강악안면외과 교수 |
| 김수관 | 조선대학교 치과대학 치의학과 부교수 |
| 김영균 | 분당서울대학교병원 치과 구강악안면외과과장, 부교수 |
| 김영호 | 정치과 원장 |
| 김응권 | 수원과학대학 치위생과 부교수 |
| 김종진 | 서울아산병원 임플란트 센터 및 치과 보철과 임상 부교수 |
| 김지홍 | 분당예치과 구강악안면외과 |
| 김태우 | 서울대학교 치과대학 치과교정학교실 주임교수, 교정과 과장 |
| 박양호 | 한림대학교 임상치의학대학원 치과교정학과장, 부교수 |
| 성춘수 | 샘모아치과 원장 |
| 송상훈 | 한림대학교 의과대학 성심병원 치과 구강악안면외과 전임강사 |
| 송승일 | 아주대학교 의과대학 치과학교실 구강악안면외과 전임강사 |
| 신성수 | 한림대학교 의과대학 강동성심병원 치과 구강악안면외과 조교수 |
| 심정환 | 인제대학교 일산 백병원 치과 전임강사 |
| 안강민 | 울산대학교 의과대학 서울아산병원 구강악안면외과 조교수 |
| 양병호 | 한림대학교 의과대학 성심병원 치과교정과 조교수 |
| 오병섭 | 맨하탄청원치과 원장 |
| 윤경인 | 을지의과대학교 치과학교실 구강악안면외과 조교수 |
| 이부규 | 울산대학교 의과대학 서울아산병원 구강악안면외과 조교수 |
| 이상화 | 가톨릭대학교 성모병원 치과 구강악안면외과 전임강사 |
| 이종호 | 서울대학교 치과대학 구강악안면외과 교수 |
| 이한주 | 이한주치과 원장 |
| 정 훈 | 정 훈치과 원장 |
| 최은정 | 경복대학 치위생과 외래교수 |

# 저자 서문

측두하악관절에 대하여 레지던트에게 가르칠 때 임상적으로 실질적인 측두하악관절에 대한 간략한 책이 없다는 것에 대한 불평을 듣는다. (a) 일반 치과의사들이나 치의학생들의 수준으로 쓰여진 책 (b) 대부분의 측두하악관절 질환을 갖는 환자에 대한 증거에 근거한 진단과 다방면적인 치료를 가르치는 책 (c) 측두하악관절과 비슷하고 의뢰되어야 할 환자의 의과적 기여요소를 밝히는 것을 가르치는 책 (d) 대부분의 치과의사들의 견지의 밖에 있는 복잡한 측두하악관절을 가진 환자들을 밝히는 것을 가르치는 책.

이 책은 이러한 불평을 충족시키기 위해 나왔다; 이는 나의 증거에 근거한 측두하악관절질환의 지식과 경험을 바탕으로 한 임상적 완성본이다. 이 책은 측두하악관절질환의 복잡성에 대한 임상적 이해와 적용을 쉽게 하였으며 과학적 논문과, 임상 적용, 효과적인 방법에 대한 임상 경험을 병합하였다. 어느 정도 이 책은 일반 치과의사들이 어떻게 가장 효율적으로 측두하악관절 질환 환자를 진단하고 치료하는지에 대한 체계적인 지침을 제공한다.

이 책은 환자 설문과 임상 진단으로부터 얻은 정보들이 각각의 환자의 장기간의 징후완화를 가장 효율적으로 완화시킬 수 있는 치료방법을 선택하는데 어떻게 사용되는지를 가르쳐준다. 그 제공된 정보들은 현행의 연구 결과를 바탕으로 한다. 결론적인 근거가 가능하지 않다면 나는 경험과 생각에 근거한 합의점을 제시하려고 한다.

이것이 측두하악관절에 대한 포괄적인 교과서가 아니기 때문에 이 책에서 다루어지지 않은 어떠한 특징들은 특이한 질환을 암시하는 것이라고 경고한다. 이 책은 이러한 특징을 가진 환자들을 그 방면에서 더 많은 경험을 가진 전문의에게 의뢰할 것을 권유한다.

이 책에 대한 임상가들의 이해를 돕기 위해 장의 맨 앞에 학생들이 자주 물어보는 질문을 수록했으며, 책 전반에 걸쳐 중요한 개념을 강조하였다. 중요한 단어는 이탤릭체나 고딕체로 되어 있으며, 이는 용어풀이에 고딕체로 나열되어 있다.

Edward Wright

Edward F. Wright

# 목차

## Part I 초기 평가

## Part II 일반적인 급성 측두하악장애 상태와 치료



## Part III 교합안정장치

## Part IV 치료를 위한 다양한 방식의 접근법

## Part V 증례 시나리오들

## 부록

# 소개

측두하악관절 질환(TMD)은 저작근과 측두하악관절, 그리고/또는 주변 구조물을 포함하는 임상 질환을 총체적으로 일컫는다. 이는 역사 속에서 인류와 함께했으며 고대 이집트 시대의 치료방법이 보고 되기도 한다.[1]

측두하악관절의 임상 증상과 증후는 교근와 측두하악관절 그리고/또는 측두근 부위의 통증 개구량의 제한 그리고 측두하악관절 잡음이다.[2] 측두하악관절질환의 통증은 환자들이 병원을 찾는 가장 흔한 원인이다.[3,4]

**◑ FOCAL POINT**

측두하악관절의 임상 증상과 증후는 교근와 측두하악관절 그리고/또는 측두근 부위의 통증 개구량의 제한 그리고 측두하악관절 잡음이다.

측두하악관절질환은 20~40세 사이에 가장 흔히 보고 되는 극히 흔한 질환이다. 대략 인구의 33% 정도가 측두하악관절질환의 징후를 가지고 있으며, 3.6~7% 정도가 병원을 찾을 만큼의 심한 증상을 가진다.[2,5]

**◑ FOCAL POINT**

측두하악관절질환은 20~40세 사이에 가장 흔히 보고 되는 극히 흔한 질환이다.

대략 인구의 33퍼센트 정도가 측두하악관절질환의 징후를 가지고 있으며, 3.6~7퍼센트 정도가 병원을 찾을 만큼의 심한 증상을 가진다.

측두하악관절질환의 증상은 시간에 따른 흐름을 가지며 저작근의 긴장과 이악물기, 이갈이, 이 밖의 구강 내의 비기능적 습관과 강하게 연관된다. 측두하악관절질환의 증상은 또한 정신적인 요소와도 강하게 관련되는데, 예를 들어, 걱정, 스트레스, 안달, 초조, 우울 등이다.[6-10] 정신 사회적으로 적응을 잘 못하는 측두하악관절질환을 가진 환자들은 치과의사의 치료와 인지 행동 치료를 혼합하여 치료하면 증상의 완화가 현저히 나타난다.[11]

◉ QUICK CONSULT

## 측두하악관절 질환 증상 연관성의 관찰

측두하악관절질환의 증상은 시간에 따른 흐름을 가지며 저작근의 긴장과 이악물기, 이갈이, 이 밖의 구강 내의 비기능적 습관과 강하게 연관된다. 측두하악관절질환의 증상은 또한 정신적인 요소와도 강하게 관련되는데, 예를 들어, 걱정, 스트레스, 안달, 초조, 우울 등이다.

여성이 남성보다 더 자주 치료를 요구하는데 여성-남성 비율은 3:1에서 9:1 정도이다.[2,5] 더구나 측두하악관절질환의 증상은 남성보다 여성에서 완화가 잘 안된다.[6,7,12] 많은 가설들이 이러한 성의 차이를 설명하려고 하나 근본 원인은 명확하지 않은 상태로 남아있다.[3,13]

◉ QUICK CONSULT

## 남성과 여성의 반응 차이 비교

측두하악관절질환의 증상은 남성보다 여성에서 완화가 잘 안된다.

측두하악관절질환의 지식은 시대가 흐르면서 축적되었다. 일반적으로 치료 철학은 기계적인 치과적 접근에서 생물심리사회적 의과적 접근으로 변해가는데, 이는 신체의 다른 관절이나 근육의 상태에 대한 치료와는 비교가 된다.[1,14]

효과적인 교합 장치 치료와 측두하악관절 재위치 수술은 1800년대 초반부터 보고 되기 시작하였다.[1,15] 같은 시기에 저작근의 건강을 위한 교합과 자연치로부터 재구성된 측두하악관절과의 조화에 대한 중요성이 이해되었다.[1,16]

적절한 건강, 안정, 기능을 얻기 위한 열망이 커지면서 자연치열이 평형을 이루기를 희망하였다.

1930년대, 이비인후과의사인 Dr. James Costen은 측두하악관절을 외과의사와 치과의사의 관심으로 끌어들였으나 독자들은 여전히 측두하악관절을 Costen' s syndrome이라고 생각하고 있었다. Dr. Costen은 측두하악관절 통증과 이차적인 귀의 증상은 교합의 변화로 줄어들 수 있다고 말하였다.[17]

측두하악관절 질환은 다요소적 질환이기 때문에 많은 치료요법들이 환자들의 증상에 양의 영향을 끼친다. 1900년대에 많은 효과적인 치료들이 독립적으로 발표되었다. 외과의사들, 물리치료사, 척추조정사, 마사지 치료사와 다르게 근육 또는 경부를 다루는 사람들은 측두하악관절질환 증상을 치료하는데 양의 반응이 있다고 발표하였다. 완화와 스트레스 조절, 인지행동 요법과 다른 심리적인 면을 다루는 심리학자들은 그들의 치료가 유익한 효과가 있다고 말하였다. 교합을 다루는 교정과 의사, 보철과 의사, 일반 치과의사들 또한 측두하악관절질환의 증상에 교합의 변화가 효과가 있다는 것을 발견하였다.[1,4,16]

◑ FOCAL POINT

측두하악관절 질환은 다요소적 질환(많은 원인 요소를 가진)이기 때문에 많은 치료요법들이 환자들의 증상에 양의 영향을 끼친다.

외과의사들은 다양한 측두하악관절에 대한 수술적 접근으로부터 유익한 점을 발표하였다. 다양한 장치 형태가 비슷한 효과를 가지는 것을 밝힌 연구들에 근거하여 교합장치의 다양한 형태가 시도되었으며 발표되었다. 신체의 다른 근육과 관절에 사용된 약물이나 자가조절 방식 역시 측두하악관절질환의 증상을 완화시킬 수 있다고 하였다. 관찰 기간 동안 측두하악관절질환 증상은 일차적으로 과학적 연구보다는 임상의들이 좋아하는 가설을 따른 증명서(추천장)와 임상의견에 기초하였다.[1, 4, 16]

열정적인 비외과의사들에 의하여 교합장치를 통한 관절 재위치와 같은 다양한 이론이 나타나는 반면 외과의사들은 관절을 재위치시키며 autoplastic 물질로 관절을 삽입하였다. Autoplastic 물질의 붕괴는 심장질환을 일으켰으며, 그들의 치료 기법으로부터 뒤로 거슬러 올라가게 만들었다. 또한 측두하악관절 질환의 다인자적 본질을 알게 되었고 보존적이고, 침습적이지 않은 증거에 근거한 치료의 중요성을 깨닫게 되었다.[1, 4]

20세기 후반에 기본적인 통증 전달 체계와 삼차신경 척수핵, 다른 뇌신경과 경부신경의 공통된 신경체 집합에 대하여 많은 것이 알려졌다. 이는 측두하악관절질환에 영향을 미치는 국소적이고 전신적인 통증, 만성 측두하악관절질환과 다른 만성 통증질환의 유사성, 심리학적이고 행동학적인 견지에서의 만성 통증의 조절의 필요성 등에 대한 이해를 제공해주었다.[1, 13, 18, 19]

오늘날 측두하악관절질환 환자에게 다양한 보존적 치료를 할 수 있게 되었다. 환자 인터뷰나 임상 검사에서 얻은 정보를 이용하여 임상가들은 장기간의 증상 완화에 가장 효율적이고, 증거기반의 치료를 선택할 수 있다. 선택된 치료 방법은 환자의 기여요소를 줄였으며 자연 치유 능력을 향상시켰다. 이러한 치료 방법은 다른 정형적 질환과 류마티스 질환의 치료와 일치한다.[2, 14, 20]

◉ QUICK CONSULT

## 측두하악관절질환 치료의 선택

오늘날 측두하악관절질환 환자에게 다양한 보존적 치료를 할 수 있게 되었다.

◑ FOCAL POINT

환자 인터뷰나 임상 검사에서 얻은 정보를 이용하여 임상가들은 장기간의 증상 완화에 가장 효율적이고, 증거를 기반으로 하는 치료를 선택할 수 있다. 선택된 치료 방법은 환자의 기여요소를 줄였으며 자연 치유 능력을 향상시켰다.

우리는 측두하악관절질환과 그것을 일으키며 유지시키는 체계를 완벽히 이해할 수 없다. 임상가들은 모든 측두하악관절질환 치료가 동일하게 효과적이지 않으며, 모든 측두하악관절질환 환자에게 하나의 치료방법이 적용되지 않는다는 사실을 알아야 한다.[4] 치료를 받은 측두하악관절질환 환자들은 상당히 증상이 완화되는 반면 치료를 받지 않은 환자들은 최소한의 증상 변화가 있게 된다.[21]

## References


1. McNeill C. History and evolution of TMD concepts. Oral Surg Oral Med Oral Pathol Oral Radiol Endod 1997;83:51-60.
2. American Academy of Orofacial Pain, with Okeson JP (ed). Orofacial Pain: Guidelines for Assessment, Diagnosis and Management. Chicago: Quintessence, 1996:116-7.
3. Gremillion HA. The prevalence and etiology of temporomandibular disorders and orofacial pain. Tex Dent J 2000;117(7):30-9.
4. Greene CS. The etiology of temporomandibular disorders: implications for treatment. J Orofac Pain 2001;15(2):93-105.
5. Okeson JP. Management of Temporomandibular Disorders and Occlusion, 5th edition. St Louis: CV Mosby, 2003:153.
6. Egermark I, Carlsson GE, Magnusson T. A 20-year longitudinal study of subjective symptoms of temporomandibular disorders from childhood to adulthood. Acta Odontol Scand 2001;59(1):40-8.
7. Wanman A. Longitudinal course of symptoms of craniomandibular disorders in men and women: a 10-year follow-up study of an epidemiologic sample. Acta Odontol Scand 1996;54(6):337-42.
8. Magnusson T, Egermark I, Carlsson GE. A longitudinal epidemiologic study of signs and symptoms of temporomandibular disorders from 15 to 35 years of age. J Orofac Pain 2000;14(4):310-9.
9. Conti PCR, Ferreira PM, Pegoraro LF, Conti JV, Salvador MCG. A cross-sectional study of prevalence and etiology of signs and symptoms of temporomandibular disorders in high school and university students. J Orofac Pain 1996;10(3):254-62.
10. Vallon D, Milner M, Soderfeldt B. Treatment outcome in patients with craniomandibular disorders of muscular origin: a 7-year follow-up. J Orofac Pain 1998;12(3):210-8.
11. Dworkin SF, Turner JA, Mancl L, Wilson L, Massoth D, Huggins KH, LeResche L, Truelove E. A randomized clinical trial of a tailored comprehensive care treatment program for temporomandibular disorders. J Orofac Pain 2002;16(4):259-76.
12. Garofalo JP, Gatchel RJ, Wesley AL, Ellis III E. Predicting chronicity in acute temporomandibular joint disorders using the Research Diagnostic Criteria. J Am Dent Assoc 1998;129(4):438-47.
13. Gremillion HA. Multidisciplinary diagnosis and management of orofacial pain. Gen Dent 2002;50(2):178-86.
14. McNeill C, Mohl ND, Rugh JD, Tanaka TT. Temporomandibular disorders: diagnosis, management, education, and research. J Am Dent Assoc 1990;120(3):253-63.
15. Goodwillie DH. Arthritis of the temporomaxillary articulation. Arch Med 1881;5:259-63.
16. Dawson PE. Evaluation, Diagnosis and Treatment of Occlusal Problems, 2nd edition. St Louis: CV Mosby, 1989.
17. Costen JB. A syndrome of ear and sinus symptoms dependent upon disturbed function of the temporomandibular joint. Ann Otol Rhinol Laryngol 1934;43:1-15.
18. Raphael KG, Marbach JJ, Klausner J. Myofascial face pain: clinical characteristics of those with regional vs. widespread pain. J Am Dent Assoc 2000;131(2):161-71.
19. Rammelsberg P, LeResche L, Dworkin S, Mancl L. Longitudinal outcome of temporomandibular disorders: a 5-year epidemiologic study of muscle disorders defined by research diagnostic criteria for temporomandibular disorders. J Orofac Pain 2003;17(1):9-20.
20. Fricton JR, Chung SC. Contributing factors: a key to chronic pain. In: Fricton JR, Kroening RJ, Hathaway KM (eds). TMJ and Craniofacial Pain: Diagnosis and Management. St Louis: Ishiyaku EuroAmerica, 1988:27-37.
21. Gaudet EL, Brown DT. Temporomandibular disorder treatment outcomes: first report of a large scale prospective clinical study. Cranio 2000;18(1):9-22.

# Part I

## 초기 평가

초기 검사의 목적은 환자에 대한 일차적 진단, 이차적, 삼차적 진단; 기여 요소 그리고 증상 양상을 알아내기 위함이다.

### ◑ FOCAL POINT

초기 검사의 목적은 환자에 대한 일차적 진단, 이차적, 삼차적 진단; 기여 요소 그리고 증상 양상을 알아내기 위함이다.

일차 진단이란 환자의 주소와 가장 큰 연관을 갖는 질환에 대한 진단이다. 이는 측두하악관절질환 기원(근안면 통증, 측두하악관절 염증, 또는 급성 비정복성 측두하악관절 변위)일 수도 있으며, 다른 요소로부터 기원된 것일 수도 있다(예를 들어 치수 질환, 부비동염, 또는 경부기원 두통).[1]

### ◑ FOCAL POINT

일차 진단이란 환자의 주소와 가장 큰 연관을 갖는 질환에 대한 진단이다.

이차, 삼차 등의 진단은 일차 진단에 기여한 다른 질환에 대한 진단이다. 전형적으로 일차진단은 측두하악관절 질환 기원(근안면 기원)의 진단일 것이고, 이차와 삼차 진단은 환자의 주소에 기여하는 다른 측두하악관절질환 기원일 것이다(예를 들어 측두하악관절 염증과 비정복성 측두하악관절 변위). 만일 비측두하악관절질환(예를 들어 섬유근통)이 측두하악관절질환의 일차 진단에 기여한다면, 이 비측두하악관절질환은 측두하악관절질환 진단의 기여요소라고 불리우며 이차 혹은 삼차 진단이라고 불리지는 않는다.[1]

### ◑ FOCAL POINT

일차, 삼차 등의 진단은 일차 진단에 기여한 다른 질환에 대한 진단이다.

기여요소는 질환을 유지시키는 요소(증상완화를 방해하는)로서 예를 들어 야간 비기능 습관, 껌 씹기, 이악물기, 스트레스 또는 나쁜 자세 등이다.[1,2] 증상 양상은 증상이 나타나거나 증상이 가장 심한(예를 들어 잠에서 깨면 악화되는) 하루 중 일정 기간을 포함하며, 위치 양상(예를 들어 목에서 시작해서 턱으로 이동된다)도 포함된다.

### ◑ FOCAL POINT

기여요소는 질환을 유지시키는 요소(증상완화를 방해하는)로서 예를 들어 야간 비기능 습관, 껌 씹기, 이악물기, 스트레스 또는 나쁜 자세 등이다.

증상 양상은 증상이 나타나거나 증상이 가장 심한(예를 들어 잠에서 깨면 악화되는) 하루 중 일정 기간을 포함하며, 위치 양상(예를 들어 목에서 시작해서 턱으로 이동된다)도 포함된다.

초기 평가는 증상, 잠재적 기여요소와 잠재적 비측두하악관절 질환에 대해서 환자 인터뷰 내용을 포함한다. 이 조사는 환자의 최종 치료 접근에 가장 큰 영향을 미치며, 임상 검사 시 임상가들이 무엇을 평가해야 하는지 알려준다.

임상 검사는 환자의 주소와 연관된 구조와 주소에 기여하는 의심가는 다른 질환들을 확정하거나 제외하는데 도움을 준다. 이미지 검사(방사선학적 검사)는 유용하지만 나의 경험으로는 좀처럼 인터뷰와 검사에 의해 도출된 치료 방법을 변화시키지는 못한다.

1980년대 말, 측두하악관절 질환 증상을 가진 환자들은 잠재적 비측두하악관절 질환 가능성으로 인해 좀더 상세하게 평가될 필요가 있다는 것을 경험으로 알았다. 한 의사가 뇌막염을 가진 환자를 측두하악관절질환으로 진단한 치과의사를 아냐고 물어왔다. 환자의 치과기록을 살펴본 후 나는 그 환자가 잠재적 측두하악관절질환의 가능성 때문에 응급 검사실로 의뢰되어 왔다는 것을 발견하였다. 그 환자는 전에 치과의사로부터 측두하악관절질환으로 진단받은 적이 있으며 교합장치를 가지고 있었고, 환자는 그 병이 다시 재발된 것이라고 믿고 있었다. 치과의사는 그녀의 저작근과 측두하악관절을 타진해보았는데, 근육이 긴장되고 타진 시 아픔을 느낀다는 것을 알게 되었다. 치과의사는 그녀가 측두하악관절을 가지고 있다는 것을 확신하게 되었으며 그녀에게 측두하악관절질환을 자가 조절하는 방법과 장치 조절을 위하여 civilian dentist 를 방문해야 된다는 것을 알려주었다. (그녀는 active-duty military patient가 아니었기 때문에) 그 당시 나는 그 치과의사가 올바른 평가를 하였으며, 그에 맞는 결론을 도출하였다고 보았다.

응급실 기록은 그 후에 더 나은 견지를 갖기 위하여 검토되었다. 환자는 응급실 의사에게 전에 측두하악관절질환으로 진단받은 적이 있으며 교합장치를 가지고 있고, 질병이 다시 재발한 것이라고 믿고 있다고 말한 것이 적혀 있었다. 그 의사는 그녀가 단단하게 뭉친 저작근과 경부근을 가지며 열이 있었고, 측두하악관절 질환 평가를 위하여 치과의사와 신경과의사에게 의뢰된 것을 알게 되었다. 환자가 신경과 의사를 만났을 때 그는 척수 타진을 하였으며, 그녀가 뇌막염을 가지고 있다는 것을 알게 되었다.

이 실망스런 경험은 내가 신경을 써야 하는 측두하악관절질환과 유사한 모든 질환들에 대한 나의 연구를 독려하였다. 그들의 증상이 측두하악관절질환과 어떻게 다른지에 대한 목록을 만들었으며, 측두하악관절 질환과 유사한 비측두하악관절 질환을 가진 환자가 있을 때 치과의사가 고려할 수 있는 간단한 질문들에 대한 공식화된 목록도 만들었다.[3]

이 질문들은 이전부터 사용되어 왔으며 의심해봐야 하는 의뢰된 치성 통증과 류마틱 질환에 대한 특징들도 첨가되었다.[4, 5] 이 질문서는 아주 간단하지는 않으나 비측두하악질환 환자를 진단할 때 도움을 주며, 이것을 임상에 적용시키면 비측두하악질환 환자를 놓치지 않을 수 있게 나의 지식에 도움을 준다.

## References


1. Fricton JR. Establishing the problem list: an inclusive conceptual model for chronic illness. In: Fricton JR, Kroening RJ, Hathaway KM (eds). TMJ and Craniofacial Pain: Diagnosis and Management. St Louis: Ishiyaku EuroAmerica, 1988:21-6.
2. McNeill C, Mohl ND, Rugh JD, Tanaka TT. Temporomandibular disorders: diagnosis, management, education, and research. J Am Dent Assoc 1990;120(3):253-63.
3. Wright EF. A simple questionnaire and clinical examination to help identify possible non-craniomandibular disorders that may influence a patient's CMD symptoms. Cranio 1992;10(3): 228-34.
4. Wright EF, Gullickson DC. Identifying acute pulpalgia as a factor in TMD pain. J Am Dent Assoc 1996;127:773-80.
5. Wright EF, Des Rosier KE, Clark MK, Bifano SL. Identifying undiagnosed rheumatic disorders among patients with TMD. J Am Dent Assoc 1997;128(6):738-44.

# Chapter 1

# 환자 인터뷰

## FAQs

**Q :** 만약 환자가 턱관절에 Teflon-Proplast 또는 Silastic implant나 전체 턱관절 보철물(Total TMJ Prostheses)을 한 경력이 있다면 어떻게 해야 하나?

**A :** 턱관절에 Teflon-Proplast 또는 Silastic implant 나 전체 턱관절 보철물을 하였을 경우 특별한 프로토콜(protocol)이 추천되어져 왔다. 만약 술자가 그 임프란트의 종류나 관리에 대해 불확실하게 알고 있다면, 이 분야에 매우 경험이 많은 전문가에게 의뢰하거나 함께 시술하는 것이 바람직하다.

**Q :** TMD 환자가 얻을 수 있는 반사이익(secondary gain)은 무엇이며, 빈번한가?

**A :** 반사이익(secondary gain)은 환자가 TMD로 인하여 기능장애보수를 받거나 원치 않는 힘든 일 등을 면제 받을 수 있는 환자의 상황을 말한다. 임상적으로 보통 이러한 상황이 관찰되지는 않지만, 만약 반사이익이 크고 빈번하다면, 치료에 효과가 없을 수도 있다.

**Q :** 환자가 TMD 증상의 원인이 되는 치아가 있다면 어떻게 해야 하나?

**A :** Chapter 3의 '구강 내 검사(Intraoral Examination)' 에 따라 TMD 증상의 원인 또는 기여하는 치아의 처치방법을 참고하라.

부록 1의 'Initial patient questionnaire(초진환자설문지)' 를 사용하거나 또는 당신의 환자에 맞게 재구성하여 사용할 수도 있다. 이 설문지는 환자의 인터뷰시간을 단축시키는데 효과적으로 사용할 수 있도록 고안되었다.
시술자가 사용하는 병력기록양식을 이 설문지와 함께 사용해야 한다.

**◉ QUICK CONSULT**

### 병력기록의 수집

'초진환자설문지(Initial patient questionnaire)' 는 환자의 인터뷰시간을 단축시키는데 효과적으로 사용되도록 고안되었고, 술자가 사용하는 병력기록양식을 이 설문지와 함께 사용해야 한다.

술자는 환자의 내과의사와 치과의사 이외에 환자의 의료, 치과보험정보 그리고 환자를 자신의 병원에 오도록 추천한 사람의 주소와 이름을 아는 것이 중요하다. 환자를 보낸 사람은 환자의 의뢰가 적절하였고, 의뢰하는 환자의 검사결과와 치료할 방법을 알려주는 편지를 주는 것이 바람직하다. 이것은 다음에도 치료를 필요로 하는 유사한 증상을 호소하는 환자를 소개하는데 도움이 될 것이다. 종종 이 편지를 복사하여 환자의 내과의사와 치과의사에게 보낸다. 이런 목적으로 앞에서 말한 내용이 'Initial patient questionnaire' 에 포함된다.

설문지는 환자가 바람직하지 않는 질문에 신경을 쓰거나 많은 질문에 대답하면서 짜증이 나는 것을 방지해주고, 술자가 필요한 질문을 잊어버리는 것을 예방해 준다. 임상적 경험은 환자의 반응이나 대답이 항상 옳지만은 않다는 것을 알려주기 때문에 설문 검사자는 질문에 대한 답을 다시 검토해 보아야 한다. 바람직한 방법은 약속시간보다 15분 정도 먼저 와서 설문지를 작성하게 하는 것이 좋다. 환자와 인터뷰 때 술자는 특별히 어떤 질문에는 환자가 세심히 주의를 가지도록 해야 한다.

◉ QUICK CONSULT

### 환자 반응의 확인

임상적 경험은 환자의 반응이나 대답이 항상 옳지만은 않다는 것을 알려주기 때문에 검사자는 설문지의 대답을 환자를 보면서 검토하여야 한다.

❖ TECHNICAL TIP

### Assisting patient recall

바람직한 방법은 약속시간보다 15분 정도 먼저 와서 설문지를 작성하게 하는 것이 좋다.

제2장의 '초진환자설문지(Review of initial patient Questionnaire)' 는 각 질문에 대한 요점을 기술하였고, 환자의 대답을 술자가 빠르게 평가하는데 도움을 주도록 구성되었다. 대다수의 질문들은 설명이 필요 없이 알 수 있으나 몇몇 질문의 추가 정보는 하단에 기술하였다.

*질문 6* (어떤 치료를 받았나요?)은, 부가적인 질문과 함께 과거에 어떤 치료가 환자에게 도움이 되었는지에 대한 정보를 준다. 예를 들어, 환자가 교합장치(현재는 사용하지 않는)를 사용함으로 증상이 완화되는 것을 알았다면 다른 교합 장치를 제작하는 것이 유용할 것이며, 온 찜질 같은 열 치료가 과거에 도움이 되었다면 다시 열 치료를 하는 것이 도움이 될 것이다. 그러나 만약 환자가 과거에 받은 전형적인 치료로 만족스러운 효과를 보지 못했다면 이 분야에 많은 경험을 가진 훌륭한 전문가에게 의뢰하는 것이 좋을 것이다.

Teflon-Proplast나 Silastic으로 구성된 TMJ 임프란트는 이물반응을 일으켜 하악과두와 관절와(glenoid fossa)의 점진적인 퇴행성 변화를 일으킬 수 있다. 따라서 Teflon-Proplast 또는 Silastic implant 나 전체 턱관절 보철물을 하였을 때 특별한 프로토콜(Protocol)이 추천되어 왔다.[1] 만약 술자가 그 임프란트의 종류나 관리에 대해 불확실하게 알고 있다면 이 분야에 매우 경험이 많은 전문가에게 의뢰하거나 함께 시술하는 것이 바람직하다.

*질문 7* (언제 증상이 가장 심해지는가요?)은 증상에 특별히 기여하는 인자가 있을 경우 증상이 발생되는 시간을 확인하는 것이 종종 도움이 된다. 밤에 비정상적인 교합습관을 가진 환자는 보통 아침에 처음 깨어날 때 통증이 증가함을 느끼고, 낮에 비정상적인 교합습관을 가진 환자는 낮이나 저녁이 되면 통증이 증가함을 느낀다. 설문 검사자는 자동차 운전 중이나 후, 또는 컴퓨터 사용 등이 원인이 되는 것을 알아낼 수 있다.

◑ FOCAL POINT

밤에 이상교합습관을 가진 환자는 보통 아침 기상 시에 통증이 증가함을 느끼고, 낮에 이상교합습관을 가진 환자는 낮이나 저녁이 되면 통증이 증가함을 느낀다.

◉ QUICK CONSULT

## 중요한 기여 요소의 관찰

환자의 증상 양상에 대해 논의할 때 설문 검사자는 자동차 운전 시나 운전 후, 컴퓨터 사용 시 등 보다 더 특수한 시간대를 알아낼 수 있다.

*질문 8* (통증 때문에 어떤 일을 하지 못하는가요?)은 술자에게 환자의 삶에 통증이 얼마나 영향을 미치고 있는지에 대한 정도를 알려준다. 이것은 환자가 치료에 대한 참여와 정도에 얼마나 동기 부여가 되는 지와, 환자가 받게 될 치료에 얼마나 관심을 가지고 있는 지와 연관된다. 때때로 이에 대한 대답은 다른 대답들과 잘 조화되지 않는 경우가 있다. 예를 들어, 어떤 환자는 단지 약간의 압통(palpation tenderness)에도 일을 할 수 없는 경우도 있다.[2]

*질문 9* (통증의 정도는 어떤가요?)는 환자의 통증을 발생하게 하는 상태에 대해 확인할 수 있게 도움을 준다. 일반적으로 TMD환자의 아픔은 통증이나 압박, 또는 둔통이 특징이다. 만약 맥동성 통증(throbbing pain)이 그 중 하나라면 보통 환자의 질환은 다음의 세 가지 상황 중 하나 혹은 그 이상의 것에 해당된다.

첫째, 어떤 환자들은 자신의 동통을 통증이나 압박, 또는 둔통이라고 표현하는데, 이것이 심해지면 맥동성 동통(throbbing pain)이라고 표현한다. 이 환자는 속이 메스껍거나 광선공포증, 혹은 맥박성 동통을 동반한 광선공포증을 가지고 있을 것이다. 임상적으로 통증이나 압박, 동통이 만족할 만큼 감소한다면 맥동성 동통으로 발전하는 것을 방지할 수 있을 것이다.

◉ QUICK CONSULT

## Reducing throbbing pain

임상적으로 동통, 압박, 또는 둔통의 악화가 맥동성 동통과 관계가 있고 효과적으로 줄일 수 있다면, 통증이 맥동성 동통으로 발전하는 것을 방지할 수 있다는 것으로 알려져 있다.

교합상 치료를 하여도 편두통이 해결되지 않으면, 내과의사, 신경과 의사에게 의뢰하여야 한다. 때론 편두통이 교합상 치료에 일부 반응한다는 보고도 있으나, 어떠한 편두통이 작용하는지는 알려져 있지 않다.[3, 4] 세 번째 어떤 환자들에게는 맥동성 동통은 통상 치아에 기인하는 구강내 문제인 referred pain일 수도 있다. 때로 교근이나 턱관절 등에 통증이 발현되나 실제 원인 부위인 치아 등에는 증상이 아주 미미한 경우도 있다. 이것은 심장마비인 경우 원인인 심장보다는 왼쪽 팔이 아프다고 하는 경우와 유사하다. 따라서 통증의 치료는 통증이 느껴지는 부위가 아니라, 원인 부위를 직접 치료하여야 한다.

◉ QUICK CONSULT

## Observing for throbbing pain source

맥동성 통증은 급성 치통의 연관통일 수 있다.

치과의사로부터 TMD가 있다는 것을 알고는 있었으나 추가적인 검사로 주원인이 치성동통이었던 환자들을 연구한 결과, (a) 치근단 방사선 사진은 치수의 병적 상태를 알려주지 못하였고, (b) 종종 환자가 통증을 느끼는 부위를 촉진할 때 통증이 재현되는 경우도 있었다.[5]

이 연구는 치성의 원인이 있거나 관련증상이 있는 TMD 환자를 확인할 수 있는 네 가지 특징을 알려주었다: (a) 맥동성은 통증의 한 부분이며, (b)

통증은 환자를 밤에 깨우기도 하고, (c)환자가 자리에 누울 때 통증이 증가하고, (d)차거나 뜨거운 음료를 마실 때 통증이 증가한다. 치성으로 유래된 통증의 평가 및 치료는 3장의 '구강 내 검사' 질문 10에서 논의하겠다.

대부분의 신경성 통증의 경우 작열감(burning)을 포함하지만, TMD 환자들은 작열감을 경험하는 경우가 드물다.[6,7] 교감신경의 지배를 받는 신경성 통증의 경우 조직손상이나 일반적인 치과치료과정(예를 들어, 단순발치)에서 발생할 수 있다.[8] 임상경험상 만약 작열감이 전형적인 TMD 통증 증상 중의 하나라면, TMD 치료를 통해 통증, 압박, 둔통 등과 같이 작열감도 해소되어야 한다. 만약 일차적인 TMD 치료에서 화끈거림이 해결되지 않거나 통증의 정도가 심해진다면 이 분야의 매우 많은 경험을 가진 전문가에게 의뢰하는 것이 바람직할 것이다.

이미 논의된 바와 같이 많은 다른 통증의 양상(예를 들어 전기가 오는 듯한 느낌이나 찌르는 느낌)이 나타날 수 있다. 환자의 통증 양상을 아는 것은 치료의 예후를 높이거나 더 높은 예후를 위해 치료를 연기하고 다른 평가를 시행해야 하는지를 결정을 하는 것을 도와줄 것이다.

*질문10*은 술자가 환자의 불편감이 치성이거나 상악동 울혈(sinus congestion)로 인한 것이 아닌지에 대해 확인을 하도록 시도하는 것이다. 상악동 울혈을 가진 환자는 머리의 위치가 바뀜에 따라(눕거나 머리를 숙일 때) 증상이 악화되는 경향이 있다. 이런 질문에 환자가 긍정적으로 반응한다면 통증이 상악동 울혈 때문이 아닌지에 대해(충혈 완화제나 항생제가 통증완화에 도움이 되는지) 물어보는 것이 바람직하다. 만약 환자가 이런 약에 대해 모르고 있다면 술자는 하나 혹은 둘 다 처방하여 치료를 시도하거나 내과의사에게 의뢰하는 것이 추천된다. 저작근에 통증이 있는 어떤 환자의 경우 충혈 완화제로 약간의 통증이 완화되지만, 상악동염을 치료하는 항생제 사용시 통증이 완전히 사라지기도 한다.[5]

◉ QUICK CONSULT

### Observing for sinus congestion contribution

상악동 울혈(sinus congestion)을 가진 환자는 머리의 위치가 바뀜에 따라(눕거나 머리를 숙일 때) 증상이 악화되는 경향이 있다.

병력상 치통이 있는 환자는 밤에 통증으로 깨거나, 누울 때 통증이 증가하거나, 차거나 뜨거운 음료를 마실 때 통증이 증가함을 보이는 경향이 있다고 알려져 있다. 따라서 만약 환자가 이러한 질문에 하나 이상 반응하거나 맥동성 통증이 있는 경우 이것은 환자의 TMD가 치아에서 유래된 통증이라고 의심할 수 있겠다.

◉ QUICK CONSULT

### Observing for odontalgia contribution

병력상 치통이 있는 환자는 밤에 통증으로 깨거나 눕거나 차거나 뜨거운 음료를 마실 때 통증이 증가함을 보이는 경향이 있다고 보고 되었다.

가끔 환자들은 "차거나 뜨거운 음료를 먹을 때 통증이 증가하나요?"란 질문에 "네"라고 잘못 답하기도 한다. 이런 환자의 경우 자세히 물어보면 찬 음료는 환자의 TMD를 악화시키는 것이 아니라 단지 치아의 불편감이 원인인 경우가 있다.

술자가 TMD의 원인이 치성이라는 것을 알았다면 추가적인 평가가 필요하다. 추천되는 평가방법 및 치료는 3장의 '구강내 검사'에 기술해 놓았다.

*질문 11, 12, 13*에서는 환자에게 통증의 정도, 빈도, 기간 등을 서술하게 함으로써 통증의 정량

화를 시도했다. 처음의 두 가지 질문은 환자가 자신의 통증을 0에서부터 10까지 등급을 내어 술자가 환자의 통증 병력에 대한 정도를 알게 한다. 이 숫자를 이용한 등급시스템은 통증의 정도를 등급화하는데 가장 효과적인 방법이다.[9] 빈도를 나타내는 단어로는 constant(항상 나타남), daily(매일 나타나나 지속적이지는 않음), weekly(매주 발생하나 매일은 아님) 등이 사용되었다.

기간을 나타내는 단어로는 momentary(순간), average number of seconds to hours(수초에서 수시간), 혹은 constant (지속적)이 사용되었다.

통증은 매우 다양하여 정확하게 정량화하기에는 어려움이 많다.

*질문 14*는 TMD와 유사하거나 함께 존재하는 다른 질병으로 인한 특수한 증상의 확인을 시도하였다. 예를 들어, 심각한 TMJ 골관절염으로 인한 TMJ 수직고경의 감소로 전치부의 개교합의 정도가 증가할 수 있다. 과두의 높이가 무너지면 최후방 구치부가 최초의 교합점이 되고 지렛대의 받침점으로 작용하게 되어, 개교합이 생기게 된다. 개교합은 일반적으로 반대쪽 치열에서 시작되고 점차 양쪽으로 증가하게 된다. 이 질병과 치료법은 이 책의 범위를 벗어나므로 환자는 이 분야의 경험이 많은 전문가에게 의뢰하는 것이 바람직하겠다.

통증으로 인해 발생한 중앙 자극(central excitation)에 의한 자율신경의 변화를 TMD와 연관시키는 것은 바람직하지 못하다. 이것은 얼굴이 빨개지거나 붓고, 통증 부위에 발열로 인한 변화가 생기는 것, 눈동자가 충혈되거나 눈물을 흘리고, 콧물이 나거나 막히는 것 등을 포함한다.[6]

이런 자율신경의 변화는 통증이 악화되거나 감소되었을 때 발생한다.

*질문 15, 16, 17*은 TMD가 아닌 것을 빠르게 선별하는데 도움을 준다.[10, 11] 술자는 환자가 "아니요"라고 대답한 항목은 건너뛰고, 더 많은 질문을 위하여 2장의 '초진환자설문지' 중 "네"라고 대답한 항목들을 고려하여야 한다.

두 가지 질환은 종종 TMD 환자들이 TMD 증상과 치료에 부정적인 영향에 미치는데 효과적이고, 술자는 이를 꼭 주의 깊게 지켜보아야 한다. 첫 번째는 경부 이상기능(cervical dysfunction)이며, 한 연구에서는 TMD환자의 23%가 전문가에게 의뢰를 해야 할 정도의 중등도의 경부 이상기능을 가지고 있다고 보고했다.[12] 경부 이상기능은 저작계에 직접적으로 영향을 주지는 않으며, 그것의 능력은 턱관절의 치료에 반응을 보이나, 저작계의 연관통(referred pain)의 원인이 될 수도 있으며, 이는 TMD 증상을 더하게 하거나 또는 단독으로 원인이 되기도 한다.[11, 13]

**◉ QUICK CONSULT**

## Observing cervical dysfunction and fibromyalgia effect on TMD therapy

경부 이상기능과 섬유근통은 종종 TMD 증상과 치료양상에 부정적인 영향을 미친다.

3장의 '촉진'에서 경부에서 유래한 머리와 얼굴의 통증을 확인하는 경부 촉진 방법에 대해 추천했다. TMD를 위한 임상적 연습의 목적은 머리와 얼굴에 영향을 주는 모든 장애의 진단과 치료하는 것을 포함하여야 한다.[14]

술자가 매우 주의 깊게 확인해야 할 다른 질환은 섬유근통이다. 이것은 방사통(widespread pain)과 여러 군데 경결감이 있는 부위가 온몸에 생기고 잠을 잘 못 자며, 경직되며 전신적인 피로감을 호소하게 된다. 인구의 2%만이 이 질환을 가지고 있으며, TMD환자의 18~23%에서 발견된다.[11, 15]

이것은 섬유근통을 가지고 있는 TMD환자의 경우 방사통과 경부통증이 TMD 치료에 효과가 없을 수 있음을 보여준다.[16-18] 그러므로 이러한 질환을 가지고 있는 환자를 확인하는 것이 중요하다. 만약 이런 환자들이 적절한 치료를 받지 않고 있다면 환자의 내과의사에게 의뢰하여야 한다.

섬유근통을 가진 환자의 경우 환자의 증상을 최종적으로 진단하고 관리할 수 있는 내과의사에게 의뢰하는 것이 추천된다. 실례로 섬유근통으로 진단되었던 환자의 경우 다발성 경화증(multiple sclerosis)으로 병이 악화되는 경우도 있었다.

*질문 18, 19, 20*는 TMJ의 잡음과 입을 벌리고 다무는데 제한이 발생하는 것에 대한 질문이다. 후자는 근육 또는 TMJ가 원인일 수 있다. 부록 2에 있는 'TMJ disk dislocation'의 도표를 자신의 환자에 적용시켜라. 이것은 TMJ의 잡음과 입을 벌리고 다무는데 제한이 발생하는 것에 대해 설명하는데 도움이 될 것이다.

◉ QUICK CONSULT

## Explaining mechanical disorder

'턱관절 관절원판 전위-TMJ Disc displacements' 그림은 부록 2에서 참고하고, 환자의 턱관절 잡음의 이유를 설명하거나 개구/폐구장애를 설명하는데 도움을 준다.

그림은 4부분으로 나뉘어지며, 좌상방은 zygomatic arch의 단면을 포함하는 두개골로서 전체 승모근을 보여주고 있다. 이것은 승모근이 어떻게 기능하는지와 이악물기(clenching)나 다른 구강습관들이 근육을 어떻게 자극시키는 지를 증명할 수 있기 때문에 신체의 다른 근육에서 자극으로 인한 통증의 유발과 원인이 같다는 것을 알 수 있게 한다. 또한 관골궁과 교근, 그리고 하악지가 관계된 근육의 과도한 사용에 의한 통증(muscle-overuse pain)도 설명되어진다. 9장에서 설명된 측두근경직(lateral pterygoid myospasm)의 증상과 치료를 위해서 외측익돌근(lateral pterygoid muscle)도 표시되어 있다. 관절결절(articular eminence) 앞에서 운동제한을 받고 있는 하악과두를 표시하기 위하여 관절결절도 표시되어 있으며, 치료법도 표시되어 있다. 11장에서는 턱관절의 탈구에 관한 보존적 치료도 설명되어 있다.

환자에게 이해하기 쉽게 하기 위하여 두개골상의 귀에 점을 찍고 나서, 다음 부분(section)의 귀에 점을 찍음으로써 정상적인 관절원판과 하악과두의 배열을 설명하였다. 만약 환자가 TMJ의 관절잡음이나 popping을 가지고 있다면, 가장 가능한 상황은 elastic ligament(retrodiscal tissue)가 당겨져, 관절원판과 하악과두의 배열이 관절원판이 변위된 좌측하단에서 위의 그림처럼 보여질 것이다.[19-21] 하악과두가 앞으로 옮겨질 때(예. 개구 시), 폐구 시 관절원판을 뒤로 이동시켜지며, 이것을 복원성 관절원판 전위라고 한다.

여기서는 개구/폐구 시 관절잡음에 대하여 시각적으로 설명하고 있다. 때때로 환자에게 어떻게 상부위치에서 폐구근(temporalis, masseter, mesial pterygoid)의 장력이 하악과두를 받치고 있는 지 설명할 수 있으며, 이 장력은 하악과두와 관절원판에 더 큰 기계적 방해를 준다. 임상적으로 이러한 경우는 환자들의 턱관절 잡음, 빈번한 과두걸림 발생, 스트레스, 식사하는 동안, 이갈이에 의해 보고 되고 있다.

우측하방의 그림은 관절원판의 방해로 활주운동의 장애를 받아 정상적인 활주운동의 제한을 받는 환자(급성 비복원성 원판의 전위)의 기계적인 자극과 치료에 관하여 시각적으로 보여주고 있다(5장의 TMD 진단 범위, 10장의 비복위성 원판 전위).

많은 환자들에게서 TMJ 잡음(18장)의 현재력과 과거력이 보고 됐다. 이 잡음은 개구와 폐구시에 발생하며, 강도가 변하기도 한다. 만일 환자가

TMJ clicking 또는 popping이 있다면, 거의 대부분의 진단은 복위성 전위이다.[19-21] 만일 관절잡음이 거친 마찰음(crepitus)이라면, 대부분의 진단은 만성 비복위성 전위(5장)이다.

'턱관절장애의 진단범위'는 이러한 단어의 의미를 말해 주고 있다.[20]

TMJ의 MRI 판독 결과에 의해 관절원판과 하악과두의 더 신속한 평가가 가능하지만, 사진의 결과로 치료 개념이 바뀌는 경우는 드물고, 또한 MRI로 초기의 TMD를 거의 인지할 수도 없다.[23]

TMJ의 방사선학적 정보는 4장 '영상'을 참조하도록 한다.

◉ QUICK CONSULT

## Requesting MRIs

MRI의 결과는 치료방법을 거의 바꾸지 못하고, MRI는 초기 TMD를 거의 인지하지 못한다.

크게 입을 벌리지 못하는 경우의 대부분은 (19장) 대체적으로 턱관절 질환(예. 급성 비복위성 관절원판 전위-acute TMJ disc displacement without reduction)이거나 근육질환 때문이다. 발생과 병력에 대한 논의는 종종 도움이 되며, 원인을 규명하는 데도 도움을 준다. 만일 이러한 제약이 간헐적이라면, TMJ disc displacement without reduction를 가진 환자는 보통 TMJ에서 clicking sound나 popping sound가 없다. 전형적으로 환자들은 갑자기 입이 벌어지는 것이 제한되며, 또한 갑자기 이완되어서 보통 때처럼 벌어지게 된다. 비복원성 급성 원판전위는 지속적이지만 종종 간헐적인 양상을 보이기도 한다. 반대로 간헐적인 근육이상은 대체로 서서히 진행되고 서서히 풀린다.

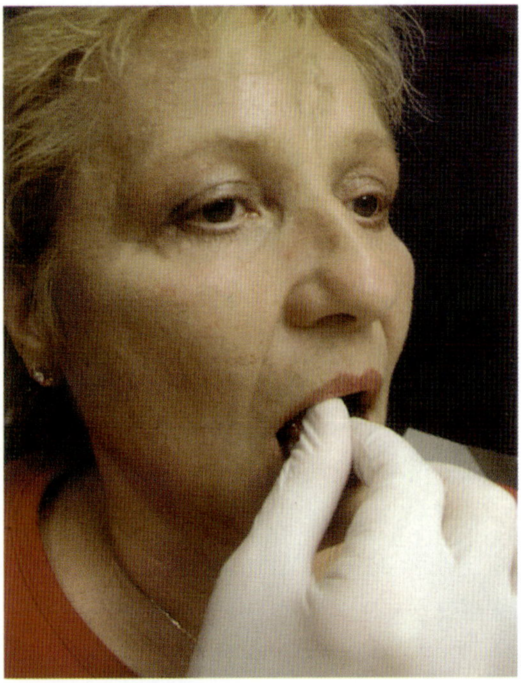

그림 1-1. 개구제한의 원인을 알기 위해서 신장시키는 모습.

◑ FOCAL POINT

턱관절원판이 간헐적으로 환자의 입을 크게 벌리는 것을 방해하는 경우 입이 열리지 않는다. 입이 벌어지는 것이 갑자기 제한되며, 또한 갑자기 이완된다. 반대로 간헐적인 근육이상은 대체로 서서히 진행되고 서서히 풀린다.

환자가 개구제한을 가지고 있다면, 임상의는 입을 더 크게 벌리게 함으로써 원인을 규명하려 할 것이다. 이것은 보통 검지를 하악 절치의 절단연에 놓고 엄지를 상악 절치의 절단연에 받치고 가위와 같은 운동으로(scissor-type motion) 입을 벌리게 한다(그림 1-1). 환자는 보통 제한이 일어나는 위치에서 긴장이나 고통을 느낀다. 임상적 경험에서 모든 환자가 근육이 이완된 불편한 위치를 정확하게 지적해내지는 못하지만, 원인을 규명하기 위하여 TMJ와 불편감이 있는 근육조직들을 촉진할 필요성이 있다.

❖ TECHNICAL TIP

### 환자의 개구제한의 원인을 규명

환자가 개구제한을 가지고 있다면 의사는 개구를 시키어 원인을 찾고, 불편한 위치를 찾을 수 있을 것이다.

흔한 일은 아니지만 환자의 개구제한을 야기시키는 원인이 다른 곳에 있을 수도 있다는 것을 명심해야 한다. 보통 이러한 환자들은 동통을 느끼지 않고 개구제한 만을 호소한다.[2] 예로 턱관절강직(TMJ ankylosis), 근섬유수축(myofibrotic contracture), 오훼돌기의 운동장애(coronoid process impedance)가 있다. 이러한 질환은 이 책의 영역을 넘어서며, 만일 임상의 판단으로 이러한 질환 중 하나가 의심된다면, 경험이 많은 전문가에게 환자를 의뢰하여야 한다.

또한 폐구제한의 환자가 있을 수도 있다(*질문 20*). 임상적 경험으로는 이 질문에 "예"라고 대답하는 몇몇의 평범한 이유가 있다. 만일 환자가 관절잡힘(TMJ catching)이나 45 mm이상의 개구상태에서의 걸림이 있다고 하면, 하악과두는 관절결절의 앞에 위치한 것이다. 이러한 증상을 호소하는 환자들 중에서 복합적인 관절원판-하악과두의 관계가 관찰되기도 하며, 연구자들에 따르면 관절잡힘(TMJ catching)이나 걸림은 (a)관절결절이 관절원판과 하악과두의 후방운동을 막는 경우, (b)관절원판이 하악과두의 후방운동을 막는 경우, (c)두 가지의 복합된 양상이 원인이라 한다.[24]

전형적인 TMD의 치료는 이러한 상태를 진전시키는 것을 나타낸다.[25] 턱관절 탈구의 보존적인 치료법은 11장 '턱관절 탈구'에 나와 있다.

만일 폐구 시 대략 10 mm에서 35 mm범위에서 TMJ 걸림이 있다면, 관절결절은 관련이 없고, 아마도 관절원판이 하악과두의 후방운동을 막음으로써 발생하는 것이다. 이러한 간섭에서는 일관된 관절원판-하악과두의 관계가 없지만, 보통 추측되는 상황은 환자가 TMJ disc displacement with reduction을 가지고 있는 것이다. 하악과두가 정복되는 위치에 있고 하악과두가 움직이기 어렵거나 또는 일시적으로 관절원판의 posterior band 아래로 이동되지 않을 때 폐구 시 간섭이 발생한다. 이것은 closing click의 전형적인 위치이다. 이 closing catch 또는 lock은 opening click의 기계적 간섭으로 opening catch 또는 lock이 되는 것을 약화시키는 방법과 유사하게 발생한다. 'TMJ Disc Displacement' handout(부록 2)의 bottom left diagram은 환자에게 기계적인 간섭을 시각적으로 설명할 수 있게 해준다. 임상적 경험으로 이 문제는 전통적인 보존적 TMD 요법으로 해결하는 것이 좋다.

폐구장애를 일으키는 세 번째 이유는 lateral pterygoid myospasm이다. 이러한 상황에서는 inferior lateral pterygoid muscle이 부분적으로 짧아진 자세에서 끊임없이 불수의적 수축을 한다. 이것은 한밤중에 우리를 깨우는 종아리(하지)의 경련과 비슷하다.[26] 일어난 후에 사람들은 종아리의 통증을 인지하고 발을 움직이려고 시도할 때 증가되는 종아리 경련에 어려움을 갖는다. Lateral pterygoid myospasm를 가진 환자 역시 이와 비슷하게도 최대 교두 감합위로 턱을 당기거나 밀어 넣으려고 시도할 때 증가되는 동통과 어려움을 갖는다. 환자들은 보통 같은 쪽의 후방 치아와 같이 닿을 때의 극심한 고통과 치아 사이의 몇 밀리미터의 벌어짐과 반대편 견치가 먼저 닿는 점 등을 호소한다. 환자들은 턱을 앞으로 내미는 것에 어려움을 느끼기 때문에 환자들은 대체로 괄목할 만한 개구제한을 보인다. 진단적 검사와 치료는 9장, 'Lateral pterygoid myospasm'에서 기술된다.

*질문 21에서 27*은 환자의 TMD의 잠재적 기여요소를 묻는다. 몇몇의 기여요소에 대한 질문은 이 설문지에 포함되어 있지 않지만, 임상의 또는

치과스텝이 환자에게 'TMD self-management therapies' handout(예. 껌 씹기, 카페인 복용, 엎드려 자기)을 주었을 때 기여요소는 명확해 진다. 이 handout은 부록 3에 나와 있다.

수면부족은 잠들지 못하거나 깨어있는 상태가 유지되는 것이다(*질문 21*). 수면부족은 증가된 근동통과 관계가 있을 수 있고, TMD 치료에 별 반응이 없을 수 있다.[27-29] 수면부족의 정도를 평가하는 좋은 방법은 환자에게 잠의 질을 0부터 10으로 평가해 보라고 하는 것이다. 직관적으로도 대부분의 사람들이 충분히 잠을 자지 못했을 때, 통증이 더 심해지고 통증에 더 민감해 진다는 것을 알 수 있을 것이다. 불충분한 수면의 효과는 신체적으로나 정신적으로 TMD 환자의 증상에 영향을 미친다.[29] 임상적 경험으로 환자가 자신의 TMD 통증이 수면부족에서 오는 것을 알게 되면, TMD 통증과 수면부족 모두 해결되는 것을 볼 수 있었다. 수면부족에 다른 이유가 포함되었을 때, 임상의는 환자의 relaxation therapy 또는 불면증에 대해 그에 대한 전문가에게 의뢰해야 한다. 이 책의 참고문헌 중 'sources for additional TMD information', 부록 12는 환자의 수면을 향상시키는데 도움을 주고 있다. 만일 환자가 수면 부족과 아침에 TMD 동통을 호소한다면, 의사는 amitriptyline또는 nortriptyline을 처방하기 바란다. 부가적인 정보를 얻고 싶다면 17장의 'tricyclic antidepressants'를 참고 바란다.

**◑ FOCAL POINT**

수면부족은 근동통의 증가와 관련되며, 환자에 대한 TMD 치료 효과를 낮춘다.

환자가 더 긴장되고 괴롭거나 좌절을 느끼는 아침(*질문 22*)은 TMD 증상에 대한 지표이다. TMD 환자는 낮 시간 동안 턱에 긴장을 주거나 이를 꽉 무는 경향이 있고, 약간은 이 버릇에 대해 알고 있다. 몇몇의 환자들은 자신의 치아를 잡고 미는 경향이 있는 반면에 다른 이들은 자신의 치아에 전혀 손대지 않는다. 그러나 이 버릇은 그러한 시간 동안 이를 꽉 물거나 저작근육을 팽팽하게 한다. TMD의 증상에 기여하는 환자의 무의식적인 낮 시간의 버릇을 환자가 알도록 하는 것은 중요하다. 몇몇의 치과의사는 심리학자나 스텝에게 환자 자신이 낮 동안의 버릇에 대하여 인지하도록 도와야 한다. 환자들이 한 시간마다 자신의 TMD 증상과 긴장 정도를 기록하는 일기장은 환자에게 TMD 증상과 긴장과의 연관성을 알게 하고 환자들의 긴장 정도를 바꾸는 데 동기를 부여한다.

**❖ TECHNICAL TIP**

## Reducing Tension Levels

환자들이 한 시간마다 자신의 TMD 증상과 긴장 정도를 기록하는 일기장은 환자에게 서로의 연관성을 알게 하고, 환자들의 긴장 정도를 바꾸는 데 동기를 부여한다.

임상적으로 TMD 환자들은 스트레스라는 단어를 부인하는 것이 관찰된다. 이 버릇들과 연관되어 환자들이 인정하는 단어는 '긴장', '악화', '좌절', '걱정', '바쁨' 등이다.

환자가 이러한 감정 중 하나를 갖고 있다고 인식한다면, 후의 토의에서 사용될 사항을 사용할 것을 추천한다.

이러한 심리적 기여요소와 관련된 증상을 줄이는 데는 두 가지의 접근방법이 있다. 환자들은 심리적 기여요소를 줄이는 방법을 배울 수 있고(스트레스 관리 등을 이용하여), 이러는 동안 그들의 근육을 긴장시키는 경향을 알 수 있고, 이 버릇을 고칠 수 있다. 환자가 이러한 문제의 치료를 위해 의뢰되었을 때, 이러한 사항이 대체적으로 사용된다.

때때로, 환자의 걱정은 대단히 크며, 전문가와

상담하길 원한다. 심리학자에게 의뢰되는 두 가지 예는 부록 10에 나와 있다.

환자가 우울함을 느끼는 낮 시간(*질문 23*)은 우울함이 TMD 증상에 주는 영향에 대한 척도이다. 임상적 경험으로 우울함을 느끼면서 상담하지 않는, 또는 우울증을 치료받지 않는 환자가 대답으로 'SELDOM' 또는 'NEVER'의 사용을 최소화하도록 해야 한다. 'ALWAYS' 또는 'HALF THE TIME' 쓰는 환자에게는 환자의 우울함을 상담하고 의뢰의 선택(예를 들면, 치료방향을 상담하기 위한 primary medical provider에 의뢰, 상담을 통한 근본적인 치료를 위한 심리학자에게의 의뢰)이 추천된다. 임상적 경험에 기초하여, TMD 통증에 기인한 우울증이 있는 환자가 TMD 통증이 해결되면, 대체적으로 우울증이 해결된다.

**◑ FOCAL POINT**

우울함은 TMD 증상과 치료 반응에 부정적인 영향을 미친다.

자살은 1997년 25~34세 사이의 인구에서 2번째로 많은 사망 원인으로 뽑혔다.[30] 사람의 자살 경향은 우울함과 만성 통증이 존재함에 따라 증가한다.[31, 32] 만약 환자가 자해나 자살을 하려는 생각을 가지고 있다면(*질문 24*), 당신은 그 치명성을 판단해야 한다. 환자에게 그럴 계획이나 시간, 방법(극약, 권총 등등) 등이 정해져 있는지 물어본다. 만약 이 중 그 어떠한 것이라도 해당이 되면 이러한 환자의 자살이 일촉즉발의 일이 될 것인지를 판단하기 위해 정신 사회적 자살 평가 분야에서 경험이 있는 사람에 의해 즉시 재평가가 이루어져야 한다. 예를 들면 임상 사회 연구자, 심리학자, 정신과 의사, 응급전화 전문가, 또는 경찰청의 응급정신의학 평가단체 등을 들 수 있겠다. 특정한 사람에 의해 보호가 되는 것이 아니면, 환자가 보호자 없이 병원을 나가는 것을 허락하지 마라.[33] 당신이 환자를 의뢰한 의사에게 당신이 발견한 점, 행동, follow-up을 명확하게 기록하여 줘라. 당신 지역의 자살 방지 핫라인은 도움이 될 수 있다.

노래를 하거나 악기를 연주하는 것(*질문 25*) 또한 환자의 TMD 증상에 공헌한다. 이 효과는 악기와 연주 시간에 따라 다양하다. 관악기, 현악기와 노래는 TMD 증상에 큰 영향을 준다.[34, 35] 환자 증상의 시간에 따른 경향은 노래와 악기연주에 의해 영향이 있다. 때때로 노래나 악기연주가 환자의 유일한 소득원일 때, 환자는 득과 실을 따지거나, 이러한 행동의 빈도를 줄인다.

환자가 잠시 동안의 연하 시를 제외하고는 치아가 절대 닿지 않도록 하는 것을 추천한다(*질문 26*). 이 질문은 환자의 낮 동안의 습관에 대해 상기시키고 이 습관을 버리도록 한다. 자신의 손을 이용하여 치아가 닿는 것이 어떻게 동통을 유발하는 지를 설명하는 방법이 사용된다.

손가락 끝이 손바닥에 닿을 때마다 팔뚝의 근육이 굽혀진다. 이것을 계속한다면 근육은 마침내 지치고 아프기 시작할 것이다. 이것이 반복되는 습관이라면, 바쁘거나 심리적으로 힘들 때 무의식적으로 손끝을 손바닥에 누르게 되며, 이 때는 근육을 평소보다 많이 사용하게 된다. 그 사람이 의사에게 가서 팔의 근육통을 호소한다면, 의사는 왜 이 근육이 다른 근육에 비해 경결감이 있고, 고통이 있는지 의아해 할 것이다. 의사는 이 국소적인 통증이 이런 버릇에서 발생한다는 것과 근육통의 치료는 버릇을 고치는 것이라는 것을 알아야 한다.

만약 환자가 광범위한 질환(예. fibromyalgia)이 없다면 환자의 이두근과 팔뚝을 만지면서 이렇게 얘기 할 것이다. "당신의 이두근과 팔뚝이 딱딱하군요. 따라서 당신이 무언가 턱근육을 많이 쓰는 버릇이 있는 것 같습니다. 당신의 턱근육이 이완된다면 우리가 팔을 늘어뜨리고 이완시키는 것처럼(팔을 늘어뜨리며) 당신의 턱은 당신의 상악 치아로부터 떨어집니다. 당신의 턱은 입술에 가볍게 닿아지면서 힘이 실리지 않아야 합니다."(환자가 구호흡자가 아니어야 한다.)

만약 환자들이 이악물기 습관, 이갈이, 또는 다른 어떠한 구강 습관(*질문 27과 28*)에 대해 인지를 하고 있다면 이러한 습관들이 측두하악관절증상에 얼마나 악영향을 미치는 지에 대해 주의를 주어야 한다. 이러한 습관의 교정과 "TMD 자가 관리 치료법" 책자(부록 3)를 사용하는 것이 가끔 환자의 TMD 증상을 만족스러울 만큼 줄여줄 것이다.

*질문 31*은 임상가들로 하여금 환자가 giant cell arteritis(temporal arteritis)을 갖고 있는지 알게 하는데 도움을 준다.[36] Giant cell arteritis은 경도의 측두하악관절장애로 자주 오진되어져 왔다. 그리고 치료를 하지 않는다면 비교적 짧은 시간 안에 시력 상실을 초래할 수 있다.[37] 불필요하게 의뢰를 하여 실수하는 것이 이 질환을 간과하는 것보다 더 낫다. 만약 환자가 이 질환을 갖고 있다고 의심이 되지만 시력과 관련된 증상이 아직 발현되지 않았으면 즉시 내과의에게 의뢰를 하는 것이 추천된다.

**◉ QUICK CONSULT**

### 거대 세포 동맥염(Giant cell Arteritis)의 관찰

거대 세포 동맥염은 경도의 측두하악관절장애의 증상과 흡사하여 TMD로 자주 오진되어 왔다. 그리고 치료를 하지 않는다면 비교적 짧은 시간 안에 시력 상실을 초래할 수 있다.

거대 세포 동맥염은 거의 대부분 50세 이상의 사람들에게서 발견되며 두경부 구조물(저작근과 눈을 포함한다)의 혈액 순환양을 감소시킨다. 감소된 저작근의 혈류량은 근육으로 하여금 쉽게 피로하게 만들며 근육을 사용 후 1~2분 정도 지속되는 피로감, 경련감을 느끼게 한다. 거대 세포 동맥염을 가지고 있지 않으나 측두하악관절장애가 있는 환자들도 비슷한 증상을 나타내며 이런 질문들은 두 질환을 감별하는데 도움을 준다.[36] 만약 환자가 1년이 넘는 기간 동안 이런 증상을 갖고 있었다면, 거대 세포 동맥염을 갖고 있는 지 매우 의심해 봐야 한다.

처음 두 질문에 "예"를 대답하였다면 악골의 이상이 의심된다. 하지만 경도의 측두하악관절장애의 증상을 갖고 있는 환자들은 이 두 질문에 긍정적으로 대답할 것이다. 환자가 설명할 수 없는 두개골의 민감성, 설명할 수 없는 또는 의도하지 않은 체중 감소, 30분 이상 지속되는 아침의 경직, 시력과 관련된 증상이나 시력 상실 등을 호소한다면 거대 세포 동맥염을 의심해봐야 한다.[36]

고열(이전의 설문에 있었던)도 역시 거대 세포 동맥염을 갖고 있는 사람들에게 호발하는 증상이다.[36] 만약 고열이 치과적 원인이 아니고 내과의에 의해 평가된 적이 없다면 평가를 위해 의뢰하는 것이 추천된다. 거대 세포 동맥염의 또 다른 증상은 비정상적인 측두 동맥이다. 이는 좌, 우측의 측두 동맥을 비교해 봄으로써 감지할 수 있다. 정상측에 비하여 비정상적인 동맥은 더 보기 쉽고 박동이 없으며, 촉진할 수 있는 결절이 있다.

거대 세포 동맥염과 함께 일어날 수 있는 다른 증상들에는 피로, 식욕 부진, 정신 혼란, 우울증, 떨어진 미각, 혀의 감각 이상, 연하나 발음의 어려움, 그리고 음료를 마실 때나 부드러운 음식을 섭취할 때의 통증 등이 포함된다.[38]

임상가들이 주의 깊게 인지하고 있어야 할 사항은 고도의 두통을 호소하며, 증상이 48시간이 채 안 되는 시간 전부터 시작된 경우이다. 이러한 증상을 치료 받기 위해 치과 의원에 내원하는 것은 매우 드문 일이나, 만약 이러한 환자가 내원한다면 그러한 증상은 측두하악관절장애가 아님을 알아야 하고 환자를 응급실로 보내는 것이 중요하다. 그러한 환자는 두개내 충혈, 수막염, 뇌염 등을 앓고 있을 수 있다.

## References


1. American Association of Oral and Maxillofacial Surgeons. Recommendations for management of patients with temporomandibular joint implants. Temporomandibular Joint Implant Surgery Workshop. J Oral Maxillofac Surg 1993;51(10):1164–72.
2. Okeson JP. Management of Temporomandibular Disorders and Occlusion, 5th edition. St Louis: CV Mosby, 2003:202–3, 491–8.
3. Quayle AA, Gray RJ, Metcalfe RJ, Guthrie E, Wastell D. Soft occlusal splint therapy in the treatment of migraine and other headaches. J Dent 1990;18(3):123–9.
4. Lamey PJ, Steele JG, Aitchison T. Migraine: the effect of acrylic appliance design on clinical response. Br Dent J 1996;180(4):137–40.
5. Wright EF, Gullickson DC. Identifying acute pulpalgia as a factor in TMD pain. J Am Dent Assoc 1996;127:773–80.
6. Okeson JP. Bell's Orofacial Pains, 5th edition. Carol Stream, IL: Quintessence, 1995:73, 403–56.
7. Jensen TS, Gottrup H, Sindrup SH, Bach FW. The clinical picture of neuropathic pain. Eur J Pharmacol 2001;429(1–3):1–11.
8. Kohjitani A, Miyawaki T, Kasuya K, Shimada M. Sympathetic activity-mediated neuropathic facial pain following simple tooth extraction. Cranio 2002;20(2):135–8.
9. Conti PC, de Azevedo LR, de Souza NV, Ferreira FV. Pain measurement in TMD patients: evaluation of precision and sensitivity of different scales. J Oral Rehabil 2001;28(6):534–9.
10. Wright EF. A simple questionnaire and clinical examination to help identify possible noncraniomandibular disorders that may influence a patient's CMD symptoms. Cranio 1992;10(3):228–34.
11. Wright EF, Des Rosier KE, Clark MK, Bifano SL. Identifying undiagnosed rheumatic disorders among patients with TMD. J Am Dent Assoc 1997;128(6):738–44.
12. Clark GT, Green EM, Dornan MR, Flack VF. Craniocervical dysfunction levels in a patient sample from a temporomandibular joint clinic. J Am Dent Assoc 1987;115(2):251–6.
13. Wright EF. Patterns of referred craniofacial pain in TMD patients. J Am Dent Assoc 2000;131(9):1307–15.
14. Rosenbaum RS, Gross SG, Pertes RA, Ashman LM, Kreisberg MK. The scope of TMD/orofacial pain (head and neck pain management) in contemporary dental practice. Dental Practice Act Committee of the American Academy of Orofacial Pain. J Orofac Pain 1997;11(1):78–83.
15. Plesh O, Wolfe F, Lane N. The relationship between fibromyalgia and temporomandibular disorders: prevalence and symptom severity. J Rheumatol 1996;23:1948–52.
16. Raphael KG, Marbach JJ, Klausner J. Myofascial face pain: clinical characteristics of those with regional vs. widespread pain. J Am Dent Assoc 2000;131(2):161–71.
17. Raphael KG, Marbach JJ. Widespread pain and the effectiveness of oral splints in myofascial face pain. J Am Dent Assoc 2001;132(3):305–16.
18. Rammelsberg P, LeResche L, Dworkin S, Mancl L. Longitudinal outcome of temporomandibular disorders: a 5-year epidemiologic study of muscle disorders defined by research diagnostic criteria for temporomandibular disorders. J Orofac Pain 2003;17(1):9–20.
19. Yatani H, Sonoyama W, Kuboki T, Matsuka Y, Orsini MG, Yamashita A. The validity of clinical examination for diagnosis of anterior disc displacement with reduction. Oral Surg Oral Med Oral Pathol Oral Radiol Endod 1998;85:647–53.
20. Schiffman E, Anderson G, Fricton J, Burton K, Schellhas K. Diagnostic criteria for intraarticular T.M. disorders. Community Dent Oral Epidemiol 1989;17(5):252–7.
21. Eriksson L, Westesson PL, Rohlin M. Temporomandibular joint sounds in patients with disc displacement. Int J Oral Surg 1985;14(5):428–36.
22. Ribeiro RF, Tallents RH, Katzberg RW, Murphy WC, Moss ME, Magalhaes AC, Tavano O. The prevalence of disc displacement in symptomatic and asymptomatic volunteers aged 6 to 25 years. J Orofac Pain 1997;11(1):37–47.
23. Brooks SL, Brand JW, Gibbs SJ, Hollender L, Lurie AG, Omnell K-A, Westesson P-L, White

SC. Imaging of the temporomandibular joint: a position paper of the American Academy of Oral and Maxillofacial Radiology. Oral Surg Oral Med Oral Pathol Oral Radiol Endod 1997;83:609–18.
24. Yoda T, Imai H, Shinjyo T, Sakamoto I, Abe M, Enomoto S. Effect of arthrocentesis on TMJ disturbance of mouth closure with loud clicking: a preliminary study. Cranio 2002;20(1):18–22.
25. Kai S, Kai H, Nakayama E, Tabata O, Tashiro H, Miyajima T, Sasaguri M. Clinical symptoms of open lock position of the condyle: relation to anterior dislocation of the temporomandibular joint. Oral Surg Oral Med Oral Pathol 1992;74(2): 143–8.
26. Mense S, Simons DG, Russell IJ. Muscle Pain: Understanding Its Nature, Diagnosis, and Treatment. Philadelphia: Lippincott Williams & Wilkins, 2001:112, 122.
27. Ursin R, Endresen IM, Vaeroy H, Hjelmen AM. Relations among muscle pain, sleep variables, and depression. J Musculoske Pain 1999;7(3):59–72.
28. Grossi M, Goldberg MB, Locker D, Tenenbaum HC. Reduced neuropsychologic measures as predictors of treatment outcome in patients with temporomandibular disorders. J Orofac Pain 2001;15(4):329–39.
29. Yatani H, Studts J, Cordova M, Carlson CR, Okeson JP. Comparison of sleep quality and clinical and psychologic characteristics in patients with temporomandibular disorders. J Orofac Pain 2002;16(3):221–8.
30. Grandin LD, Yan LJ, Gray SM, Jamison KR, Sachs GS. Suicide prevention: increasing education and awareness. J Clin Psychiatry 2001;62 Suppl 25:12–6.
31. Fishbain DA. The association of chronic pain and suicide. Semin Clin Neuropsychiatry 1999;4(3):221–7.
32. Paxton R, MacDonald F, Allott R, Mitford P, Proctor S, Smith M. Improving general practitioners' assessment and management of suicide risk. Int J Health Care Qual Assur Inc Leadersh Health Serv 2001;14(2–3):133–8.
33. Reeves II J. The suicidal patient: assessment and management strategies for the orofacial pain specialist. In: 27th Scientific Meeting on Orofacial Pain and Temporomandibular Disorders, April 18–21, 2002, San Antonio. Mt Royal, NJ: American Academy of Orofacial Pain.
34. Yeo DK, Pham TP, Baker J, Porters SA. Specific orofacial problems experienced by musicians. Aust Dent J 2002;47(1):2–11.
35. Taddey JJ. Musicians and temporomandibular disorders: prevalence and occupational etiologic considerations. Cranio 1992;10(3):241–4.
36. Hayreh SS. Masticatory muscle pain: an important indicator of giant cell arteritis. Spec Care Dent 1998;16(2):60–5.
37. Lee AG. Jaw claudication: a sign of giant cell arteritis. J Am Dent Assoc 1995;126:1028–9.
38. Kleinegger CL, Lilly GE. Cranial arteritis: a medical emergency with orofacial manifestations. J Am Dent Assoc 1999;130:1203–9.

# Chapter 2

# 초진 환자 설문지

1. 다음 그림에서 통증이 느껴지는 부위에 색을 칠하세요.

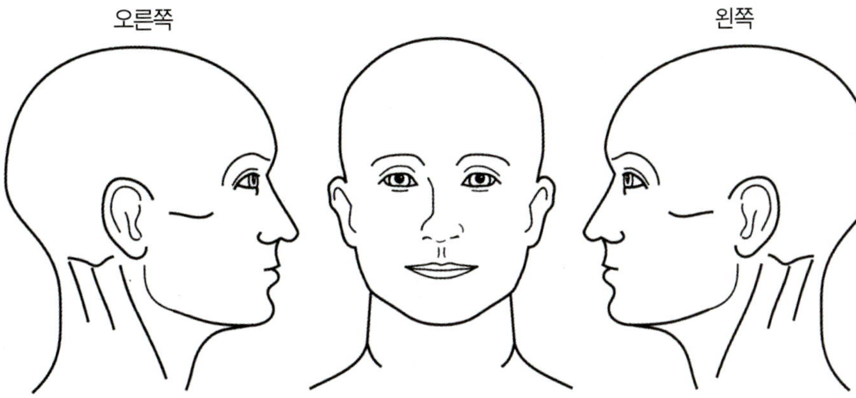


이 설문은 환자로 하여금 통증이 느껴지는 부위에 대하여 생각하게 만든다.

2. 언제부터 당신의 불편감이 시작되었습니까? ____________________

질병의 만성 정도를 가리킨다. 만약 최근에 시작이 되었고 경도에서 중등도의 통증이라면 측두하악 관절장애에 대한 자가 치료법과 이부프로펜을 처방하고 차도가 있는지 지켜보라.

3. 통증이 시작된 원인이 무엇이라고 생각됩니까? ____________________

이 질문에 대한 대답은 추 후 변할 수 있지만 발병의 가장 주된 기여요소를 암시할 수 있다.

4. 어떠한 행동이 불편감을 더 크게 만듭니까? ______________________________

음식의 섭취나 이악물기, 스트레스 등은 측두하악관절장애 증상을 직접적으로 증가시킬 수 있다. 이러한 문제를 나열하게 하는 것은 환자로 하여금 이러한 행동들을 변화시키도록 동기를 부여한다. 측두하악관절장애 증상을 악화시키지 않는 행동을 관찰하고 환자에게 측두하악관절장애 질환 이외의 다른 질병의 가능성을 제시한다. 예를 들면 장운동을 위한 압박 시 더 악화되는 증상들을 말한다.

5. 어떠한 사항이 더욱 편해지게 만듭니까? ______________________________

이런 행동을 하게끔 권장한다. 또한, 측두하악관절장애 질환의 증상을 호전시키는 사항을 찾아보자. 예를 들면 항생제를 사용했을 때 좋아지는 증상들을 말한다.

6. 어떠한 치료를 받았습니까? ______________________________

어떠한 치료들이 유익했나? 턱관절의 임프란트 시술을 받았는지를 알아보는 것도 중요하다.

7. 언제 통증이 가장 심해집니까?
O 아침에 일어난 직후 O 늦은 오후 O 그 날에 따른 양상이 없다. O 기타

저녁 시간대 그리고/또는 낮 시간대의 기여 요소의 유의성을 판단하는데 도움을 줄 수 있고 치료 시 고려사항들을 제시해줄 수 있다(19장 보존적 치료 방법을 보라).

8. 당신은 통증으로 인해 무엇을 제한 받습니까? ______________________________

환자에게 미치는 영향을 반영한다. 그리고 치료에 대하여 환자가 어느 정도나 동기화되어 있는지를 검사하는 것도 중요하다.

9. 당신의 통증은? (해당되는 사항을 모두 표시하세요.)
O 쑤신다. O 압박, 눌리는 느낌이다. O 둔하다. O 날카롭다. O 두근거린다. O 타는 듯하다. O 기타

쑤시는 통증, 압박통, 두통 등은 측두하악관절통의 일반적인 양상이다. 급격한 통증은 보통 간헐적으로 나타나고 주로 측두하악관절이나 외측익돌근과 관계가 있다. 두근거리는 통증은 다음의 세 가지 사항들 중 한 가지 이상의 상황에서 나타난다.

a. 쑤시는 통증, 압박통, 둔통은 초기의 통증 양상이다. 통증이 더 심해지면, 맥동성 통증으로 변하게 된다. 쑤시는 통증, 압박통, 둔통이 적절히 치료가 된다면 맥동성 통증으로 발전하는 일은 없을 것이다.

b. 환자는 쑤시는 통증, 압박통, 둔통이 맥동성 통증으로 진행한다는 사실을 알지 못한다. 이러한 통증은 치과의사의 치료 범위 밖의 원인에서 비롯된 것일 수 있다. 임상가들은 교합 장치 치료를 시도해 볼 수 있고 만약 이러한 치료가 효과적이지 않다면 있을 수 있는 편두통의 치료를 위해 내과의사나 신경내과의사에게 의뢰할 것을 고려해야 한다. 연구에서 몇몇 편두통은 측두하악관절장애의 치료에 반응을 한다고 보고 되어 있다.

c. 관련 치통 이와 관련된 의문점들은 물음 10에 포함되어져 있다.

작열통은 때때로 측두하악관절 통증과 함께 나타난다. 만약 관련이 있다면 측두하악관절장애의 치료로써 해결이 된다. 작열통은 신경병리학적 통증과 연관이 있을 수 있다.

10. 당신의 통증은:

밤에 잠을 깨울 정도입니까? 예 O 아니오 O

야간의 비기능적 습관과 관련이 있을 수 있지만 역시 관련 치통일 수도 있다.

누워있을 때에 증가합니까? 예 O 아니오 O

악골에 미치는 중력의 영향과 관련이 있다. 하지만, 역시 상악동 충혈이나 관련 치통일 가능성이 있다.

앞으로 등을 굽힐 때 증가합니까? 예 O 아니오 O

악골에 미치는 중력의 영향과 관련이 있지만, 상악동 충혈일 수도 있다.

뜨겁거나 찬 음료수를 마실 때 증가합니까? 예 O 아니오 O

측두하악관절 통증은 뜨겁거나 찬 음료수를 마실 때 좀처럼 증가하지 않는다. 어떠한 치아나 부위를 만져야 이러한 반응이 나타날까? 이러한 반응은 관련 치통이 원인일 수 있다. (관련 치통에 대해 더 많은 정보는 3장 구강 내 검사를 보라.)

11. 현재 당신이 느끼는 통증의 정도라고 생각되는 수치를 표시하시오:

(무통) 0 - 1 - 2 - 3 - 4 - 5 - 6 - 7 - 8 - 9 - 10 (상상할 수 있는 가장 큰 통증)

12. 당신이 지난 6개월 동안 느낀 통증의 평균을 표시하시오:
(무통) 0 - 1 - 2 - 3 - 4 - 5 - 6 - 7 - 8 - 9 - 10 (상상할 수 있는 가장 큰 통증)

13. 당신이 느끼는 통증은 항상 존재합니까? 예 O 아니오 O 얼마나 자주 느낍니까? ______________

14. 통증 이외에 당신의 문제와 관련이 있다고 생각되는 모든 증상들을 서술하시오:

______________________________________________

______________________________________________

______________________________________________

______________________________________________

이해가 되지 않는 어떠한 것이라도 찾는다. (측두하악관절장애가 아니라고 여겨질 수 있다.)
예를 들면 시야가 캄캄해진다거나 좁아지는 증상.

점진적으로 증가하는 전치부의 개교합은 수직고경의 상실을 야기시키는 심각한 골관절염과 연관이 있을 수 있다.

물음 15에서부터 17은 측두하악관절장애가 아닌 질환을 평가한다. 환자가 "예"라는 응답한 사항에 대하여 질문을 하고, 그 대답에 대하여 고려한다.

15. 머리나 목에 수술을 받은 적이 있습니까? 예 O 아니오 O

환자의 주증상이 외과적인 합병증인가 질병의 재발인가?

머리나 목에 외상을 입은 적이 있습니까? 예 O 아니오 O

환자의 측두하악관절장애가 이 외상과 관련이 있는가? 만약 그렇다면 환자는 적절히 평가가 되었는가?

환자가 측두하악관절장애에 영향을 줄 수 있는 경부의 질환을 갖고 있는가?

머리나 목에 대상 포진이 있었던 적이 있습니까? 예 O 아니오 O

환자가 후포진성 신경통이 있는가?

16. 열이 있습니까? 예 O 아니오 O

측두하악관절장애는 체온 상승을 야기시키지 않는다. 환자가 체온 상승을 야기할 만한 다른 질병을 갖고 있는가? 예를 들면 수막염이나 상악동 감염

이와 같은 사항들이 없다면 환자를 내과의에게 의뢰하는 것을 고려한다.

비 충혈이나 코막힘 증상이 있습니까? 예 O 아니오 O

상악동의 통증이 주증상의 원인이거나 측두하악관절장애의 통증에 기여 요소인가?

당신의 안면의 근육이나, 눈, 입, 혀 등을 움직이는 데 어려움이 있습니까? 예 O 아니오 O

환자가 신경학적인 질환이 있는가?

측두하악관절장애 질환을 갖고 있는 환자들은 종종 더욱 아픈 신체구조를 움직이는데 어려움을 나타낸다.

감각이상이나 따끔거리는 증상이 있습니까? 예 O 아니오 O

이러한 신경학적 결함을 야기할 만한 측두하악관절장애 이외의 어떤 것이 있나? 측두하악관절장애를 갖고 있는 환자는 종종 주증상과 시간적 공간적 관련이 있는 작은 감각 이상 부위가 존재한다. 이것은 통증과도 관련이 있고, 통증의 해결과도 관련이 있다.

치아의 문제가 있습니까? 예 O 아니오 O

환자가 측두하악관절장애를 야기하거나 영향을 줄 수 있는 치아의 문제를 갖고 있습니까?

악관절 표면 피부, 구강내, 목구멍 쪽이 부어있습니까? 예 O 아니오 O

이러한 증상들이 측두하악관절장애의 통증의 원인이나 기여요인은 아닌지 평가한다.

측두하악관절장애를 갖고 있는 환자들은 종종 통증이 있는 악관절 위나 저작근 위로 부종이 관찰된다(1장과 물음 14를 보라). 하지만 이러한 부종은 육안으로 식별하기 어렵다(가끔 1~2 mm 인 경우도 있다). 만약 이러한 부종이 다른 위치에 있거나 더욱 의미가 있다면 더 많은 평가가 필요하겠다.

당신의 통증을 자극하는 특정 부위가 있습니까? 예 O 아니오 O

환자가 삼차 신경통이나 다른 어떠한 국소화된 문제점을 갖고 있는가? 만약 환자가 측두하악관절장애만 있다면 초기진단에 이용할 수 있다.

당신의 악관절 이외에 다른 관절에 재발한 부종이나 민감성이 있습니까? 예 O 아니오 O

환자가 관절염이나 그 외에 측두하악관절장애에 영향을 줄 수 있는 전신 질환이 있나?

당신의 악관절 이외에 몸 다른 부위에 아침의 경직이 있습니까? 예 O 아니오 O

근육 그리고/또는 관절이 원인일 수 있고 전신 질환과 관련되어 있을 수 있다.

당신의 몸에(머리와 목을 제외한 부위) 하루에 반이 넘는 시간 동안 근육 민감성이 나타나는 부위가 있습니까? 예 O 아니오 O

환자가 섬유 근통, 근막 동통, 또는 전신 질환을 갖고 있나?

17. 연하를 할 때, 또는 머리를 돌릴 때 당신의 통증이 더 심해집니까? 예 O 아니오 O

예를 들면 경부의 기능장애 (통증 그리고/또는 운동 제한), Eagle's 증후군, 설인두 신경통, 그리고 아급성 갑상선염 등을 고려해볼 수 있다.

무언가를 읽거나 눈을 무리해서 사용한 후 통증이 더 심해집니까? 예 O 아니오 O

환자는 새로운 안경이나 독서 안경이 필요할 수 있다. 그리고 독서하는 동안 불량한 자세나 이악물기 습관에 의해 악화되는 경부의 질환이 있을 수 있다.

18. 악관절에서 소리가 납니까? 예 O 아니오 O 만약 있다면: 오른쪽 O 왼쪽 O

만약 "예"라면 환자는 악관절 원판변위가 있을 가능성이 많다.

19. 입을 크게 벌릴 수 없었던 적이 있습니까? 예 O 아니오 O
만약 있었다면, 설명하시오. ______

측두하악관절장애(예: 비복위성 급성 악관절 원판변위) 또는 근육 질환이 원인일 수 있다. 임상가들은 개구제한이 있는 위치를 파악하기 위해 환자의 입을 개구시켜 볼 필요가 있다.

20. 입을 다물 수 없었던 적이 있습니까? 예 O 아니오 O 만약 있었다면, 설명하시오.

만약 45 mm 이상 개구 시 이러한 증상이 있었으면, 하악과두는 아마도 관절융기 전방에 위치하고 이 관절융기 그리고/또는 관절원판이 하악과두의 후방 운동을 방해하고 있는 것이다.

만약 10 mm~35 mm 사이의 개구 시였다면 아마도 하악과두가 관절 원판의 후방인대를 넘지 못한 것이다.

만약 5 mm 미만의 개구 시였다면 아마도 외측익돌근경련이 원인일 것이다.

21. 밤에 잠을 잘 이룹니까? 예 O 아니오 O 설명하시오. ______

환자들은 편안한 느낌으로 잠에서 깨어야 한다. 섬유근통을 갖는 환자들은 종종 잠을 잘 못 이루는 것을 호소한다. 하지만 여기에는 많은 다른 원인들이 존재한다. 임상가들은 이를 의논하기 위해 환자의 내과의와 상의할 수 있고, 또는 이완 치료를 위해 환자를 수면 장애 전문가에게 의뢰할 수 있다. 만약 환자가 아침에 역시 측두하악관절장애의 통증이 있으면 amitriptyline이나 nortriptyline을 처방할 수 있다.

22. 당신은 얼마나 자주 일상생활에 지장이 있을 정도로 긴장을 하나요?
    항상 O 절반 정도 O 좀처럼 하지 않는다. O 전혀 없다. O

항상 또는 절반 정도가 표시되었다면 환자를 스트레스 관리사에게 의뢰해 볼 수 있다.
 환자들은 스트레스를 받을 때 턱에 긴장을 많이 하고 있거나 이를 악무는 습관이 있는 경향이 있다.

23. 당신은 하루 동안 얼마나 많이 우울한 감정을 느낍니까?
    항상 O 절반 정도 O 좀처럼 하지 않는다. O 전혀 없다. O

항상 또는 절반 정도가 표시되었다면 재평가를 위해 신경내과 전문의에 의뢰할지를 고려해 보아야 한다.

24. 당신은 자해를 하거나 자살을 하고 싶은 생각이 있습니까? 예 O 아니오 O

만약 있다면 환자에게 그럴 계획이나 시간, 방법(극약, 권총 등등)등이 정해져 있는지 물어봄으로써 그 위험성을 결정해야 한다. 만약 이 중 그 어떠한 것이라도 해당이 되면 이 분야에서 경험이 있는 누군가에게 즉시 재평가가 이루어져야 한다. 좋은 방안은 지방 병원의 자살 예방 단체에 전화를 하고 즉각적인 의뢰가 필요한지 상의하는 것이다. 만약 그렇게 해야 한다면 환자는 동행인(의원의 구성원, 가족 구성원, 또는 병원에서 파견된 구성원)과 함께 보내져야 한다. 당신이 관찰한 사항이나 행동, 의뢰 사항들을 기록한다.

25. 당신은 일주일에 5시간 이상 악기를 연주하거나 노래를 부릅니까? 예 O 아니오 O

이러한 사항들은 때때로 환자의 측두하악관절장애의 증상에 관여를 한다.

26. 하루 중 몇 %나 당신의 치아가 닿고 있습니까?

환자들은 생활이 바쁘거나 여유가 없게 되면 무의식적으로 치아를 꽉 물게 된다. 환자로 하여금 치아를 떨어져 있게 유지하고 턱에 힘을 빼고 있도록 유도해야 한다.

27. 당신은 이를 악물거나 간다는 사실을 인지하고 있습니까?
    잘 때 O 운전할 때 O 컴퓨터를 사용할 때 O 기타 시간 O 모른다 O

환자로 하여금 그 시간 때에 이를 악물거나 가는 습관을 중지하도록 독려하고 이러한 행동을 하는 다른 시간 때를 알게 하도록 한다.

28. 당신은 다음과 같은 구강 습관을 알고 있습니까?
    빰을 씹는다. O　어떠한 물건을 씹는다. O　손톱이나 피부를 깨문다. O
    턱을 내민다. O　기타 습관 O　모른다. O

환자로 하여금 인지하고 있는 습관을 고치도록 독려한다.

29. 당신의 문제에 어떠한 치료가 필요하다고 생각합니까?

환자들의 치료 예후를 토의한다.

30. 당신이 우리가 당신의 문제에 관하여 알아야 한다고 생각하는 것이 있습니까? ________________
______________________________________________________________
______________________________________________________________

31. 당신의 나이가 50세 이상이라면 맞는 답에 표시를 하시오.
    음식을 먹을 때만 통증이 있습니까? 예 O　아니오 O
    입을 크게 벌렸을 때 통증을 느끼지 않습니까? 예 O　아니오 O
    설명할 수 없는 두개골의 민감성이 있습니까? 예 O　아니오 O
    설명할 수 없는 또는 의도하지 않은 체중 감소를 경험하고 있습니까? 예 O　아니오 O
    30분 이상 지속되는 고려할 만한 아침의 경직이 있습니까? 예 O　아니오 O
    시력과 관련된 증상이나 시력 상실이 있습니까? 예 O　아니오 O

이러한 증상들은 거대 세포 동맥염(측두 동맥염)을 가진 환자들에게 더 호발한다. 이 증상은 거의 전적으로 50세 이상의 사람들에게서 발견되며 두경부 구조물의 혈액 순환양을 감소시킨다. 감소된 저작근의 혈류량은 근육으로 하여금 쉽게 피로하게 만들며 근육을 사용 후 1~2분 정도 지속되는 피로감, 경련감을 느끼게 한다. 이러한 증상은 거대세포 동맥염을 가지고 있지 않으나 측두하악관절장애가 있는 환자들 사이에서도 역시 관찰되며 이런 질문들은 원인을 감별하는데 도움을 준다. 만약 환자가 1년이 넘는 기간 동안 이런 증상을 갖고 있었다면 거대 세포 동맥염을 갖고 있는지 매우 의심해봐야 하며 시력의 상실을 야기할 수 있기 때문에 절대 간과해서는 안될 중요한 질환이다. 불필요하게 의뢰를 하여 실수하는 것이 이 질환을 간과하는 것 보다 더 낫다. 만약 환자가 이 질환을 갖고 있다고 의심이 된다면 즉시 내과의에게 의뢰를 해야 한다.

처음 두 질문에 "예"를 대답하였다면 악골의 이상이 의심된다. 하지만 경도의 측두하악관절장애 증상을 갖고 있는 환자들은 이 두 질문에 긍정적으로 대답할 것이다. 환자가 설명할 수 없는 두개골의 민감성, 설명할 수 없는 또는 의도하지 않은 체중 감소, 30분 이상 지속되는 고려할 만한 아침의 경직, 시력과 관련된 증상이나 시력 상실 등을 호소한다면 거대세포 동맥염을 고려해봐야 한다.

고열(이전 설문에 있었던)도 역시 거대세포 동맥염을 갖고 있는 사람들에게 호발하는 증상이다. 만약 고열이 치과적인 원인에 의한 것이 아니며, 내과의에 의해 평가된 적이 없다면 내과의에 의뢰하는 것이 바람직하다. 거대세포 동맥염의 또 다른 증상은 비정상적인 측두 동맥이다. 이는 좌, 우측의 측두 동맥을 비교해 봄으로써 감지할 수 있다. 정상 측에 비하여 비정상적인 동맥은 더 보기 쉽고 박동이 없으며, 촉진할 수 있는 결절이 있다.

# Chapter 3

# Clinical Examination

## FAQs

**Q :** 무엇을 제일 먼저 할까: 운동 범위 또는 촉진?

**A :** 운동범위 측정을 먼저 해야 한다. 촉진 때문에 저작근이나 턱관절이 악화되어 환자의 운동 범위가 오히려 감소할 수 있기 때문이다.

**Q :** 정상으로 간주되는 최소한의 운동 범위는 어느 정도인가?

**A :** 일반적으로 최소 40 mm 개구되고(겹침(overlap)을 포함해서), 측방으로 7 mm, 그리고 전방으로 6 mm 의 운동 범위가 정상으로 간주된다.

**Q :** 치과의사가 경부통(neck 통증)에 대해 처방을 할 수 있는지, 아니면 타과로 진료를 의뢰해야 하나?

**A :** 경부치료나 진료의뢰는 모두 턱관절증을 치료하는 임상치과의사의 영역이다.

**Q :** 환자가 느끼는 통증이 치성 통증으로 의심되면 어느 치아가 원인이 되는 지 찾아내는데 도움이 되는 임상관찰소견은 어떤 것인가?

**A :** 전치에 의해 유발된 통증은 양측으로 나타낼수 있으며, 소구치나 구치에 의한 경우에는 주로 편측으로 나타난다.

환자가 턱관절증을 가지고 있는지, 턱관절증에 영향을 미칠 수 있는 다른 질환[예를 들면, 치통, 부비동염 (sinusiitis), 경부통(neck 통증) 이나 cervicogenic headaches]이 있는지, 턱관절증을 유발하는 요인들과 증상이 나타나는 부위, 언제 나타나는지 등의 중요한 정보를 문진을 통해서 얻는다. 이를 통해 임상가는 임상 검사전에 관련된 구조물은 무엇인지, 어떤 추가적 검사를 해야할 지에 대한 잠정적인 진단을 내려야 한다.

◉ QUICK CONSULT

### Obtaining Suspicions of Structures that are a Concern

문진을 통해 연관된 구조물, 추가적으로 필요한 검사를 결정한다.

임상 검사의 일차적인 목적은 환자의 주소와 여기에 영향을 미치는 부위를 확인하고 의심되는 다른 질환을 찾아내는 것이다. 자극시 통증이 재현되는지(현재 통증이 없을 경우), 악화되는지(통증이 있을 경우), 마취 혹은 다른 방법으로 통증이 완화되는지를 관찰해서 잠정적 요소를 찾아낼 수 있다.

◉ QUICK CONSULT

### Verifying Potential sources

가장 영향을 미치는 원인은 자극을 했을 때 통증이 다시 나타나는지(현재 통증이 없을 경우) 아니면 더 심해지는지(통증이 있을 경우) 아니면 마취를 하거나 그 부위를 어떤 방법으로 통증을 완화시킬 수 있는지를 관찰해서 찾아낼 수 있다.

일반적으로는, 구조물들은 통증을 유발하는 지를 알아내기 위해 임상 검사를 하는 동안 자극을 받게 되며, 저작근과 턱관절 부위는 촉진을 해서 자극할 수 있다. 일반적으로 턱관절증에서 통증을 유발하는 부위는 한 군데 이상인 경우가 많다. 어떤 의사들은 좀더 확실한 기록과 부위별로 우선순위를 설정하기 위해 촉진의 강도를 0에서 3가지 단계로 구분한다.

통증을 차단 혹은 완화시키는 술식에는 (a)각각의 안면근 유발점에 대한 마취액 투입, (b)치아에 대한 침윤마취나 전달 마취 (c)부비동울혈(부비동 울혈)을 완화하기 위한 울혈제거제의 사용 등이 있다. 이런 마취 시험은 반드시 통증이 있을 때 해야 한다는 제한이 있다.

어떤 경우에는 자극과 마취를 동시에 시행한다. 예를 들면 경부유발점(연관통증 때문에)을 촉진하면 전두동 두통이 심해지는 환자는 유발점이 부비동통을 얼마나 악화시키는지 알아보기 위한 마취가 필요할 수도 있다.

## RANGE OF MOTION

환자의 운동 범위는 촉진하기 전에 먼저 측정되어야 한다. 왜냐하면 촉진함이 저작근이나 턱관절 통증을 더 악화시켜서 운동 범위가 줄어들 수 있기 때문이다. 운동범위를 기록해 놓음으로써 어떤 장애에 의해 범위가 현저하게 감소되는지 그리고 후에 어떻게 증가하는지를 판단할 수 있게 된다(운동제한 있는 부위에서의 증가는 개선되었음을 보여준다). 운동범위의 측정은 유도한 경우, 유도하지 않은 경우, 통증이 없는 경우 그리고 통증을 감수하는 경우의 여러 경우를 측정할 수 있다.

개구 시 측정은 환자에게 "할 수 있는 한 입을 크게 벌리세요" 라고 주문하고 상하악 중절치의 절단연간의 거리를 mm로 보통 측정한다(그림 3-1). 개구 거리는 매 약속 마다 측정해야 하기 때문에 환자가 일관성있게 개구하도록 유도한다. 따라서 말투와 억양까지도 일정하게 유지한다.

❖ TECHNICAL TIP

### Opening Consistency

개구 거리는 매 약속 마다 측정해야 하기 때문에 환자가 일관성있게 개구하도록 유도한다.

환자의 실제 개구치는 중절치의 겹침(overlap)까지 포함한다. 겹침(overlap)의 거리는 최대교합시 상악 전치의 절단면과 같은 높이에 있는 하악 전치의 순면에 손은 끝을 댄 후 입을 벌리게 해서 하악 전치의 절단면부터 손톱 끝까지 거리를 재면

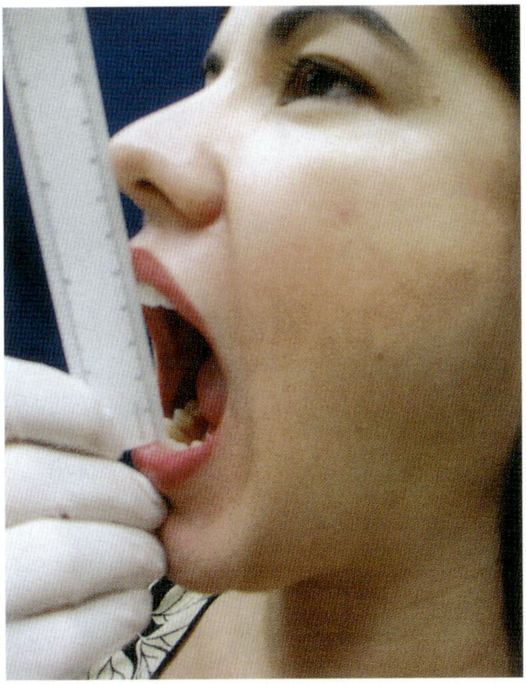

그림 3-1. 전치 절단간의 개구량을 측정한다.

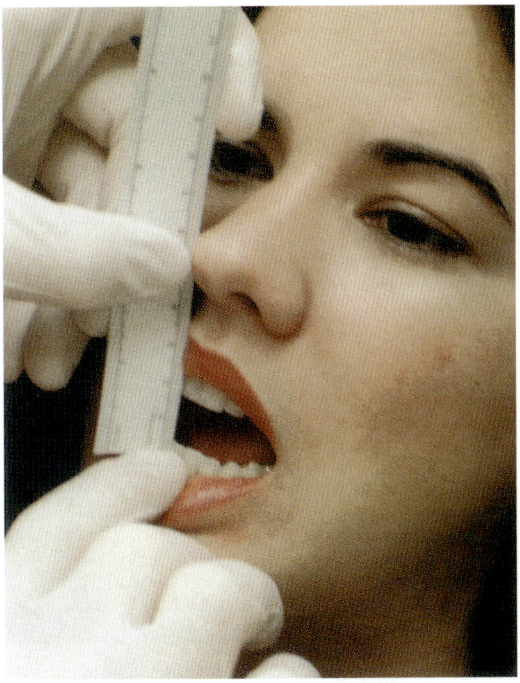

그림 3-2. 중절치의 겹치는 정도를 측정한다.

쉽게 측정할 수 있다(그림 3-2). 처음에만 겹침(overlap)의 측정치를 기록해 놓고, 그 후로는 절단면 간의 거리만 잰다. 매 약속 때 마다 겹침(overlap)을 측정하여 절단면간 거리에 더하면 오차가 생겨서 전 치료 기간 동안 잘 변하지 않는다.

심하게 입을 벌리지 못하는 환자의 경우에는 환자의 목구멍을 내려다볼 필요가 있다. 치경으로 혀의 뒷부분을 누르면서 환자에게 "아" 소리를 내면서 가능한 크게 입을 벌리도록 한다. 어떤 때는 21 mm 밖에 벌려지지 않던 환자가 45 mm 정도로 벌어지는 경우도 있다. 환자에게는 이전에 그렇게 크게 입을 벌리지 않은 이유가 많이 있으며, 이는 의사의 만족을 위해서 서로 상의 할 필요가 있다.

측방운동은 최대교합으로 입을 다물게 하고 하악 중절치의 치간에 자의 표시점(예, 20 mm mark)을 맞춘 후, 하악을 한쪽 방향으로 움직일 수 있을 만큼을 움직이게 하고 거리를 잰후 다시 반대로 움직이게 한다(그림 3-3). 보통은 하악을 옆으로 움직이는 것을 잘 의식하지 못하기 때문에 어떤 사람들은 그렇게 하지 못한다. 그래서 의사가 이러한 운동을 보여주고 거울을 보고 하도록 시킨다.

❖ TECHNICAL TIP

### Enabling a Patient to Make Excursive Movements

환자가 측방이나 전방운동을 잘 하지 못하는 경우에는 손거울을 보면서 하도록 시키는 것이 도움이 된다.

전방 운동은 환자에게 최대교합으로 다물게 하고 전방 수평피개(overjet)를 측정한 다음, 할 수 있는 한 최대로 전방으로 턱을 내밀게 하고 상하악 전치간의 거리를 재서 두 개의 수를 합한 거리를 측정한다(그림 3-4).

환자기 이러한 운동을 하는 동안 의사는 과두

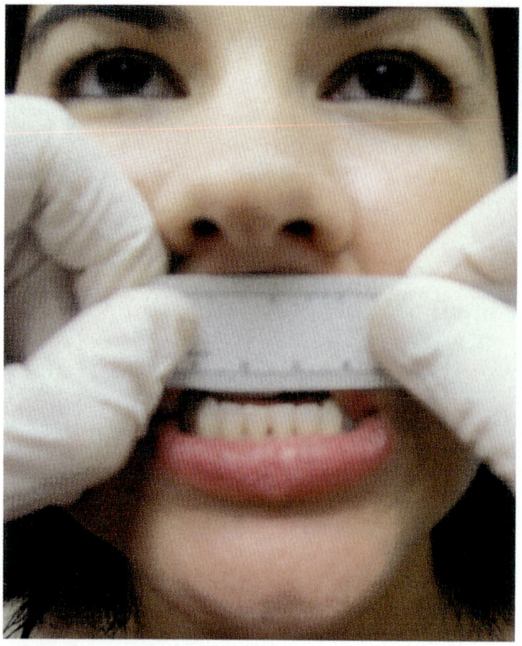

그림 3-3. 측방운동의 정도를 측정한다.

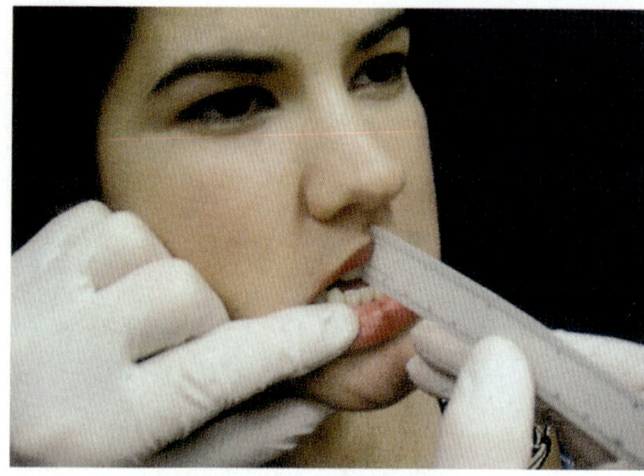

그림 3-4. 상하악 전치간의 거리를 측정한다.

의 전위를 관찰한다. 만약 이러한 전위가 제한적으로 일어난다면 환자로 하여금 집게 손가락이나 중지의 손바닥 면을 과두에 대고 개폐운동과 측방운동 그리고 전방운동을 시켜서 이 전위를 느끼도록 해준다.

❖ TECHNICAL TIP

## Observing Restricted TMJ Translation

만약 환자의 턱관절 전위가 제한적이라고 의심이 되는 경우에는, 의사가 과두 전위를 느껴보도록 한다.

일반적으로 턱관절증 환자는 경도 혹은 중등도의 운동 제한이 있다. 그러나 운동 범위는 환자의 신장에 따라 차이가 나며 제한 정도가 언제나 턱관절증 증상과 연관된 것은 아니다. 정상범위의 최소범위가 결정되어있는 것은 아니지만 일반적인 최소기준은 개구시 40 mm [겹침(overlap)을 포함], 측방 운동 시 7 mm, 전방운동 시 6 mm 이다.

## 턱관절 잡음

**턱관절 클릭(clicks)과 거대관절음(pops).** 이러한 소리는 턱관절증 환자는 물론 정상인들에서도 매우 흔하게 나타난다.[1, 2] **마찰음(crepitus)**은 자갈 위를 걸을 때 나는 삐걱거리는 소리와 유사하다. 이러한 소리는 입을 개폐 시에 강도가 불규칙하고 또한 간헐적으로 나타난다.[2, 3] 일반적으로 과거에 턱관절 잡음이 있던 환자라도, 검사시에 재현하기는 힘들다.[3]

의사들이 턱관절 잡음을 검증하는 방법은 다양하다. 어떤 사람들은 손가락의 손바닥 면을 턱관절에 대고 환자로 하여금 개폐운동과 측방 및 전방 운동을 하도록 시키면서 촉진을 하고, 또 어떤 사람들은 이러한 운동을 하는 동안 청진기로 소리를 들어보기도 한다. 청진기를 사용할 때는 청진기의 종모양 부분을 이용 해야지 만약 평평한 곳을 이용하면 구렛나룻 때문에 나는 소리가 턱관절 마찰음(crepitus)과 유사한 소리로 들리기 때문에 혼돈하기 쉽다. 어떤 사람들은 턱관절 잡음을 검증하기 위해 Doppler 같이 훨씬 더 예민한 기구를 이용하기도 한다.

어떤 때는 환자나 의사 모두 어떤 턱관절에서 소리가 나는 지 가려내기 힘든 경우가 있다. 왜냐하면 울림이 하악을 통해 전달되어 반대측에서 나는 것을 인지하는 경우도 있기 때문이다. 이런 경우에는 최대교합 위치로 입을 다물게 하고 한 쪽 방향으로 수 차례 측방 운동을 시키고 다음에 반대측으로 측방 운동을 시켜서 구분할 수 있다. 클릭(click)이나 거대관절음(pop)은 전위하는 동안에 나타나게 되며, 어느 쪽 턱관절이 전위하고 있던 잡음이 나타날 때가 원인 부위가 된다.

클릭(click)과 거대관절음(pop)은 관절원판이 정복을 동반한 변위와 일반적으로 관계가 있으며,[4-6] 진행성 마찰음(crepitus)은 만성 비정복성 관절원판 변위와 관련이 있고,[5] 미세한 마찰음(crepitus)은 관절 진단에 단독으로 나타나지는 않는다.[5] 턱관절 염증은 골조직에 변화를 일으켜 관절면을 거칠게 할 수 있다(그림 3-5). 이 자체가 물리적인 장애가 되어 턱관절 잡음을 유발할 수도 있다.[7] 이러한 진단에 대한 더 자세한 내용은 제5장에 'TMJ Articular Disorders'에 기술되어 있다.

턱관절 잡음 때문에 치료 방법을 바꾸지는 않는다. 잡음을 규명하기 위해서 많은 시간과 특수 장비를 사용하는 것은 옳지 않다. 턱관절 잡음은 다른 관절에서 나는 소리처럼 관심을 가질 필요가 없으며 단순한 관절 잡음만은 치료 대상이 아니다.

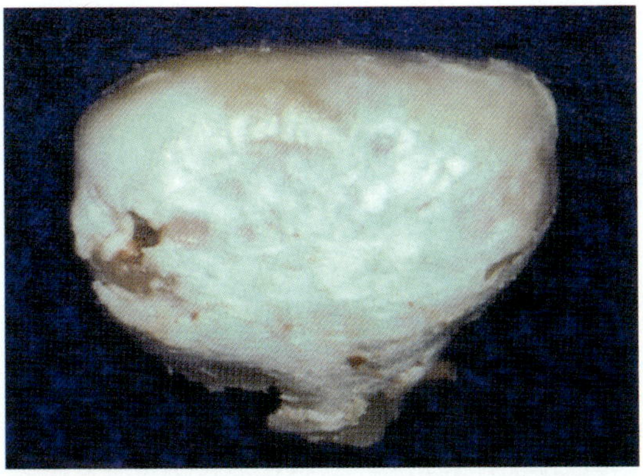

**그림 3-5.** 골표면을 노출시키기 위해 섬유성 결합조직을 제거하여 관절표면의 거친 정도가 잘 나타나 있다.

◉ QUICK CONSULT

**Understanding TMJ noise Significance**

턱관절 잡음은 다른 관절에서 나는 소리처럼 관심을 가질 필요가 없으며 단순한 관절 잡음만은 치료 대상이 아니다.

관절 잡음은 일반적으로 턱관절증 치료에 따라 감소되기는 하지만 대부분의 턱관절증 증상에 비해 치료가 잘 되지 않는다.[8] 개선된 환자의 비율은 음을 측정한 방법에 따라 연구마다 차이가 있다. 만약 교합장치를 이용해서 치료를 받은 환자들에게 잡음이 감소될 가능성에 대해 질문을 한다면, 1/3은 현저히 감소되었거나 없어졌다고 하고, 1/3은 약간 개선되었다고 하고 나머지 1/3 은 전혀 개선이 되지 않았다고 하는 것이 일반적인 기준이다.[8,9] 예측할 수 있는 특별한 기준은 없다.

## 촉진

저작근, 목의 근육, 턱관절은 손가락 끝이나 검지·중지의 손바닥면을 이용해서 촉진을 한다. 만약 가능하다면 머리 양쪽에 동시에 힘을 주어서 균형을 맞추도록 힘을 가해서 동시에 양쪽을 촉진할 수 있게 한다. 환자의 눈과 얼굴 표정을 관찰할 수 있도록 촉진하는 동안 얼굴을 맞대고 촉진하는 것이 좋다. 근육이 이완된 상태에서 근육과 턱관절을 촉진하며, 건강한 근육은 촉진에 통증을 나타내지 않는다.[10]

근육과 턱관절 부위를 충분히 자극할 수 있도록 촉진을 한다. 만약 이 부위들이 통증을 유발하는 곳이라면, 촉진으로인해 현재 통증이 없을 경우에는 증상이 재현되고, 현재 통증이 있는 경우에는 더 심화된다. 촉진 시 가하는 힘은 환자의 증상에 따라 다양하게 할 수 있다. 예를 들면 경미하게 예민한 환자의 경우에는 가볍게 건드리기만 해도 통증을 느끼고, 힘이 좋고 건장한 환자의 경우에는 강한 힘으로 촉진해야 한다.

턱관절증 연구진단기준[11]에서는 기준으로 구강외 근육에 대해서는 2 pounds를, 턱관절과 구강내 근육에 대해서는 1 pound의 힘을 추천하고 있지만, 환자의 주소에 따라 더 큰 힘이 필요할 수도있다.[12] 필자가 경험한 바로는 대부분의 의사들이 처음에 턱관절증 증상을 재현하기 위해 충분한 힘을 가하는 것을 꺼리고 있다. 역으로 과도한 힘은 불필요한 촉진과 촉진 후의 통증을 유발하는 원인이 된다.

◉ QUICK CONSULT

## Palpating Force

필자가 경험 한 바로는 대부분의 의사들이 처음에 턱관절증 증상을 재현하기 위해 충분한 힘을 가하는 것을 꺼리고 있다. 역으로 과도한 힘은 불필요한 촉진과 촉진 후의 통증을 유발하는 원인이 된다.

촉진이 그 부위나 멀리 떨어진 다른 부위에까지 연관통증을 유발하기도 한다. 촉진하는 방법이 다양하므로 부위에 가해지는 자극의 정도도 다양하다. 촉진하는 부위의 예민성과 자극의 강도가 반응에 영향을 미친다. 일반적으로 자극의 정도를 다양하게 하는 세 가지 방법이 있다. (a)미리 진단된 부위의 일반적인 촉진 (b) 유발점이나 근육내의 결절(nodule) (근육 내의 단단한 마디도 국소화되고 예민한 부위이며 주위의 근육에 비해서 더 통증이 나타난다)의 촉진; (c)이러한 마디 부위를 단단하게 지속적으로 촉진.

단계적으로 촉진하는 것이 좋다. 우선 측두근의 전방부, 턱관절과 저작근 등의 미리 진단된 부위를 양측으로 촉진한후, 경동맥, 갑상선과 뒤통수융기 하방부 근육까지 방사되는 연관통증을 유도한다.

측두근의 전방부, 턱관절과 저작근 등의 부위의 촉진을 시작, 처음에는 가볍게 눌러서 환자의 눈이나 인상이 불편감을 보일 때 까지 서서히 강하게 힘을 가한다. 임상 경험에 의하면 환자가 아프다고 말하기 전에 먼저 눈이나 인상이 변한다. 촉진을 하는 동안에 환자에게 불편한지 아니면 통증을 호소할 정도인지 물어본다.

❖ TECHNICAL TIP

## Reducing palpation disomfort

촉진하는 동안 환자와 얼굴을 맞대어 환자의 눈과 얼굴의 표정을 관찰할 수 있도록 해야 한다. 환자가 말로 불편함을 호소하기 전에 불편한 것이 얼굴로 먼저 나타난다.

아픈 부위를 촉진 하고 난 다음 목동맥, 갑상샘과 목 부위의 뒤통수융기를 촉진해서 다른 특별한 이상을 확인한다. 처음 단계의 촉진에 대한 특별한 길잡이와 부가적인 정보는 아래 표 3-1 'Recommended Initial palpation' 에 잘 나타나 있다.

측두근은 보통 전방, 중간, 후방의 세 부분으로 나뉘어있다. 근섬유의 주행방향과 섬유가 하악골을 움직이는 방향은 각 부위에 따라 다양하다. 세 부위 모두 촉진에 통증을 느끼며, 통증절이 있고 통증의 원인부위가 될 수 있다. 측두근 전방부의 촉진 부위는 눈의 양끝 하방 3.8 cm와 관골궁 상방 1.3 cm 부위이다(그림 3-6).

만약 측두근의 전방부나 다른 근육에서 통증이 나타나면 Myofascial pain이라고 진단할 수 있다. 이상적으로는 의사는 이러한 진단을 내리기 위해서 유발점을 찾아내야하지만 숙련된 의사라 할지라도 이것을 찾아내기는 힘들다.[13] 실질적으로 임상적인 관점에서 보면 만약 근육이 촉진에 예민하고 Chapter 5('TMD Diagnosis Categories')에 서술된 다른 근육 진단으로 환자의 상태를 설명할 수 없을 때는 Myofascial pain으로 진단하는 것이 좋다. 본인은 근육 압통을 호소하는 턱관절증 환자 중 98% 이상을 Myofascial pain으로 진단했다.

**◑ FOCAL POINT**

5장(TMD Diagnosis Categories)에서 서술된 근육 진단에 속하지 않는 경우에 임상적으로 근육 촉진시 압통이 있으면 일반적으로 Myofascial pain(근막통)으로 진단한다.

임상적으로 턱관절은 3 군데를 촉진해 봐야 한다. 셋 중 한군데의 압통이 다른 곳과 연관되어 있는 것은 아니다. 환자에게 약 20 mm 정도 개구하게하고 과두의 측면극(lateral pole)을 첫 번째로 촉진한다. 그리고 나서 환자에게 입을 가능한 크게 벌리도록 하고 손가락 끝으로 과두 뒷부분의 오목하게 들어간 곳을 촉진한다. 마지막으로 입을 크게 벌린 상태에서 손가락 끝으로 과두의 뒷면을 전방으로 끌어서 촉진한다(그림 3-7).

턱관절의 압통은 피막염이나 윤활막염이 있음을 시사하지만 임상적으로 이것을 구분해내기는 힘들기 때문에 임상 진단은 턱관절 염증이 된다. 임상적인 경험에 의하면 대부분의 의사들이 적절

**표 3-1.** Recommended Initial palaptions

| | |
|---|---|
| 측두근의 전방부 | 눈의 양끝 후방 1 1/2 인치, 광대 활 상방 1/2 인치 를 양측성으로 촉진(그림 3-6) |
| 턱관절 | 턱관절의 세부분을 양쪽에서 촉진할 필요가 있고, 다른 두 곳이 예민하지 않아도 한 곳만 예민할 수 있다. 일반적으로 저지르는 실수는 턱관절을 충분히 촉진할 수 있도록 충분히 환자가 입을 벌리지 못하는 것이다. (a) 입을 20 mm 정도 벌리고 과두 측면극(lateral pole)을 촉진 (b) 입을 가능한 크게 벌리게 하고 과두 뒤쪽 함몰된 곳을 손가락으로 촉진 (c) 함몰된 곳에 손가락 끈을 대고 전장으로 과두 후연을 앞쪽으로 당긴다(그림 3-7). |
| 저작근 | 양측에서 근육의 중심을 촉진(그림 3-8). 확실하게 위치를 모를 때는 이악물기를 시키면 근육의 경계를 쉽게 느낄 수 있다. |
| 목동맥 | 갑상샘 연골의 양측에서 촉진(그림 3-9). 여기에서 촉진에 통증이 재현되지 않는 경우에 목동맥통증을 검증한다. |
| 갑상선 | 먼저 흉골 위 패임을 만지고 그 곳을 기준으로 상방으로 1인치 측방으로 1인치 부위를 양측에서 촉진한다(그림 3-10). 이곳을 촉진해도 통증이 나타나지 않는 환자의 경우에 이렇게 함으로써 갑상선염을 검증할 수 있다. |
| 머리 널판근 | 두개골의 기저면을 따라 흉쇄유돌근 바로 후방에 있는 함몰에 위치한다. 두개골 저를 따라있는 이 근육 내에 단단한 결절(nodule)을 찾는다. 두개골의 하방 1인치 위를 촉진해서 이 결절(nodule)이 두개골 기저부를 압박하게 한다. 연관통증을 발생시키기 위해서 환자의 내성치까지 힘을 주어 눌러서 약 5초간 유지한다. 다른 손으로 이마위로 머리를 고정시킨다(그림 3-11). |
| 등세모근 | 두개골의 기저부를 따라 있는 근육 내에 있는 단단한 결절(nodule)을 찾는다. 두개골의 하방 1인치 부위를 촉진해서 이 결절(nodule) 이 두개골 기저부를 압박하게 한다. 연관통증을 발생시키기 위해서 환자의 내성치까지 힘을 주어 눌러서 약 5초간 유지한다. 다른 손으로 이마위로 머리를 고정시킨다(그림 3-12). |

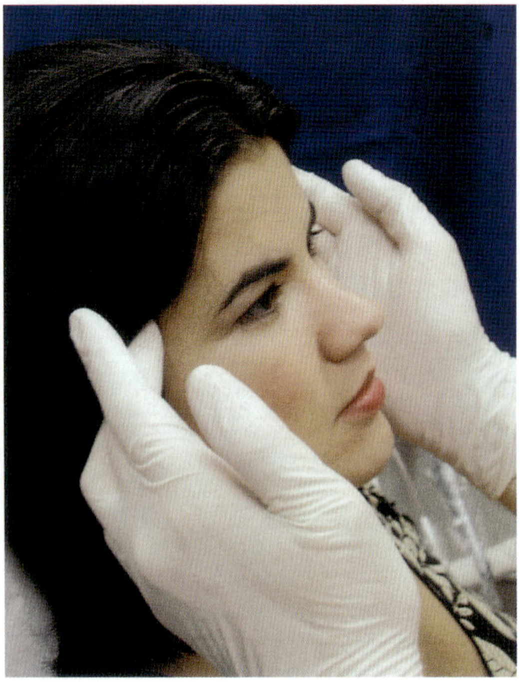

**그림 3-6.** 측두근 전방부의 촉진

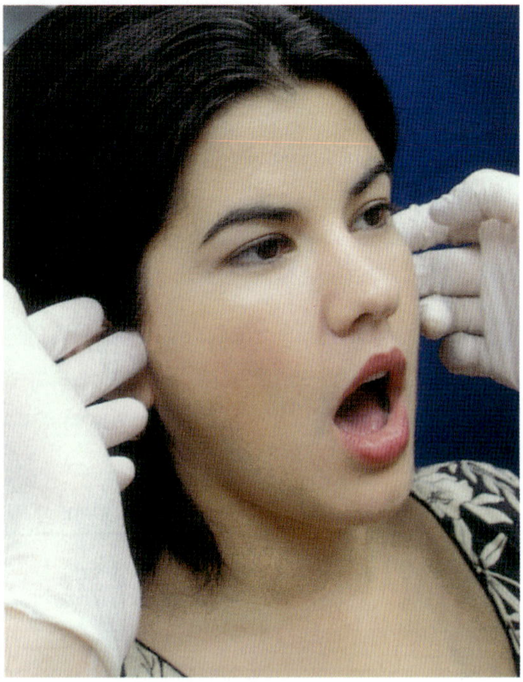

**그림 3-7.** 턱관절부의 촉진

하게 촉진을 하지 못하며, 환자로 하여금 입을 충분히 벌리도록 지시하지 못하는 경우가 가장 많다.

**◑ FOCAL POINT**

턱관절 촉진 압통이 있는 경우에는 임상적으로 턱관절염증으로 진단한다.

교근은 표재성과 깊은 부분의 두 부분으로 나뉜다. 저작근의 중앙을 양쪽에서 촉진하게 되면 이 근육의 두 부분을 모두 자극하게 된다(그림 3-8). 만약 중앙점을 찾기 힘든 경우에는 환자로 하여금 이악물기를 하도록 하여서 근육의 경계를 확인할 수 있다. 만약 촉진에 대해 압통이 있고 5장(TMD Diagnosis Categories)에서 더 잘 서술된 근육 진단에 속하지 않는 경우에는 Myofascial pain으로 진단하는 것이 좋다.

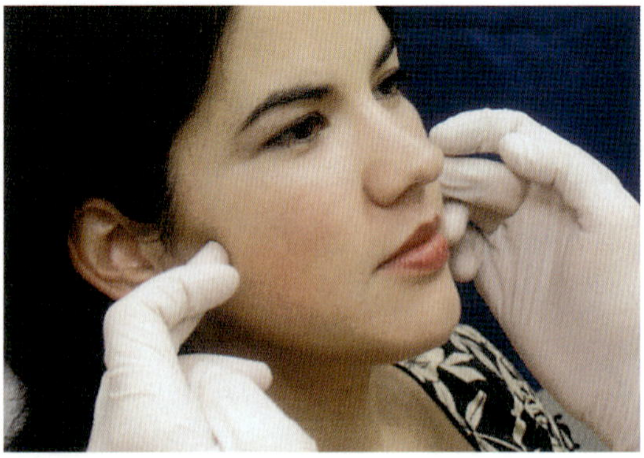

**그림 3-8.** 교근의 촉진

목동맥을 자극할 때 통증이 유발되는 지를 알아내기 위해서 갑상 연골의 양측을 촉진해 본다(그림 3-9). 이 부위는 보통 힘을 가하면 통증을 느끼는 부분이기 때문에 촉진하기 전에 환자 스스로 눌러보아서 아프지 않을 정도의 힘을 가하는 것이 좋다. 촉진을 할 때 불편감을 호소할 수 있는데 이

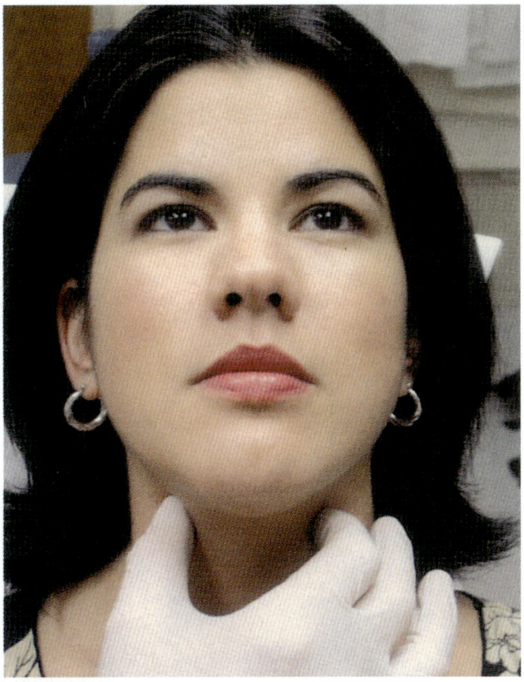

**그림 3-9.** 경동맥의 촉진

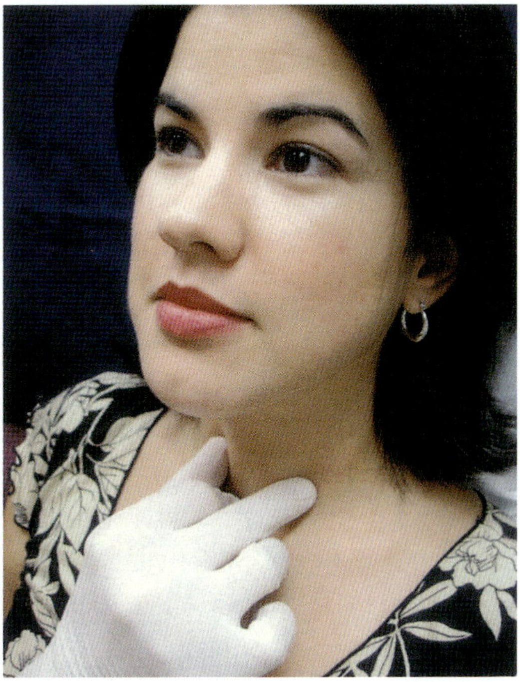

**그림 3-10.** 갑상선부위의 촉진

것은 통증과는 다르다. 만약 촉진 때문에 통증이 생긴다면, 목동맥통증이 원인이거나 이로 인해 통증이 유발되는 것이므로 내과 의사에게 진료 의뢰를 해야 한다.

갑상선을 양측으로 촉진한다. 만약 위치를 확신하기 어려운 경우에는 먼저 흉골 위 패임을 기준으로 상방으로 1인치 측방으로 1인치 부위를 양측에서 촉진한다(그림 3-10). 만약 이곳을 촉진해서 통증이 유발된다면 갑상선염이 원인이거나 이로 인해 통증이 유발되는 것이기 때문에 내과 의사에게 의뢰를 해야 한다.

경부에 나타나는 통증은 턱관절증 환자에서 흔히 나타나기 때문에 흉쇄유돌근 직후방에 두개골의 기저면을 따라 위치하는 splenius capitis과 trapezius muscles의 촉진도 중요하다. 230명의 턱관절증 환자에서 머리 널판근과 등세모근의 촉진에 각각 18명과 31명이 연관통을 보였다. 이 연구는 뒤통수 융기 바로 아래에 있는 이러한 근육들을 촉진하면 이마, 눈 주위, 척추, 관자놀이, 후이개판과 귀에 통증이 유발되는 것을 보여준다.[14]

◉ QUICK CONSULT

### Identitying Referred pain from the Neck

목 부위에서 생긴 연관통은 턱관절증 환자에게 흔히 나타난다. 뒤통수융기 하방의 이러한 근육들을 촉진하는 것은 이마, 눈주위, 마루점, 측두, 후두, 후이개판 그리고 귀에 연관통을 일으킨다.

머리 널판근이나 등세모근으로부터 유발된 통증을 재현시키기 전에 두개골 기저면의 근육 내에 가장 예민한 결절(nodule)을 찾아내기 위해 근육을 촉진한다. 그리고 손가락 끝으로 두개골의 하방 1인치 부위에서 두개골을 향해 위로 눌러주면 각 결절(nodule)이 압박이 된다. 환자가 참을 수 있을 정도까지 눌러서 약 5초 정도 유지한다. 머리는 반대편 손바닥으로 고정한다. 그림 3-11에는 머리 널판근을 그림 3-12에서서는 등세모근을 촉진하는 방법을 보여준다. 이렇게 촉진하는 동안 이 부분에서 다른 부위에서 느끼는 감각보다 통증을 느끼는지 물어본다.

이마와 눈 주위 부분은 연관통이 매우 잘 나타난다. 이 부위를 촉진해본 경험이 없는 의사는 목 부위에서부터 오는 유발된 통증이 이곳에 자주 나타나는 것을 보면 놀랄 것이다.

임상적으로 턱관절증 환자의 거의 대부분이 이러한 초기 촉진에서 통증이 재현된다. 통증이 이 부분의 촉진에 의해 재현된다면, 추가적인 저작근의 촉진은 불편함을 더 할 뿐이지 진단이나 치료 계획을 변경시킬 정도는 아니다. 이러한 환자는 촉진 평가를 그만해도 무방하다. 왜냐하면 (a) 초기에 추천된 촉진에 의해서 통증이 저작계에서 왔다고 나타났고 (b) 대부분의 보존적인 턱관절증 치료에 의해서 모든 저작계가 치료되며 (c) 얻어진 정보로 충분히 근육과 관절 간의 비교를 할 수 있고, (d) 일반적으로 저작계에 영향을 미치는 다른 부분과 중요한 원인이 되는 것을 초기 단계에서 이미 검증이 되었기 때문이다.

이러한 초기 촉진에서 통증이 재현되지 않았다면 보다 광범위한 촉진을 해야 한다. 이런 경우에 측두근의 전방부, 저작근, 턱관절 부위를 더 세게 촉진하거나 다른 부위도 촉진해 보는 것이 좋다. 어떤 방향으로 진단을 계속하는 가는 전적으로 의사의 경험과 관심에 달려 있다.

경험이 많지 않은 의사들을 위해 그림 3-13에 촉진할 부위의 위치와 머리와 얼굴의 해부학적인 위치를 표시해 놓았다. 예를 들면, 다른 곳에서는 원인을 찾을 수 없고 상악 치아에 통증을 호소하는 환자의 경우에 저작근이나 목의 근육, 턱관절

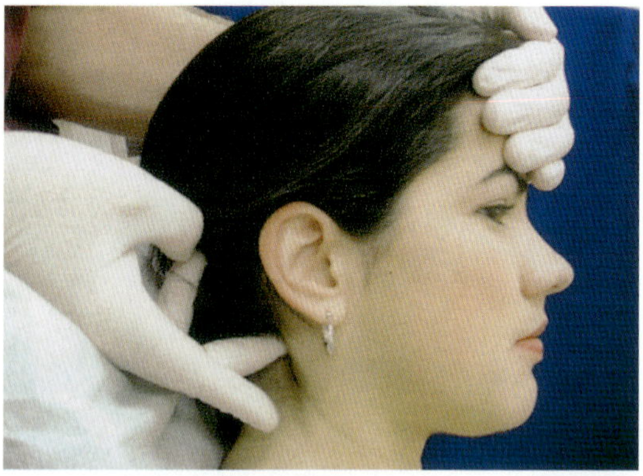

그림 3-11. 머리널판근의 촉진

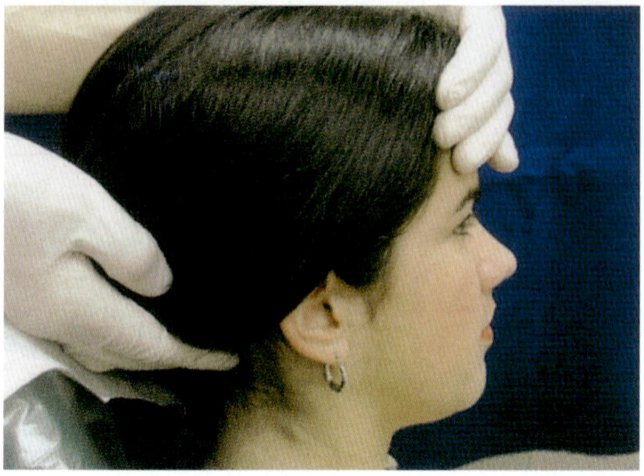

그림 3-12. 등세모근의 촉진

로부터 유발된 통증을 의심해 볼 수 있다. 그림 3-13에서 보면 '상악 치아'는 머리에 표시되어 있는 측두근, 턱관절과 저작근 영역, 가쪽 날개근과 안쪽 날개근 영역을 포함하고 있다(이 부분들은 머리에 표시할 수 없는 구강내의 근육이다). 색깔로 표시되어 있는, 저작근 부분은 가장 일반적으로 나타날 수 있는 부위이기 때문에, 이 부분을 강하게 촉진함으로 상악 치아 부분에 통증을 유발시킬 수 있는 것 같이 보인다. 만약 이 부위에 촉진을 해도 통증이 나타나지 않는 경우에는 보다 원인이 될 가능성이 적은 부위를 촉진한다.

근육 내의 압통점이나 결절(nodule) 부위를 찾아서 눌러주는 것도 보다 광범위한 근육 촉진에

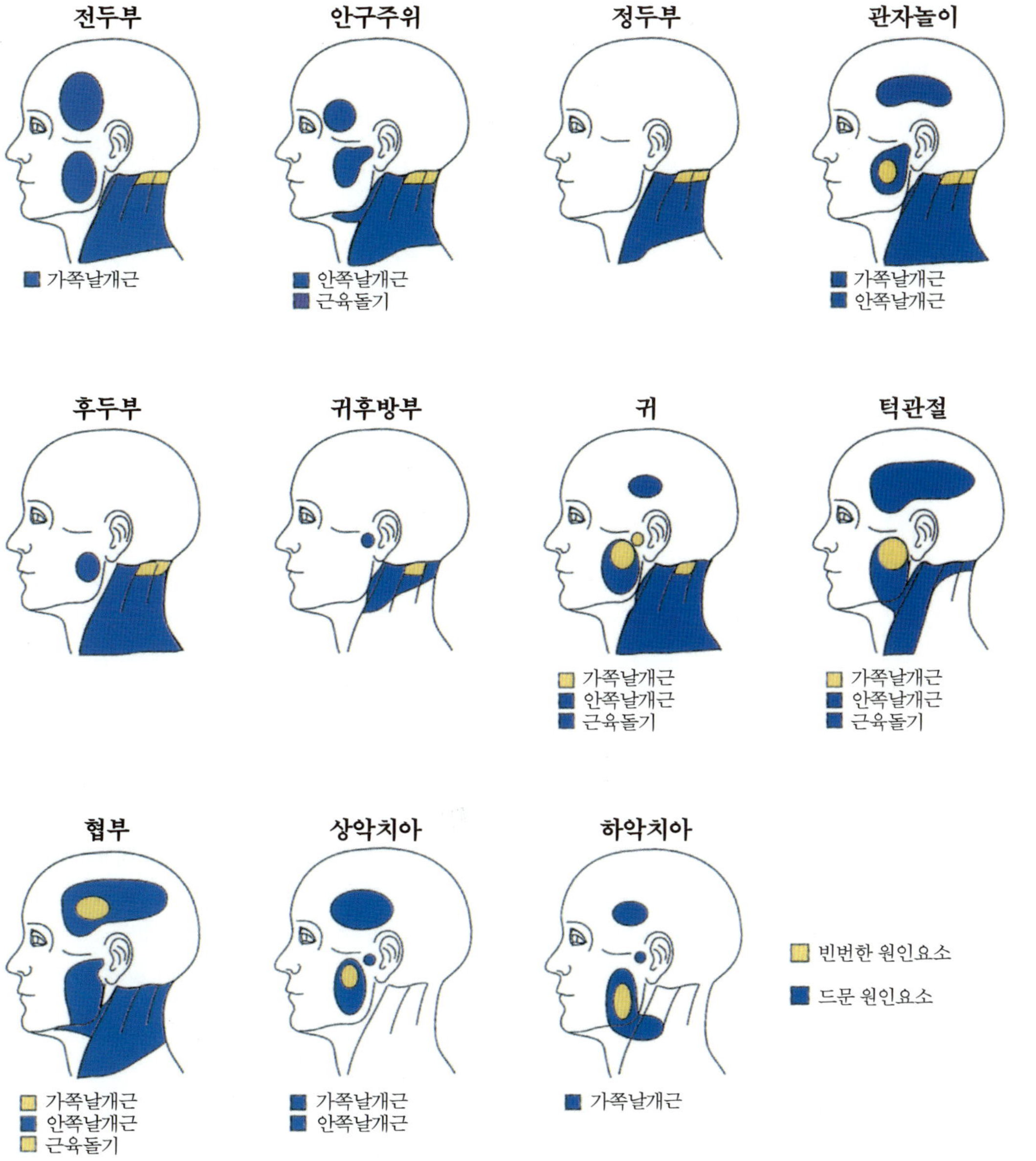


**그림 3-13.** 표시된 해부학적 부위에 연관통을 일으키는 촉지부위

좋은 방법이다. 이러한 결절(nodule)은 근육 내에 단단한 매듭이 있는 것처럼 느껴지며 주위의 근육들보다 예민하다.

일단 발견하면 각 결절(nodule)을 눌러준다. 이렇게 하면 그 부위에 강한 통증이 유발되고, 그 부위를 넘어까지 통증이 파급되며 어떤 때는 먼 부위에까지 통증이 전달된다. 만약 그러한 결절(nodule)을 발견할 수 없는 경우에는 의심되는 근육 부위를 강하게 촉진하여 압통이 나타나는 부위가 있으면, 지속적인 압력을 가한다. 측두하악관

**표 3-2** Additional palpations

| | |
|---|---|
| 측두근 중간부위 | 측두근은 육안적으로 3 부분으로 나뉜다. 중측두근은 그 중심부가 턱관절 상방 2 인치 부위에 있으며, 양측보로 촉진한다(그림 3-15). 만약 이 부위들에서 통증이 유발되면 이곳을 찾아서 누르고 지속적인 힘을 가해서 통증을 증가시켜서 확인한다. |
| 측두근 후방부 | 후측두근의 중앙은 귀의 상후방에서 만져진다(그림 3-16). |
| 전이복근(anterior digastric muscle) | 턱의 설면에서 시작해서 목뿔뼈(hyoid bone)까지 놓여있다. 주위 조직으로부터 구분할 수는 없지만 주행부위를 표층에서 촉진할 수 있다(그림 3-17). 압통이 있다면 원인이 될수 있는 구강질환이 있는지 찾아본다. 압통이 구강내 문제 때문이 아니라면 압통 부위를 계속 눌렀을때 유발통이 나타날 수 있다. |
| 후이복근(posterior digastric muscle) | 후방 두힘살근(digastric muscle)은 목뿔걸이(hyoid sling)부터 안쪽 흉쇄유돌근을 지나 꼭지돌기(mastoid process)에 부착된다. 손가락끝을 하악각의 뒷부분과 흉쇄유돌근의 전연의 안쪽에 대고 후방으로 눌러준다(그림 3-18). 압통이 있을 때 지속적으로 누르면 연관통이 발생할 수 있다. |
| 흉쇄유돌근 | 엄지와 집게 손가락으로 흉쇄유돌근을 양쪽에서 꼬집어 주듯이 동시에 촉진한다(그림 3-19). 이 부분이 의심되면 통증을 유발시키기 위해서 예민한 부분을 잡고 5초 동안 눌러준다. 필자의 경험상 흉쇄유돌근의 상부에서 머리와 얼굴에 통증을 유발하는 것 같다 |
| 부가적 목부위 근육 촉진 | 자주 쓰지 않는 손의 손바닥을 환자의 이마에 대고 자주 쓰는 손(오른손)의 4 손가락 끝을 후두부 돌출부 아래에 댄다. 손가락 끝에 몇 mm 정도힘을 주어서 누르면서 목 근육을 따라 내려가면서 예민한 결절(nodule) 이 있는지 감촉을 느낀다(그림 3-20). 각각의 예민한 결절(nodule)에 환자의 내성치까지 5초 정도에 걸쳐서 서서히 힘을 가한다(그림 3-21). 흉쇄유돌근 상부에서는 머리와 얼굴에 통증을 유발하는 반면 하부에서는 등의 위쪽과 어깨로 통증을 유발하는 것 같다. |
| 가쪽날개근 부위(lateral pterygoid area) | 다섯 번째 손가락을 상악 치조제를 따라 전정의 최후방 부위까지(posterior superior injection하는 부위) 밀어 넣는다(그림 3-22). 이 때 예민한 반응을 보이면 강한 힘을 지속적으로 가할때 통증이 유발될 수 있다. |
| 안쪽날개근 근육(medial pterygoid area) | 집게 손가락을 하치조신경 마취하는 부분에 대고 옆으로 눌러준다(그림 3-23). 손가락이 너무 후방으로 가면 환자가 구토를 한다. 만약 예민하고 통증이 여기서 유발되었다고 생각될 경우에는 좀 더 세게 지속적으로 눌러주면 연관통이 유발될 수 있다. |
| 근육돌기(coronoid process) | 집게 손가락을 하악지의 전방 안쪽연을 따라 상방으로 움직이면 근육돌기(coronoid process)위를 덮고 있는 측두근 힘줄을 만질 수 있다(그림 3-24). 예민한 반응을 보이면 여기에서 통증이 유발되었다고 의심을 할 수 있으며, 여기에 더 세게 지속적으로 힘을 가하게 되면 연관통을 유발시킬 수 있다. |
| 경돌하악인대(stylomandibular ligament) | 끝이 뭉뚝한 기구나 손가락 끝으로 하악 후연의 내측과 하악각 상방 10~15 mm 부위를 전내측 방향으로 촉진한다(그림 3-25). 만약 예민하고 여기서 통증이 유발된 것이 의심스러운 경우에는 좀 더 세게 지속적으로 눌러주면 통증이 유발될 수 있다. |

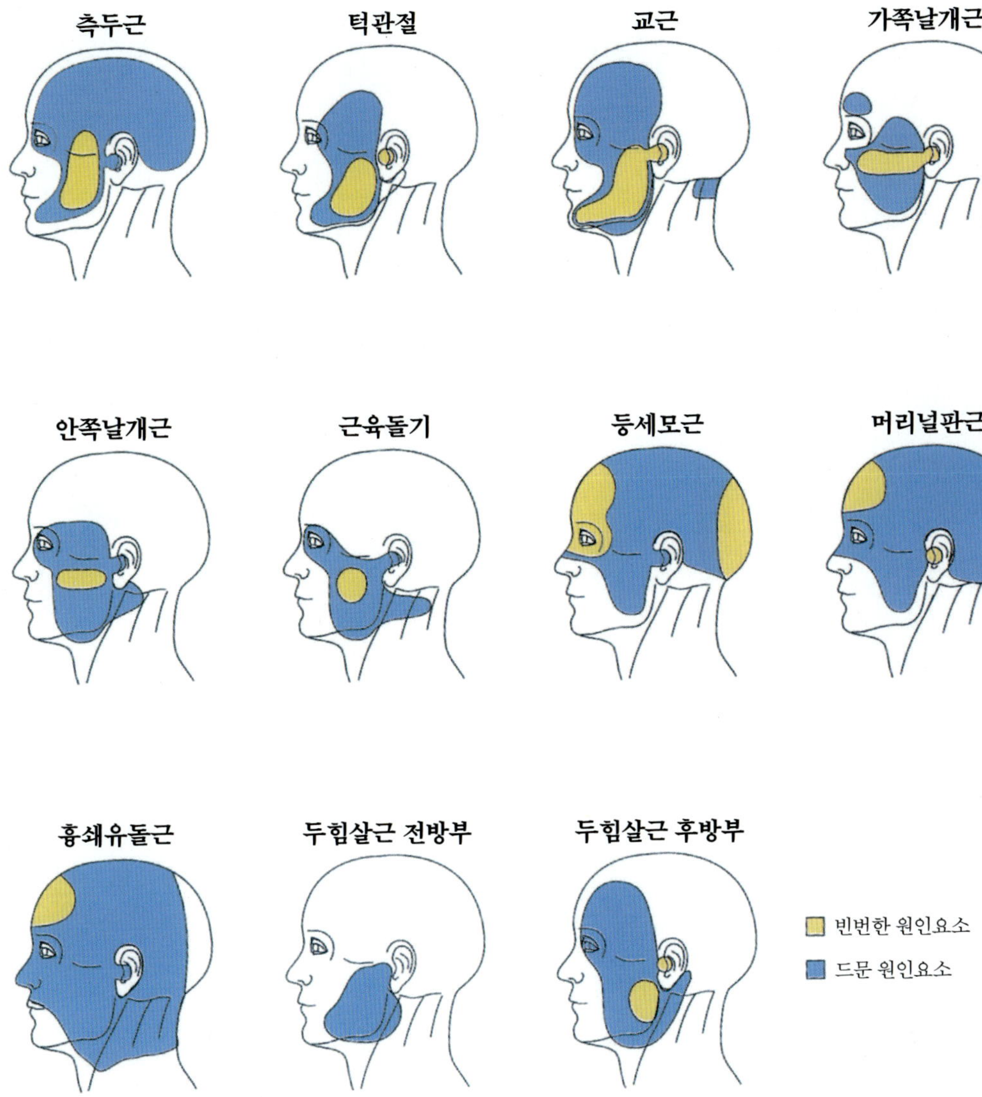


그림 3-14. 표시된 부위에 의해 유발되는 촉진통증부위

절은 보다 강하게 촉진해야만 비슷하게 자극된다.

3번째 촉진법은 구조물을 좀 더 자극할 수 있으며, 연관통을 유발시키기 위해 주로 사용된다. 우선 근육 내의 예민한 결절(nodule)이나 턱관절의 예민한 부위를 찾아서 환자가 참을 수 있는 정도까지 압력을 준 후, 5초간 혹은 원하는 결과가 나올 때까지 지속적으로 압박한다. 이렇게 하면 국소적인 통증이 유발되며, 인접부위로 파급되거나 먼곳으로 방사된다. 통증이 전달되는 부위를 찾기 위해서는 환자에게 누른 곳 말고 어느 부위에서 통증이 나타나는지 물어본다. 근육 내의 결절(nodule)은 다른 부위에 통증을 유발할 수 있고 그래서 촉진을 반복해야 하는 경우도 있다.

만약 초기 촉진으로 환자가 느끼는 주 증상이

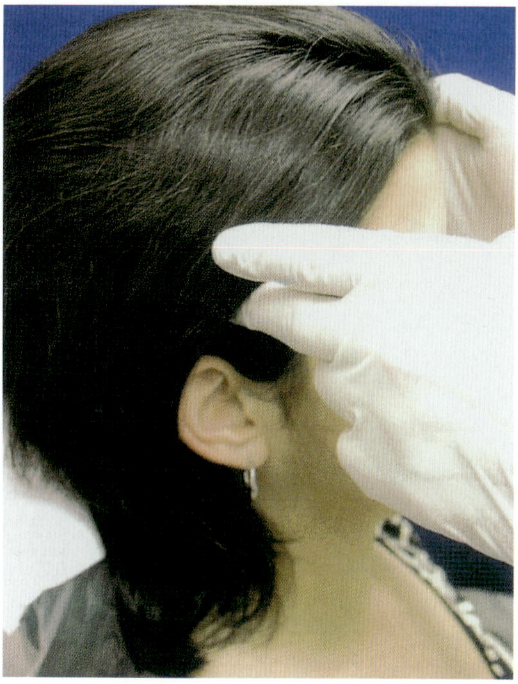

그림 3-15. 측두근 중간부위의 촉진

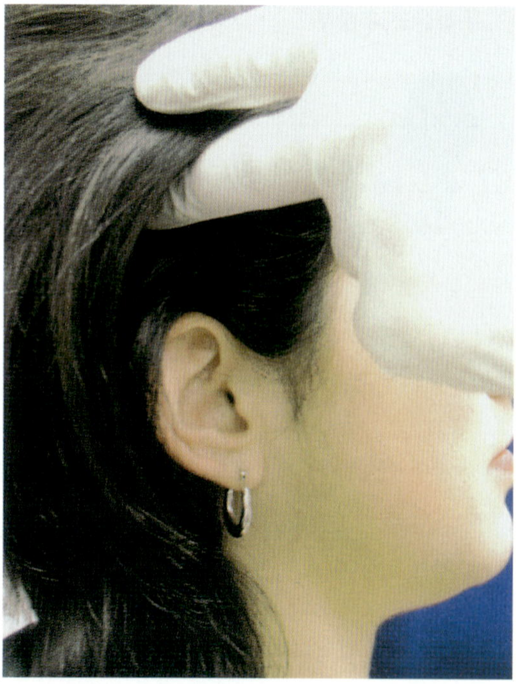

그림 3-16. 측두근 후방부의 촉진

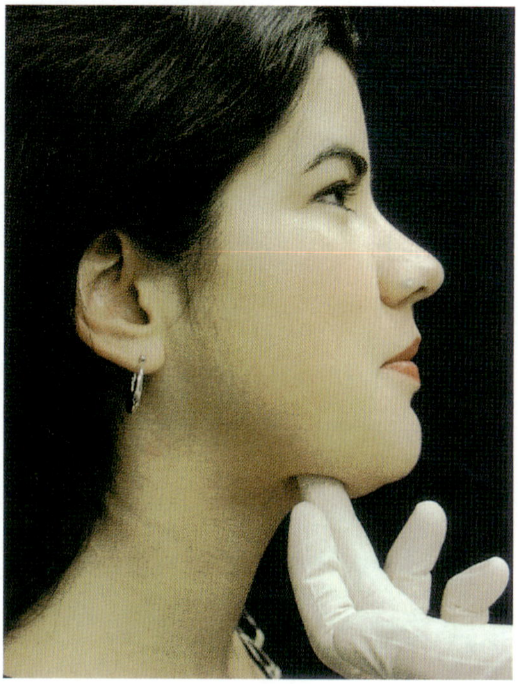

그림 3-17. 두힘살근의 전방부 촉진

재현되지 않는 경우에는 이미 진단한 부위가 아닌 다른 부위로부터 온 것이라 믿고 추가로 촉진을 해야 할 필요가 있다. 추가적인 촉진방법에 대한 내용은 아래 표 3-2 'Additional palpation' 에 있다.

추가로 촉진하는 순서는 의사의 진단과 숙련도에 따라 다양하다. 그림 3-14에 나와 있는 '촉진지도' 가 가능성이 높은 부위를 찾아내고 환자의 통증을 재현하는데 도움이 될 수 있다.

측두근은 육안적으로 3부분으로 나뉜다. 측두근의 중앙부는 그 중심부가 턱관절 상방 2 인치 부위에 있으며 양측으로 촉진한다(그림 3-15). 측두근의 후방부의 중앙부는 귀의 상 후방에서 만져진다(그림 3-16). 만약 이 부위들에서 통증이 유발된 것이라고 판단이 되면 바로 이곳을 찾아서 누르고 지속적인 힘을 가해서 통증을 증가시켜서 확인한다.

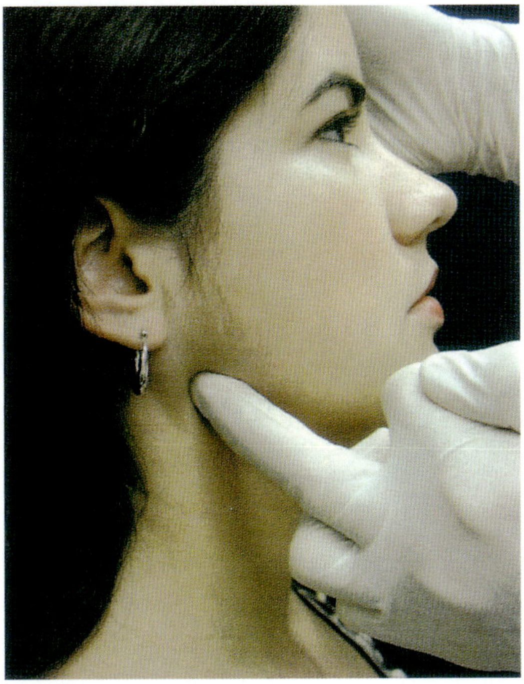

그림 3-18. 두힘살근의 후방부

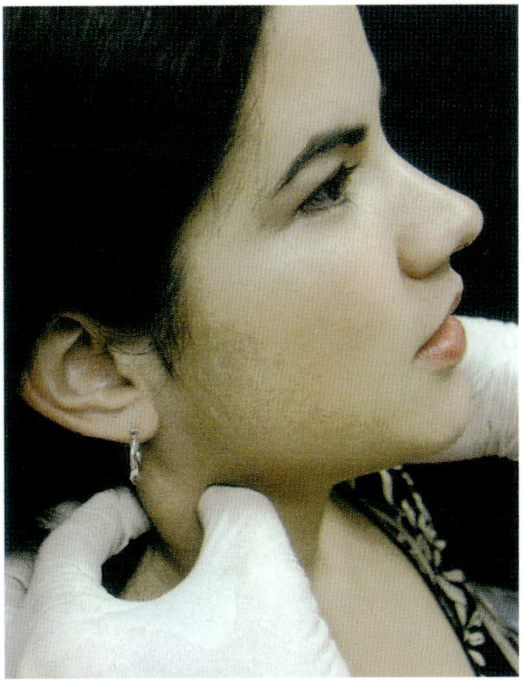

그림 3-19. 흉쇄유돌근의 촉진

두힘살근(digastric muscle)은 섬유질 사이로 들어가 있는 인대를 통해 목뿔뼈(hyoid bone)에 부착되어 있는 전후방 힘살을 가지고 있는, 기본적으로는 개구근이지만 주위조직과 구별해서 윤곽을 잡기가 어렵다. 전방 두힘살근(digastric muscle)은 턱의 설면에 붙어서 중심선을 따라 목뿔걸이(hyoid sling)까지 이어진다. 해부학적인 지식에 따라 전방 두힘살근(digastric muscle)의 위치를 만지고 관찰하는 모습이다(그림 3-17). 만약 예민하다면 다른 구강 내의 질환을 의심해보고 평가해야 한다.

후방 두힘살근(digastric muscle)은 목뿔걸이(hyoid sling)부터 내측 흉쇄유돌근을 지나 꼭지돌기(mastoid process)에 부착된다. 손가락끝을 하악각의 뒷부분과 흉쇄유돌근의 전방연 내측에 대고 후방으로 눌러준다(그림 3-18). 만약 예민하게 반응할때 좀 더 세게 누르고 있으면 연관통이 유발될 수 있다. 임상 경험에 의하면 환자가 최근에 개구 장애가(턱관절 비정복성 변위) 있었다면 후방 두힘살근(digastric muscle)이 매우 예민하다. 이런 상황에서 환자는 입을 반복적으로 크게 벌리려고만 해도 통증을 느낀다.

측두근, 저작근, 귀와 턱관절에 나타나는 통증은 머리 널판근과 등세모근이 원인이 되는 경우가 훨씬 많지만 흉쇄유돌근으로부터 유발될 수도 있다. 임상 경험에 비추어보면 흉쇄유돌근의 보다 상방 부위에서 통증이 유발되는 것 같다.[14] 엄지와 집게 손가락으로 흉쇄유돌근을 양쪽에서 꼬집어 주듯이 동시에 촉진한다(그림 3-19). 이 부분이 의심이 되면 통증을 유발시키기 위해서 예민한 부분의 어느 곳이라도 잡고 5초 동안 눌러준다.

후두돌출부는 초기 촉진 시에 검증하지만 나머지 목 근육은 추가적인 경부근육의 촉진으로 평가한다. 경부의 근육은 여러 개의 층으로 겹쳐져 있

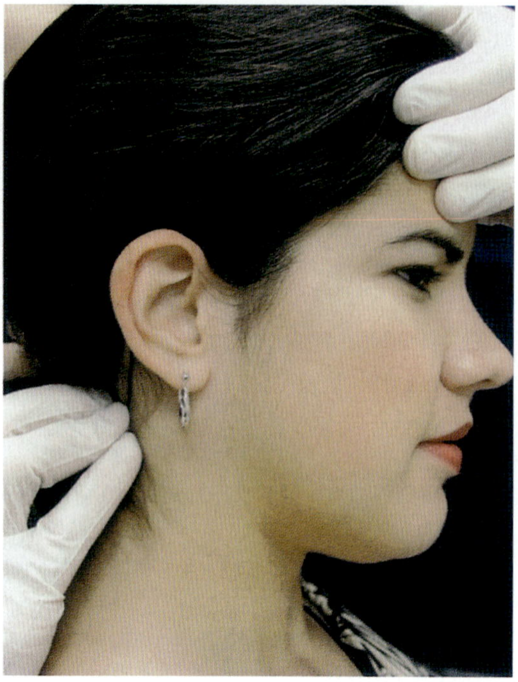

그림 3-20. 부가적인 경부근육의 촉진

어 구분하기 어렵다. 문제가 있는 부분이 비록 깊은 근육에 있다 하더라도 가장 표피에 있는 근육에 표시하는 것이 일반적이다.

목의 나머지 근육 속에 있는 예민한 결절(nodule)도 찾아서 촉진할 수 있다. 자주 쓰지 않는 손의 손바닥을 환자의 이마에 대고 자주 쓰는 손(오른손)의 4 손가락 끝을 후두부 돌출부 아래에 댄다. 손가락 끝에 몇 mm 정도 힘을 주어서 누르면서 목 근육을 따라 내려가면서 예민한 결절(nodule)이 있는지 감촉을 느낀다(그림 3-20). 각각의 예민한 결절(nodule)에 환자의 내성치까지 5초 정도에 걸쳐서 서서히 힘을 가한다(그림 3-21). 이러한 과정을 각 예민한 결절(nodule)이 연관통을 일으킬 때까지 계속한다. 임상적으로 상부는 머리와 얼굴로 통증이 전달되는 경향이 있으며, 반면에 하부는 등의 윗부분과 어깨부분으로 전달되는 경향이 있다.

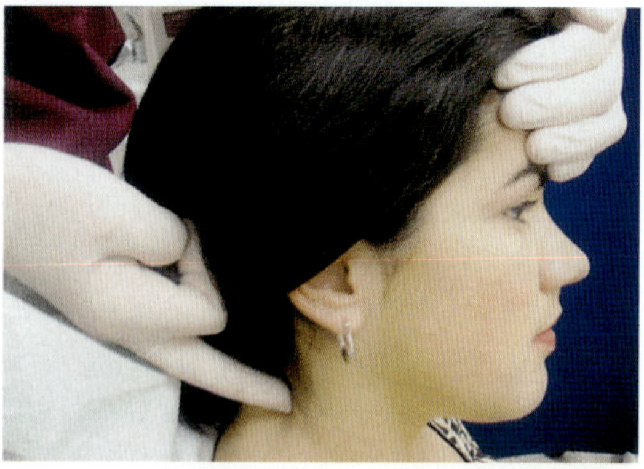

그림 3-21. 경부근육의 단단한 결절에 강하고 지속적인 압력이 가해져야 한다.

미국 공군에서 강의를 할 때, 이러한 치료에 반응이 없는 환자에 대한 평가를 질문 받곤 했다. 저작근에 국한된 편측성 턱관절증 증상이 있는 환자 중 하나가 수년간 턱관절 치료를 받았으나 증상이 개선되지 않았다. 초기 촉진과 저작근에 대한 더 강한 촉진에도 환자의 증상이 재현되지 않았다. 추가적인 목 부위 촉진을 하는 동안 다른 곳에 통증을 전달하는 몇 개의 예민한 결절(nodule) 이 발견 되었지만 환자가 호소하는 결절(nodule)은 단 한 개였다. 이 경험으로 인해 각 결절(nodule)을 모두 검사하게 되었다. 저자의 경험상 저작근 부위의 통증은 목에 직접 치료할때 가장 반응을 잘 나타내었다.

◉ QUICK CONSULT

## Directing Therapy at the Source

만약 턱관절증 통증이 기본적으로 목에서부터 온다면 치료는 기본적으로 목에 직접 행해야 한다.

비록 목의 근육 촉진이 통증을 재현한다고 해도 통증 원인이 척추에서 오는 경우도 있다. 척추 이상은 근육에 통증을 유발하고, 비슷하게 근육의 통증은 척추의 배열에 문제를 일으킬 수 있다. 이런 경우에는 치과의사는 척추 전문의에게 의뢰를 해서 진단하고 치료하는 것이 더 나을것이다.

가쪽날개근은 직접 만지거나 느낄 수 없지만 그 부위에 힘을 가하면 가쪽날개근에 힘이 전달된다. 임상 경험에 비추어 보면 환자가 가쪽날개근 근육연축(myospasm) 때문에 구치를 다물 수 없는 경우 가쪽날개근이 상대적으로 예민해져서 이 부위를 촉진하면 동시에 예민해지는 것을 볼 수 있다. 이곳을 촉진해서 가쪽날개근의 기능적인 검사를 하기는 어렵다.

가쪽날개근 부위를 만지기 위해서는 다섯 번째 손가락을 상악치조제를 따라 전정의 최후방 부위까지(후상마취하는 부위) 밀어 넣는다(그림 3-22). 이 때 예민한 반응을 보일때, 강한 힘을 지속적으로 가하면 통증이 유발될 수 있다. 대부분의 턱관절증 환자의 경우에는 가쪽날개근 부위가 예민하고, 턱관절증 환자가 아닌 경우에는 저작근이 예민하다.

손톱이 긴 경우에는 더 통증이 심하게 나타날 수 있다. 이럴 때 환자는 손톱이 잇몸을 건드려서 아프다고 애기하는 경우가 있고, 어떤 사람은 구강 거울의 머리부분을 이용해서 이 부위를 눌러보기도 한다.

이 부위는 공간이 작아서 다섯 번째 손가락을 치조제를 따라 구부려서 하기도 한다. 때로는 공간을 넓히기 위해서 환자에게 입을 검사하는 쪽으로 움직여서 공간을 확보하기도 한다. 그래도 공간이 작을 경우에는 구강거울의 머리 부분을 이용해서 촉진할 수 있다.

안쪽날개근은 저작근과 유사하지만 하악지의 안쪽으로 붙어서 접근하기가 어렵다. 아주 일부분만을 구강 내로 만질 수 있어서(하치조 전달마취하는 자리), 극히 하방부만 만질 수 있다. 임상 경험에 의하면 구강 외 촉진은 구강 내 촉진만큼 믿을 만하지 않다.

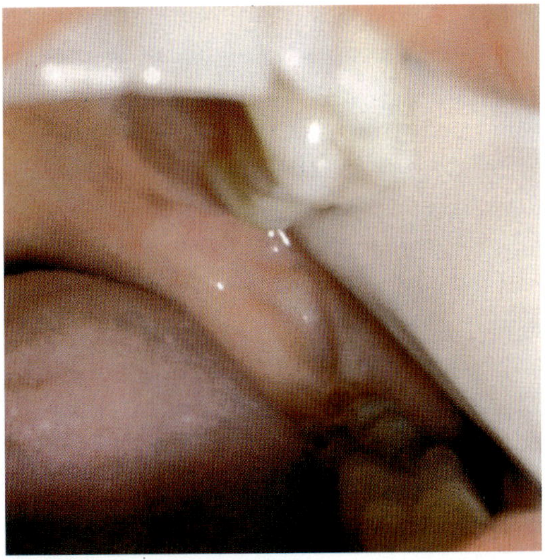

**그림 3-22.** 가쪽날개근의 촉진

구강 내로 안쪽날개근을 만지기 위해서는 집게 손가락을 하치조 마취하는 부분에 대고 옆으로 눌러준다(그림 3-23). 손가락이 너무 후방으로 가면 환자가 구토를 한다. 구강 외로는 집게 손가락을 하악지의 하방의 안쪽에 대고 저항이 느껴질 때까지 상방으로 눌러주고 측방으로 당겨준다. 만약 예민하고 여기서 통증이 유발된 것이 의심스러운 경우에는 좀 더 세게 지속적으로 눌러주면 통증이 유발될 수 있다.

측두근은 근육돌기(coronoid process)의 안쪽과 전방면에 붙는다. 근육돌기(coronoid process)를 촉진한다. 집게 손가락을 하악지의 전방안쪽 경계를 따라 상방으로 움직이면 근육돌기(coronoid process)위를 덮고 있는 측두근 힘줄을 만질 수 있다(그림 3-24). 예민한 반응을 보이면 여기에서 통증이 유발되었다고 의심을 할 수 있으며, 여기에 더 세게 지속적으로 힘을 가하게 되면 전달 통을 유발시킬 수 있다.

이곳이 예민하다는 것은 힘줄염증(tendonitis)이 있다고 생각할 수 있으며 다른 저작계에 대한

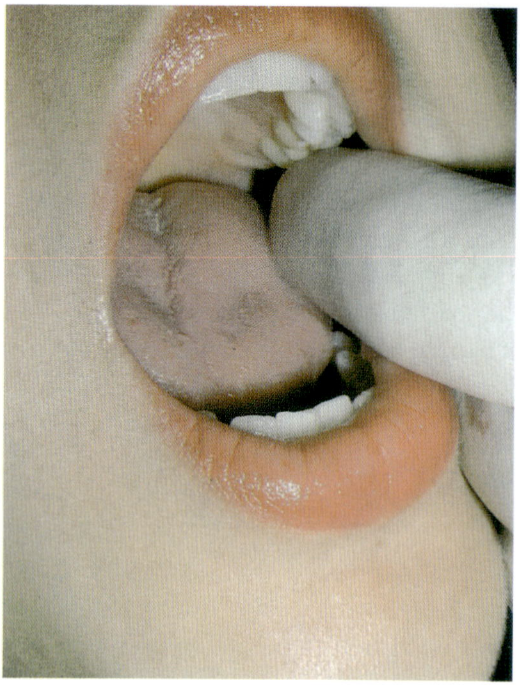

그림 3-23. 안쪽날개근의 촉진

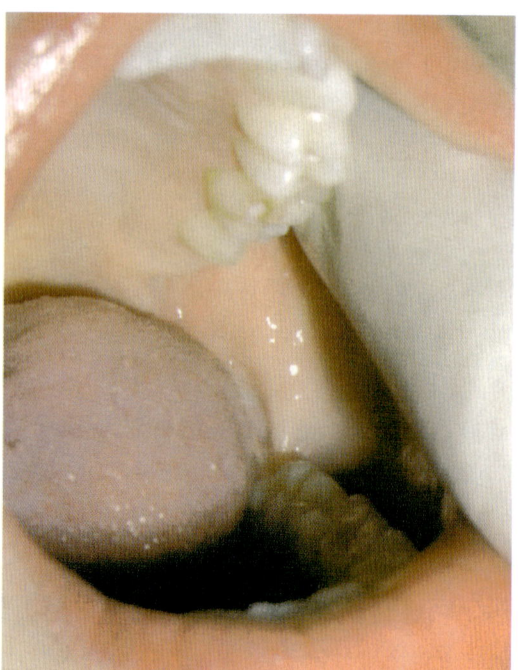

그림 3-24. 근육돌기의 촉진

보존적인 턱관절증 치료로 개선된다. 만약 이러한 관절 치료에 대해 전혀 개선이 되지 않거나, 통증이 이 부위에만 국한되어 있다면 항생제를 투여하거나 힘줄에 직접 항생제 주사를 주고 싶을 것이다.

간혹 환자들은 통증이 하악지의 안쪽과 하악각의 10~15 mm 전 상방에서 느껴진다고 얘기한다. 경돌하악인대(stylomandibular ligament)의 힘줄염증 때문에 이곳에 통증이 생기게 되며 이로 인해 유발통을 야기할 수 있다. 이러한 장애를 'Ernest syndrome' 이라고 한다.[15]

이곳을 끝이 뭉둑한 기구나 손가락 끝으로 하악 후연의 내측과 하악각 상방 10-15 mm 부위를 전내측 방향으로 촉진한다(그림 3-25). 이러한 장애는 저작근의 과도한 움직임이 원인이라고 보고된 바 있다.[10] 임상경험에 의하면 이것 역시 보존적인 턱관절 치료를 통해 개선된다. 만약 이러한 관절 치료에 대해 전혀 개선이 없다면 항생제를 투여하거나 힘줄에 직접 항생제 주사를 주고 싶어할 수 있다.[10]

연관통증은 환자나 의사를 혼란스럽게 할 수 있는데 통증이 재현되지 않는 경우는 다른 부위로부터 온 유발 통일 가능성이 있다. 연관통증의 예로써 심장마비의 경우 통증이 왼팔이나 어깨에 나타난다. 그러나 통증의 원인은 심장이다. 통증에 대한 치료는 나타나는 부위보다는 그 원인을 중심으로 해야 한다.

임상적인 예로써 31의 병변이 없으나, 통증이 있는 환자가 턱관절 검사를 위해 의뢰된 경우 그림 3-13의 '귀' 에 표시한 부위를 중심으로 촉진해서 평가를 할 필요가 있다. 만약 머리널판근이 귀에 연관통증을 일으킬 수 있는 유일한 부위라면 통증을 개선시킬 수 있는 것은 목에 대한 치료일 것이다. 만약 저작근이나 턱관절을 촉진해서 귀에 대해 연관통증을 일으키지만 목의 근육을 촉진을

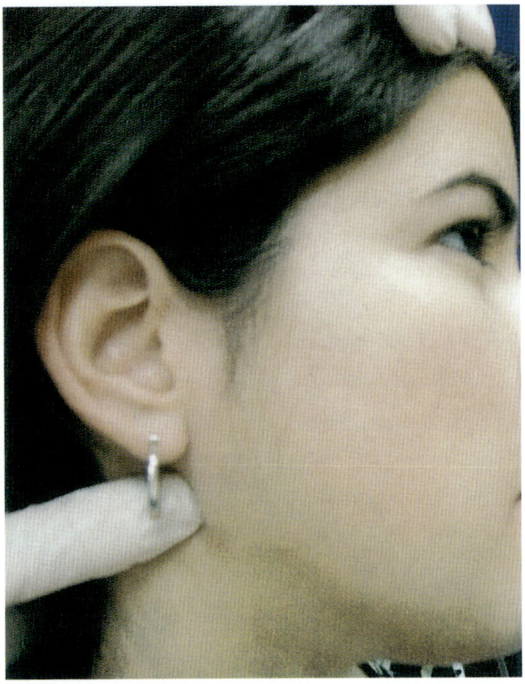

그림 3-25. 경돌하악인대의 촉진

해서 귀의 통증이 재현되지 않는다면 턱관절증 치료가 가장 좋은 치료일 것이다.

만약 목부위와 저작근 부위에서 통증을 유발한다면 이들 중 어느 한 곳을 촉진했을 때 귀에 통증이 나타나야 한다(자세가 좋지 않을 경우 목부위 자극이 되거나 구강 습관으로 인해 저작근에 자극이 되는 경우). 치료는 다음과 같은 요소들을 기초로 진단한다 (a)턱관절증과 목부위 통증이 상호간에 부정적인 관계가 될 수 있고 한 가지 치료가 다른 부위에 도움을 줄 수 있다 (b)환자의 증상에 대한 지식(저작계나 목부위 중 어느 한 부위에서 통증이 나타나다가 점차 다른 곳으로 이동할 수 있다는 것) (c)저작계나 목부위에 통증이 바로 재현되어 오히려 촉진에 더 예민해질 수 있다 (d)턱관절증과 목부위 치료에 대한 적절한 경험 (e)많은 턱관절증 환자들이 교합장치 치료로 목부위 증상이 호전되었다는 것을 이해하는 것. 이러한 정보를 기초로 환자와 상담 후 턱관절증 치료 혹은 목부위 치료를 먼저 하거나 두 가지 치료를 같이 한다. 두 가지를 겸해서 하는 경우에 치료의 성공률이 높은 것이 보고된바 있다.[16, 17]

목부위를 치료하거나 의뢰하는 것은 턱관절증을 치료하는 치과의사의 영역이다. 약을 처방한다든지, 목부위 운동이나 물리치료 등 많은 치료가 목부위 기능장애에 도움이 된다. 환자 스스로 목부위 기능장애를 조절할 능력을 주지 않고 계속적으로 자기에게 오게 하는 사람에게는 진료 의뢰를 피한다.

턱관절증이나 이와 유사한 통증의 환자를 평가할 때, 어떤 때는 촉진이 통증을 재현시키지 않는다. 촉진하는 동안 환자가 느끼는 불편한 느낌과 통증을 잘 구별해서 조정해야 한다. 이러한 촉진을 통해서 통증을 재현할 수 없으면 어떤 시점에서 이 장의 다음에 서술 된 '구강내 검사' 와 '부가적인 평가' 를 따라 시험하는 것이 좋다.

## 구강 내 검사

많은 조직에서 신경계는 깊은 통증을 전달하는 신경회로를 가진다(근골격성, 신경성, 혈관성과 내장조직에 의해 생기는 통증). 이것 때문에 구강의 이상을 저작근과 턱관절에서 느낀다.[14, 15, 20] 초진시 환자가 작성하는 설문지를 통해, 턱관절증 같은 증상이 구강 문제에 의해 유발했다는 것을 발견하기도 하지만 설문지만을 믿어서는 안 된다. 치과의사가 아닌 사람은 치과적인 문제를 검증할 수 없기 때문에 치과의사가 구강 문제를 검사하는 것은 반드시 필요한 일이다.

전반적인 구강 검사를 시행하는 것이 좋다. 가끔은 Eagle's syndrome같은 증상을 평가하기 위해서 목젖 깊이 촉진해야 하는 경우도 있는데, 이때 구강 거울의 손잡이 뒤쪽이 유용하게 쓰일 수 있다.

환자의 충치나 치주 질환을 알아보기 위해 방사선 촬영이 필요할 수도 있다. 턱관절증이라고 진단한 구강이상이 치성 통증으로부터 유발된 것일 수 있다. 충치가 없고 치주 상태가 좋아 보여도 치성 통증을 느낄 수 있다는 것을 명심해야 한다. 치아에 충격을 받은 경험이 있거나 불완전한 파절 등이 있을 때 치성 통증을 느낄 수 있다. 치아가 불완전한 파절이 된 경우에는 저작을 하거나 단단한 음식을 먹을 때 쿡쿡 쑤시는 통증을 느낄 수 있다.[22]

◉ QUICK CONSULT

## Observing for an Odontalgia Contribution

어쨌든, 턱관절증이라고 진단한 구강이상이 치성 통증으로부터 유발된 통증이었다.

치아의 이상은 통증을 일으킬 뿐만 아니라, 치료계획까지 변경시킬 수 있다. 교합장치를 제작한 후, 수복물을 바꾼 경우, 교합장치를 수정해야 한다. 턱관절증으로 진단이 되고 수복치료를 해야 하는 경우 다음 세 가지로 치료 계획을 세울 수 있다. (a)수복이 끝날 때까지 장치 치료를 연기 (b) 충치가 없는 쪽에 장치를 만들고 나중에 조정 (c) 수복이 끝날 때까지 임시장치로 치료.

만약 치아 통증이 있을 경우에는 아픈 치아의 검사를 한다. 전치에 통증이 있는 경우에는 양쪽으로 통증이 전달이 되는 반면에 소구치부터 대구치에 통증이 있을 경우에는 이환 측에 편측으로 나타난다.[23]

양측성으로 통증이 나타나는 경우에는 구치에 문제가 있는 것이 아니라고 단정하면 안 된다. 편측으로 욱씬거리는 통증이 있는 경우 환자는 양측성으로 아프고 압박되는 느낌이 나타나는 경우도 자주 나타나기 때문이다. 아픈 치아가 욱씬거리는 쪽의 구치라고 밝혀지고, 양측성으로 통증이 있고 둔한 통증이 있는 경우에는 턱관절증이 동시에 있는 것이다.[23]

온도 자극에 통증을 느끼는 경우에 어떤 치아가 정확히 아픈지를 물어봐야 하며, 검사를 구강을 1/4 단위로 한다. 증상이 나타나는 쪽의 근육이 차가워 질 때 증상을 느끼는 경우도 흔히 있는데, 턱관절증 환자의 경우에 치아보다도 안쪽날개근에 찬물이 닿으면 통증이 증가 된다. 이러한 상황에서는 치아에 문제가 없다.

◑ FOCAL POINT

뜨겁거나 찬물에 통증이 있다고 하는 경우에 의사는 치아에 문제가 있다고 생각하기 쉽다.

아픈 치아를 타진과 온도진단으로 찾아내야 한다. 치성 통증에서 기원한 연관통에서 치아가 아파서 온 환자는 모두 아픈 치아가 타진에 예민했다. 턱관절증 환자의 경우에는 다수 치아가 타진에 민감한 반응을 보이는 것이 일반적인데, 이것은 그런 환자 중에는 이악물기나 이갈이의 빈도가 높기 때문이다. 온도 시험에 반응을 보이는 환자 중에 일부는 치아에서만 지속적으로 통증이 유발되며, 어떤 사람들은 주로 통증이 방사되는 부위에 통증이 나타나고, 일부는 나중에 통증이 나타나는 경향을 보인다.

온도진단에 반응을 하는 경우 인대마취가 진단하는데 도움을 준다. 온도진단 그리고 마취 진단을 할 때 느끼는 통증을 단계 별로 0에서 10까지 나눠서 분류하는 것이 도움이 된다.

인대마취로 인해 극적으로 통증이 감소하거나 없어지면 원인은 바로 치아인 것이다. 마취 검사할 때는 일반적인 마취 방법보다 인대마취가 더 좋다. 상악 침윤마취나 하치조 전달 마취 등의 방법은 가쪽날개근이나 안쪽날개근에 직접적으로 마취 효과를 발휘하기 때문에 증상이 감소된다.

### ◑ FOCAL POINT

인대마취가 극적으로 통증을 감소시키거나 없애주면 원인은 바로 치아의 통증인 것이다.

인대마취를 하면 그 치아만 마취되는 것이 아니라 골 내로 퍼져서 최소한 인접한 두 개의 치아의 치수를 마취시킨다는 것을 알아야 한다. 그러므로 마취를 하기 전에 아픈 치아를 반드시 타진이나 온도진단을 해야 한다.

턱관절증 통증을 유발하는 원인이 치아라고 판단 할 수 있는 기준은 (a)온도진단으로 인해 치아에 통증이 오거나 턱관절증 통증이 나타난다. (b)인대마취를 하면 턱관절증 통증이 감소되거나 소실된다.[23]

일단 아픈 치아를 찾고 나면, 치성 통증이 가역성문제 인지 비 가역성 문제인지를 결정해야 한다. 비가역적인 상태의 예로 충치가 아주 깊거나 신경치료를 하고 수복해야 하는 경우, 치수가 포함된 치아의 파절 그리고 치주-치수 가 혼합된 상태를 들 수 있다. 비가역적인 상태의 치아는 일반적으로 치수치료나 발치를 해야 한다.

가역적인 치수염은 환자의 대합치에 의해 계속적으로 악화되는 것이 임상적으로 나타난다. 이는 대합치아를 문지르거나 부딪히는 습관, 보철물이 높은 경우에 유발되는 조기 접촉에 의해 악화될 수 있다.

### ◉ QUICK CONSULT

## Observing Teeth with Reversible pulpitis

턱관절증 환자의 통증이 가역적인 치수염 때문에 생긴 경우에는 이 치수염이 대합치 때문에 악화되는 것을 임상에서 많이 본다.

환자의 습관 때문에 생긴 치성의 통증 치료는 다음의 세 가지 방법이 있다. (a)환자에게 보여주고 습관을 없애도록 한다. 어떤 환자들은 그렇게 하고 싶지 않아서 안 하거나, 잠잘 때 하기 때문에 스스로도 어떻게 하지 못 하는 경우도 있다. (b)교합조정: 구치부의 활주 접촉점을 제거한다. (c)교합장치를 제작: 대합치아와의 사이에 놓여져서 나쁜 습관을 하지 못하게 한다.

일단 치성 통증이 완화되면, 턱관절증 증상이 현저하게 감소되거나 없어진 것을 관찰해야 한다.[21, 23] 만약 환자가 남은 턱관절증 증상을 치료하는데 관심이 있고, 실질적으로 변화되었다면, 남은 증상과 요소들을 점검해 주길 바란다.

치과환자와 턱관절증 환자는 치아통증과 턱관절증의 통증을 공통적으로 가지고 있다. 일반적으로 환자는 자신이 통증의 원인이라고 믿는 주소에 집중하지만, 두 가지가 서로 연관되어 있다.

기본적으로 치아 통증이 있는 환자는 우선 그 원인이 충치, 치주질환이나 치아의 파절 때문인지를 평가해야 한다. 만약 통증의 원인이 이들이 아니라면 부정적인 활동으로 인한 치주인대 염증,[19, 26-28] 치수염이나[19, 28-30] 저작근이나 턱관절으로부터 유발된 통증 등을 고려해보아야 한다.

의심 되는 부위를 자극해서 원인을 찾아낼 수 있다. 만약 그 부위를 자극하는 경우에 통증이 재현되거나 증가된다면 이 부위가 통증을 유발한다는 것을 의미한다. 만약 필요하고 환자가 현재 통증이 있다면 국소마취를 하면 원인 부위를 찾아내는데 도움이 된다.[10]

치주인대 염증인 경우에는 치아에 타진 등으로 측방이나 수직으로 힘을 가하면 더 심해질 수 있다. 치수는 온도 자극을 하면 더 심해질 수 있다. 만약 원인이 치주인대나 치수라고 진단하고, 통증

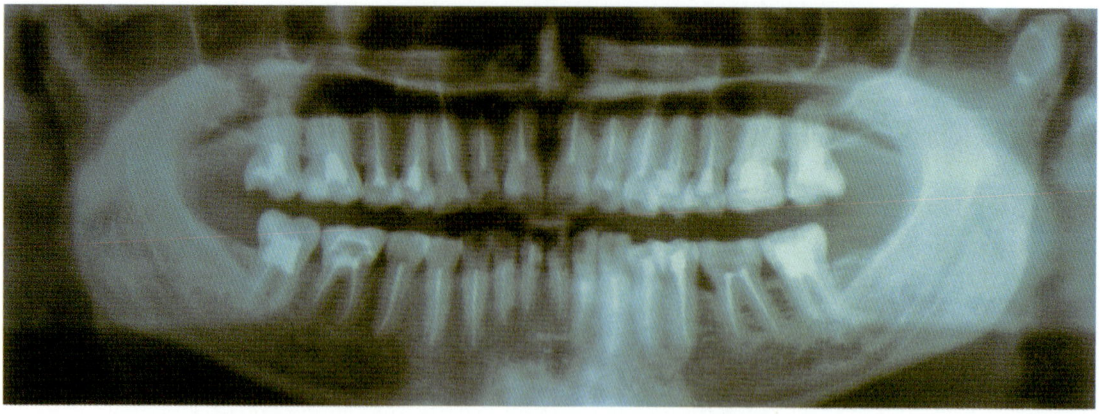

그림 3-26. 턱관절 동통의 원인이 치수로 의심되어 근관치료를 시행한 방사선 사진

의 기본 원인이 환자의 만성적인 부정적 활동이라고 판단되면 이러한 활동과 영향을 줄이는 방향으로 치료를 결정해야 할 것이다.

턱관절증 치료 목적 중의 하나는 부정적인 활동과 저작계에 미치는 효과를 줄이는 것이다. 그러므로 턱관절증 치료에 이용되는 많은 방법들이 만성적인 부정적인 습관에 의해 생긴 치과 통증을 가진 환자에게는 유익할 수 있다.

**◑ FOCAL POINT**

턱관절증 치료 목적 중의 하나는 부정적인 활동과 저작계에 미치는 효과를 줄이는 것이다. 그러므로 턱관절증 치료에 이용되는 많은 방법들이 만성적인 부정적인 습관에 의해 생긴 치과통증을 가진 환자에게는 유익할 수 있다.

신경계회로가 치아의 통증이 턱관절증 통증으로 느껴지도록 하는 방법처럼 턱관절증 통증이 치아통증으로 느껴질 수 있다.[10, 14, 33] 만약 환자가 구강 내에 병리학적으로 아무 문제가 없음에도 통증을 호소할 때 신경치료나 발치를 하는데 아주 조심스럽게 결정해야 한다.[34] 그림 3-26은 이런 것이 반복되었을 때 어떻게 되는지를 보여주고 있다.

**◉ QUICK CONSULT**

## Treating a Tooth without Dental Pathology

만약 환자가 구강 내에 병리학적으로 아무 문제가 없음에도 통증을 호소할 때 신경치료나 발치를 하는 데 아주 조심스럽게 결정해야 한다. 통증은 저작근이나 턱관절에서 유발된 통증일 가능성이 있다.

그림 3-13에 분류된 저작근과(안면근 유발점) 턱관절에 강한 촉진을 유지함으로써 턱관절증 이 치통을 유발하는지 규명할 수 있다. 이 촉진으로 통증이 재현되고 심해질 수 있다.[14]

## ADDITIONAL EVALUATION

문진을 통해서 평가 되지 않은 장애를 의심할 수 있다.

어떤 때는 환자를 직접 주치의에게 보내는 것이 좋을 때가 있는 반면, 어떤 때는 의심되는 장애를 검증하기 위해 추가적인 정보를 얻고 싶을 때가 있다.

만약 부비동의 울혈을 평가하려고 할 때 이것은 상악과 전두동에 촉진해서 알아 낼 수가 없다. 비록 부비동 울혈이 통증을 유발하는 경우라 할지라도 상악과 전두동을 촉진해도 언제나 예민한 것은 아니며 굴(sinus)은 촉진할 수 있는 대상이 아니다. 그러므로 막힌 것이 뚫렸을 때의 반응을 시험하거나 의사에게 의뢰를 하게 된다. 앞에서 언급을 이미 했듯이 앞으로 구부렸을 때 통증이 증가하면 부비동 울혈일 수 있고 어떤 환자들의 경우에는 울혈 제거제로 약간 완화되기도 하지만 이 증상은 굴(sinus) 감염 치료를 위한 항생제를 투여해야 완전히 없어진다.

만약 환자가 입을 현저히 벌리지 못한다면, 보통 집게손가락을 하악 전치의 절단면에, 엄지 손가락을 상악 전치의 절단면에 대고 힘을 주어서 가위질 하는 형태로 입을 크게 벌리도록 신장시켜서 제한이 되는 기시점을 찾을 수 있다(그림 1-1). 환자는 입이 제한이 되는 위치에서 통증을 느낀다. 모든 환자들이 신장 할 때 불편한 위치를 찾아내는 것은 아니며, 그 위치를 찾기 위해서는 턱관절 과 근육에 촉진을 할 필요가 있다.

❖ TECHNICAL TIP

## Determining Origin of Patient's Restricted Opening

만약 환자가 입을 현저히 벌리지 못한다면, 입을 크게 벌리도록 stretch 시켜서 제한이 되는 기시점을 찾을 수 있다.

때때로 환자의 문진에서 얻어진 정보로는 환자가 턱관절증을 가지고 있는 것을 나타내지만, 저작근과 목의 근육 그리고 턱관절을 촉진해도 통증이 나타나지 않을 수 있다. 통증이 저작계로 부터 생겼다는 가정을 보여주기 위해 저작계를 자극하기 위한 덜 특별한 검사를 해 볼 수 있다. 즉 최대 교합으로 입을 다물고 더 세게 치아를 깨물게 한다. 통증이 처음 나타날 때까지 또는 1분 동안 계속 힘있게 입을 깨물고 있게 한다. 이 방법은 저작계를 자극한다(치아를 포함). 그래서 의사는 치아가 통증의 원인이 아니라는 것을 확인할 필요가 있다.

드문 경우지만, 문진으로 환자가 턱관절증을 가지고 있고 다른 통증을 유발하는 원인이 검증이 되었지만 앞에 말한 어떤 방법으로도 통증을 재현시키지 못하는 경우가 있다. 이것은 환자의 증상이 오직 때때로 나타나는 경우에 나타난다. 통증의 원인이 되는 턱관절증 원인은 규명하지 못했지만 징후와 증상, 악화시키는 행동과 완화시키는 행동이 전통적으로 턱관절증으로 관찰되었다고 환자에게 알려준다. 환자에게 교합장치가 유익한 효과가 있는지 알아보기 위해 임시로 교합 장치를 끼우도록 권한다. 만약 장치가 이로운 효과를 나타내지 않는 것이 관찰되면 더 숙련된 사람이나 내과의사에게 이러한 불규칙한 통증을 평가해주도록 의뢰를 하는 것이 좋다.

문헌에는 뇌암, 눈질환, 후두암 등을 가진 턱관절증 환자의 치료보고서로 채워져 있다. 턱관절증 전 치료 과정을 통해, 증상을 계속적으로 관찰 기록해야 한다, 왜냐하면 처음의 장애가 해결 되면서 두 번째 문제가 (목부위 기능장애) 기본 장애로 바뀔 수 있기 때문이다.

◉ QUICK CONSULT

## Monitoring Symptoms throughout Therapy

턱관절증 전 치료 과정을 통해, 증상을 계속적으로 관찰 기록해야 한다. 왜냐하면 처음의 장애가 해결 되면서 두 번째 문제가(목부위 기능장애) 기본 장애로 바뀔 수 있기 때문이다.

## REFERENCES


1. Ribeiro RF, Tallents RH, Katzberg RW, Murphy WC, Moss ME, Magalhaes AC, Tavano O. The prevalence of disc displacement in symptomatic and asymptomatic volunteers aged 6 to 25 years. J Orofac Pain 1997;11(1):37–47.
2. Egermark I, Carlsson GE, Magnusson T. A 20-year longitudinal study of subjective symptoms of temporomandibular disorders from childhood to adulthood. Acta Odontol Scand 2001;59(1):40–8.
3. Magnusson T, Egermark I, Carlsson GE. A longitudinal epidemiologic study of signs and symptoms of temporomandibular disorders from 15 to 35 years of age. J Orofac Pain 2000;14(4): 310–9.
4. Yatani H, Sonoyama W, Kuboki T, Matsuka Y, Orsini MG, Yamashita A. The validity of clinical examination for diagnosis of anterior disc displacement with reduction. Oral Surg Oral Med Oral Pathol Oral Radiol Endod 1998;85:647–53.
5. Schiffman E, Anderson G, Fricton J, Burton K, Schellhas K. Diagnostic criteria for intraarticular T.M. disorders. Community Dent Oral Epidemiol 1989;17(5):252–7.
6. Eriksson L, Westesson PL, Rohlin M. Temporomandibular joint sounds in patients with disc displacement. Int J Oral Surg 1985;14(5):428–36.
7. Stegenga B. Osteoarthritis of the temporomandibular joint organ and its relationship to disc displacement. J Orofac Pain 2001;15(3):193–205.
8. Bush FM, Abbott FM, Butler JH, Harrington WG. Oral orthotics: design, indications, efficacy and care. In: Hardin JF, ed. Clark's Clinical Dentistry, volume 2, chapter 39. Philadelphia: JB Lippincott, 1998:14.
9. Okeson JP, Hayes DK. Long-term results of treatment for temporomandibular disorders: an evaluation by patients. J Am Dent Assoc 1986;112(4): 473–8.
10. Okeson JP. Management of Temporomandibular Disorders and Occlusion, 5th edition. St Louis: CV Mosby, 2003:57–63, 153, 258–60, 276–7, 277–8, 292, 323, 461, 464–7, 471, 491–8.
11. Dworkin SF, LeResche L. Research diagnostic criteria for temporomandibular disorders: review, criteria, examinations and specifications, critique. J Craniomandib Disord 1992;6(4):301–55.
12. Austin DG, Pertes RA. Examination of the TMD patient. In: Pertes RA, Gross SG, eds. Clinical Management of Temporomandibular Disorders and Orofacial Pain. Chicago: Quintessence, 1995:148–9.
13. Sciotti VM, Mittak VL, DiMarco L, Ford LM, Plezbert J, Santipadri E, Wigglesworth J, Ball K. Clinical precision of myofascial trigger point location in the trapezius muscle. Pain 2001;93(3): 259–66.
14. Wright EF. Patterns of referred craniofacial pain in TMD patients. J Am Dent Assoc 2000;131(9): 1307–15.
15. Shankland II WE. Common causes of nondental facial pain. Gen Dent 1997;45(3):246–53.
16. Fricton JR, Dall'Arancio D. Myofascial pain of the head and neck: controlled outcome study of an interdisciplinary pain program. J Musculoske Pain 1994;2(2):81–99.
17. Gil IA, Barbosa CMR, Pedro VM, Silverio KCA, Goldfarb EP, Fusco V, Navarro CM. Multidisciplinary approach to chronic pain from myofascial pain dysfunction syndrome: a four-year experience at a Brazilian center. Cranio 1998;16(1):17–25.
18. Rosenbaum RS, Gross SG, Pertes RA, Ashman LM, Kreisberg MK. The scope of TMD/orofacial pain (head and neck pain management) in contemporary dental practice. Dental Practice Act Committee of the American Academy of Orofacial Pain. J Orofac Pain 1997;11(1):78–83.
19. Okeson JP. Bell's Orofacial Pains, 5th edition. Carol Stream, IL: Quintessence, 1995:129–31, 246.
20. Gremillion HA. Multidisciplinary diagnosis and management of orofacial pain. Gen Dent 2002;50(2):178–86.
21. Wright EF, Gullickson DC. Dental pulpalgia contributing to bilateral preauricular pain and tinnitus. J Orofac Pain 1996;10(2):166–8.
22. Wright EF. Diagnosis, treatment, and prevention of incomplete tooth fractures. Gen Dent 1992;40(5):390–9.
23. Wright EF, Gullickson DC. Identifying acute pulpalgia as a factor in TMD pain. J Am Dent Assoc 1996;127:773–80.
24. Walton RE. Distribution of solutions with the periodontal ligament injection: clinical, anatomi-

cal, and histological evidence. J Endod 1986;12: 492–500.

25. Falace DA, Reid K, Rayens MK. The influence of deep (odontogenic) pain intensity, quality, and duration on the incidence and characteristics of referred orofacial pain. J Orofac Pain 1996;10(3): 232–9.
26. Fricton JR. A unified concept of idiopathic orofacial pain: clinical features [Critical commentary 1]. J Orofac Pain 1999;13(3):185–9.
27. Shimizu N, Ozawa Y, Yamaguchi M, Goseki T, Ohzeki K, Abiko Y. Induction of COX-2 expression by mechanical tension force in human periodontal ligament cells. J Periodontol 1998;69(6): 670–7.
28. Yount K. Diagnosis and management of nondental toothache. Dent Today 2002;21(11)130–5.
29. Cooke HG. Reversible pulpitis with etiology of bruxism. J Endod 1982;8(6):280–1.
30. Wilson TG. Bruxism and cold sensitivity. Quintessence Int 2002;38(8):559.
31. Kreiner M, Okeson JP. Toothache of cardiac origin. J Orofac Pain 1999;13(3):201–7.
32. American Academy of Orofacial Pain, with Okeson JP (ed). Orofacial Pain: Guidelines for Assessment, Diagnosis and Management. Chicago: Quintessence, 1996:141.
33. Simons DG, Travell JG, Simons LS. Travell & Simons' Myofascial Pain and Dysfunction: The Trigger Point Manual, volume 1, 2nd edition. Baltimore: Williams & Wilkins, 1999:330–1, 350–1.
34. Farella M, Michelotti A, Gargano A, Cimino R, Ramaglia L. Myofascial pain syndrome misdiagnosed as odontogenic pain: a case report. Cranio 2002;20(4):307–11.

# Chapter 4

# 영상

턱관절증(TMD) 진단에 이용되는 영상은 여러 가지가 있으며, 그 각각은 비용, 용도, 그리고 얻을 수 있는 정보가 다양하다. 이 장에서는 각각의 영상들에 대한 전반적인 내용과 적응증을 살펴본다.

턱관절의 골부분은 일반방사선사진, 파노라마, 단층사진, 컴퓨터단층사진으로 진단이 가능하다. 턱관절증 환자는 방사선학적 골변화가 흔히 나타나는데[1], 이는 턱관절의 염증으로 인한 결과이며, 임상적으로 턱관절의 촉진시 통증이 느껴지는 것으로 알 수 있다.[2] 임상적 증상들은 보통 비기능적인 습관들에 의해 초래되는 턱관절의 과부하에 의해 야기된다.[3] 턱관절의 통증과 염증이 가라앉으면 골변화 또한 중지된다. 방사선학적 변화는 임상적인 증상이 나타난지 약 6개월이 지난 후에야 나타나므로[2, 4] 치료는 방사선학적 변화가 아닌 임상적인 증상에 맞추어서 계획해야 한다.

◉ QUICK CONSULT

## Stopping Radiographic Osseous Changes

턱관절증 환자는 방사선학적 골변화가 흔히 나타나며, 이는 비기능적 습관 등이 야기하는 턱관절의 과부하로 발생한 염증때문이다. 턱관절의 염증이 가라앉으면 골변화 또한 중지된다.

◑ FOCAL POINT

방사선학적 변화는 임상적인 증상이 나타난 지 약 6개월이 지난 후에야 나타난다.

턱관절의 연조직은 자기공명영상(MRI)이나 턱관절조영술(arthrography)로 진단할 수 있다. 연조직 영상은 일반적으로 관절장애, 특히 관절원판변위를 진단하는데 이용된다.

## PLAIN RADIOGRAPHS

몇몇 일반방사선사진은 턱관절의 골부분을 보여준다. 하지만, 이 영상들은 심한 왜곡과 다른 구조물들과의 중첩으로 인해 퇴행성변화의 개략적인 모습과 과두 변위를 일부 평가하는 정도로만 이용될 수 있다. 이러한 심한 왜곡으로 인해 하악와(glenoid fossa) 내에서의 과두의 위치를 결정하는 것 또한 힘들다.

치과에서 가장 일반적으로 이용하는 일반 턱관절 사진은 transcranial projection이며, 이는 제조업자로부터 쉽게 구할 수 있는 positioning device를 사용하여 표준치과용 방사선촬영장치로 촬영할 수 있다. 턱관절의 퇴행성변화는 보통 과두의 측면에서 시작되며, transcranial projection으로 이

측면 부위의 골변화를 평가할 수 있다.

## 파노라마사진

파노라마 방사선 사진은 양측 턱관절, 상악, 하악, 상악동, 치아, 치주조직의 영상을 보여준다. 따라서 골절(과두하 골절 포함), 턱관절의 개략적인 퇴행성변화 그리고 상하악의 병적인 골변화 등을 평가할 수 있다. 이전에 정복되지 않은 과두 혹은 과두하골절 진단에는 추천되지 않는데, 이러한 골절은 사진에서 놓치기 쉬워 환자가 결국 적절한 치료를 받지 못하고 턱관절증을 야기하는 원인이 될 수 있기 때문이다. 관혈적정복술은 보통 필요하지 않으며, 정복되지 않은 과두 혹은 과두하골절은 큰 문제를 일으키지 않는 것으로 알려져 있다.[5]

턱관절 영상 촬영시 x-ray beam이 후하방으로부터 조사되기 때문에 과두의 측면이 과두머리와 중첩되고 과두의 형태는 내측면에 의해 결정된다. 이와 유사하게 관절융기 또한 파노라마 사진에서는 중첩에 의해 잘 보이지 않는다. 하악와와 과두의 중첩은 촬영 중에 환자로 하여금 최대로 개구를 하게 함으로써 최소화할 수 있으나, 이렇게 할 경우 전체 하악이 영상에 나타나지 않을 수 있다.

일부 파노라마 촬영기는 과두의 운동성을 평가할 수 있도록 2~4개의 턱관절 projection이 가능하다. 이 영상들의 x-ray beam은 파노라마 영상의 조사방향을 따르기 때문에 과두의 내측면이 과두의 외형을 형성한다.[4]

◉ QUICK CONSULT

### Viewing Panoramic Radiographs

파노라마 사진에서 보이는 과두의 외형은 과두의 내측면이며, 이 부위는 과두의 골변화가 가장 늦게 나타나는 부분이다.

파노라마 사진에서 보통 과두 전방에 경계가 명확한 방사선투과성 부위가 관찰된다(그림 4-1). 이러한 condylar pseudocysts는 외측익돌근이 정지하는 과두의 움푹 패인 부분으로 인해 생기며, 한 조사에 따르면 어린이 파노라마 사진의 18%에서 관찰된다고 한다.[6]

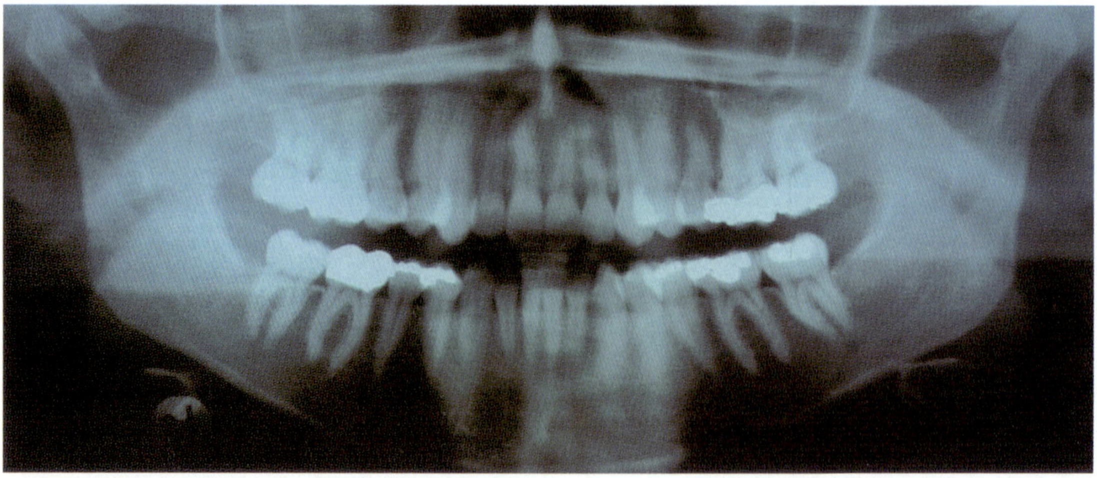

그림 4-1. Condylar pseudocysts. 주로 외측익돌근이 정지하는 과두의 움푹패인 부분에 의해 생기며 panoramic 사진에서 흔하게 보인다.

### TOMOGRAPHY (CORRECTED TOMOGRAPHY)

이 방사선 촬영법은 중첩 없이 과두의 측면을 제대로 나타낼 수 있어서 관절 표면과, 시상면에서의 과두의 내외측면의 골변화를 잘 볼 수 있으며, 과두의 운동성과 위치 또한 파악할 수 있다. 과두의 위치로 관절원판의 위치를 정확히 예측할 수는 없다.[7,8]

단층촬영은 앞서 설명한 방사선사진들이나, 턱관절조영술, MRI보다 더 정확하게 골변화를 나타낼 수 있다. 그러나 고비용과 불편함(치과에서 구비하기 힘들다)이란 단점이 있다.

### ARTHROGRAPHY

악관절조영상을 촬영하기 위해서는 방사선불투과성 조영제가 관절강 내로 주입되어야 한다. 관절강의 윤곽과 조영제의 분포를 관찰함으로써 관절원판의 위치, 천공의 유무, 관절원판의 상태 등을 평가할 수 있다. 촬영 후에는 therapeutic 턱관절 lavage가 뒤따르며, 이는 때때로 증상을 호전시키고 영상으로부터 얻은 정보를 변화시키기도 한다. MRI가 널리 보급됨에 따라 턱관절 arthrography를 이용하는 경우는 많이 줄어들었는데, 이는 촬영시의 불편감, 상대적으로 높은 방사선 노출량과 침습적인 방법 등 때문이다.

### COMPUTED TOMOGRAPHY

컴퓨터단층촬영은 턱관절 유착, 신생물(neoplastic conditions), 기형(anomalies)을 관찰하는데 유용하다. 컴퓨터단층촬영은 경조직과 연조직의 비정상과 두경부의 병적 변화를 관찰하는 데는 적합하지만, 악관절 원판의 위치를 파악하는 데는 그 유용성이 떨어진다. 관절원판 위치 관찰은 MRI, 그리고 턱관절 골변화를 관찰하는 데는 단층촬영이 가장 유용하기 때문에 턱관절증 환자에 있어 컴퓨터단층촬영은 특별한 경우에만 이용된다.

### MAGNETIC RESONANCE IMAGING

MRI는 방사선 대신 자기장과 radiofrequency impulse를 이용하여 영상을 만든다. 턱관절증 환자의 경우 MRI는 관절원판의 위치를 파악하는데 가장 유용하게 쓰이며, 보통 폐구시와 최대 개구시의 두 위치에서 촬영한다. 관절원판의 위치를 파악하는데 있어 MRI의 정확도는 95%에 이른다.[9]

◉ QUICK CONSULT

**Viewing MRIs**

관절원판의 위치를 파악하는데 있어 MRI의 정확도는 95%에 이른다.

관절원판의 변위가 턱관절증 환자에 있어 증상을 나타나게 하는 원인이라고 생각해서는 안된다. 관절원판의 위치를 외과적으로 바로잡은 후에도 오랜기간 동안 증상이 호전되지 않는 경우가 많다. 실제로 턱관절증 증상이 없는 사람들의 MRIs를 촬영해본 결과 25~38% 정도가 관절원판이 변위되어 있었다.[10,11]

외과의사는 턱관절 수술 전에 보통 MRI 영상을 촬영한다. 이러한 것 때문에 어떤 술자의 경우는 외과의사가 원할 것이라고 예상되는 영상을 미리 촬영하기도 한다. 만약 턱관절증 환자를 외과의사에게 의뢰를 할 생각이라면, 필요할 것이라 예상되는 영상들에 관해서는 언급하지 않는 것이 좋다. 외과의사가 통상적인 턱관절 MRI에서 조금 변형된 영상이나 또는 아예 다른 영상을 원할 수도 있기 때문이다.

## IMAGING RECOMMENDATION

면담과 검사는 턱관절증의 진단, 기여인자, 치료계획을 결정하는데 있어 중요한 기준이 된다.[12] 턱관절의 종양은 드물어 증상이 없는 사람에게 골내병소를 찾기 위해서 턱관절 영상을 촬영하는 것은 비용면에서나 생물학적으로 권할만 하지 않다.[13, 14]

### ◑ FOCAL POINT

면담과 검사는 턱관절증의 진단, 기여인자, 치료계획을 결정하는데 있어 중요한 기준이 된다.

치료계획을 세우는데 추가적인 정보를 얻는 것이 필요할 경우에만 영상을 촬영해야 한다. 이러한 선택적인 영상 촬영은 바람직하며, 과잉 영상 촬영은 비용면에서도 적절하지 못하다.[9, 15] 의심되는 치성 병소의 영상 촬영이 아닌 이상 대부분의 경우 영상 결과가 치료계획을 변경시키지는 않는다.

### ◑ FOCAL POINT

술자는 환자의 치료계획을 세우는데 추가적인 정보를 얻는 것이 필요할 경우에만 영상을 촬영해야 한다.

### ◉ QUICK CONSULT

### Prescribing Imaging

의심되는 치성 병소의 영상 촬영이 아닌 이상 대부분의 경우 영상 결과가 치료계획을 변경시키지는 않는다.

각 영상들의 적응증을 살펴보면 다음과 같다.

1. 술자가 환자의 치아우식증과 치주질환 상태를 파악하고 있지 않을 때는 치과용방사선촬영이 필요하다.
2. 환자 면담과 임상검사를 바탕으로, 환자가 병소를 가지고 있다고 의심되면 망설이지 말고 transcranial이나 파노라마를 촬영한다. 예를 들어, 하악 치아 발거 후에 예기치 않은 안면통증과 부종이 있는 환자는 하악 골절을 의심해 보아야 한다.

### ◉ QUICK CONSULT

### Prescribing for a Screening Radiograph

환자 면담과 임상검사를 바탕으로, 환자가 병소를 가지고 있다고 의심되면 망설이지 말고 transcranial이나 파노라마를 촬영한다.

3. 환자의 턱관절증 증상이 외상으로 인해 시작되거나 심해졌다면, 파노라마사진을 통해 통증의 원인이 골절이 아닌지 확인토록 한다. 만약 골절이 관찰되지 않을 경우, 파노라마사진에서 잘 보이지 않는 부분의 골절을 의심해 볼 필요가 있으며, 적절한 방사선사진을 촬영한다.

### ◉ QUICK CONSULT

### Observing for Trauma History

환자의 턱관절증 증상이 외상으로 인해 시작되거나 심해졌다면, 파노라마사진을 통해 통증의 원인이 골절이 아닌지 확인한다.

4. 환자가 심한 전치부 개방교합을 보일 경우에는, 턱관절 골관절염(osteoarthritis)로 인해 과두의 수직고경이 감소되었을 확률이 높다. 이러한 심각한 골관절염은 transcranial이나 파노라마사진에서 관찰된다. 단층사진은 퇴행성 변화에 대한 정확한 영상을 제공하지만 치료계획에 영향을 미치지는 않는다. 치료 기간 중에 과두의 상태 변화를 지속적으로 살펴보고자 할 때 단층촬영을 이용할 수 있다. 이러한 심각한 장애와 그 치

료는 매우 복잡하며, 이 책의 범위를 벗어난다. 만일 이런 환자가 내원한다면 보다 경험이 풍부한 의사에게 의뢰하는 것이 바람직하다.

5. 만약 환자가 구치부 개방교합, 정중선 변위 및 전이개부 종창이 관찰되면 턱관절 내의 종양을 의심할 수 있다. 발생빈도는 매우 낮지만 종양이 턱관절의 제한된 공간에서 성장할 경우 과두가 하방 혹은 전하방으로 변위되어 구치부 개방교합을 심화시키거나 정중선 변위를 일으킬 수 있다. 또한 종양이 턱관절의 측면에 발생하였을 경우에는 임상적으로 전이개부에 현저한 종창이 관찰된다.

   구치부 개방교합이나 정중선 변위는 턱관절증 환자에게서 흔히 관찰된다. 교합 변화는 외측익돌근 경련이나 턱관절 염증으로 인해 발생한다. 이런 환자들은 보통 통증이 수반되며(통증은 보통 최대감합시에만 발생한다), 교합의 변화는 원인이 되는 질환의 심각도에 따라 다양하다.

   턱관절증 환자들은 보통 통증 부위(전이개부 등)에 부종의 경험이 있다. 턱관절증으로 인한 부종은 크게 눈에 띄는 정도는 아니며(보통 환자 스스로만 느끼는 정도) 턱관절증의 정도에 따라 차이가 난다.

   만약 턱관절의 종양성 성장이 의심되거나 이러한 변화가 장기간 지속되면, 술자는 transcranial이나 파노라마 등을 통해 검사를 해보아야 한다. 방사선 사진에서 비정상적인 양상의 여부와 관계없이 구치부 개방교합이 심화되거나 정중선 변위, 눈에 띄는 전이개부 부종의 병력이 있을 경우는 반드시 전문가의 진단을 받아야 한다. 종양은 천천히 성장하기 때문에 장기간에 걸친 지속적인 변화 또한 전문가의 진단을 필요로 하며, 추가적인 영상이 필요하다.

6. 턱관절 임프란트는 Teflon-Proplast가 사용되며, Silastic은 이물반응으로 인해 과두와 하악와에 퇴행성 변화를 가져오는 것으로 밝혀져 현재 거의 쓰이지 않는다. 이러한 임프란트와 전체 관절 보철물들의 특수 영상들에 대한 내용은 이 책의 범위를 벗어난다. 환자가 가진 임프란트 유형이나 조작에 확신이 없다면 보다 경험이 많은 전문가에게 의뢰하는 것이 바람직하다.
7. 턱관절증 치료에도 불구하고 환자의 상태가 생각만큼 호전되지 않는다면, 파노라마사진을 통해 다른 병소가 있는지 살펴보아야 한다.

**◉ QUICK CONSULT**

### Observing Poor Therapy Response

턱관절증 치료에도 불구하고 환자의 상태가 생각만큼 호전되지 않는다면, 파노라마사진을 통해 다른 병소가 있는지 살펴보아야 한다.

8. 만약 환자가 턱관절 수술을 위한 평가를 위해 의뢰된 경우에는 외과의사가 필요로 하는 영상은 그가 직접 선택하도록 해야 한다.
9. 가끔 제3자가 의료비를 지출할 때는 의료 법률적인 문제로 턱관절의 상태를 기록한 MRI나 혹은 다른 영상자료의 제출을 요구하는 경우도 있다.

   만약 술자가 모든 턱관절증 환자들의 영상을 보려면, 일반사진(예로 transcranial) 또는 파노라마사진을 촬영하는 것이 좋다.

**◑ FOCAL POINT**

만약 술자가 모든 턱관절증 환자들의 영상을 보려면, 일반사진(예로 transcranial) 또는 파노라마사진을 촬영하는 것이 좋다.

## REFERENCES


1. Wiberg B, Wanman A. Signs of osteoarthrosis of the temporomandibular joints in young patients: a clinical and radiographic study. Oral Surg Oral Med Oral Pathol Oral Radiol Endod 1998;86:158–64.
2. Stegenga B. Osteoarthritis of the temporomandibular joint organ and its relationship to disc displacement. J Orofac Pain 2001;15(3):193–205.
3. American Society of Temporomandibular Joint Surgeons. White paper: guidelines for diagnosis and management of disorders involving the temporomandibular joint and related musculoskeletal structures. Cranio 2003;21(1):68–76.
4. Okeson JP. Management of Temporomandibular Disorders and Occlusion, 5th edition. St Louis: CV Mosby, 2003:292, 464–7.
5. Marker P, Nielsen A, Bastian HL. Fractures of the mandibular condyle. Part 2: Results of treatment of 348 patients. Br J Oral Maxillofac Surg 2000;38(5):422–6.
6. Collins TE, Laskin DM, Farrington FH, Shetty NS, Mourino A. Pseudocysts of the mandibular condyle in children. J Am Dent Assoc 1997;128(6):747–50.
7. Schiffman E, Anderson G, Fricton J, Burton K, Schellhas K. Diagnostic criteria for intraarticular T.M. disorders. Community Dent Oral Epidemiol 1989;17(5):252–7.
8. Kamelchuk L, Nebbe B, Baker C Major P. Adolescent TMJ tomography and magnetic resonance imaging: a comparative analysis. J Orofac Pain 1997;11(4):321–7.
9. Brooks SL, Brand JW, Gibbs SJ, Hollender L, Lurie AG, Omnell K-A, Westesson P-L, White SC. Imaging of the temporomandibular joint: a position paper of the American Academy of Oral and Maxillofacial Radiology. Oral Surg Oral Med Oral Pathol Oral Radiol Endod 1997;83:609–18.
10. American Academy of Orofacial Pain, with Okeson JP (ed). Orofacial Pain: Guidelines for Assessment, Diagnosis and Management. Chicago: Quintessence, 1996:33.
11. Emshoff R, Brandlmaier I, Gerhard S, Strobl H, Bertram S, Rudisch A. Magnetic resonance imaging predictors of temporomandibular joint pain. J Am Dent Assoc 2003;134(6):705–14.
12. Westesson P-L. Physical diagnosis continues to be the gold standard. Cranio 1999;17(1):3–4.
13. Howard JA. Imaging techniques for the diagnosis and prognosis of TMD. J Calif Dent Assoc 1990;18(3):61–71.
14. Fantasia JE. Neoplasia. In: Kaplan AS, Assael LA (eds). Temporomandibular Disorders: Diagnosis and Treatment. Philadelphia: WB Saunders, 1991:251–61.
15. Christiansen EL, Thompson JR. Radiographic evaluation of the TMJ. In: Pertes RA, Gross SG (eds). Clinical Management of Temporomandibular Disorders and Orofacial Pain. Chicago: Quintessence, 1995:161.
16. American Association of Oral and Maxillofacial Surgeons. Recommendations for management of patients with temporomandibular joint implants. Temporomandibular Joint Implant Surgery Workshop. J Oral Maxillofac Surg 1993;51(10):1164–72.

# Chapter 5

# 측두하악장애 진단의 분류

## FAQs

**Q :** 관절원판이 변위된 사람들은 과두의 관절 운동이 관절원판후조직에서 일어나도 왜 아무 불편없이 잘 지낼 수 있는가?

**A :** 건강한 턱관절에서, 관절원판후조직에 반복적으로 가해진 힘은 이 조직에 적응성 변화를 일으켜 관절원판처럼 만들며 이를 유사관절원판(pseudodisc)이라고 부른다.

많은 측두하악장애 환자들은 턱관절의 잡음뿐 아니라 근육과 턱관절의 통증을 호소한다.[1] 이러한 다양한 증상으로 인해 다양한 진단이 가능하고 그러므로 측두하악장애 환자들에게는 복수 진단이 일반적이다. 그 진단을 의미 있게 하기 위해 이들을 일차적, 이차적, 삼차적 등으로 분류하였다.

◉ QUICK CONSULT

### 측두하악장애 진단의 순위부여

측두하악장애 환자들에게는 복수 진단이 일반적이기 때문에 일차적, 이차적, 삼차적 등으로 분류하였다.

일차적 측두하악장애 진단은 환자의 주소와 가장 관련이 있는 장애에 관한 것이다. 예를 들어, 환자가 주소로 통증을 호소하였다면 통증을 나타내는 구조에 대한 진단이 일차적 진단이다. 여러 구조가 불편함을 나타낼 때에는 증상을 나타낼 가능성이 가장 높은 구조에 관한 것이 일차적 진단이 된다. 통증을 나타내는 다른 부위에 대한 진단과 통증을 나타내지 않는 구조와 관련된 진단은 이차적 진단, 삼차적 진단이 된다.

환자가 하나 이상의 불편감이 있다면 순위를 매겨야 한다; 즉, 통증이 일차적 주소이고 턱관절 내의 걸리는 것(catching)이 이차적이며 턱관절의 잡음은 삼차적이다. 이러한 주소의 리스트는 진단의 우선순위를 정하는데 사용된다. 이런 방법은 복잡하게 보여도 익숙해지면 간단해지며, 치료법을 보다 쉽게 정할 수 있다.

측두하악장애는 일정하지 않은 진단의 분류와 용어 때문에 혼란스럽다. 미국구강악안면학회

(AAOP)가 발표한 측두하악장애의 진단 분류와 기준이 가장 널리 인정되고 있는데, AAOP는 측두하악장애에 관한 지식이 제한적이며, 어떠한 기준도 모든 상황을 만족시킬 수 없기 때문에 진단 기준을 만들기 어렵다고 하였다.

이 장에서 제시된 진단의 기준은 *턱관절장애(TMJ articular disorders)*와 *저작근육장애(masticatory muscle disorders)*로 구분하였다. 추천된 진단 기준은 환자의 병력과 임상 검사에 기초한 *임상적 진단*을 나타낸다. 이것들은 엄격한 기준을 의미하지는 않으며, 단지 지침을 나타내는 것으로, 최종 결정은 임상적 판단에 의해 결정되어져야 한다.[2]

## 턱관절 관절 장애

이 장에서는 어떤 장애가 턱관절에 영향을 미치고 있는지와 턱관절 골절, 선천적이거나 발육상의 장애, 그리고 종양 외에 다섯 가지 관절 장애를 포함한 내용을 설명하고 있다.

### *관절원판변위장애*

이것은 턱관절 관절 장애의 가장 흔한 것이다. 부검, 임상적, 영상학적 연구에 의하면 증상이 없는 자원자의 약 30%가 변위된 관절원판을 가지고 있었다.[3] 관절원판의 변위는(측두하악장애 환자들과 마찬가지로) 정상 인구에서도 매우 호발하기 때문에, 이것은 많은 사람들에게서 임상적 중요성이 없는 생리적인 적응(physiological accommodation)으로 간주되어질 수 있다.

◉ QUICK CONSULT

**관절원판변위 중요성의 평가**

관절원판변위는(측두하악장애 환자들과 마찬가지로) 정상 인구에서도 매우 호발하기 때문에, 이것은 많은 사람들에게서 임상적 중요성이 없는 생리적인 적응으로 간주될 수 있다.

관절원판 변위장애를 설명하는 것을 돕기 위해 '턱관절 관절원판변위(TMJ Disc Displacement)'의 도표가 부록 2에 제시되어 있다. 이 도표는 네 개의 부분으로 나누어져 있다. 위의 좌측 부분은 개괄을 나타내고 위의 우측은 '정상' 관절원판-과두 배치를 나타낸다.

관절원판을 변위시키기 위해 관절원판 후조직(탄성 인대와 그 부착조직 복합체)은 관절원판이 전방으로 이동할 수 있도록 늘어나야 하고 관절원판-과두 위치는 아래 왼쪽 부분의 위쪽에 그려져 있다. 후방으로 변위된 관절원판에 대한 보고는 상대적으로 매우 드물다.[4]

관절원판이 변위되면, 관절원판이 있어야 할 곳에 위치한 관절원판후조직은 과두에 의해 반복적인 부하를 받는다. 건강한 턱관절에서, 관절원판후조직에 반복적으로 가해진 힘을 이 조직에 적응성 변화를 일으켜 거의 관절원판과 비슷한 물리적(physical) 성질을 나타낸다.[5] 이것은 우리의 신체적 활동이 증가할 때 손에 가골이 형성되는 것과 같은 피부의 적응성 변화와 유사하다. 이런 변형된 관절원판후조직은 관절원판처럼 기능하고 관절원판과 비슷하게 턱관절 부하를 견딜 수 있어 유사관절원판(pseudodisc)으로 불린다.[6,7]

전방으로 변위된 관절원판을 후방의 정상적인 관절원판-과두 관계로 돌리기 위한 해부학적 기전은 알려져 있지 않다. 사람들은 턱관절의 잡음(clicking)이 통상적으로 생기고 또 없어지는 것으로 생각한다; 즉 식사시나 스트레스를 받을 때 발생하고 이완이 되었을 때는 나타나지 않는다고 생각한다. 턱관절의 해부학적 형태(예, 정복성 관절원판 변위)는 변하지 않는다고 가정되지만 임상적으로는 관절에 가해지는 부하에 따라 턱관절 잡음은 다양하게 나타날 수 있다.

**정복성 관절원판 변위(Disc displacement with reduction)**는 턱관절 clicking 또는 popping이 있는 환자에게 내려지는 가장 일반적인 진단이다.[4,8,9] 턱관절 관절원판 변위 모식도의 아래 왼쪽 부분의 윗그림에서 변위된 관절원판을 보여주고 있다. 입을 벌릴 때 과두가 전방으로 이동하여 관절원판의 중간부(intermediate zone)로 움직이며(정복된 위치(reduced position)라 불림, 왼쪽 아래 부분의 아래그림에서 보여주고 있다.), 이것이 개구(opening) click 또는 pop을 일으키는 원인이 된다. 입을 계속 벌리면, 과두는 관절원판과 함께 계속적으로 전방으로 움직여서 관절원판의 중간부에 위치하게 된다.

### ◑ FOCAL POINT

정복성 관절원판 변위는 턱관절 clicking 또는 popping이 있는 환자들의 가장 흔한 진단이다.

입을 다물 때, 과두는 후퇴하여 관절원판후조직 위의 후방 띠(posterior band)의 하방으로 움직이며, 이것은 폐구(closing) click 또는 pop을 일으킨다. 입을 계속 다물면, 과두는 관절원판후조직상에 위치한다. 만약 개구, 폐구시 잡음이 존재하면, 폐구 click 또는 pop 보다 더 크게 벌린 상태에서 개구 click 또는 pop이 발생한다.

진동이 하악골을 통해 전달될 수 있고 그것이 반대측 턱관절에서 감지될 수 있기 때문에 가끔씩 환자와 진료의가 어느 턱관절에서 click 또는 pop이 일어나는지 결정할 수 없는 경우가 있다. 잡음을 일으키는 턱관절은 일반적으로 최대교두감합위에서 한쪽 측방으로 여러 번 움직여보고 또 다른 쪽 측방으로 여러 번 움직여 본 후에 결정할 수 있다. 턱관절의 위치가 변하는 과정에서 click 또는 pop이 발생되며, 이것이 잡음의 원인이 되고 이 잡음이 생길 때 어느 쪽 턱관절이든 턱관절은 변위되고 있다.

### ❖ TECHNICAL TIP

## 턱관절 잡음의 원인 규명

만약 진료의가 어느 턱관절에서 click 또는 pop이 일어나는지를 결정할 수 없다면, 환자에게 최대 교두 감합위에서 시작하여 한쪽 측방으로 여러 번 움직여 보고 또 몇 번은 다른 쪽 측방으로 움직이도록 요구해서 규명할 수 있다. 턱관절의 위치가 변하는 과정에서 click 또는 pop이 발생되며, 이것이 잡음의 원인이 되고 이 잡음이 생길 때 어느 쪽 턱관절이든 턱관절은 변위되고 있다.

대부분의 click 또는 pop이 있는 환자는 정복성 턱관절 관절원판변위를 가진다. 그러나 작은 비율에서 정상적 관절원판-과두 위치를 보이거나 비정복성 관절원판변위를 가지기도 한다.[4,8] 반대로 잡음이 없는 환자는 정복성 관절원판변위를 가진다.[4, 8] 이들 환자를 감별하는 임상적인 기준은 없으나, 만약 폐구 잡음이 생기는 위치보다 더 크게 입을 벌렸을 때 개구 잡음이 발생하는 개구와 폐구시의 click 또는 pop이 있다면, 정복성 관절원판 변위일 가능성이 높다.[8,9]

### ◉ QUICK CONSULT

## 정복성 관절원판변위의 다양성 이해

턱관절 잡음이 없는 환자는 정복성 관절원판 변위를 가진다.

정복성 관절원판 변위의 진단을 위해 진료의가 선택할 수 있는 임상적 기준은 매우 다양하다. (ex: 한 번의 click 또는 pop 폐구 잡음이 날 때 보다 입을 더 크게 벌렸을 때 개구 잡음이 나는 경우)

필자가 사용하는 임상적 기준은 다음과 같다:

(a) click 또는 pop의 촉진 가능성 여부; (b) 검사하는 동안 잡음을 촉진할 수 없다면 가능하면 최근의 병력으로 click 또는 pop이 발생할 때 파동성의 경향이 존재하는지; 혹은 (c) 만약 개구와 폐구시의 click 혹은 pop이 존재한다면 더 크게 개구한 위치에서 개구 잡음이 발생한다.

보다 정확한 진단을 위해 최대 감합위와 개구상태에서 턱관절의 MRI를 촬영할 수 있다. 그러나 거기서 얻어지는 소견들은 진료의의 치료를 위한 접근 방법에 거의 영향을 주지 않으며, MRI는 이러한 진단을 확인하는데 있어 흔히 사용되지는 않는다. 잡음을 증명하기 위해 많은 시간을 소비하거나 혹은 특별한 장치를 이용하는 것 또한 꼭 필요한 근거를 제공해 주는 것은 아니다.

일반적으로 정복성 관절원판 변위는 환자의 통증이 없다면 비정복성 관절원판 변위로 진행되지 않는다.[5] 만약 관절 잡음이 환자가 가지는 유일한 불만이고 그것이 환자에게 별다른 문제가 되지 않는다면, 환자 교육 외에는 다른 치료는 시행하지 않기를 권한다. '턱관절 관절원판 변위(TMJ Disc Displacement)' 도표는 환자에게 그 원인을 설명하고 체내의 다른 관절 잡음과 유사하게 턱관절의 관절 잡음도 일반적인 것임을 알려주는데 이용된다.

◉ QUICK CONSULT

### 정복성 관절원판 변위의 진행의 이해

일반적으로 정복성 관절원판 변위는 환자의 통증이 없다면 비정복성 관절원판 변위로 진행되지 않는다.

턱관절의 잡음에 대한 측두하악장애 치료의 효과는 다양한데, 이는 어느 환자가 관절 잡음이 개선될 것인지를 예견해주는 진료의가 없기 때문이다. 일반적인 보존적 지침으로써, 교합 장치 치료를 받은 환자의 약 1/3은 현저한 관절 잡음의 개선 혹은 소멸을 나타내었고, 1/3은 약간의 개선, 1/3은 전혀 개선을 보이지 않았다.

지속적인 현저한 개구제한(35 mm 이하)이 갑자기 시작되었을 때는 급성 비정복성 관절원판 변위(혹은 Closed lock)로 진단한다.[2] 이 질환을 가진 환자는 정상적으로 clicking 혹은 popping 되던 턱관절이 개구 시에 방해받는다는 것을 종종 인지한다. 많은 이들이 그 위치에서 혹은 간헐적으로 턱관절이 걸리는(catching) 병력을 보고하였는데 이것은 갑자기 풀리게 되고 정상적인 개구가 다시 가능하게 된다.

이 질환은 "턱관절 관절원판 변위" 도표의 우측 하방에서 볼 수 있다. 개구 시에 과두는 처음에는 회전을 하고 그 다음에 전방으로 이동하나 관절원판의 후방 밴드 아래로 활주할 수 없고 관절원판의 위로 정복될 수 없다. 활주(Translation)는 관절원판에 의해 제한되고 전형적으로 환자는 초기 20~30 mm 정도만 개구 가능하다.[10]

이론적으로, 환자가 더 크게 입을 벌리려고 할 때, 동측의 턱관절 활주(translation)는 관절원판에 의해 제한되고 반면에 반대측의 턱관절은 그 지점을 넘어서서 활주(translation)하게 되므로 진료의는 하악이 이환측으로 편향된다는 것을 관찰할 수 있다. 또한 range-of-motion을 평가하는 동안, 진료의는 반대측으로의 현저한 운동 제한을 관찰할 수 있다. 임상적으로 이러한 현상이 항상 관찰되는 것은 아닌데, 이는 환자가 방어적으로 자신의 하악골을 통증이 있는 위치로 이동하지 않으려 하며 반대측 또한 통증으로 인해 환자의 움직임이 제한되는 경향이 있기 때문이다.

현저한 개구 제한은 또한 근육 질환에 의해서도 일어난다. 그러나 이러한 개구 제한은 전형적으로 수 시간에서 수 일동안 점진적으로 발생한다. 우리는 현저한 개구 제한을 가지고 있는 환자가 편안한 개구량을 넘어서서 입을 신장

(stretching)하게 함으로써 개구 제한의 기원을 결정할 수 있는데 이는 3장의 'Additional evaluation'에 기술되어 있다.

외측익돌근에 근경련을 가진 환자는 종종 급성의 비정복성 관절원판 변위와 유사한 증상을 보인다. 이 환자들은 반대측 과두가 이동하는데 제한적이기 때문에 종종 현저한 개구제한을 보인다. 가장 주요한 차이점은 급성 비정복성 관절원판 변위 환자는 일반적으로 환자가 통증 없이 최대 교두감합위를 할 수 있는 반면에, 외측익돌근의 근경련 (lateral pterygoid myospasm) 환자는 보통 폐구를 할 수 없거나 혹은 최대 교두감합위로 다물려고 할 때 심한 통증을 겪는다. 외측익돌근 경련 (Lateral pterygoid myospasm)의 진단과 치료에 관한 부가적 정보는 9장, '외측익돌근의 근경련 (Lateral pterygoid myospasm)' 에 기술되어 있다.

◉ QUICK CONSULT

### 외측익돌근 근경련 발현의 관찰

외측익돌근 경련 환자들은 종종 급성 비정복성 관절원판 변위와 유사한 증상을 보인다.

갑작스런 개구제한이 외부 외상에 기인한 것이라면, 개구제한은 근육의 손상, 턱관절 염증, 비정복성 관절원판 변위를 포함한 다른 원인들에 기인할 것이다. 더 정확한 평가는 최대 감합위와 최대 개구상태에서 턱관절 MRI를 촬영하여 내릴 수 있으나 임상적 진단은 병력과 임상 검사에 의해 이루어질 수 있다. 급성 비정복성 관절 관절원판 변위에 추천되는 치료는 10장 '급성 비정복성 턱관절 관절원판 변위' 에 설명되어 있다.

만성 비정복성 관절원판 변위는 환자가 갑작스런 개구제한을 보이다가 35 mm 이상 점진적으로 개구범위가 증가하는 병력을 가질 때 진단될 수 있다. 이런 병력은 환자가 급성 비정복성 관절원판 변위를 가진 것을 암시하며, 시간이 지나면서 관절원판 후방조직이 신장되어 관절원판이 더 전방으로 이동이 가능하도록 해 줘서 환자가 적당한 활주와 개구를 다시 얻을 수 있게 된다.

◉ QUICK CONSULT

### 만성 비정복성 관절원판변위의 진단

만성 비정복성 관절원판 변위는 환자가 갑작스런 개구제한을 보이다가 35 mm 이상 점진적으로 증가하는 병력을 가질 때 진단될 수 있다.

이런 변화는 환자가 개구제한을 극복하려고 노력할 때 촉진된다. 이런 노력은 과두가 관절원판의 후방과 충돌하여 관절원판후조직에 신장력을 가하게 한다. 이런 반복적인 관절원판의 충돌은 시간이 지나면서 관절원판후조직을 충분히 신장시켜 관절원판을 전방으로 움직여 정상적인 개구가 회복된다. 많은 사람들이 치료 없이 이런 방식으로 개구를 할 수 있지만(일부는 약간의 불편감을 보인다) 어떤 사람들은 불가능하다. 이런 전환은 몇 주에서 몇 달까지 걸리고 몇 년 전에 일어났을 수도 있다고 자주 보고되었다. 이것은 환자에게 심각한 사건이 아니었을 수도 있고 외상으로 인해 발생했을 수도 있다. 따라서 환자는 그런 병력을 기억하지 못할 수도 있다.

*거친 염발음(course crepitus)*은 이 질환과 연관된 가장 흔한 잡음이다. 그러나 어떤 환자는 잡음이 없거나 한 번의 딸깍거리는 소리(single click) 또는 reciprocal click을 보인다.[8] 이런 병력을 보고하거나 거친 염발음을 가진 환자의 임상적 특징은 이 질환의 임상적 진단에 이용된다. 전통적인 측두하악장애 치료는 이 질환을 가진 환자에게 도움을 주고 있다.

### 탈구(혹은 부분탈구)
### Dislocation (Also Known as Subluxation)

환자가 최대 개구 상태에서 일시적으로나 장기간 폐구를 하지 못한 병력을 보이는 경우 탈구(dislocation)로 진단한다. 이런 장애의 경우 과두는 관절 융기 전방에 걸려 움직이지 못한다. 이것은 관절융기(Articular eminence)가 관절원판-과두 단위(disc-condyle unit)의 후방 운동을 막거나, 관절원판이 과두의 후방운동을 막거나, 혹은 두 가지가 혼합되어 일어날 수 있다.[13] 턱관절 탈구(TMJ dislocation)의 보존적 치료는 11장 '턱관절 탈구'에서 논의하겠다.

### 염증 질환(Inflammatory disorders)

이 질환은 3장 '촉진(Palpation)'에서 논의된 세 촉진 부위 중 하나 또는 그 이상 부위의 촉진에 턱관절이 민감할 때 진단이 내려진다. 턱관절 염증이라고 알려진 이 장애는, 턱관절에만 국한되어 나타나거나 전신의 다른 관절에도 이환되어 전신 질환으로 나타날 수도 있다.

윤활막염(synovitis)과 관절낭염(capsulitis)은 턱관절의 통증이나 민감성을 유발할 수 있으며, 임상적으로 감별이 불가능하다. 턱관절 염증이라는 포괄적인 용어는 턱관절에 민감성이 있을 때는 언제나 사용된다. 고전적 측두하악장애 치료는 턱관절 염증이 있는 환자에게 유용하다.

다발성관절염(polyarthritides)은 전신의 다른 관절의 민감성이나 통증을 나타내는 류마티스 관절염처럼 턱관절 염증을 일으킬 수 있는 전신 증상이다. 전신 상태는 급성 악화와 완화의 시기를 거치게 된다. 이러한 변화가 일어날 때 다른 관절들의 염증 반응에 따라 일어나는 턱관절의 염증의 정도를 관찰하면 턱관절 이환이 보다 전신적 상태와 관련이 있는지 아니면 전통적인 측두하악장애 유발 요소에 의한 것인지 알 수 있다. 측두하악장애로 인한 국소적 부분은 고전적인 측두하악장애 치료를 시행하여야 하는 반면에 전신 질환의 경우 내과의에 의해 치료되어야 한다. 턱관절 이환은 종종 내과적 그리고 치과적 치료에 의해 치료되며 측두하악장애의 치료는 내과의가 약을 처방해야 할 필요성을 최소로 줄여줄 수 있다.

❖ TECHNICAL TIP

#### 내과의사와의 협진

다발성관절염의 전신적 부분은 내과의에 의해 치료하도록 하고 측두하악장애 유발 요소에 의한 국소적 부분은 통상적 측두하악장애 치료법에 따라 치료한다.

### 골관절염(Osteoarthritis)

이 질환은 턱관절 염증이 관절 조직과 골의 퇴행을 일으키는 것으로,[3] 턱관절이 촉진에 민감하고 경조직 영상에서 연골화경화증(subchondral sclerosis), 골극(osteophyte)의 형성, 침식(erosion)과 같은 골변화를 보일 때 진단이 내려진다. 골변화는 턱관절의 통증이 있거나 촉진시 민감함이 있을 때 활발하게 일어나며 방사선상 변화는 활동성 진행의 6개월 정도 후에 나타난다.[2,3,14] 그래서, 진료의는 이러한 장애를 일으키는 질환을 치료해야 하며 방사선 사진의 결과에만 의존해서는 안된다.

만약 방사선 사진이 촬영되지 않았다면 이 질환은 턱관절의 염증으로 진단되었을 것이다. 골관절염을 진단하는데 있어서 방사선학적 도움이 없다는 것은 문제가 되지 않는다. 왜냐하면 두 질환의 치료 목표는 턱관절의 염증과 통증의 조절에 있기 때문이다. 염증이 완화(resolve)되면 골의 변성 또한 함께 완화(resolve)될 것이고 적응을 위한 재형성 (remodeling)이 일어날 것이다.[2]

◉ QUICK CONSULT

### Failing to image for osteoarthritic change

골관절염성 변화는 턱관절의 통증이나 민감함이 있을 때 활발하게 진행된다. 만약 방사선 사진을 촬영하지 않았다면-턱관절 염증의 감소-라는 같은 치료 목적을 찾게 될 것이다. 염증이 완화되면서 골의 변성 또한 함께 완화될 것이며 적응을 위한 재형성(remodeling)이 일어날 것이다.

때때로 골관절염이 매우 심하여 골의 변성이 과두의 수직적 높이의 상실을 일으킬 수 있다. 과두의 높이가 감소하면서 동측의 최후방 치아는 최초로 접촉하는 치아가 되고 이것이 지렛점(fulcrum)으로 작용하여 나머지 치열에 점차적으로 개교합(open bite)을 유발한다. 개교합(open bite)은 일반적으로 편측(contralateral)의 전치부에서 시작해, 결국 동측(ipsilateral)의 대부분 구치가 닿을 때 까지 점차 양측성으로(bilaterally) 진행된다. 이 상황에서, 환자는 전치부의 개교합이 증가되는 현상을 먼저 경험하고, 점차 구치부까지 진행됨을 감지한다. 이 질환과 치료법은 복잡해서 이 책의 범위를 넘어선다. 환자의 이런 불편을 처음 들은 진료의는 이 분야의 전문가에게 의뢰하려고 할 수 있다.

턱관절 골관절염(TMJ osteoarthritis)은 원인요소를 기중으로 원발성(primary), 속발성(secondary) 골관절염으로 나뉜다. 그러나 둘 다 통상적으로 *턱관절 골관절염(TMJ osteoarthritis)*이라고 부른다.

1. **원발성 골관절염(primary osteoarthritis)**은 명확한 원인인자가 없고 악습관 등과 같이 턱관절에 과도한 부하로 턱관절의 염증이 생겼을 경우 진단한다.[15] 전통적인 측두하악장애의 치료는 턱관절의 염증을 경감시켜 관절의 퇴행성 변화를 불활성화시킨다고 알려져 왔다.[16]
2. **속발성 골관절염(secondary arthritis)**은 직접적인 외상, 턱관절 감염, 활동성 전신 관절염등과 같이 명확한 원인이 있을 때 진단된다. 만약 원인을 해결할 수 있다면(예, 턱관절 감염) 먼저 원인부터 해결해야 한다. 턱관절의 염증이 남아있거나, 원인요소를 적절히 개선할 수 없다면, 전통적인 측두하악장애 치료법을 이용해야 한다. 이것은 턱관절 염증을 줄여, 결국 퇴행성 과정을 불활성화시키는 것으로 알려져 왔다.

#### *유착(Ankylosis)*

이것은 턱관절 내에 섬유성 띠나 골성 유합이 생기면서 턱관절의 운동이 제한받는 현상으로, 동통과는 일반적으로 관련이 없다. 이것은 직접적 외상, 전신질환, 수술 등의 결과로 생길 수 있다. 턱관절 유착을 가진 환자는 개구운동이 제한되며, 그 이상으로 개구하려 할 때, 유착된 쪽 턱관절의 전위(translation)는 제한되고, 그렇지 않은 반대쪽은 전위운동이 계속되어, 환자의 하악은 유착이 일어난 쪽으로 편향되게 운동하는 것을 볼 수 있다. 진료의는 운동범위(range-of-motion)를 평가하는 동안, 이환측 반대편의 운동제한도 관찰해야 한다. 턱관절이 최대로 운동하는 동안 이환된 측을 손으로 촉진해보면 과두의 운동이 없거나 혹은 매우 제한된 움직임만을 감지할 수 있을 것이다.[2,6]

◉ QUICK CONSULT

### 턱관절 유착의 이해

이것은 턱관절 내에 섬유성 띠나 골성 유합이 생기면서 턱관절의 운동이 제한받는 현상으로, 동통과는 일반적으로 관련이 없다.

1. **섬유성 유착(Fibrous ankylosis)**은 개구 제한,

전위 능력과 연관이 있다. 치료는 기능장애 정도나 불편감의 정도에 따라 결정된다. 환자가 적절한 기능을 하며 불편감도 최소인 상태라면 치료할 필요가 없다. 그러나 환자가 관절원판과 과두의 관계를 좀 더 이완시키길 원한다면 턱관절 수술(예, 관절경 수술 혹은 관절개방수술)이 필요할 수도 있다.[6]

2. **골성 유착(Bony ankylosis)**은 턱관절 내에 골성 조직이 유합되어 발생한다. 그 결과, 환자는 개구에 심한 제한을 받고, 과두의 전위나 경우에 따라서는 회전도 제한된다. 이런 경우는 흔하지 않다. 치료법은 관절 개방수술로 조직을 이완시키고, 골성 조직의 형태를 다듬는 것이다.[2,6]

### *골절(Fracture)*

턱관절 골절은 측두하악장애가 아닌 다른 일상적인 이유로 파노라마를 촬영하다 처음 발견되기도 한다. 환자는 골절에 대한 어떤 증상도 자각하지 못해 골절을 인지하지 못했을 수도 있다. 과두하 골절이 가장 일반적인데, 이 경우 과두가 하악와(glenoid fossa) 밖으로 위치가 벗어나 있기도 하다. 양측성 골절과 과두의 관절와 외부로의 전위의 위험성이 크지만, 대부분의 과두 골절 환자들은 보존적 치료만으로도 충분하다.[17, 18]

### *선천성 또는 발육성 장애*

이런 장애들이 측두하악장애 증상을 유발하는 경우는 거의 없다. 이들은 심미 또는 기능상의 문제로 촬영한 파노라마 사진에서 우연히 발견되는 경우가 많다.

1. **무형성증(Aplasia)**은 하악 또는 두개골의 이상 또는 불완전한 발육이다.
2. **발육부전(Hypoplasia)**은 하악 또는 두개골의 발육 불량(underdevelopment)이다.
3. **과형성(Hyperplasia)**은 하악 또는 두개골의 과도한 발육이다.
4. **종양 형성(Neoplasia)**은 비정상 조직의 성장이다. 턱관절 내에서 발육되어 측두하악장애 증상을 유발하는 양성 또는 악성 병소에 대한 보고는 매우 드물다.

## 저작근 장애(Masticatory Muscle Disorders)

측두하악 환자는 흔히 저작 근육통을 호소한다.[19] 이 단원에서는 4개의 근육질환, 다른 분류에 포함되지 않는 근육통에 대한 다섯 번째 근육 분류(국소 근육통), 그리고 근육 신생물(muscle neoplasms)에 대한 추가 분류에 대해서 다룰 것이다.

### *근막성 동통(Myofacial pain)*

대부분의 환자들이 근막성 동통을 쑤시고, 눌리며, 무딘 통증이라고 표현하지만 더 심할 때에는 박동성 동통이라고 표현한다. 이 근육은 촉진시 통증이 있고, 진료의는 이런 진단을 내리기 위해 이상적으로는 발통점을 찾아보지만, 이것은 근육촉진에 숙달된 임상의라 하더라도 매우 어려운 작업이다.[20]

◑ **FOCAL POINT**

근육 촉진 시 민감함의 가장 흔한 원인은 근막성 동통이고, 대부분의 환자들은 이것을 쑤시고, 눌리며 둔한 통증이라고 표현하며 더 심할 때에는 박동성 동통이라고 표현한다.

진료의는 근막성 동통이 있는 근육 전체를 촉진하여 한 개 혹은 그 이상의 발통점이나 촉진 시 통증을 느끼는 결절(nodule) 부위를 발견할 수 있다. 이것은 국소적이고, 단단하고 통증이 있는 부위로서 근육내의 단단한 매듭처럼 느껴지며 주위 근육보다 더 아프다. 이 민감한 결절부위를 촉진하면 근육 구조 내의 통증, 근육 구조 외부의 통증, 그리고 멀리 떨어진 부위의 연관통, 자율신경반응이 유발될 수 있다.[2] 이 결절 부위를 지속적이고 세게 누를수록 통증은 극대화된다.

환자들이 근육의 기능, 스트레스, 기타 요인 등으로 이 민감한 결절부위를 자극하면, 통증은 악화될 수 있다. 때때로 진료의들은 진단을 확인하고, 통증의 정도를 파악하거나, 임시적으로 통증을 완화시키기 위해 이런 통증 결절 부위를 비활성화시키기도 한다. 이런 임시적인 비활성화는 발통점으로의 마취제 주입, vapocoolant 스프레이, 경피전기신경자극(TENS), 등의 방법으로 이루어질 수 있다.[2]

근막성 동통은 흔히 몸의 특정 부위에 대한 국소적 동통의 원인이 되며 일반적으로 저작 부위, 목, 어깨, 허리 등의 부위에 대한 근육 통증으로 설명된다. 이것은 근육 근막과 관련이 있고 많은 치과의사들이 근막성(myofascial) 동통이 아닌 안면근(myofacial) 동통으로 잘못 부르고 있다.

실제 임상에서 근육 촉진 시 통증이 있고 다른 저작근 질병으로 잘 설명되지 않는다면, 이런 근육의 통증은 근막성 근육통으로 진단하는 것이 좋다.

필자는 근육통증을 나타내는 측두하악장애 환자 중 95퍼센트 이상에 대해 근막성 동통에 의한 근육 통증으로 진단하였다. 전통적인 측두하악장애 치료는 저작근막동통을 감소시킴을 보여주었다.

❖ TECHNICAL TIP

### 근막성 동통의 진단

임상적인 관점에서 볼 때, 만약 근육이 촉진에 반응하고 환자의 상태를 설명할 수 있는 다른 저작 근육 질환이 없을 경우, 근육의 통증은 근막성 동통으로 진단하는 것이 추천된다.

#### *근육염(Myositis)*

이 질환은 염증의 전파, 근육의 외상, 근육의 긴장에 따른 근육의 염증상태가 특징이다. 환자들은 종종 이런 일이 있을 경우 즉각적으로 증상을 경험하기도 한다. 증상은 근육 내에 지속적인 급성 통증이 발생하고, 부가적으로 표면의 온도상승과 함께 부종과 발적을 보일 수 있다. 근육은 촉진 시 통증을 느끼며 운동에 제한을 받기도 한다. 만약 염증이 인대나 인대-근육 접합부에 생긴다면 진단은 건염(tendonitis), tendomyositis로 내릴 수 있다.[2, 21]

만약 감염이 근육염의 원인이라면, 감염의 경로를 파악하고 염증을 치료해야 하며 항생제 치료가 추천된다. 부가적으로 근육염은 비스테로이드성 항염증제(NSAIDs)로 치료해야 하며, 부드러운 음식을 먹거나 나쁜 구강 습관을 피하는 등 저작근육을 많이 사용하는 것은 피한다. 또한 손상 받은 후 처음 48시간은 그 부위에 냉찜질을 해주어야 한다.[21] 부록 3에서 제공되는 '측두하악장애 자가 치료법' 은 이런 치료법에 대해 설명하고 있다.

#### *근경련(Myospasm)*

이것은 무의식적인 근육의 수축으로 통증을 일으키며 움직임을 방해한다. 이 질환은 많은 경우, 한밤중에 종아리 근육에서 쥐가 나면서 잠을 깨우게 한다. 근경련은 어느 저작근에도 발생할 수 있지만 대부분 외측 익돌근 하부에 발생했을 때 환자가 느끼게 된다. 외측 익돌근 하부에 발생한 근경련은 부분적으로 짧아진 상태에서 계속적이고 무의식적인 수축을 유발한다. 발의 상하운동을 제한하며 통증을 야기하는 종아리 근육의 근경련과 비슷하게 외측익돌근의 근경련은 과두가 전방이동하거나, 치아가 최대 교합위를 이루기 위해 턱이 후방 이동하기가 어렵고 통증이 증가한다.

환자들은 대개 동측의 구치부의 통증 없이 입을 다물 수 없는(치아는 대개 1 mm 이하 혹은 수 mm 분리되어 있다) 불편을 호소하며 첫 번째 치아 접촉은 반대측의 견치(정상적인 치아배열을 하고 있을 때)에서 일어난다.

환자는 전방운동을 하는데 어려움을 느끼기 때문에 현저한 개구제한을 보인다. 외측익돌근의 근경련에 대한 진단검사와 치료는 9장의 '외측 익돌근의 근경련'에서 볼 수 있다.

외측익돌근 그리고 폐구근(예, 내측 익돌근)의 근경련은 치료가 가능하다. 폐구근의 근경련 치료는 추천된 초기 치료법으로 문제가 해결되는지를 관찰하면서 다단계로 접근한다. 진료의들은 부록에 실려 있는 '측두하악장애 자가 치료법'을 시작으로 근육 스트레칭, 약물치료를 병행하게 된다. 저작 폐구근은 점진적으로 이완시켜야 하며, 이 과정 동안 근육을 악화시킬 정도의 힘을 가해선 안 된다. 근육을 두 번째, 세 번째 손가락을 이용하여 30~60초 동안 하루에 10번 혹은 그 이상 정도로 이완시키는 것이 추천된다(그림 5-1).

환자는 대부분 마취(예, 800 mg ibuprofen, t.i.d.)와 근육 안정제(예, 5 mg diazepam, 취침시 1~2정)를 통해 도움을 얻을 수 있다. 만약 초기 치료가 근육 경련을 해결하지 못하거나 지속적으로 재발한다면, 전통적인 측두하악장애 치료(교합 장치 치료, 또는 원인 요소의 확인과 변화)를 하는 것이 효과적이라고 알려져 있다.

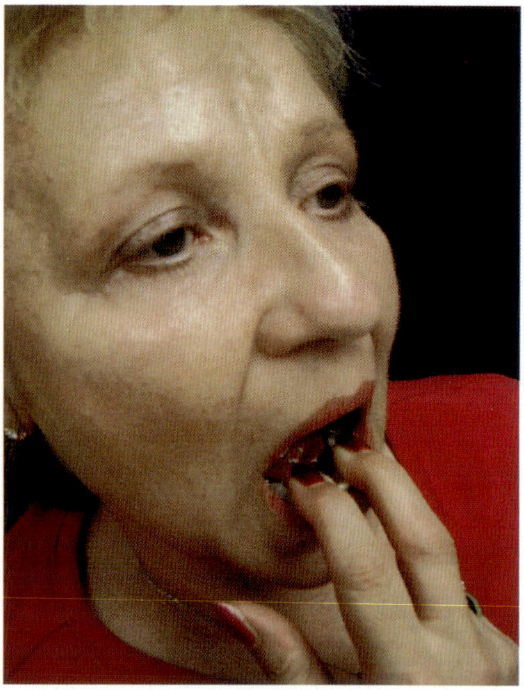

**그림 5-1.** 이완 운동은 저작 수축근육의 근경련, 근섬유성 경축, 혹은 비정복성 급성 턱관절 관절원판변위의 경우에 권장된다. 이 운동은 부록 5에 있는 턱근육 이완운동 보다 더욱 추천된다. 왜냐하면, 이러한 상태들은 이복근을 더욱 아프게 할 수도 있을 정도의 힘 있는 신장을 필요로 하기 때문이다.

❖ TECHNICAL TIP

### 근경련의 치료

근경련은 일반적으로 근육을 점차적으로 신장시키는 운동을 통해 개선될 수 있다; 이것은 검지와 중지를 상악과 하악 전치 사이에 넣어 저작 수축 근육에서 시행할 수 있다.

### *근섬유성 경축(Myofibrotic Contracture)*

이것은 근육이 정상적인 길이까지 신장하지 못하는 무통성 장애이다. 이런 상태가 폐구근(예, 교근)과 관련이 있다면, 환자의 개구 정도는 제한되고, 그 이상으로 억지로 근육을 신장시킬 경우 통증을 일으키게 된다.[2, 21]

근섬유성 경축은 근육내의 섬유성 유착(fibrous adhesion)의 결과이며 외상, 염증 또는 장기간 동안 이 한계 범위 이상 근육이 신장되지 않아 섬유성 유착이 진행되어 생길 수 있다.[14, 21]

일반적으로 섬유성 유착은 근육의 운동 범위를 영구적으로 제한하게 되며, 기본적인 보존적 측두하악장애 치료로는 환자의 근육 운동 범위를 회복시킬 수 없다.

임상적으로, 고정된 한계 이상으로 근육을 억지로 신장시키기 위해 설압자를 사용한 환자에게서 제한적인 개선을 얻을 수 있었다. 장애정도가 심각하다면 근육의 외과적 분리와 재부착이 필요할 수도 있다.[14,21]

비슷한 질병인 *근정지성 경축(myostatic contracture)* 또한 유사한 증상을 갖지만, 근육에 운동 범위를 제한하는 섬유성 유착이 존재하지 않는다. 이 질병을 동반하는 수축 근육은 천천히 신장되면서 다시 입을 벌릴 수 있다.[14, 21] 이런 상태의 수축 근육은, 검지와 중지로 하악을 30~60초 동안, 하루에 6번씩 당겨주는 것이 좋다(그림 5-1). 부록에 있는 '측두하악장애 자가 치료법' 이나 진통제(예, 800 mg ibuprofen, t.i.d.) 그리고/또는 근육 안정제(예, 5 mg diazepam, 취침 시 1~2정) 등의 부가적인 치료 또한 필요할 수도 있다.

## References


1. Fricton JR, Schiffman E. Management of masticatory myalgia and arthralgia. In: Lund JP, Lavigne GJ, Dubner R, Sessle BJ (eds). Orofacial Pain: From Basic Science to Clinical Management. Chicago: Quintessence, 2001:235.
2. American Academy of Orofacial Pain, with Okeson JP (ed). Orofacial Pain: Guidelines for Assessment, Diagnosis and Management. Chicago: Quintessence, 1996:127–41.
3. Stegenga B. Osteoarthritis of the temporomandibular joint organ and its relationship to disc displacement. J Orofac Pain 2001;15(3): 193–205.
4. Yatani H, Sonoyama W, Kuboki T, Matsuka Y, Orsini MG, Yamashita A. The validity of clinical examination for diagnosis of anterior disc displacement with reduction. Oral Surg Oral Med Oral Pathol Oral Radiol Endod 1998;85:647–53.
5. Greene CS, Laskin DM. Long-term status of TMJ clicking in patients with myofascial pain and dysfunction. J Am Dent Assoc 1988;117:461–5.
6. Pertes RA, Gross SG. Disorders of the temporomandibular joint. In: Pertes RA, Gross SG (eds). Clinical Management of Temporomandibular Disorders and Orofacial Pain. Chicago: Quintessence, 1995:78, 85–6.
7. Isberg A, Stenstrom B, Isacsson G. Frequency of bilateral temporomandibular joint disc displacement in patients with unilateral symptoms: a 5-year follow-up of the asymptomatic joint—a clinical and arthrotomographic study. Dentomaxillofac Radiol 1991;20(2):73–6.
8. Schiffman E, Anderson G, Fricton J, Burton K, Schellhas K. Diagnostic criteria for intraarticular T.M. disorders. Community Dent Oral Epidemiol 1989;17(5):252–7.
9. Eriksson L, Westesson PL, Rohlin M. Temporomandibular joint sounds in patients with disc displacement. Int J Oral Surg 1985;14(5):428–36.
10. Fricton JR, Schellhas KP, Braun BL, Hoffmann W, Bromaghim C. Joint disorders: derangements and degeneration. In: Fricton JR, Kroening RJ, Hathaway KM (eds). TMJ and Craniofacial Pain: Diagnosis and Management. St Louis: Ishiyaku EuroAmerica, 1988:85–130.
11. Kurita K, Westesson PL, Yuasa H, Toyama M, Machida J, Ogi N. Natural course of untreated symptomatic temporomandibular joint disc displacement without reduction. J Dent Res 1998;77(2):361–5.
12. Minakuchi H, Kuboki T, Matsuka Y, Maekawa K, Yatani H, Yamashita A. Randomized controlled evaluation of non-surgical treatments for temporomandibular joint anterior disk displacement without reduction. J Dent Res 200180(3): 924–8.
13. Yoda T, Imai H, Shinjyo T, Sakamoto I, Abe M, Enomoto S. Effect of arthrocentesis on TMJ disturbance of mouth closure with loud clicking: a

preliminary study. Cranio 2002;20(1):18–22.

14. Okeson JP. Management of Temporomandibular Disorders and Occlusion, 5th edition. St Louis: CV Mosby, 2003:461, 464–7, 491–8.
15. American Society of Temporomandibular Joint Surgeons. White paper: guidelines for diagnosis and management of disorders involving the temporomandibular joint and related musculoskeletal structures. Cranio 2003;21(1):68–76.
16. Wexler GB, McKinney MW. Temporomandibular treatment outcomes within five diagnostic categories. Cranio 1999;17(1):30–7.
17. Marker P, Nielsen A, Bastian HL. Fractures of the mandibular condyle. Part 1: Patterns of distribution of types and causes of fractures in 348 patients. Br J Oral Maxillofac Surg 2000;38(5): 417–21.
18. Marker P, Nielsen A, Bastian HL. Fractures of the mandibular condyle. Part 2: Results of treatment of 348 patients. Br J Oral Maxillofac Surg 2000;38(5):422–6.
19. Gremillion HA. The prevalence and etiology of temporomandibular disorders and orofacial pain. Tex Dent J 2000;117(7):30–9.
20. Sciotti VM, Mittak VL, DiMarco L, Ford LM, Plezbert J, Santipadri E, Wigglesworth J, Ball K. Clinical precision of myofascial trigger point location in the trapezius muscle. Pain 2001;93(3):259–66.
21. Fricton JR, Gross SG. Muscle Disorders. In: Pertes RA, Gross SG (eds). Clinical Management of Temporomandibular Disorders and Orofacial Pain. Chicago: Quintessence, 1995:91–108.

# Chapter 6

# 기여 인자

측두하악장애의 기여인자는 근육과 측두하악관절 동통에 영향을 주는 측두하악장애 증상들에 직접적, 간접적으로 기여하는 요소들이다. 이들은 선행, 유발, 지속 기여인자로 세분화할 수 있다.[1-3] 선행 기여인자는 개인에게 생기는 측두하악장애에 민감하게 작용하는 요소들이다. 예를 들면 손톱물기, 이악물기, 물건 물기 등이 있다. 측두하악장애에 매우 걸리기 쉬운 사람은 약간의 교합 변화(예로 소와나 열구의 전색제에 의한)에도 측두하악장애가 발생할 수 있다.

**◑ FOCAL POINT**

선행 기여인자는 개인에 있어 발전하는 측두하악장애에 민감하게 만드는 요소들이다. 예를 들면 손톱 물기, 이악물기, 물건 물기 등이 있다. 측두하악장애에 매우 걸리기 쉽게 된 사람은 약간의 교합 변화(예로 소와나 열구의 전색제에 의한)에도 측두하악장애가 발생할 수 있다.

유발 기여인자는 측두하악관절 증상이 나타나게 하는 사건이다. 예를 들면 턱의 외상이나, 금관의 수복 등이 있다. 전체 230명의 측두하악장애 환자들에 있어서 그들의 측두하악장애 증상을 일으키는 것으로 알고 있는 것에 대해 질문하였다. 그리고 대부분에 있어서(61%) 어떤 특정한 발생과 함께 그들의 증상의 발현이 관련되어 있지는 않았다. 7%에 있어서 치과치료와 관련이 있었다(교정치료나 그 외의 다른 치과치료)(표 6-1 참조).

치과치료로부터 측두하악장애가 발생한 몇몇 사람들은 대부분의 평균적인 개인에게는 문제가 생기지 않는 치료를 받았을지 모른다. 그러나 이런 사람들은 측두하악장애에 매우 걸리기 쉽게 되어 있는 상태이다. 치과치료와 측두하악장애 증상이 연관된 상대적으로 높은 비율의 환자들은, 치과의사에게 있어 측두하악장애 증상들에 대해 질문하고 치과치료에 앞서 간단한 측두하악장애 평가를 시행하는 것은 중요한 일이라는 것을 시사한다. 예를 들면 주기적인 치과 검사 동안에 간단한 측두하악장애의 평가는 환자의 개구량 측정과,

**표 6-1.** 측두하악장애의 개시와 관련된 환자들의 사건(n=230)

| | |
|---|---|
| 61% | 이유 없음 |
| 17% | 스트레스나 스트레스를 많이 받는 상황 |
| 4% | 교정 치료 |
| 4% | 외상 |
| 3% | 다른 치과 치료 |
| 3% | 교통사고 |
| 7% | 그 외의 사건들 |

3장에서 설명된 촉진과 같은(표 3-1과 3-2) 측두근, 교근, 측두하악관절, 외측익돌 영역에 대한 압통을 검사함으로써 이루어질 수 있다.

◉ QUICK CONSULT

## 다양한 환자의 반응

치과치료로 인해 측두하악장애가 발생한 몇몇 사람들은 대부분의 평균적인 개인에서는 문제가 생기지 않는 치료를 받았을지 모른다. 그러나 이런 사람들은 측두하악장애에 매우 이완되기 쉬운 상태이다.

지속 기여인자는 직접적, 간접적으로 저작계를 악화시키고, 측두하악장애 증상의 해결을 방해하는 요소이다.[1, 2, 4] 이런 요소들을 확인하고 이들이 환자의 증상에 기여하는 정도를 결정하려고 시도하는 것은 중요한 일이다. 환자들에게 있어서 변화하기 가장 쉬운 것과 증상에 가장 큰 영향을 미치는 것들이 가장 먼저 변화되어야 한다.

◑ FOCAL POINT

지속 기여인자는 직접적, 간접적으로 저작 시스템을 악화시키고, 측두하악장애 증상의 해결을 방해하는 요소이다.

변화하기 가장 쉬운 것과 환자의 증상에 가장 큰 영향을 미치는 것들을 변화시키려고 시도해야 한다.

매일 변하는 증상은 언제 이런 요인들이 발생하는지에 대한 단서를 제공한다. 예를 들면 환자가 깨어났을때, 금방 완화되는 측두하악장애 증상은 일차 지속 기여인자가 밤에 발생한다는 것을 말해준다. 가장 먼저 변화가 고려되어야 하는 요소들은 잠자는 위치와(환자가 엎드려서 잔다면) 야간의 이상기능 습관이다.

◉ QUICK CONSULT

## 매일매일의 증상의 변화를 관찰

증상의 매일매일의 변화는 언제 이런 요인들이 발생하는지에 대한 적응증을 제공한다.

반대로, 환자가 증상이 없는 상태에서 잠을 깨고, 낮 동안에 증상이 발생한다면 일차 지속 기여인자들은 낮 동안에 발생하고, 환자의 의식 조절하에 있다는 것을 말해준다. 초기의 평가에서, 환자들은 낮 동안의 이상기능 습관에 대해 또는 그들이 얼마나 자주 그런 일을 수행하는지 잘 알지 못한다. 예를 들면 몇몇 환자들은 그들이 낮 동안에 치아를 약간 이완시키는 것으로 이야기하지만, 그들이 바쁘고 긴장해있거나 활동에 집중해 있을 때, 예를 들면 컴퓨터나 운전을 할때 치아를 꽉 물고 있는 것을 알지 못한다.

임상적으로 측두하악장애 기여인자의 잔존 효과는 하루의 다른 시간들에까지 영향을 미치게 된다. 기여인자들은 다양하지만 각각의 환자에게는 유일하다. 기여인자들의 넓은 연속성에 대한 이해를 쉽게 하기 위해서 생물학적, 행동적, 감정적, 인식적, 사회적 환경적 분류로 나누어 생각할 수 있다.[2]

◉ QUICK CONSULT

## 매일매일의 패턴에 대한 치료효과의 관찰

임상적으로 측두하악장애 기여인자의 몇몇 잔존 효과는 하루의 다른 시간들에 까지 영향을 미치게 된다.

생물학적 기여인자들은 의학적으로나 생물학적으로 측두하악장애에 기여하는 요소들이다. 목의 동통, 자세 불량, 부정교합, 불면증 전신적 질환(예로 섬유 근통 이나 류마티스 관절염) 등이 여기에 포함된다. 행동적인 기여인자는 환자가 빈번하게 수행하는 측두하악장애에 나쁜 영향을 미치는 버릇이다. 예로 이악물기, 손톱 물기, 입술 깨물기, 엎드려 자기, 수화기 괴기 등이 있다. 생물학적, 행동적 기여인자들은 측두하악장애 증상에 직접적으로 영향을 미치는 경향이 있다. 반면에 감정적, 인식적, 사회적 요소들은 간접적으로 영향을 미치는 경향이 있다.[2]

◉ QUICK CONSULT

## 기여인자의 영향을 관찰

생물학적, 행동적 기여인자들은 측두하악장애 증상에 직접적으로 영향을 미치는 경향이 있다. 반면에 감정적, 인식적, 사회적 요소들은 간접적으로 영향을 미치는 경향이 있다.

감정적인 기여인자들은 오랫동안 가져온 우울증, 걱정, 긴장, 분노 등과 같은 부정적인 감정들이다. 인식적 요소들은 해로운 생각의 과정이나 낮은 인식 기술을 말한다. 예를 들어 부정적 자기 인식이나, 논리적 기술의 부족으로 인하여 자기 조절이나 다른 지시들에 대한 반응을 어렵게 만드는 것이다. 사회적 기여인자는 타인과의 관계와 연관되어 있다. 예를 들어 동료와의 불화, 사회적 지지의 결여, 이차 이득의 결여 등이 있다.

환경적인 기여인자들은 직접적인 효과(예로 식품 첨가물은 직접적으로 편두통을 일으킬 수 있다.) 또는 간접적인 효과(예로 계절성 정동장애는 우울증을 유발하고 그럼으로써 측두하악장애 증상에 기여한다)가 있으며, 이런 인자들은 확인하기가 꽤 어려워서 측두하악장애 환자들에 있어 자주 발견되지 않는다.[2]

일반적으로 측두하악장애 치료는 측두하악장애 진단을 물리적으로, 생물학적으로 변화시키려고(예로 근막동통) 하지 않고, 기여인자를 변화시키는 쪽으로 방향을 잡는다. 지속 기여인자의 빈도와 강도를 줄여주면, 신체는 스스로 치유된다. 이것은 전반적인 약간의 치주질환을 갖고 있는 환자와 유사하다. 시술자는 외과적으로, 이런 조건을 변화시키려고 하면 안된다. 질병을 발전시키는 인자들, 예를 들어 잘못된 잇솔질이나 치실사용, 흡연, 영양 결핍 등을 확인하려고 노력해야 한다. 이런 인자들이 일단 확인되면 시술자는 환자가 충분한 행동 변화를 일으켜 신체가 병을 이겨낼 수 있도록 교육과 동기 부여를 해야 한다. 임상가는 적절한 행동 변화가 질병을 해결한것을 확인하기 위하여 환자를 계속적으로 체크해야 한다.[2]

◑ FOCAL POINT

지속 기여인자의 빈도와 강도를 줄여주면, 신체는 스스로 치유된다.

환자의 교육과 동기 부여와 더불어 측두하악장애 기여 인자를 확인하는 것은 측두하악장애환자 치료의 가장 도전적인 면이다. 기여인자를 확인하기 힘들 때, 도움이 되는 테크닉은 환자의 생활에서 발생하는 동통과 다른 사건들을 시간마다 추적하여 질문하는 것이다. 이것은 종종 동통과 관련된 사건을 확인하는데 도움이 된다. 예를 들면, 중증도에서 심한 엉덩이의 동통을 가진 측두하악장애 환자가 그 질환이 양성인지 악성인지 평가되었다. 다이어리를 이용하여 본 결과, 환자의 엉덩이와 측두하악장애의 증상 사이에 직접적인 관련이 있는 것으로 밝혀졌다. 이것이 증례에서, 환자는 그녀의 엉덩이 동통이 심해질 때, 동통에 대한 반응으로 저작근을 긴장하며 그녀의 엉덩이 질환에 대해 걱정하기 시작한다고 생각하였다. 그녀는 엉덩이 동통을 그녀의 턱 근육들을 이완시키도록 주의를 하게 하는 신호로 선택하였다. 이것을 다른 보존적인 치료와 병행하면서 그녀는 만족할만한 측두하악관절 동통 완화를 얻었다.

◉ QUICK CONSULT

## 치료의 도전적인 부분들

환자의 교육과 동기 부여와 더불어 측두하악장애 기여 인자를 확인하는 것은 측두하악장애환자 치료의 가장 도전적인 면이다.

❖ TECHNICAL TIP

## 다이어리를 통한 기여인자의 확인

기여인자를 확인하기 힘들 때, 도움이 되는 테크닉은 환자의 생활에서 발생하는 동통과 다른 사건들을 시간마다 추적하여 질문하는 것이다.

열흘이상 낮 시간에 측두하악장애 증상을 가지고 있는 64세 여자 환자도 다이어리가 도움이 되었다. 처음 약속 때 새로운 스트레스, 짜증, 좌절, 삶에 있어서의 걱정에 대해 질문하였다. 그녀는 멋진 삶을 살고 있으며, 일은 하지 않고, 아이들은 집을 떠나있고, 남편과 좋은 관계를 유지하고 있었다. 다이어리를 이용한 후, 그녀의 통증이 혼자 살고 있는 90세의 아버지(차로 그녀의 집부터 한 시간 거리)가 건망증이 심해진 것을 걱정해서라는 것을 발견했다. 그녀는 지난 주에 아버지가 화로에 화상을 입은채로 몇 시간동안 집에 혼자 있었다고 했다. 또 그녀가 아버지와 가장 가까이 살아서 그를 돌보는 것이 본인의 책임이라는 것을 상기시키고, 형제들은 전화로 그녀를 비난하곤 한다. 그녀가 아버지에 대해 걱정할 때 측두하악장애 증상을 일으킬 만큼 충분히 저작근을 긴장하는 경향이 있다는 것이 추측되었다. 그녀는 근육을 긴장하는 버릇을 없애기 위한 나의 지시와 더불어, 어떻게 형제들을 대해야 하며, 어떻게 대처해야 하는지에 대해 가르쳐 줄 심리학자와 상담을 하였다. 그리고 그녀의 증상은 수 주 후 해결되었다.

## References

1. Fricton JR. Establishing the problem list: an inclusive conceptual model for chronic illness. In: Fricton JR, Kroening RJ, Hathaway KM (eds). TMJ and Craniofacial Pain: Diagnosis and Management. St Louis: Ishiyaku EuroAmerica, 1988:21–6.
2. Fricton JR, Chung SC. Contributing factors: A key to chronic pain. In: Fricton JR, Kroening RJ, Hathaway KM (eds). TMJ and Craniofacial Pain: Diagnosis and Management. St Louis: Ishiyaku EuroAmerica, 1988:27–37.
3. McNeill C, Mohl ND, Rugh JD, Tanaka TT. Temporomandibular disorders: diagnosis, management, education, and research. J Am Dent Assoc 1990;120(3):253–63.
4. American Academy of Orofacial Pain, with Okeson JP (ed). Orofacial Pain: Guidelines for Assessment, Diagnosis and Management. Chicago: Quintessence, 1996:142–3.

# Part II

## 일반적인 급성 측두하악장애 상태와 치료

대부분의 새로운 측두하악장애 환자들은 급성 측두하악장애 증상 보다는 만성 증상을 갖고 있다고 보고 된다. 그들은 적어도 몇 개월 동안 통증을 느꼈으며, 동통의 강도는 일반적으로 시간이 지나면서 변동이 있었다. 만성 증상을 가진 환자들에 대한 약물 투여를 고려할 때 일반적으로 장기간 사용할 것을 예상해야 한다. 그러므로 근육 이완제의 사용은 피하고, 일차적으로 삼환계 항우울제나 때때로 NSAIDs 를 필요할 때마다 사용한다.

만성 측두하악장애 증상이 있는 환자들은 그들의 이상기능, 버릇과 함께 다른 지속적인 기여인자들, 예를 들면 스트레스에 잘 대처하지 못하는 것, 근심, 우울증 등을 변화시켜야 한다. 임상적인 경험으로 비추어 볼 때, 만성 증상을 가지며 근육이완제를 처방한 환자들은 그들의 동통 감소를 위해 기여요소를 변화하려고 하기 보다는 약물에 의존하는 경향이 있다.

급성 측두하악장애 상태는 최근의 측두하악장애 증상의 개시나 만성 상태의 급성 flare-up 일 수 있다. 이런 환자들에게 필자는 짧은 기간의 근육 이완제를 단독 또는 항염증 약물과 같이 처방하는 것을 선호한다. 주기적으로(매 1~2년 마다) 일상적인 스트레스성 사건과 관련된 미약한 측두하악장애 증상이 있는 몇몇 환자에서는 측두하악장애 자가 조절 치료와 약물만을 주는 것이 좋다. 이런 케이스는 증상의 충분한 해결과 환자가 추가적인 측두하악장애 치료를 필요하지 않는 것을 확인하기 위해 재내원시켜 검사하여야 한다.

### ◑ FOCAL POINT

급성 측두하악장애 상태는 최근의 측두하악장애 증상의 개시나 만성 상태의 급성 flare-up일 수 있다.

# Chapter 7

# 외상에 의한 2차적 측두하악장애

## FAQs

**Q :** 외상으로 인해 측두하악장애를 가지게된 환자가 초기 치료 후 보다 강력한 약을 원한다면 어떻게 할까?

**A :** 만약 환자가 치료를 받은 후 보다 강력한 약물을 요구한다면 아마도 다른 병소가 있다는 것을 나타낸다. 예를 들어, 불완전한 치아 파절에서 유래된 pulpalgia가 있다.

외상은 정상적인 기능력을 넘어서는 과도하고 지속된 힘이 저작계에 미치는 것이다. 그것은 3가지 형태로 나타난다. (a) 직접 외상-예를 들어 턱에 대한 강타 (b) 간접 외상-예를 들어 치경부의 충격과 연합하여 발생하는; (c) 작은 외상-예를 들어 만성적 이상 기능 습관.[1]

◉ QUICK CONSULT

### 외상의 이해

저작계에 발생한 외상은 3가지 형태로 발생한다. (a) 직접 외상 (b) 간접 외상 (c) 작은 외상

직접, 간접 외상은 명백한 사건을 환자에게 발생시키며, 환자들은 보통 측두하악장애의 초기 원인이라고 생각한다. 작은 외상은 일반적으로 무의식적인 습관에 대한 반사인데 이것은 직접, 간접외상으로부터 측두하악장애를 일으키기 쉽게 하고 명백한 징후를 해결하기 어렵게 만든다. 이 장에서는 직접, 간접 외상에 중점을 두고 외상이라는 용어의 사용을 이 두 가지 형태를 포함하는 것으로 하겠다.

◉ QUICK CONSULT

### 외상의 이해

이 장에서는 직접, 간접 외상에 중점을 두고 외상이라는 용어의 사용을 이 두 가지 형태를 포함하는 것으로 하겠다.

외상은 근육통, 측두하악통, 감염, 관절낭내변화를 일으킬 수 있다. 그것은 측두하악관절을 부드럽게 기계적으로 움직이게 하는 인대를 신장시키고 디스크의 변위나 탈구를 초래한다. 그것은 매끄러운 과두, 와, 디스크 표면을 불규칙하게 하

여 측두하악관절이 움직이는 동안 거칠게 하거나 잡아당긴다. 게다가 외상은 측두하악관절 내의 출혈을 야기해 유착하게 한다.[2-5]

**◑ FOCAL POINT**

외상은 근육통, 측두하악통, 감염, 관절낭내변화를 일으킬 수 있다.

환자에게 처음에 질문해야 할 것으로는 언제 문제가 시작되었고, 환자가 충격을 받거나 머리나 목에 외상을 입은 적이 있는지가 포함된다. 여기에 대한 답변들은 환자가 외상에 의해 이차적으로 발생하는 급성 측두하악장애의 증상을 갖고 있는지에 대해 임상가가 주의를 기울일 수 있게 한다. 이러한 환자들은 근육통, 측두하악관절통, 다른 통증들, 측두하악관절음, 측두하악관절 움직임의 제한 등을 호소한다. 이러한 징후는 외상 후 몇 주에서 몇 달이 지날 때까지 명확히 나타나지 않을 수 있다.[3]

**◉ QUICK CONSULT**

### 외상 기왕력의 관찰

환자의 초기 질문에 대한 답변들은 환자가 외상에 의해 이차적으로 발생하는 급성 측두하악장애의 증상을 갖고 있는지에 대해 임상가가 주의를 기울일 수 있게 한다.

많은 요인들이 이러한 불평의 원인이거나 기여 요인이 되며, 외상이 초기의 기여 요인이거나 만성증상을 악화시킬 때 고찰이 필요하다. 보다 보편적인 가능성은 골절, 치아 외상에 의한 치통, 중복된 경부 장애, 외상과 관계된 정신사회적 문제, 외상을 위한 치료 등이 포함된다. 논문에서는 다른 많은 장애들이 외상과 관련이 있다고 보고한다. 만약 환자들이 임상가의 능력을 벗어난 증상과 신호를 보인다면 임상가는 근처의 보다 능력 있는 의사에게 보내야만 한다.

심지어 환자가 한가지의 급성 증상을 보여도 챕터 3에서 언급된 임상검사인 측두하악장애검사가 수행되어야 한다. 오토바이 사고에 의한 외상으로부터 2차적 측두하악장애를 가진 환자에게서 경부의 통증은 보편적으로 일어난다.[2,6] 골절이 통증의 원인이거나 기여 요인일 수 있으므로 파노라마 방사선 사진 촬영이 추천된다. 만약 환자가 외상에 따른 골절을 위한 적절한 검사가 안 되었고 임상가가 파노라마에 나타나지 않는 골절이 의심된다면 그때는 다른 방사선 검사가 필요하다.

**◉ QUICK CONSULT**

### 오토바이 사고에 의한 환자평가

오토바이 사고에 의한 외상으로부터 2차적 측두하악장애를 가진 환자에게서 경부의 통증은 보편적으로 일어난다.

**❖ TECHNICAL TIP**

### 외상의 기여 인자

외상이 초기의 기여 요인이거나 만성증상을 악화시킬 때, 통증의 원인이거나 통증에 기여하는 골절을 찾기 위해 파노라마 방사선 사진 촬영이 추천된다.

우울증, 분노, 적개심은 이런 환자들에게 보다 많이 나타난다.[7] 때때로 환자들은 자신들의 불합리한 상황에 대해 분노를 나타내며, 일부는 이런 느낌을 부인하지만 속으로는 분노를 반복한다. 임상가들은 중대한 외상을 가진 환자들을 정신과의사에게 보내어 이러한 요소들을 검사하게끔 해야 한다.

**◉ QUICK CONSULT**

### 심리사회적 기여 인자들의 관찰

우울증, 분노, 적개심은 외상에 의해 초기의 측두하악장애를 가진 환자에게 보편적으로 나타난다.

중대한 외상은 환자가 신경심리학적, 인식적인 기능의 장애를 가지게끔 하여 기억력과 집중력의 장애를 일으키고, 빠른 정신 피로, 쇠약, 수면 장애, 불안 등을 나타나게 한다.[6, 8, 9] 이러한 장애를 가진 환자는 이 방면의 전문가가 여러 방법으로 접근, 검사, 처치해야 한다. 이런 것들과 연합하여, 전통적인 측두하악장애 치료는 저작계를 담당한다.

외상의 강도와 측두하악장애의 지속 기여 인자들은 얼마나 쉽게 측두하악장애 증상을 해결할 수 있을지를 결정하기 위한 중요한 요소이다. 환자들은 광대한 다방면의 치료 중 일부나 최소의 치료가 필요하거나 또는 필요하지 않을 수도 있다. 광범위한 치료를 시행했다 하더라도, 외상과 연관된 측두하악장애를 가진 몇몇의 환자에게는 효과가 없을 수도 있다.[10]

◑ **FOCAL POINT**

외상의 강도와 환자의 측두하악장애의 지속 기여 인자들은 얼마나 쉽게 측두하악장애 증상을 해결할 수 있을지에 대한 주된 결정 요소이다.

환자를 위한 초기의 치료에는 측두하악장애의 자가 치료에 대한 교육과, 근이완제, 소염제, 진통제의 처방이 있다. 측두하악장애의 자가 치료 유인물에서는 부드러운 음식의 섭취, 구강 습관의 제거에 의한 저작계의 사용제한을 환자에게 추천한다. 또한 냉, 온찜질을 권유하며, 임상가는 이것을 변형하여 손상 후 첫 48시간 동안은 냉찜질 하도록 하고 그 후에는 필요시 온찜질 하도록 구두로 지시한다.

❖ **TECHNICAL TIP**

### Determining Initial Therapy (초기 치료의 결정)

환자를 위한 초기의 치료는 측두하악장애의 자가 치료에 대한 교육과, 근이완제, 소염제, 진통제의 처방을 포함한다.

일반적인 약제학 가이드에 의해서, 나는 환자가 다음에 설명된 강도의 지속적인 통증을 가질 때, 다음의 것들을 환자에게 처방하는 경향이 있다. 이것은 환자의 변화하는 동통의 강도 패턴, 촉진시의 경결감, 정서적 충격에 따라 다양하다. 만약 환자가 낮은 단계의 통증을 가진다면 나는 환자에게 800 mg의 이부프로펜을 하루 3번 처방한다. 만약 환자가 강력하고 근육 기원의 일차적인 통증을 가진다면 5 mg의 다이아제팜을 저녁 취침 전에 1~2 타블렛을 처방한다. 만약 환자가 중대한 낮 시간의 근육통을 가진다면 환자가 1/2 타블렛을 아침과 점심 때 섭취하도록 한다; 부작용과 분지 형성이 논의되어야 한다. 만약 동통이 3/10이상이고 측두하악장애 기원이라면 나는 500 mg의 나프록센을 하루 2번 처방한다. 만약 통증이 6~7/10 이상이고 측두하악장애 기원이라면 챕터 17장의 소염제에서 언급된 Medrol Dosepak-naproxen을 처방한다. 건강한 성인에서 소염제와 근이완제는 같이 투여될 수 있다; 만약 부가적으로 진통제가 필요하다면 아세트아미노펜이 첨가될 수 있다.

이러한 치료를 한 후, 만약 환자가 보다 강력한 약을 원한다면 아마도 다른 병소가 있다는 것을 나타낸다. 예를 들면, 불완전한 치아 파절에서 유래된 pulpalgia가 있다. 환자의 병력과 임상가의 경험에 비추어 임상가는 부가적으로 임시적 측두하악장애 치료나(예를 들어 임시 소프트 장치) 오랜 기간의 치료(예를 들어 아크릴 장치를 위한 인상 채득)를 선택할 수 있다. 외상과 관계없는 측두하악장애를 가진 환자보다 외상 후 측두하악장애를 가진 환자가 측두하악장애 치료에 다르게 반응한다는 것에 대해, 이들을 비교한 연구는 상당한 다양성을 보인다.[9-13]

## REFERENCES


1. American Academy of Orofacial Pain, with Okeson JP (ed). Orofacial Pain: Guidelines for Assessment, Diagnosis and Management. Chicago: Quintessence, 1996:120.
2. Kolbinson DA, Epstein JB, Senthilselvan A, Burgess JA. A comparison of TMD patients with or without prior motor vehicle accident involvement: initial signs, symptoms, and diagnostic characteristics. J Orofac Pain 1997;11(3):206–14.
3. Burgess JA, Kolbinson DA, Lee PT, Epstein JB. Motor vehicle accidents and TMDs. J Am Dent Assoc 1996;127(12):1767–72.
4. Okeson JP. Management of Temporomandibular Disorders and Occlusion, 5th edition. St Louis: CV Mosby, 2003:337–8, 419–20.
5. Okeson JP. Bell's Orofacial Pains, 5th edition. Carol Stream, IL: Quintessence, 1995:285, 310–1.
6. Goldberg MB. Posttraumatic temporomandibular disorders. J Orofac Pain 1999;13(4):291–4.
7. Krogstad BS, Jokstad A, Dahl BL, Soboleva U. Somatic complaints, psychologic distress, and treatment outcome in two groups of TMD patients, one previously subjected to whiplash injury. J Orofac Pain 1998;12(2):136–44.
8. Grossi M, Goldberg MB, Locker D, Tenenbaum HC. Reduced neuropsychologic measures as predictors of treatment outcome in patients with temporomandibular disorders. J Orofac Pain 2001;15(4):329–39.
9. Romanelli GG, Mock D, Tenenbaum HC. Characteristics and response to treatment of posttraumatic temporomandibular disorder: a retrospective study. Clin J Pain 1992;8(1):6–17.
10. Kolbinson DA, Epstein JB, Senthilselvan A, Burgess JA. A comparison of TMD patients with or without prior motor vehicle accident involvement. J Orofac Pain 1997;11(4):337–45.
11. De Boever JA, Keersmaekers K. Trauma in patients with temporomandibular disorders: frequency and treatment outcome. J Oral Rehabil 1996;23(2):91–6.
12. Epstein JB. Temporomandibular disorders, facial pain and headache following motor vehicle accidents. J Can Dent Assoc 1992;58(6): 488–9, 493–5.
13. Steed PA, Wexler GB. Temporomandibular disorders: traumatic etiology vs. nontraumatic etiology—a clinical and methodological inquiry into symptomatology and treatment outcomes. Cranio 2001;19(3):188–94.

# Chapter 8

# 치과 진료 이후에 2차적으로 나타나는 TMD

## FAQs

**Q :** 환자가 치과 진료 이후에 TMD가 발생한다면 치과 치료가 증상의 원인인가?

**A :** 환자의 버릇이 치과 치료 이후에 발생하는 TMD에 중요한 원인이 되지만 치과 의사가 하악에 과도하거나 오랜 시간의 힘을 가하는 것이 치과 치료 이후에 발생하는 TMD에 대한 또 다른 원인이 될 수 있다.

**Q :** 환자가 내측익돌근의 근경련으로 내원하여 당신이 권유하는 치료를 받는다고 한다면 치료기간은 얼마나 될 것인가?

**A :** 심각한 정도의 차이가 있지만 이러한 장애는 일반적으로 5~10일 정도면 해결된다.

**Q :** 대부분의 환자들이 술 전이나 술 후에 투약을 선호하는가?

**A :** 일부 환자들은 전투약을 원하고 다른 사람들은 술 후 투약을 원하며 어떤 사람들은 둘 다 하기를 원한다.

---

230명의 턱관절질환 환자에게 증상의 원인에 대한 질문을 했을 때 대부분(61%)은 증상의 발생과 특별한 사건이 연관성이 없다고 하였고, 반면에 4%의 환자는 교정치료와 3%의 환자는 다른 치과 진료와 관련이 있다고 하였다(표 6-1 참조).

◉ QUICK CONSULT

**턱관절질환의 증상 발생에 대한 관찰**

턱관절질환이 있는 대부분의 환자에서 증상의 발생과 특별한 사건과의 연관성은 없다.

많은 턱관절질환 환자에서 통증은 환자들이 통증을 감소시키기를 원하는 정도에 이르기까지 악화와 완화가 반복되는 유형으로 천천히 진행된다. 다른 환자들에게서는 턱관절질환의 증상은 시간에 따라서 변할 수 있지만 치료를 요하는 정도까지 도달하지는 않는다. 환자에게 치과 치료가 턱관절질환을 일으키는 정도는 낮은 수준에서부터 치료 전단계 증상까지 다양하다.

◑ FOCAL POINT

환자에게 치과 치료가 턱관절질환을 일으키는 정도는 낮은 수준에서부터 치료 전단계 증상까지 다양하다.

치과의사는 턱관절질환의 발생 단계에 있는 환자에게 적절한 치과 치료를 제공할 수 있지만 아주 작은 증상일 수 있기 때문에 발견하지 못할 수도 있다. 환자의 소인으로 인해 치과치료가 턱관절질환을 유발하기도 한다. 치과의사가 턱에 과도한 힘을 가하거나 장시간의 힘을 가하는 것이 턱관절질환이 잘 발생하지 않는 환자에게도 장애를 일으킬 수 있다는 것은 아직 밝혀지지 않았다.

치과 치료 중에 특히 주기적인 구강 검사에서 턱관절질환 증상에 대해서 물어보고 간단한 턱관절질환 평가를 하는 데 신중을 기해야 하는 것은 당연하다. 간단한 턱관절질환 평가는 환자의 개구량 측정과 측두근, 교근, 턱관절부 그리고 외측익돌근의 전방부를 촉진함으로써 행해질 수 있다(표 8-1).

◉ QUICK CONSULT

## 자가 보호

치과 치료에 앞서 치과의사는 환자의 개구량 측정, 측두근, 교근, 턱관절부, 그리고 외측돌근의 전방부에서 촉진시 통증이 있는가 등의 턱관절질환에 대해서 질문하는 것이 필요하다.

과도한 장시간 동안의 개구에 부가적인 치과 치료의 많은 요소가 턱관절질환의 증상을 개시하거나 만성 턱관절질환을 악화시킬 수 있다. 예를 들어서 하지조 신경 마취시 동안 내측익돌근의 관통으로 내측익돌근의 경련이 발생하기도 하고 감염된 하악 치아의 발거로 근염이 생길 수 있고 교합이 조화롭지 못한 수복물을 장착한 환자에서 근육전반과 턱관절부의 통증이 발생하기도 한다.

환자가 치과 진료 이후에 치과로 내원해서 턱관절질환 통증을 호소한다면 통증은 저작근과 턱관절에 기인한 치과 진료 후 치통일 수도 있다. 연

**표 8-1. 치과 환자들을 위한 대강의 턱관절질환 평가 촉진**

| | |
|---|---|
| 측두근의 전방부 | 외안각 약 1/2 inch 후방과 관골궁 상방 1/2 inch 부위를 양측으로 촉진하라(그림 3-6). |
| 턱관절부 | 턱관절부의 세부분이 양측으로 촉진될 필요가 있고 이러한 부분들 중에 어느 하나만이 촉진에 민감할 수 있다(흔한 실수는 환자가 적절히 턱관절부를 촉진할 수 없을 정도로 개구할 수 없는 것이다). (a)환자에게 약 20 mm정도 입을 벌리게 하고 하악과두의 외측극단을 촉진하라. (b)환자에게 가능한한 입을 크게 벌리게 하고 손가락끝으로 하악과두 후방의 함몰부의 깊은 곳을 촉진하라. (c)함몰부에서 손가락을 하악과두의 후방부를 향하여 전방으로 밀어라(그림 3-7). |
| 교근 | 교근의 중앙부를 양측으로 촉진하라(그림 3-8). 술자가 근육의 범위를 확실히 하지 못한다면 환자에게 이를 꽉물도록 하면 범위를 쉽게 느낄 수 있다. |
| 외측익돌근 | 다섯 번째 손가락으로 상악치조제의 외측을 따라서 전정의 최후방부까지 움직여라(후상치조신경마취 자입점). 상방, 내측, 외측으로 누르면서 촉진하라(그림 3-22). 촉진시 민감한 부분이 발견된다면 연관통은 더 무겁게 가해진 압력의 적용으로 발생할지도 모른다. |

관통의 예로 하악 제 3대구치의 골염이 있는 환자가 턱관절부나 귀의 통증을 흔하게 호소한다는 것을 알 수 있다. 교근과 턱관절부에 대한 연관통은 치과 진료 후 발생하는 치통의 원인이 되는 치아나 깊은 구조물로부터 볼 수 있다.

치과 치료로 인한 턱관절질환 증상은 하나의 근육, 턱관절부에 나타날 수 있고 일반화된 경향을 보인다. 이번 장의 다음 두 부분에서는 치과 치료 후 내측익돌근에서 생기는 통증과 장애로 최대 교합이 어려운 상태에 대해 언급할 것이다. 이후 두 부분은 교합적으로 부조화스러운 수복물에 의해서 발생하는 턱관절질환 후유증과 치과 치료로 인해 발생하는 턱관절질환 증상을 예방하는데 사용될 수 있는 방법에 대해서 논의할 것이다. 마지막 부분에서는 폐쇄성 수면 무호흡증 장치와 치료로 인해 발생하는 턱관절질환 증상에 대해서 논의할 것이다.

## 내측익돌근 통증

내측익돌근에서 관찰되는 가장 흔한 장애는 하치조신경 마취시 주사침의 내측익돌근 관통으로 인한 내측익돌근 근경련이다.[1,2] 근경련은 근육 전체가 포함되거나 또는 근육의 외상받은 부분에만 한정되기도 한다.[3] 이전에 이러한 장애로 치료받은 환자의 대부분은 하치조신경 마취가 여러 번 행해졌지만 일부는 단 한 번의 마취로도 근경련이 발생했다.

전형적으로 내측익돌근 근경련 환자는 하치조신경 마취시행 하루나 이틀 후에 치과로 다시 내원한다. 환자는 내측익돌근부에 심한 통증과 개구장애를 호소한다. 전형적으로 내측익돌근은 촉진하지 않으면 저작근과 턱관절부를 촉진했을 때 통증을 호소하지 않거나 아주 작은 정도의 통증만을 호소한다. 환자의 개구장애는 내측익돌근의 촉진을 어렵게 만들지만 한 번 촉진되면 환자는 눈을 번쩍 뜰 정도로 통증을 호소하고 그 곳이 통증의 원인이라는 것에 대해서 확신할 수 있다.

이러한 환자들에게 이부프로펜 800 mg을 식후 3회 그리고 다이아제팜을 취침 전에 1 또는 2정을 처방한다. 통증이 심하다면 아세트아미노펜을 처방하고 다이아제팜 5 mg의 1/2을 아침과 오후에 처방할 것을 고려한다. 다이아제팜을 주간에 처방한다면 잠정적인 부작용을 환자에게 설명해야 한다.

❖ TECHNICAL TIP

### 내측익돌근 근경련에 대한 약제 처방

내측익돌근 근경련이 있는 환자에게 이부프로펜 800 mg을 식후 3회 그리고 다이아제팜을 취침 전에 1 또는 2정을 처방한다.

턱관절질환 자가 조절 요법은 그림 8-1에서 보이는 것 같이 환자의 입을 하루에 열 번이나 그 이상 검지와 중지를 사용해서 내측익돌근은 참을 수 있을 정도로 신장시키고 30초에서 60초간 유지시키도록 한다. 해부학적으로 하악골의 외측부에 열을 가하는 것이 내측익돌근을 통과할 수 없을 것 같지만 환자들에게 투열요법에 효과가 있다고 보고된다.

정도의 차이는 있지만 일반적으로 이러한 장애는 호전되는데 5~10일 정도 소요된다. 환자의 개구가 아주 조금만 이루어진 경우에는 더 과격한 신장 요법이 요구된다. 이 경우, 나무 설압자를 이용해서 환자가 내측익돌근을 더 활발하게 하루에 10회 이상 1분간 신장된 상태를 유지하도록 한다. 가능한한 많은 나무 설압자를 상악과 하악의 전치부 사이에 넣고 러버댐으로 감싸 쥔다. 그리고 나서 그림 8-1에서 보이는 것과 같이 설압자를 끝쪽에서 다른 것들의 사이로 천천히 밀어넣어서 내측

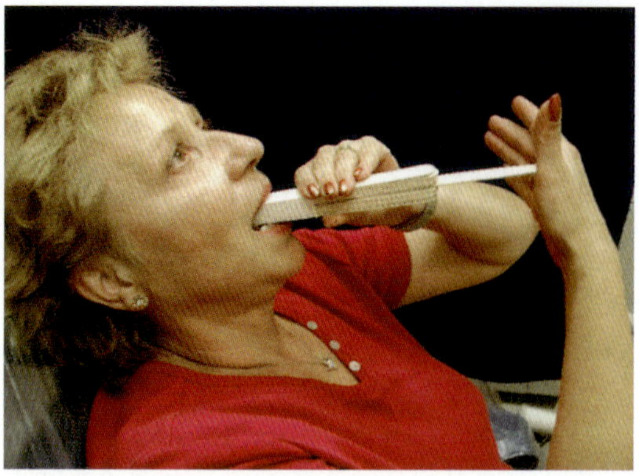

그림 8-1. 잘 낫지않는 내측익돌근경련, 근섬유수축이나 섬유성 유착에 추천되는 강력한 신장운동

익돌근이 더 신장하도록 한다. 계속해서 설압자를 참을 수 있을 때까지 넣고 마침내 정상 개구를 획득하게 된다. 설압자는 장갑의 손가락부분이나 손가락 씌우개 안에 넣어서 같이 사용할 수 있다.

임상적으로 내측익돌근염은 근경련과 유사한 형태로 나타난다. 근염은 감염된 치아의 발거로 인해 발생할 수 있는 근육의 박테리아 감염으로 생길 수 있다.[4] 술자는 환자가 하치조신경 마취하에 감염된 치아를 발거한 후 재내원하여 개구장애와 내측익돌근의 통증을 호소한다면 내측익돌근 근경련과 근염을 감별해야 한다. 환자가 열이 있거나 림프절병증이 있다면 이것은 감염을 나타내므로 항생제를 사용해야 한다.

◉ QUICK CONSULT

### 내측익돌근염의 관찰

임상적으로 내측익돌근염은 내측익돌근 근경련과 유사하게 나타난다.

한 번은 구강외과 의사가 발치 후에 턱관절질환 증상(일반적인 편측성 통증과 촉진시 불편감)이 있는 환자를 의뢰하였다. 환자 문진과 임상적 검사에 근거해서 환자의 증상은 턱관절 질환으로 진단되었다. 2~3주 지나서 환자는 숨쉬기가 힘들어지기 시작한다를 주소로, 다시 내원하였다. 필자의 권유대로 환자는 구강외과 의사에게 보내졌고 컴퓨터 단층 촬영 결과 감염에 의해 발생했다는 것을 알게 되었다. 감염이 치료되었고 그 후 환자의 턱관절 질환 증상은 없어졌다.

## 최대감합위로 폐구 불가능

때때로 치과 진료의 마지막에 일부 환자들은 최대감합위로 하기를 힘들어 한다. 이것은 일시적이거나 지속될 수도 있고 술자가 새로운 수복물의 교합 조정을 하는 것이 불가능해진다.

오랜 시간동안 입을 크게 벌린 상태로 유지하는 것은 민감한 외측익돌근의 하부를 피곤하게 하여 턱관절부에 염증을 일으키게 하는 경우가 있다. 민감한 조직은 턱관절장애를 일으키는 요인 존재시 쉽게 질환을 유발하는 원인이 된다. 턱관절부와 외측익돌근부(표 8-1)를 촉진하여 술자가 원인을 판정할 수 있다. 이러한 문제는 편측성 또는 양측성일 수 있다. 턱관절 원판 변위 도해(부록 2)의 좌측 상부는 술자가 환자에게 원인과 증상에 대해서 설명하는 도움이 된다.

◉ QUICK CONSULT

### 민감한 근육들과 턱관절부의 관찰

오랜 시간 동안 입을 크게 벌리고 있는 치과 환자들은 민감한 외측익돌근의 하부가 피로하거나 민감한 턱관절부가 염증이 생기는 경향이 있다.

❖ TECHNICAL TIP

### 환자에게 원인과 증상을 설명

턱관절 원판 변위의 도해(부록 2)의 좌측 상부는 술자가 환자에게 원인과 증상을 설명하는데 도움이 된다.

단지 외측익돌근만 촉진시 민감하다면 아마도 피로(거의 확실히 이미 존재하고 있던 통증의 악화)한 상태로 정상된 길이만큼 신장할 수 없을 것이다. 그러므로 약간 전위된 위치로 하악 과두가 유지되고 최초의 교합 접촉이 전치부에서 이루어진다. 이 경우 턱관절부는 촉진시 통증이 없고 술자는 환자가 최대감합위로 입을 다물 수 있도록 외측익돌근을 신장시킬 수 있을 것이다. 외측익돌근의 신장은 9장 "외측익돌근 근경련"에서 알 수 있다. 이러한 신장을 하는 동안 턱관절부에 통증이 발생한다면 턱관절부에 일부 염증이 있는 것이고 지속적인 신장은 염증을 악화시킬 것이다.

❖ TECHNICAL TIP

### 외측익돌근의 신장

단지 외측익돌근이 촉진 시에만 통증이 있다면 외측익돌근을 신장시키면 환자가 최대감합위로 다물 수 있게 할 수 있다.

단지 턱관절부가 촉진시에만 통증이 있다면 진단명은 턱관절부 염증이고 항염증제 투약부 동통이 방지되거나 해소하는데 도움이 되어야 한다. 외측익돌근과 턱관절부 모두에 촉진시 통증이 있다면 아마도 두 가지의 문제점이 있을 수 있다. 턱관절부가 외측익돌근보다 통증이 더 심하다면 외측익돌근은 염증이 있는 턱관절부를 보호하기 위해서 하악과두를 전방으로 유지시키는 것에 통증이 있을 것이고 한 번 턱관절부의 염증이 치료되면 근육 splinting은 해소된다.

❖ TECHNICAL TIP

### 턱관절부 염증의 감소

단지 턱관절부에 촉진시 통증이 있다면 항염증 약물이 이러한 문제를 예방하거나 해결하는데 도움이 되어야 한다.

치과치료를 받을 때마다 이러한 문제가 발생한다고 보고 되는 환자들은 '치과치료로 인해 생기는 증상 악화 방지' 라는 부분에서 적절한 제안을 사용함으로써 아마도 이익을 볼 수 있을 것이다. 이것이 적절한 개선을 제공하지 않는다면 술자는 치과 약속 이전에 환자에게 술전투약을 하는 것이 요구된다. 일부 환자들은 보통 때에도 치료가 필요할 만큼 턱관절질환 증상이 확실히 있다는 것이 보고 되기도 한다.

일반적인 술전투약 지침으로써 나는 턱관절부 염증이 있는 환자에서 항염증제(naproxen 500 mg)를 처방하고 근피로(이미 존재하던 근건막 통증의 악화)가 있는 환자에게는 근이완제(diazepam 5 mg)를 처방한다. 증상의 심각도에 따라서 용량은 다양하다. 예를 들어 증상이 보통이라면 환자에게 약속 1시간 전에 약을 먹으라고 하지만, 증상이 심각하다면 약속 전날 저녁, 약속 1시간 전 그리고 치료 후 적절한 시간에 투약한다. 환자가 일과시간동안 근이완제를 복용한다면 잠재적인 부작용이나 결과를 반드시 설명해야 한다.

◉ QUICK CONSULT

### 항염증제와 근이완제의 처방

턱관절부 염증이 있는 환자에서 항염증제(naproxen 500 mg)를 처방하고, 근피로(이미 존재하던 근건막 통증의 악화)가 있는 환자에게는 근이완제(diazepam 5 mg)를 처방한다.

환자가 치과 진료 이후에 생기는 불편감 때문에 투약을 원한다면 술자는 술 후에 며칠동안 투약하는 것을 고려해야 한다. 건강한 성인은 항염증제와 근이완제를 같이 복용시킬 수 있다. 부가적인 진통 경감이 요구된다면 acetaminophen를 추가한다.

최대감합위로 입을 다무는 것이 불가능한 것은

치과치료와 관련이 없을 수 있지만 턱관절부나 외측익돌근이 원인인 일부 환자에게는 만성적으로 문제가 반복되기도 한다. 사실 일부 치과의사들은 긴장되거나 스트레스가 많은 날 어려운 치과 술식을 하고나면 이러한 문제가 발생하는 경향이 있다고 보고하였다.

◉ QUICK CONSULT

**만성적으로 최대감합위로 입을 다무는 것이 불가능한 것에 대한 관찰**

최대감합위로 입을 다무는 것이 불가능한 것은 치과치료와 관련이 없을 수 있지만 턱관절부나 외측익돌근이 원인인 일부 환자에게는 만성적으로 문제가 반복되기도 한다.

과용되고 계속 피로한 채로 있는 외측익돌근은 근경련이 생기기도 한다.[5] 근경련은 치과 치료와 관련 없이 발생할 수 있고 환자가 최대감합위로 입을 다무는 것이 장기간 불가능해지는 원인이 되기도 한다. 이것에 대한 진단과 치료는 9장 '외측익돌근 근경련'에서 언급하기로 하자.

일부 환자들은 치과 진료가 끝난 직후에 입을 최대감합위로 다물 수 있지만 몇 시간에서 몇 일이 지나면 입을 다물 수 없게 될 수도 있다. 한 환자가 이러한 유형과 더불어 외측익돌근의 지속적인 심한 통증과 촉진시 민감함으로 필자에게 의뢰되었다. 이전 술자는 급성치수통이 있는 상악 소구치에 큰 수복물을 위치시킨 상태였다. 환자는 약간의 소구치 통증을 가지고 있었기 때문에 외측익돌근을 일시적으로 감소시키기 위해 소구치를 따라서 치주인대 마취가 행해졌다.[5] 술자가 근관치료학적으로 소구치의 근관을 깨끗이 하고 나서 지속적인 통증과 최대감합위로의 불가능은 해소되었다.

## 교합 간섭의 후유증

많은 연구에서 잔존 치열과 조화를 이루지 못하는 교합을 가지는 수복물을 위치시키는 것은 환자에게 턱관절질환 증상을 일으키게 한다는 것을 보여준다.[6-8] 이것은 턱관절 잡음이나 턱관절부 통증, 저작근의 통증과 같이 수복물의 동측편이나 반대편에 상대적으로 빠르게 발생한다. 부조화스런 변화는 소와 및 열구 충전과 같은 작은 것이 원인이 되기도 한다.

◉ QUICK CONSULT

**부조화스러운 수복물의 배치**

부조화스러운 수복물을 위치시키는 것은 턱관절 잡음이나 턱관절부 통증, 저작근의 통증과 같은 수복물의 동측편이나 반대편에 비교적 빠르게 발생하는 턱관절증 증상을 일으키기도 한다.

환자가 교합적으로 부조화스러운 수복물의 최근 적합에 기인되었을 것이라고 생각되는 턱관절질환 증상을 호소할 때, 술자는 환자가 편안함을 느낄 때까지 수복물을 조정해야만 한다. 교합 간섭은 최대감합위나 다른 어떠한 위치에서도 발생할 수 있다.

구치에 불편함이 있다면 먼저 새로운 수복물에 최대감합위 접촉이 지나치게 많이 표시되는지 확인한다. 최대감합위 접촉이 치열에 균일하게 분포하고 나서 치아가 비중심 위치에 교합되는지를 확인한다. 치아의 다른 교합은 얇은 붉은색 교합지를 사용해서 다음과 같은 방법으로 표시하는 것을 추천한다: 손으로 환자의 하악을 중심위로 조작하고 환자가 최대감합위로 치아를 깨물게 한다. 다시 중심위로 물게 하고 좌우로 움직이게 하고 마지막으로 하악을 전방으로 움직이게 한다. 다음은 얇은 검은색 교합지를 사용해서 환자에게 최대감합위로 가볍게 여러 번 다물게 한다. 높게 활택된 치관은 붉은색 구강점막을 비추게 되고 치관의 붉은색 표시와 구분이 어렵기 때문에 이러한 경우에는 다른 색을 사용하는 것이 좋을 것이다.

붉은색 표시가 있는 곳마다 새로운 수복물을 삭제한다. 치아는 환자가 편안함을 느낄 때까지 조정한다. 때때로 수복물을 기술된 것처럼 조정하지만 환자는 계속 불편함을 느낄 수 있다. 임상적으로 환자가 편안함을 느끼기 전에 치아의 비수복 부위를 같은 방식으로 조정할 필요가 있다. 이것은 타진에 민감하고[9] 이전의 비이상적인 교합 접촉이 더 이상 편안함을 제공하지 못하기 때문에 발생할 수 있다고 추측된다.

전치 또한 중심위 및 측방 운동에서 교합 조정이 필요하기도 하다. 새로운 수복물이 다른 전치보다 더 긴밀한 교합 접촉이 있는지 확인하고 환자가 편안함을 느낄 때까지 교합을 조정한다. 교합조정이 환자의 심미적인 부분을 감소시킨다면 술자는 대합치에서 작은 교합조정의 가능성을 설명할 필요가 있다.

환자가 치아의 편안함을 느낄 때 일반적으로 턱관절질환 증상은 빠르게 해결된다. 새롭게 만들어진 교합 간섭과 턱관절질환 증상의 발생 사이의 직접적인 관계는 없다. 몇몇 연구에서 일부 환자는 새로운 교합 간섭으로부터 턱관절질환 증상의 발생이 없었고, 대조군(모르는 상태로 모조의 교합간섭이 있는)에서 일부 환자는 턱관절질환 증상이 발생하여 몇몇의 환자는 교합 간섭이 제거된 이후에 6주가 지나서야 증상이 해결되었다.[6,10]

◉ QUICK CONSULT

### 부조화스런 수복물의 교정

환자가 치아에 편안함을 느끼고 나면 턱관절질환 증상은 빠르게 해소된다.

대조군 환자의 일부에서 턱관절질환이 발생하고 증상이 소실되는데 비정상적으로 시간이 많이 걸리는 것은 턱관절질환 증상의 발생이 큰 원인이다. 환자의 턱관절질환 증상이 환자가 편안함을 느낄 때 해결될 가능성은 있지만, 낮다.[9]

교합의 재조정에 잘 반응을 하지 않고 치아로부터 생기는 연관통을 배제한 환자는 치과 진료(장시간의 개구 등)동안 저작계가 악화되기도 한다. 그러한 환자의 초기 치료는 턱관절질환 자가조절법 교육과 필요에 따라 항염증 약물을 동반하기도 하는 근이완제의 처방이다. 투약이 필요하다면 일반적인 지침으로 필자는 턱관절부 염증이 있는 환자에게 항염증 약물(naproxen 500 mg, 하루 두알)과 근육통을 가진 환자들에서 근이완제(diazepam 5 mg, 자기 전에 하루 1~2알)를 처방한다. 환자의 증상이 해소되는지 여부를 확인하여 증상이 지속되는 경우 전통적인 턱관절질환 치료가 행해져야 한다.

◉ QUICK CONSULT

### 증상 완화의 실패

교합의 재조정에 잘 반응을 하지 않고 치아로부터 생기는 연관통을 배제한 환자는 치과 진료(장시간의 개구 등)동안 저작계가 악화되기도 한다.

## 치과 치료로부터의 악화 방지

하악에 가해지는 힘에 더불어 장시간 또는 과도한 개구는 저작계와 턱관절을 악화시킨다. 일부 환자들은 치과 치료와 같은 악화시키는 사건 이후에 턱관절질환 증상이 나타나고 반면에 다른 사람들은 턱관절질환 치료에 상당한 효과가 있음에도 불구하고 치과치료로부터 급격한 재발로 지속적으로 고생한다. 많은 술식들이 치과 치료로 인한 증상 악화를 감소시키는데 사용될 수 있다.

일부 환자들은 치과 치료동안 저작근과 턱관절이 아프거나 뻣뻣해질 수 있어서 주기적으로 턱을 움직일 기회를 주는 것이 필요하다. 술자는 환자에게 신장을 중단시킬 수 있으며 중단을 원할 때 술자에게 알리도록 할 필요가 있다.

많은 환자들은 bite block을 사용한 이후에도 턱관절의 불편함을 거의 발견할 수 없지만 다른 환자들은 bite block 사용으로 증상이 악화되기도 한다. Bite block을 사용하면 술자는 의도된 시술에 필요 이상으로 개구시켜서 위치시킨다. 술자는 주기적으로 환자에게 더 많이 개구하도록 요구할 수 있고 환자가 요구했을 때 주기적으로 과신장을 방지하기 위해 bite block을 제거할 수 있다. Bite block이 위치했을 때 환자는 술자가 시술에 필요한 만큼 개구시켰다는 것을 알고 있어야 하고 환자는 단지 block을 가볍게 치아로 물고 있고 중단을 원할 때마다 환자는 표시해야 한다. Bite block의 사용이 증상을 악화시키는 경험이 이전에 있는 환자는 이러한 권고를 시행하고 다시 bite block을 사용하기를 권한다.

환자의 약속은 증상이 거의 없을 때 잡아라. 환자가 하루 동안 변하는 증상 유형을 가진다면 하루 중에 증상이 최저일 때 약속을 잡아라. 환자가 턱관절질환 증상에 영향을 미칠 수 있는 추후의 스트레스가 많거나 긴장이 풀어지는 시간을 예측할 수 있다면 증상이 최소일 때로 예약이 잡혀질 수 있다. 어떤 환자들은 짧은 약속을 원하지만 다른 환자들은 술 후 불편함의 횟수를 줄이기 위해서 가능하면 긴 시간의 약속을 선호하기도 한다.

❖ TECHNICAL TIP

### 약속 잡기

환자의 증상이 최소일 때 약속을 잡아라.

일부 환자들은 술 전 투약을 원하고 다른 환자들은 술 후 투약을 원하며 어떤 환자들은 양쪽 모두를 원하기도 한다. 치과 진료에서 발생한 턱관절부의 통증이 약하거나 보통 정도인 환자들은 ibuprofen 800 mg 하루 3번 복용으로 적절한 통증 완화를 얻을 수 있다. 증상의 심한 정도에 따라서 시술 1~2일 전에 투약을 시작하고 이후에 필요한 만큼 투약한다. Ibuprofen이 적절한 통증 완화를 제공하지 않는다면 턱관절부 염증이 있는 환자에게 naproxen 500 mg 하루 2회 복용을 처방한다. 통증이 일차적으로 근육원인이라면 diazepam 5 mg을 처방하고 필요하다면 환자가 낮에도 복용을 원한다면 잠정적인 부작용이나 합병증에 대해서 반드시 설명해야 한다.

증상의 악화라는 공포는 환자가 정기적인 치과 관리를 받거나 일상적인 구강 위생을 수행하는 것을 좋아하지 않는 원인이 되기도 한다. 보통 이러한 장애에 대한 공감과 정기적인 치과 관리를 얻고 일상적인 구강 위생을 수행하는 데에 대한 격려는 일반적으로 이러한 환자들에게 큰 도움이 된다.

환자가 턱관절질환 증상을 가지고 있지만 교합장치제작에 앞서 수복물을 위치시킬 필요가 있다면 환자는 수복물이 완벽해질 때까지 임시 장치(예를 들어 부드러운 장치)를 가지기를 원하기도 한다. 반대편 수복물이 위치함에 따라 선택해야 할 것은 최소한의 치료가 필요한 수복물을 완료하고 장치를 제작하고 장치의 교합면을 교합 조정하는 것이다.

모든 환자들은 저작계가 너무 긴장하지 않도록 주의해야 한다. 힘이 하악에 가해질 때 마다 균형력이 하악을 지지하기 위해서 비지배적인 손으로 가해져야 한다. 일부 환자들은 턱관절질환이 더 잘 발생하고 대부분의 환자들에게는 피해가 되지 않는 힘이 장애에 걸리기 쉬운 환자들 사이에는 턱관절질환 증상의 원인이 되기도 한다. 모든 새로운 수복물의 교합은 남아있는 치열과 조화를 이루어야하고 그렇지 않으면 환자는 턱관절질환 증상이 발생할 것이다.

## 폐쇄성 수면 무호흡증 장치

폐쇄성 수면 무호흡증 장치는 코고는 환자와 폐쇄성 수면 무호흡증 환자 조절에 도움을 주는 것으로 보인다. 턱관절질환 증상(근육통, 턱관절부 통증, 턱관절 잡음)은 이런 장치를 사용하는 환자의 40% 정도까지로 보고 되고 있으며, 가장 흔한 원인은 장치의 불연속적인 사용이다.[12-15]

**◑ FOCAL POINT**

턱관절질환 증상은 폐쇄성 수면 무호흡증 장치를 사용하는 환자의 40% 정도까지로 보고 되고 있으며, 가장 흔한 원인은 장치의 불연속적인 사용이다.

많은 술식이 이러한 장치와 관련된 턱관절질환 증상을 감소시키는데 사용된다. 일부 술자들은 진통제(예를 들어 ibuprofen)를 사용하고 참을 수 있을 때까지 천천히 장치 끼는 것을 증가하도록 하고 다른 술자들은 장치의 사용을 줄이고 신장 운동을 하도록 한다.[14, 16]

교합 변화는 이러한 장치를 사용하는 환자들이 흔히 겪는 불편감이다.[12, 14] 일부는 영구적인 교합 변화 때문이고 일부는 근육이나 턱관절부 기능 이상에 기인한 것이라 장치를 제거하거나 턱 신장 운동이후에 증상이 해소된다.[14, 15]

임상적으로 이런 장치를 사용해서 턱관절 질환 증상이 발생하는 환자들은 안정 장치(표준 편평 장치)로 이익을 얻을 수 있다. 환자들은 턱관절질환과 코골이 또는 수면 무호흡증으로 사용하는 장치를 비교평가하기 위해서 자신의 판단으로 이러한 장치를 사용하는 것을 추천한다.

일부 술자들은 두 조각으로 된 폐쇄성 수면 무호흡증 장치가 턱을 측방으로 움직이는 것을 자유롭게 해서 턱관절질환 증상을 덜 일으킨다고 믿는다. 이것은 이론적으로 그럴 듯하지만 턱관절질환 증상 발생에서 차이점을 발견한 비교 연구는 없었다.[16, 17]

만약 턱관절질환 증상이 턱을 전방으로 유지시키는 것에서 발생한다면 코골이나 폐쇄성 수면 무호흡증을 만족스럽게 감소시키는 만큼 하악의 전방 이동을 제한하는 것은 이러한 환자의 증상 발생을 감소시킬 것이다. 이러한 가설에 기반을 둔다면 환자의 턱관절질환과 코골이나 폐쇄성 수면 무호흡증 사이를 적절히 조절할 수 있는 하악 전방이동 장치는 가장 만족할 만한 결과를 제공할 것이다. 턱관절질환 증상을 평가하는 비교 연구의 결과는 아직 유용하지는 않다.

폐쇄성 수면 무호흡증 장치는 저작 근골격계를 악화시키기 때문에 전통적인 턱관절질환 치료는 증상이 발생하는 환자의 경향을 감소시키고 이러한 장치로부터 증상이 발생하는 환자에게 이익이 될 수 있다. 아침의 통증에 대해서 더 많은 효과가 있는 턱관절질환 치료(예를 들어 수면에 앞서 이완 운동을 하는 것)는 이러한 환자들에게 더 큰 이익을 제공할 것이다.[18] 전통적인 턱관절질환 치료는 IV부, 여러 분야에 걸친 치료 접근에서 논의될 것이다.

일부 술자들은 환자들이 단지 고경을 높여주고 하악을 전방으로 이동시켜 유지하지 않는 편악궁 장치로 만족스러운 폐쇄성 수면 무호흡 완화를 얻을 수 있다는 것을 발견하였다.[19] 이것은 폐쇄성 수면 무호흡 장치와 관련이 있는 턱관절질환 문제를 감소시키기도 하지만 비교연구가 시행될 필요가 있다.

현존하는 가정을 비교하는 무작위 임상 시도는 코골이와 폐쇄성 수면 무호흡을 조절하고 반면에 턱관절질환 증상을 최소화하기 위해 환자를 더 효과적으로 도울 수 있을 것이다.

## REFERENCES


1. Madan GA, Madan SG, Madan AD. Failure of inferior alveolar nerve block: exploring the alternatives. J Am Dent Assoc 2002;133(7):843–6.
2. Blanton PL, Jeske AH. Avoiding complications in local anesthesia induction: anatomical considerations. J Am Dent Assoc 2003;134(7):888–93.
3. Mense S, Simons DG, Russell IJ. Muscle Pain: Understanding Its Nature, Diagnosis, and Treatment. Philadelphia: Lippincott Williams & Wilkins, 2001:117, 120, 122.
4. Okeson JP. Bell's Orofacial Pains, 5th edition. Carol Stream, IL: Quintessence, 1995:285, 310–1.
5. Okeson JP. Management of Temporomandibular Disorders and Occlusion, 5th edition. St Louis: CV Mosby, 2003:337–8, 419–20.
6. Randow K, Carlsson K, Edlund J, Oberg T. The effect of an occlusal interference on the masticatory system: an experimental investigation. Odontol Revy 1976;27(4):245–56.
7. Riise C, Sheikholeslam A. The influence of experimental interfering occlusal contacts on the postural activity of the anterior temporal and masseter muscles in young adults. J Oral Rehabil 1982;9:419–25.
8. Le Bell Y, Jamsa T, Korri S, Niemi PM, Alanen P. Effect of artificial occlusal interferences depends on previous experience of temporomandibular disorders. Acta Odontol Scand 2002;60(4): 219–22.
9. Clark GT, Tsukiyama Y, Baba K, Watanabe T. Sixty-eight years of experimental occlusal interference studies: what have we learned? J Prosthet Dent 1999;2:704–13.
10. Magnusson T, Enbom L. Signs and symptoms of mandibular dysfunction after introduction of experimental balancing-side interferences. Acta Odontol Scand 1984;42:129–35.
11. Humphrey SP, Lindroth JE, Carlson CR. Routine dental care in patients with temporomandibular disorders. J Orofac Pain 2002;16(2):129–34.
12. Clark GT, Sohn J-W, Hong CN. Treating obstructive sleep apnea and snoring: assessment of an anterior mandibular positioning device. J Am Dent Assoc 2000;131(6):765–71.
13. Friedlander AH, Walker LA, Friedlander IK, Felsenfeld AL. Diagnosing and comanaging patients with obstructive sleep apnea syndrome. J Am Dent Assoc 2000;131(8):1178–84.
14. Pantin CC, Hillman DR, Tennant M. Dental side effects of an oral device to treat snoring and obstructive sleep apnea. Sleep 1999;22(2):237–40.
15. Lindman R, Bondemark L. A review of oral devices in the treatment of habitual snoring and obstructive sleep apnoea. Swed Dent J 2001;25(1): 39–51.
16. George PT. Selecting sleep-disordered-breathing appliances, biomechanical considerations. J Am Dent Assoc 2000;132(3):339–47.
17. Bloch KE, Iseli A, Zhang JN, Xie X, Kaplan V, Stoeckli PW, Russi EW. A randomized, controlled crossover trial of two oral appliances for sleep apnea treatment. Am J Respir Crit Care Med 2000;162(1):246–51.
18. Lavigne GJ, Goulet J-P, Zuconni M, Morisson F, Lobbezoo F. Sleep disorders and the dental patient: an overview. Oral Surg Oral Med Oral Pathol Oral Radiol Endod 1999;88:257–72.
19. Bailey DR. Oral device therapy for TMD and sleep disordered breathing conditions: combination therapy. In: 27th Scientific Meeting on Orofacial Pain and Temporomandibular Disorders, April 18-21, 2002, San Antonio. Mt Royal, NJ: American Academy of Orofacial Pain, 2002.

# Chapter 9

# 외측익돌근경련

이것은 필자에게 의뢰되는 응급 턱관절환자들 중에 가장 흔한 장애이다. 환자들과 치과의사들은 이것이 상대적으로 빠르게 진행되고 환자들이 최대교두감합위로 다물 수 없고 더 이상 크게 개구할 수도 없기 때문에 종종 당황하게 된다. 환자는 또한 외측익돌근의 지속적인 통증과 촉진시 통증을 호소한다.

◉ QUICK CONSULT

### 응급 턱관절질환 환자의 관찰

외측익돌근경련은 필자에게 의뢰되는 응급 턱관절환자들 중에 가장 흔한 장애이다.

### 외측익돌근경련의 관찰

외측익돌근경련은 상대적으로 빠르게 진행되고 환자는 더 이상 최대교두감합위로 다물 수 없고 더 이상 크게 벌릴 수도 없으며 외측익돌근에 지속적인 통증과 촉진시 통증을 가진다.

근경련은 통증과 움직일 수 있는 근육의 능력을 방해하는 근육의 비자발적인 수축이다. 이러한 장애는 많은 사람들이 종아리의 고통스런 경련으로 밤중에 깨게 한다.[1]

외측익돌근 하방에 근경련이 있을 때 근육은 부분적으로 짧아진 상태이고 하악 과두를 전이된 상태로 유지하게 된다. 이는 일반적으로 치아들이 최대교두감합위로 충분히 맞물리게 될 수 없어서 전방으로 이동하게 만든다. 부가적으로 하악 과두 융기의 경사는 과두 전이와 함께 동측의 구치부 사이에 만들어지는 공간을 나타낸다(그림 9-1 참조).

발을 상하로 움직이려고 할 때 통증이 증가하거나 움직이기 힘들어지는 종아리 근경련으로 잠을 깨는 것과 유사하게 외측익돌근경련이 있는 환자는 하악을 전방으로 전이시키거나 최대교두감합위로 치아를 물리도록 하기 위해 하악을 후방으로 이동시키는 시도가 통증을 증가시키고 이동이 힘들게 된다. 환자들은 종종 통증 없이 동측의 구치부들이 물리게 하는 것이 불가능하거나 반대편 견치가 가장 먼저 닿게 된다는 불만을 가진다. 환자들은 또한 활주가 어렵기 때문에 보통 현저하게 개구가 제한된다.

근경련의 심각도는 다양해서 이러한 증상의 범위는 환자들마다 다르다. 예를 들면 최소한의 증상이 있는 환자는 최대교두감합위로 다물 때만 통증이 있다고 호소하기도 한다. 턱관절 관절원판 변위 도해(부록 2)의 개관적인 그림(좌측 상단)은 환자들에게 외측익돌근경련 증상을 시각적으로 설명하는데 사용된다.

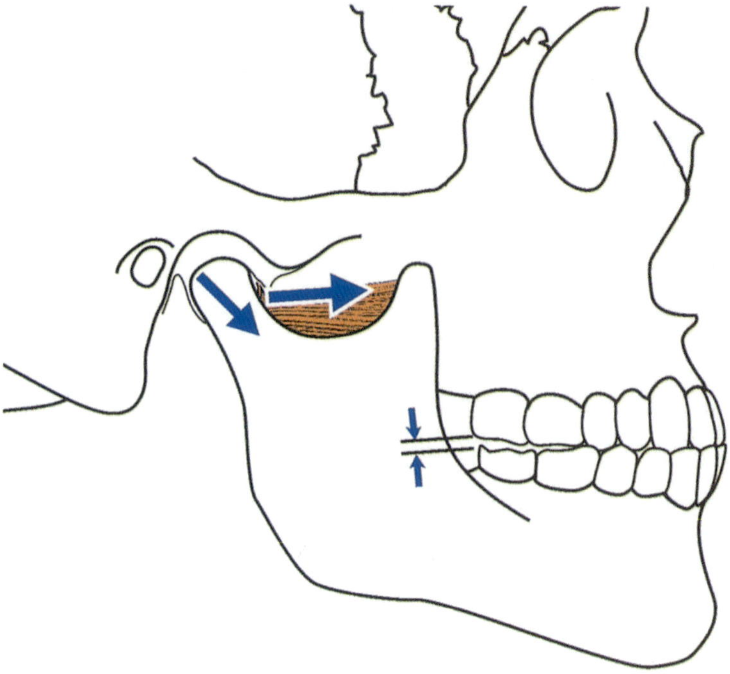

그림 9-1. 외측익돌근경련은 자주 동측의 후방부 치아가 뜨게 만든다.

❖ TECHNICAL TIP

## 외측익돌근경련 증상의 설명

턱관절 관절원판 변위 도해(부록 2)의 개관적인 그림(좌측 상단)은 환자들에게 외측익돌근경련 증상을 시각적으로 설명하는데 사용된다.

하악 과두는 또한 턱관절 염증 또는 양쪽 장애의 복합에 의해 부분적으로 전이된 위치에서 유지될 수 있다. 시험적으로 이러한 것을 감별할 수 있는 간단한 검사는 처음에 환자에게 동측 구치부 위에 깨물도록 하는 것이다. 환자가 치아를 깨물 때 외측익돌근경련이 있다면, 치아사이의 공간이 감소하고, 치아가 최대교두감합위로 가도록 힘이 주어지고, 아래쪽 외측익돌근이 신장하고 환자의 통증은 악화된다. 환자가 턱관절 염증이 있다면 턱관절은 하중이 가해지고 또한 통증은 악화된다. 이러한 초기 교합은 환자가 가해지는 힘에 의해서 만들어지는 통증의 정도를 기록하는 것을 가능하게 한다.

다음으로, 2개나 3개의 나무설압자(3개는 증상이 더 심한 사람에게 필요하다)를 그림 9-2에서 보이는 것과 같이 구치부의 교합면 위에 올리고 설압자를 물도록 한다. 설압자는 치아가 서로 맞물리는 것을 방지하고 치아들 사이의 공간이 충분히

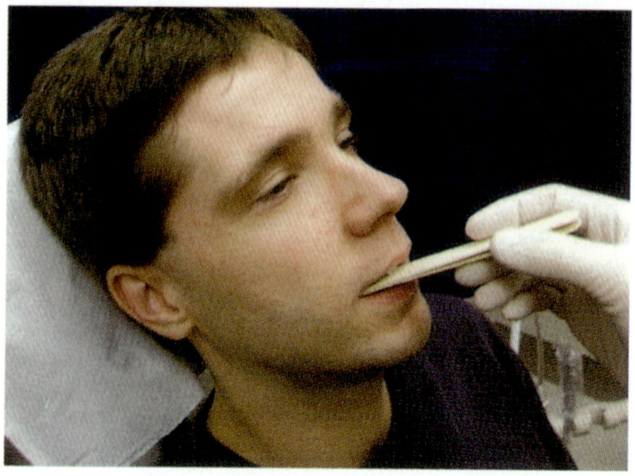

그림 9-2. 익돌근경련을 시험하기 위한 설압자

두껍도록 지지해서 외측익돌근이 신장하지 않도록 한다.[2] 환자가 설압자를 물었을 때 통증이 없다면 임상적인 경험으로 볼때 외측익돌근경련이 증상의 첫 번째 원인일 가능성이 더 많고 진단은 외측익돌근경련이다.

턱관절 염증이 환자의 통증에 기여한다면 임상적으로 설압자를 깨무는 것은 턱관절에 충분한 하중을 가하기 때문에 교합은 턱관절 통증을 악화시킨다. 환자가 설압자를 물었을 때 통증이 유사하다면 임상적인 경험은 턱관절염증이 증상의 첫 번째 원인일 가능성이 더 많다는 것을 보여주고 임시적인 진단은 턱관절염증이다. 때때로 환자들은 설압자를 무는 것이 그렇지 않은 사람들보다 덜 아프다고 보고하였고, 일반적으로 그러한 경우는 양측 외측익돌근경련과 턱관절 염증이 환자의 증상에 기여하는 것으로 관찰된다.

마지막으로 임상적인 진단은 3장에 있는 촉진에 기술된 것과 같은 턱관절과 외측익돌근의 촉진에 의해서 확실하게 된다. 촉진시 통증은 설압자 검사로 내려진 잠정 진단과 일치한다. 두 가지 검사에 근거해서 외측익돌근경련과 턱관절염증 또는 복합(증상이 더 심한 것이 주진단, 나머지는 부진단)으로 진단된다.

❖ TECHNICAL TIP

### 외측익돌근경련과 턱관절염증의 감별

외측익돌근경련, 턱관절염증 또는 복합의 진단은 환자의 증상, 설압자검사, 촉진시 통증등을 기반으로 한다.

술자들은 이 책의 한계를 넘어서는 유사한 증상을 보이는 드문 장애들을 명심해야 한다. 필자도 외이도 감염때문에 최대교두감합위로 다물 수 없는 유사한 증상을 가진 사람을 보았다. 환자는 정확하게 통증의 원인이 귀라는 것을 알았고 최대교두감합위로 다물 수 없다는 것을 인지하였다. 부가적으로 개구가 제한되었다. 환자가 초기 치료에 적절하게 반응을 하지 않거나 또 다른 원인이 있다면 술자는 일반 방사선 사진(예를 들어 두개골투과 방사선사진) 또는 파노라마 방사선 사진을 이용한 턱관절의 영상을 촬영하기를 바란다.

외측익돌근경련 치료는 단계적인 접근으로 행해지고 초기 치료는 적절하게 문제가 해결되는지를 판단하도록 주시하는 것을 추천한다. 초기에는 '턱관절질환 자가 조절 치료' 초책자(부록 3)와 외측익돌근 신장을 위한 운동이 환자에게 제공된다. 근육통이 투약이 필요할 만큼 심하다면 일반적으로 진통제(예를들어 ibuprofen 800 mg, 하루 3회)와 근이완제(예를 들어 diazepam 5 mg, 취침 전에 1-2정)로 충분히 도움을 받을 수 있다.

◉ QUICK CONSULT

### 단계적인 접근 치료의 제공

외측익돌근경련 치료는 단계적인 접근으로 행해지고 초기 치료는 적절하게 문제가 해결되는지를 판단하도록 주시할 수 있는 것을 추천한다.

턱관절 신장 운동(부록 5와 같이)은 일반적으로 폐구근에 대한 것이고 외측익돌근의 통증을 악화시키는 경향이 있을 수 있다. 하외측익돌근을 신장하는 것은 그림 9-3과 같이 엄지손가락을 동측의 최후방치아에 위치시키고 손가락들로 하악을 감싼다. 어떤 사람들은 우세하거나 우세하지 않은 손을 사용하는 것을 선호한다. 일부 술자들은 견치 끝에 눌리는 불편함을 방지하기 위해서 엄지 손가락과 환자의 치아 사이에 거즈를 놓는 것을 선호한다.

엄지손가락으로 아래로 누르고 턱은 위로 올린다. 이것은 하악을 회전시키고 하악과두를 견인하고 하악과두를 움직이는 공간을 더 제공한다. 하악과두를 견인하는 동안 약 4파운드의 힘으로 하악의 후방을 누르고 약 30초간 유지한다. 힘은 풀

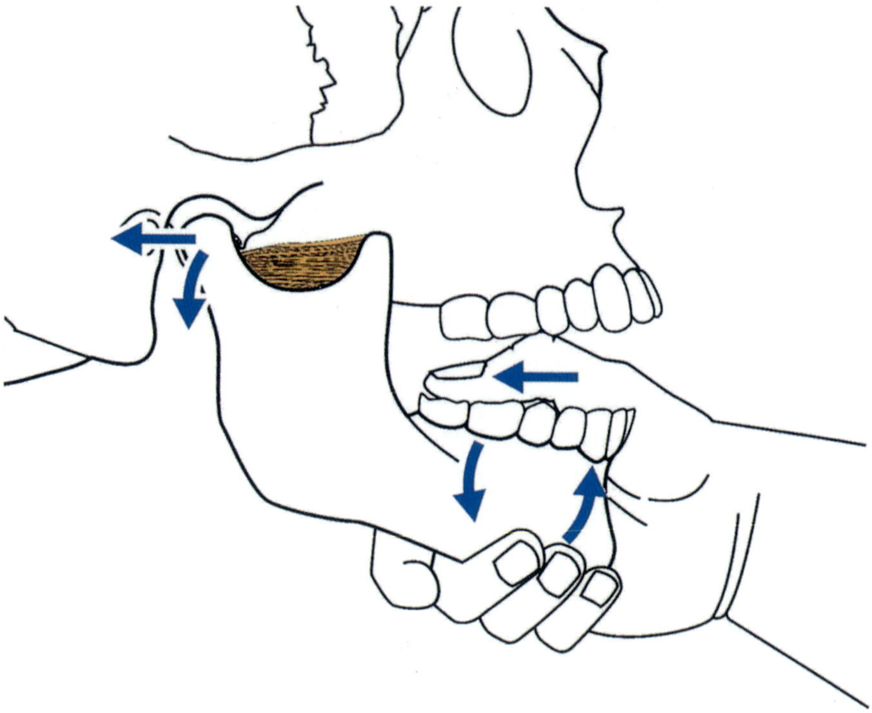

그림 9-3. 외측익돌근의 신장

지만 하악은 손으로 유지한다.

약 10초 후에 외측익돌근의 신장을 30초간 반복한다. 이러한 신장을 6회 완성하고 손을 제거하고 환자에게 가볍게 다물도록 한다. 일반적으로 환자는 치아가 더 잘 맞게 되고 통증은 감소한다. 이러한 신장을 환자 스스로 연습하도록 하고 필요한 만큼 조작을 수행하도록 지시한다.

턱관절 염증이 있는 환자는 하악을 후방으로 누를 때 통증이 악화된다. 턱관절 염증이 외측익돌근와의 연결부에 있다면 외측익돌근은 천천히 신장시키고 환자에게 너무 많은 힘이 사용되는지의 여부를 물어본다.

환자는 참을 수 있을 때까지 하외측익돌근의 점진적이고 활동적인 신장을 해야 하고 이러한 과정이 근육이나 턱관절을 악화시키는 가를 확인해야 한다. 하루에 6번씩 6회의 연속적인 신장과 30초간의 유지가 권고된다.

환자가 이러한 방법으로 신장을 할 수 없고 입안에 손가락을 넣는 것을 좋아하지 않는다면 다른 방법으로 설압자를 이용하여 하악을 후퇴시키고 치아를 이개시키는 방법이 추천된다. 설압자의 끝이 구강외로 나오는 채로 상,하악 전치부 사이에 위치시킨 설압자를 수직적으로 약 45도 아래로 살짝 치는 방법으로 이러한 운동을 시행한다. 환자는 설압자를 따라서 하악을 천천히 전방으로 이동하고 하악을 이완시키고 하악을 다시 후방으로 운동시켜[3] 처음에 권유되었던 후방 위치에서 유지시킨다.

추후 약속 때, 외측익돌근경련이 있는 환자들의 대부분은 운동으로 증상이 호전되거나 조절할 수 있다고 보고 되었다. 이러한 초기 처치들이 근경련을 해결하지 못하거나 근경련이 재발한다면 전통적인 턱관절질환 치료(예를 들어 교합 장치 치료 또는 기여인자의 파악 및 변경)가 시행되어야 하고 이것이 도움 되는 것으로 보인다.

◉ QUICK CONSULT

## 외측익돌근경련 증상의 감소

외측익돌근경련이 있는 환자들의 대부분은 운동으로 증상이 호전되거나 조절될 수 있다고 보고 되었고 추가적인 치료는 필요 없다.

진단에 턱관절염증이 포함된다면 일반적으로 환자는 항염증약물이 처방되도록 추천한다. 외측익돌근경련과 비교해서 단지 약간의 턱관절염증이 존재한다면 naproxen 500 mg, 하루 2회를 처방한다. 일차진단이 턱관절염증이라면 최근에 발생했거나 만성적인 상태에서 급성으로 악화되었다면 그리고 통증이 약한 정도에서 중등도라면 필자는 환자에게 '턱관절질환 자가 조절 치료' 소책자와 naproxen 500 mg, 하루 2회를 처방한다. 통증이 전체 10을 기준으로 6이나 그 이상이라면 '턱관절질환 자가 조절 치료' (부록 3)와 더불어 17장에 나오는 '항염증 약물' 에 논의되는 Medrol Dosepak-naproxen 을 처방한다. 환자의 경우는 증상이 해결되는 것이 선행되어야 한다. 그렇지 않으면 전통적인 턱관절질환 치료가 시작되어야 하고 턱관절 염증 해결에 이익이 되는 것이 보여야 한다.

최대교두감합위로의 폐구가 불가능한 것은 일시적인 현상이기 때문에 술자는 이러한 일시적인 위치에서 교합조정을 하지 않는 것이 중요하다.

## REFERENCES

1. American Academy of Orofacial Pain, with Okeson JP (ed). Orofacial Pain: Guidelines for Assessment, Diagnosis and Management. Chicago: Quintessence, 1996:140.
2. Okeson JP. Bell's Orofacial Pains, 5th edition. Carol Stream, IL: Quintessence, 1995:283.
3. Gray RJ, Davies SJ. Emergency treatment of acute temporomandibular disorders: part 1. Dent Update 1997;24(4):170–3.

# Chapter 10

# 급성 비정복성 턱관절원판 전위

## FAQs

**Q :** 환자가 비정복성 급성 턱관절원판 전위를 가진다면 임상의들은 턱관절 걸림 현상을 해소시켜야만 하는가?

**A :** 급성 비정복성 턱관절원판 전위의 기간이 길수록 치과의사들이 턱관절 걸림증을 풀어주는 것이 더 어려워 진다. 그러나 이런 술식을 시행하면 안되는 시간적 제한 요소는 없다.

이런 질환을 가진 환자들은 외측 익돌근 근경련(lateral pterygoid myospasm)을 가진 환자들과 유사한 증상을 보인다. 두 경우 모두 개구제한, 반대측으로의 측방이동과 전방 운동의 제한을 보인다. 다행히 두 질환의 많은 임상적 차이점으로 임상의들이 감별진단이 가능하다. 비정복성 급성 턱관절원판 전위를 가진 환자는 통증 없이 최대교합으로 자신의 치아를 물 수 있는 반면 근경련 환자들은 그렇지 못하다.

◉ QUICK CONSULT

### 비정복성 급성 턱관절원판 전위의 관찰

이 질환을 가진 환자들은 외측 익돌근 근경련(lateral pterygoid myospasm)을 가진 환자들과 유사한 증상들을 보인다. 즉 두 환자들 모두 개구제한, 반대측으로의 측방이동과 전방 운동의 제한을 보이게 된다.

### 외측익돌근 근경련과의 감별

비정복성 급성 턱관절원판 전위를 가진 환자들은 외측익돌근 경련을 가진 환자들과 여러 가지 임상적 차이를 보인다. 일반적으로 비정복성 급성 턱관절원판 전위를 가진 환자들은 통증이 없이 최대교합으로 자신의 치아들을 물 수 있는 반면 근경련 환자들은 그렇지 못하다.

비정복성 급성 턱관절원판 전위와 관련된 증상들은 진단에 유용한 신뢰도 있는 임상적 지표이다. 증상은 갑자기 발생하며 개구제한과 하악의 반대측으로 측방이동 및 전방운동 제한을 보이고, 최대 개구시 하악의 편측으로의 편향, clicking, popping의 감소 혹은 일시적인 턱걸림(locking) 현상을 보인다.[1] 갑작스런 증상은 다음과 같은 변화를 야기한다. 즉 정상적으로 입이 벌어지면서 식사가 가능했던 환자들이 갑자기 턱관절 잡음(click, popping)이 발생하던 위치까지 입을 벌리기 어려워지거나 일시적인 턱관절 걸림 증상이 나타나게 된다. 환자들은 턱관절의 활주운동이 제한을 받는다는 것을 인식하게 되며 약 20~30 mm의 개구량을 보이는 경향이 있다.

◉ QUICK CONSULT

### 증상에 관한 질문

환자들은 턱관절의 활주운동이 제한을 받는다는 것을 인식하게 되며, 약 20~30 mm의 개구량을 보이는 경향이 있다.

임상 평가 시 환자들은 개구시 악골편위 혹은 운동제한의 증상이 잘 나타나지 않는 경향이 있다. 그 이유는 반대측으로 악골 운동시 통증이 심하거나 통증이 있는 턱관절을 보호하려는 작용 때문이다. 이 질환은 'TMJ Disc Displacement' diagram (부록 2)의 우측 하단에 잘 설명되어 있다. 환자가 입을 벌리고 하악과두가 활주운동을 하면 과두는 관절원판의 후방 밴드에 의해 방해를 받고 관절원판은 정복되지 않는다. 과두가 관절원판 후방 밴드와 반복적으로 부딪치거나 무리하게 입을 크게 벌리면 관절원판 후조직이 과도하게 신장되면서 활액으로 염증 및 통증 산물을 유리한다. 이것이 턱관절의 염증을 유발하고 통증의 주 원인도 된다.

❖ TECHNICAL TIP

### 비정복성 급성 턱관절원판 전위에 대한 설명

이 질환은 'TMJ Disc Displacement' diagram(부록 2)의 우측 하단에 잘 설명되어 있으며 환자들에게 설명할 때 도움이 될 것이다.

◑ FOCAL POINT

과두가 관절원판 후방 밴드와 반복적으로 부딪치거나 무리하게 입을 크게 벌리려 하면 관절원판 후조직이 과도하게 신장되면서 활액으로 염증 및 통증 산물을 유리하게 된다. 이것이 턱관절의 염증을 유발하고 통증의 주 원인으로 관여하게 된다.

환자는 대개 통증의 근원지로서 턱관절을 지적하며 촉진시 가장 압통을 보이는 부위가 된다. 종종 턱관절 통증으로 인해 저작근이 팽팽해지고 (protective muscle splinting) 촉진시 압통 및 통증이 존재하게 된다. 운동 제한의 근원을 파악하기 위해 환자의 입을 크게 벌려 제한되는 해부학적 구조물을 평가할 수 있다(제3장의 'Additional Evaluations' 에서 언급됨).

어떤 환자들은 전방 혹은 후방 악이복근 (digastric muscles)의 통증을 호소하기도 하는데 이 근육들은 반복적인 강력한 수축력을 발휘하지는 않지만 약간의 악골 개구에 관여한다. 운동제한을 피하거나 신장시키려는 의도로 환자가 반복적으로 입을 벌리거나 관절원판을 밀어낼 때 이 근육들에서 통증이 발생한다.

간혹 직접적인 외상이 비정복성 급성 관절원판 전위를 유발한다.[4] 환자의 갑작스런 개구제한은 외부 외상과 관련이 있으며 근육 손상, 턱관절 염증 및 골절이 운동제한의 원인으로 고려될 수 있다. 이런 경우엔 파노라마 방사선 촬영으로 골절과 감별해야 한다.

질환의 시작은 구강악습관과 같은 이상활동을 통해 턱관절에 반복적인 과부하가 가해지는 것과 많은 연관성이 있다.[5, 6] 관절원판 후 조직이 얇아지는 것이 질환을 유발한다고 생각되며[3, 7] 턱관절의 과부하뿐만 아니라 구강 악습관은 관절강을 감소시킬 수 있다.[8, 9]

'TMJ Disc Displacements' 도해를 사용하여 환자에게 이 질환에 대해 쉽게 설명할 수 있다. 환자 앞에 도해를 펼쳐놓고 좌측 하단 그림에 있는 복위성 관절원판 전위 기전(발병 전에 대부분의 환자들이 갖고 있던 질환이다)을 설명하고 과두가 반복적으로 관절원판 후조직에 부하를 가하면서(구강악습관, 딱딱한 음식을 먹는 행위 등을 통해 발생) 조직이 얇아지고 과두는 관절와의 높은 부분에 위치하게 됨을 설명한다. 과두가 관절원판 위로 복위되기 위해서는 관절원판 후방 밴드 하방으로 과두가 주행하여야 한다. 그러나 이것은 어렵고 환자의 상황에서 과두는 후방 밴드 하방으로 움직일 수 없게 된다. 결국 우측 하단의 도해에서 보이는 바와 같이 후방 밴드는 과두의 전방 활주운동을 방해하게 된다.

이런 장애를 치료하기 위한 계획을 세우면서 우리는 환자에게 근육들(폐구근: 교근, 측두근,내측익돌근)에 유지되는 긴장이 과두가 관절와의 높은 위치에 고정시킴으로써 장애가 지속된다는점에 대해 설명해야 한다. 또한 근육에 유지되는 긴장이 관절원판 후조직에 부하를 증가시킨다는 점을 설명한다. 이러한 긴장은 스트레스, 구강악습관 혹은 저작과 관련이 있다.

어떤 환자들은 이런 장애가 간헐적으로만 발생하고 치과에 내원하였을 때는 존재하지 않는다고 호소한다. 이런 경우는 장애가 시작되기 전에 존재하였던 증상들에 대한 문진과 앞서 언급되었던 역학적 문제점들을 고려하여 비복위성 간헐적 급성 턱관절원판 전위(intermittent acute TMJ disc displacement without reduction)라고 진단할 것을 추천한다. 환자들은 보통 주간의 구강악습관, 야간의 구강악습관 혹은 저작과 관련된 clicking 및 간헐적 걸림증에 대해 언급하는 경향이 있다.[3]

환자가 간헐적 장애를 가지면서 아침에 깨어난다면 야간 구강악습관이 일차적인 원인일 수 있으며 임상의들은 'TMD Self-management Therapies' (부록 3)를 숙지한 후 취침시 자세에 각별한 관심을 가지고 환자에게 야간에 착용할 수 있는 교합장치를 장착해 줄 것을 추천한다. 이런 치료법으로 장애가 잘 해결되지 않는다면 다른 보편적인 턱관절장애 치료법이 도움을 줄 수 있다(19장의 보존적 치료법 참조).

◉ QUICK CONSULT

### 주간의 간헐적 증상들의 관찰

환자가 간헐적 장애를 가지면서 아침에 깨어난다면 야간 구강악습관이 일차적인 원인일 수 있다.

주간에 간헐적 장애 증상이 발생하면 일차적인 원인은 주간의 근육 긴장 및 구강악습관일 수 있다. 턱관절장애 자가관리법 교육(TMD self-management instructions) 이외에 환자 자신이 주간의 근육 긴장과 구강악습관을 인식하고 그것들을 중단하는 방법을 배워야 한다(구강악습관을 중단하는 방법은 14장의 'Breaking Daytime Habits' 에 언급되어 있다). 이런 방법으로 장애가 잘 해소되지 않는다면 필자는 정신과의사에게 의뢰하여 환자가 주간의 구강악습관을 중단시킬 수 있도록 요청한다(구강악습관을 중단하는 방법은 14장의 'Breaking Daytime Habits' 에서 언급되어 있다). 환자가 추가적인 도움을 필요로 한다면 잠잘 때 착용하던 장치를 저녁 및 야간에 착용함으로써 치료 효과를 극대화할 수 있도록 한다. 환자가 주간의 근육긴장과 구강악습관을 조절할 수 있는 방법을 습득할 때까지 주간에도 제한된 기간 동안 장치를 착용할 수 있다(식사 중 제외). 이런 방법으로도 장애가 해소되지 않는다면 다른 치료법을 고려해야 할 것이다(19장 참조).

◉ QUICK CONSULT

### 주간의 간헐적 증상 관찰

환자가 주간에 간헐적 장애가 발생한다면 주간의 근육긴장 및 구강악습관이 일차적인 원인일 수 있다.

간헐적 장애를 가진 환자들의 턱관절 걸림증을 해소하기 위해 유용한 3가지 술식이 있다. 필자의 환자의 경우 약 1/2은 자신의 턱관절 전방 1/2 inch 지점에 손가락을 대고 내방과 약간 후방으로 압박을 가하면서 턱을 좌우측으로 움직임으로써 스스로 자신의 턱관절 걸림증을 해소할 수 있었다. 이런 압박이 과두와 관절와 사이의 조직을 밀게 되며 과두가 관절원판 후방밴드 하방으로 좀 더 쉽게 이동할 수 있도록 한다고 생각된다.

❖ TECHNICAL TIP

## 비정복성 간헐적 급성 턱관절원판 전위의 걸림증 해소법

간헐적 장애를 가진 환자들의 턱관절 걸림증을 해소하기 위해 유용한 3가지 술식이 있다.

두 번째 과정은 환자들이 의도적으로 교근과 측두근을 마사지하면서 충분히 이완시키는 방법이다. 근육들이 이완되면 환자들에게 턱을 좌우측으로 움직이도록 한다. 간헐적 장애가 발생할 때 폐구근들이 종종 경직되면서 과두를 관절와의 높은 위치에 고정시키는 경향이 있다. 근육들이 이완되면 과두는 약간 신장되면서 환자가 하악을 반대측으로 움직일 때 관절원판의 후방 밴드 하방으로 쉽게 미끄러져 움직일 수 있게 된다.

일부 학자들이 유용하다고 생각하는 세 번째 술식은 하악을 가능한 반대측으로 멀리 움직이게 한 후 최대로 입을 벌리는 것이다.[4] 이렇게 함으로써 과두가 관절원판 상방으로 강하게 복위될 수 있지만 강력한 복위가 이루어지면서 많은 불편감을 유발할 수 있다.

처음엔 환자들에게 자신의 턱관절 전방부를 압박할 것을 추천한다. 이 방법은 신속한 복위를 이룰 수 있는 비침습적인 방법이다. 그러나 이 방법에도 불구하고 턱관절 걸림증이 해소되지 않는다면 하악을 좌우측으로 움직이면서 측두근과 교근을 마사지하면서 이완시킨다. 세 번째 방법은 갑자기 복위되면서 심한 불편감을 유발하기 때문에 최후의 방법으로 선택하는 것이 좋다.

간헐적 장애를 가진 환자들은 간헐적 걸림증과 턱관절 통증을 해소하기 위한 보존적 방법으로 치료할 것을 추천한다. 그렇지 않은 경우, 간헐적 걸림증에서 지속성으로 진행될 것이 우려되는데 턱관절 통증의 심도는 지속성으로 이행될 여부를 예측할 수 있는 요소들 중 하나이다.[10]

지속성 장애를 가진 환자의 경우 어떤 임상의들은 증상이 수 주 이내일 경우엔 턱관절 걸림증을 정복하려고 시도한다. 정복술이 시도될 수 없는 시간적 제한은 분명하지 않지만 증상이 오래될수록 걸림증을 해소할 가능성은 낮아진다.[3,4] 임상의들은 MRI 영상에서 완전한 정복이 이루어지지 않았을지라도 환자가 즉시 정상적 개구를 회복할 수 있기 때문에 걸림증을 해소한 것이 성공적이었다고 쉽게 말할 수 있다.[11]

첫 번째 시도할 술식은 환자 스스로 자가 정복하도록 하는 방법이다. 환자에게 계속 폐구근을 마사지하면서 이완시키고 하악을 가능한 반대측으로 멀리 움직인 후 최대로 입을 벌리도록 함으로써 턱관절 걸림증 해소를 수차례 시도하도록 교육시킨다. 이 방법이 실패하면 임상의가 도수 정복술을 시도하는데 편측의 최후방 구치부에 엄지손가락을 얹어놓고 다른 손가락들로 하악골 주변을 감싼 후 후방 대구치 부위를 하방으로 압력을 가하면서 턱을 상방으로 이동시킨다(그림 10-1). 이 동작은 탄산음료수 병의 뚜껑을 제거하는 것과 유사하다. 어떤 임상의들은 교두 첨부를 압박할 때 발생하는 불편감을 피하기 위해 치아와 엄지손가락 사이에 거즈를 놓기도 한다. 턱관절을 신전시키면서 환자에게 앞서 언급한 운동을 여러 번 반복하도록 지시한다.[4] 이 술식이 실패하면 턱관

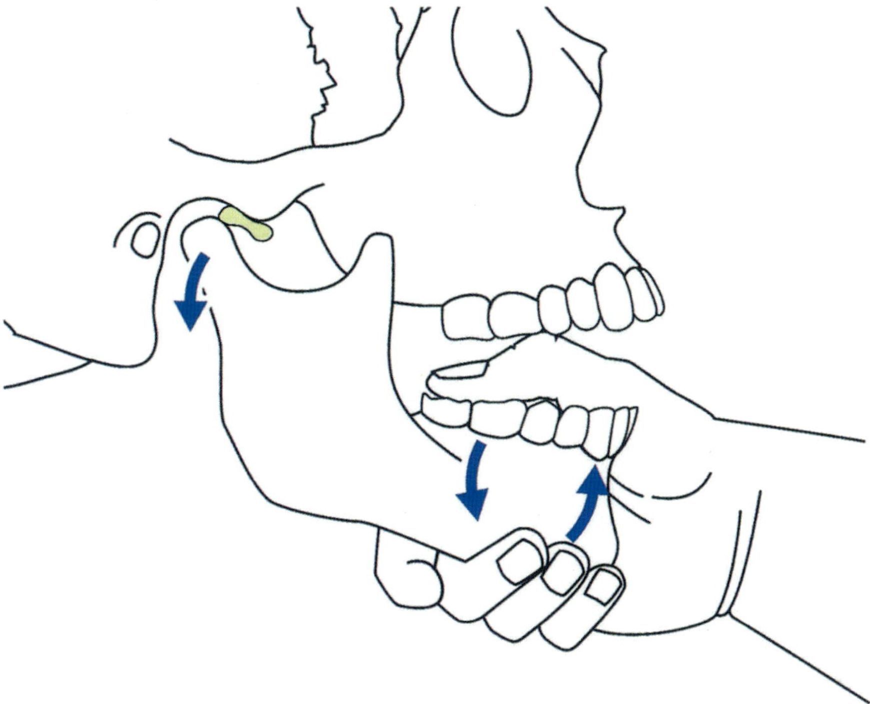

그림 10-1. 턱관절의 도수 견인술(manually distraction) 모식도

절 걸림증을 해소하기위해 과두를 전방과 내방으로 움직이도록 시도하면서 턱관절 정복을 계속 수행한다(그림 10-2).

이러한 술식들이 실패하고 환자와 임상의가 계속 정복술을 시도하려 한다면 여러 가지 부가적인 술식이 함께 사용될 수 있다. 즉 환자의 통증을 감소시키고(통증 완화는 환자의 방호막을 감소시킨다) 동시에 안락한 자세로 이완시킨다(이완은 폐구근의 긴장을 감소시킨다). 부가적인 술식엔 Nitrous oxide-oxygen 흡입, 외측익돌근 국소마취, 외측익돌근과 교근의 국소마취, 턱관절 국소마취 및 경구용 소염제와 근육이완제 복용 등이 있다.[3, 12-14] 투약 후 앞서 언급된 것과 동일한 방법으로 정복술을 다시 시도한다.

턱관절 걸림증을 성공적으로 해소시킨 후에 정복된 위치에 과두가 유지될 수 있도록 종종 전방 재위치 교합장치를 착용하기도 한다(그림 10-3). 그렇지 않은 경우, 과두가 다시 관절 원판 후방으로 이동하면서 걸림증이 재발하기도 한다. 임시 전방 재위치 교합장치를 신속하고 쉽게 제작하는 방법은 crown and bridge 인상을 위해 사용되는 putty를 사용하는 것이다.[15] 과두가 관절원판 위로 정복된 안정위에 유지되도록 하기 위해 환자로 하여금 상하악 전치 절단연을 접촉하도록 한다. Putty를 4~5 inch 길이의 두꺼운 로프 모양으로 혼합하고 환자에게 입을 벌리도록 한 후 치아들의 교합면과 절단연을 따라 재료를 올려놓고 전치부 절단연이 접촉되도록 입을 다물도록 지시한다. 교합장치는 하악 치아들에서 유지를 얻으면서 상악 치아들의 절단연이 1~2 mm 깊이로 찍히도록 다듬는다(그림 10-4, 10-5).

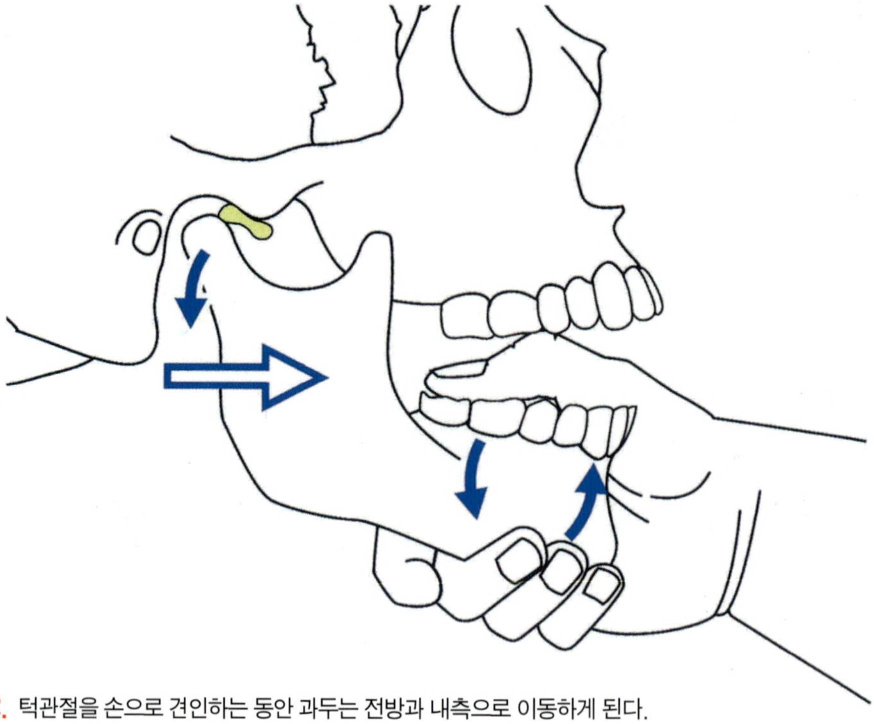

**그림 10-2.** 턱관절을 손으로 견인하는 동안 과두는 전방과 내측으로 이동하게 된다.

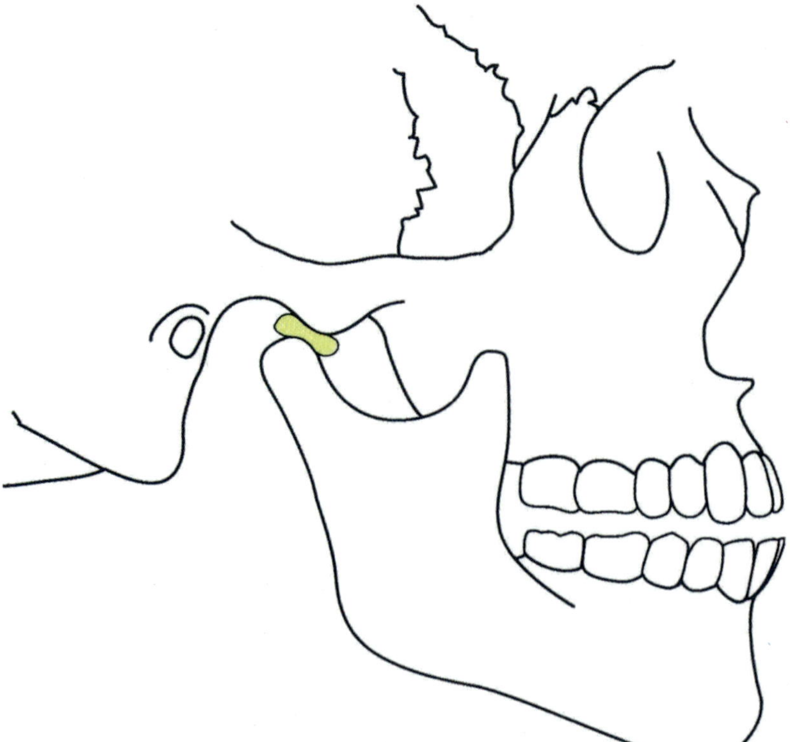

**그림 10-3.** 정복된 위치에서의 과두 상태

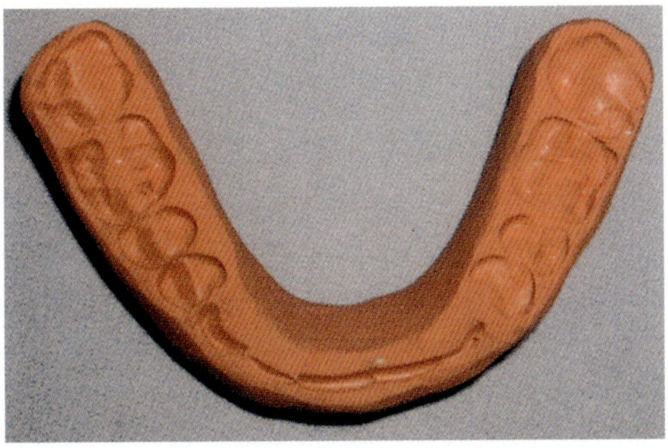

**그림 10-4.** 하악에 장착될 임시 전방위 교합장치의 모습

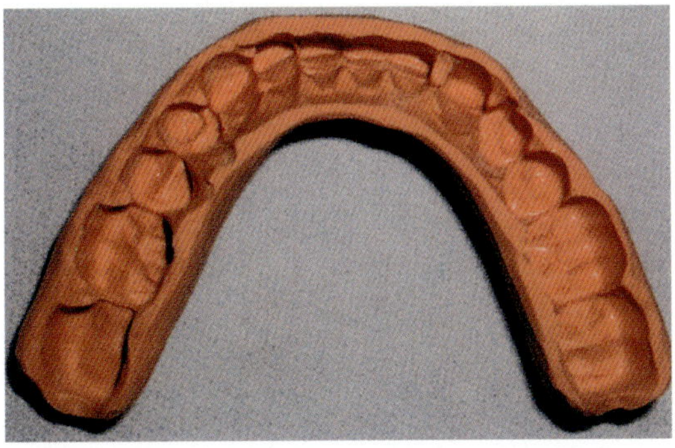

**그림 10-5.** 상악에 장착될 임시 전방위 교합장치의 모습

❖ TECHNICAL TIP

### 임시 전방재위치 교합장치 제작

임시 전방 재위치 교합장치를 신속하고 쉽게 제작하는 방법은 crown and bridge 인상을 위해 사용되는 putty를 사용하는 것이다.

이 장치를 착용할 필요성은 장애가 재발되는 환자의 성향에 따라 다양할 것이다. 초기엔 많은 환자들이 식사 중을 포함하여 24시간 동안 착용할 필요가 있다. 제작에 필요한 시간 때문에 환자가 안정위 교합장치(stabilization applicance)를 가지고 있지 않다면 임상의는 가능하면 빨리 인상을 채득하고자 할 것이다. 1주 후에 전방 재위치 교합장치를 안정위 교합장치로 교체하고 24시간 장착하도록 할 수 있지만 장애가 재발되는 환자의 성향에 따라 그 필요성은 조절될 수 있다. 시간이 경과하면서 서서히 안정위 교합장치 착용시간을 줄여 나간다. 통증의 심도에 따라 소염제 및 근육이완제를 처방할 수도 있다(17장 'Pharmacological management' 에서 언급).

임상에서 필자도 환자들의 턱관절 걸림증을 해소하는 데 실패하기도 한다. 턱관절 걸림증이 해소되지 않거나 해소되었다하더라도 안심이 되지 않으면 보존적인 턱관절 치료법으로 환자들을 적절히 관리할 수 있다.[12, 16] 사실상 많은 환자들이 치료 없이도 개선될 수 있으며 수주 혹은 수 개월이 경과한 후 증상들이 점차 사라지기도 한다.[1, 17, 18]

◉ QUICK CONSULT

### 턱관절 걸림증 해소(Unlocking the TMJ)

임상에서 필자도 환자들의 턱관절 걸림증을 해소하는 데 실패하기도 한다.

◑ FOCAL POINT

턱관절 걸림증이 해소되지 않는다면 보존적인 턱관절 치료법으로 환자들을 적절히 관리할 수 있다.

이 장애를 가진 환자들에서 치료가 시행되지 않았던 증례들에 관한 연구가 있었으며(임상 증상이 경미한 경우) 6개월, 12개월, 18개월 후 각각 임상 증상의 1/3, 1/2, 2/3이 해소되었음이 보고되었다.[18] 또한 보다 젊은 환자군에서 치료 없이도 증상이 쉽게 사라지는 것을 발견하였다.[19]

종종 무의식적으로 관절원판 후조직에 신장력을 가하는 경우 장애가 진행되는 것으로 생각된다. 환자들은 온종일 제한되는 지점까지 입을 벌리면서 과두가 관절원판을 전방으로 밀어낸다. 이 과정은 환자가 말을 할 때, 웃을 때, 음식을 입에 넣을 때 무의식적으로 발생된다. 관절원판을 반복적으로 전방으로 밀어내게 되면 시간이 경과하면서 관절원판 후조직은 많이 신장될 것이다. 관절원판 후조직이 신장되면 관절원판은 전방으로 이동되고 과두의 활주 운동 경로에서 벗어나면서 다시 정상적 개구량을 회복할 수도 있다. 그러나 시간이 지나면서 관절원판 후조직은 덜 신장되고 활액으로 유리된 염증 및 통증산물이 감소되면서 턱관절 염증이 개선될 수 있다. 관절원판 후조직에 가해지는 미세외상(구강악습관, 근육 긴장 등)이 감소하면 턱관절 염증은 완전히 해소될 수도 있다.

### FOCAL POINT

이 장애를 가진 환자들은 온종일 제한되는 지점까지 입을 벌리면서 과두가 관절원판을 전방으로 밀어낸다. 관절원판을 반복적으로 전방으로 밀어내게 되면 시간이 경과하면서 관절원판 후조직은 많이 신장될 것이다.

많은 환자들이 최소한의 치료로 호전될 수 있지만 다른 환자들은 심한 통증으로 적극적인 도움이 필요할 수 있다. 턱관절 염증과 부하를 감소시키기 위해 일차적으로 보존적 치료를 시도해야 한다. 보존적 치료법은 관절원판 후조직의 신속한 적응성 변화를 촉진시키는 활액 환경을 제공해 준다. 과두의 활주운동 경로에서 벗어난 관절원판의 유동성을 증가시키기 위한 부가적인 신장요법이 도움을 줄 수 있다.

특정 보존적 치료법을 언급할만한 충분한 연구는 시행된 것이 없으며 보존적 치료의 성공은 환자들에 따라 매우 다양한 양상을 보인다.[9] 대부분의 환자들은 보존적 요법으로 성공적으로 치료될 수 있지만 어떤 환자들은 만족스런 개선 효과를 보이지 않고 치료수준을 더욱 향상시킬 필요가 있다.

필자가 초기에 환자들에게 제공하는 보존적 치료의 양은 통증의 정도, 장애를 가지고 있었던 기간, 개구제한이 개선되었는지 여부에 따라 다양하다. 환자들 모두에게 턱관절장애에 관여하는 악습관을 중단하도록 강조하면서 앞서 언급되었던 설명과 'TMD Self-management Therapies' (부록 3)에 대한 정보를 제공해야 한다.

### QUICK CONSULT

## 보존적 치료 제공

필자가 초기에 환자들에게 제공하는 보존적 치료의 양은 통증의 정도, 장애를 가지고 있었던 기간, 개구제한이 개선되었는지 여부에 따라 다양하다.

필자의 환자들은 대부분 그들이 운동할 때 통증이 너무 심해지지 않는다면 신전운동(stretching exercise)을 시행한다. 만약 환자가 신속히 개구량을 회복한다면 운동은 불필요하다고 생각된다. 운동 자체가 턱관절을 악화시킬 수도 있지만 대부분의 환자들은 소염제를 투여 받으면운동에 잘 적응할 수 있다. 그림 5-1에서 보여진 바와 같은 운동을 수행하도록 교육하고 30~60초간 신장된 상태를 유지하면서 하루 6회 운동을 하도록 한다. 힘의 양, 신장이 유지되는 시간, 하루에 수행되는 신장운동의 횟수는 턱관절 통증에 잘 견딜 수 있는 한도 내에서 균형을 맞추어 결정될 필요가 있다.[4] 가능하면 운동 전에 열패드로 턱관절에 미리 온찜질을 하는 것이 좋다.[20]

필자는 일반적인 약물 지침서에 따라 지속적인 통증을 가진 환자에게 약물을 처방한다. 투여 방법은 환자의 변동성 통증 강도 유형, 턱관절 촉진 시 압통과 정서적 영향에 따라 다양하다. 환자가 낮은 정도의 턱관절 통증(3/10 이하)을 호소한다면 500 mg naproxen, b.i.d.를 처방한다. 턱관절 통증이 5/10 이상이라면 17장의 'Anti-inflammatory Medications' 에서 언급된 Medrol Dosepak-naproxen 요법을 사용한다. 야간 이갈이 습관이 턱관절 염증의 기여요인으로 판정되면(환자는 아침에 심한 턱관절 통증을 가지면서 깨어난다) 안정위 교합장치가 장착되기 전까지 야간 악습관을 감소시키기 위해 취침 전에 1~2알의 5 mg diazepam을 처방한다.

근육 통증이 있다면 취침 전에 5 mg diazepam을 1~2알 처방한다. 주간에 극심한 통증을 유발하는 근육성 통증이 있다면 아침에 1/2알, 낮에 1/2알을 추가 처방하는 것을 고려해야 하며 환자에게 잠재적인 부작용 및 파생효과에 대해 설명해야 한다. 필자는 환자에게 양호한 효과가 나타난다면 5 mg diazepam을 취침 전에 1~2알, 그리고 비스테로이드성 소염제를 지속적으로 처방한다.

장애가 오래 지속되었던 환자들에서 보존적 치료에 잘 반응을 보이지 않는 경우가 많다.[6] 따라서 초진 시 환자가 2개월 이상 증상이 지속되었다고 언급하거나 개구제한의 개선이 전혀 없는 경우 필자는 초기치료의 일부로서 안정위교합장치를 포함시키고 있다. 다른 치료 이외에 안정위 교합장치는 이런 환자들에게 큰 장점이 있다.[6, 16]

환자가 하악 인상을 채득할 수 있을 만큼 충분히 입을 벌릴 수 없다면 다음과 같은 방법들이 대안이 될 수 있다: (a)상악 인상만 채득한 후 대합치의 모형을 필요로 하지 않는 장치를 제작한다, 예: 연성장치(soft appliance); (b)트레이의 설측 flange의 일부를 제거한 후 하악 인상을 채득한다. (c)이런 인상채득이 부적당하고 하악 장치를 선호한다면 연성장치와 같은 임시 하악 장치를 제작한다. 그리고 개구량이 충분히 개선된다면 한 번 장치를 교체하는 것이 바람직할 수 있다.

치료 도중에 환자가 초기 치료에 잘 반응하는지를 확인하기 위해 개구량과 통증 정도를 주의깊게 평가해야 한다. 환자가 1~2주 내에 아주 긍정적인 반응을 보이지 않는다면 장치를 첨가함으로써 치료 효과를 증진시킬 필요가 있다.

치료 중에 환자가 자신의 턱관절 걸림증이 해소되었다고 얘기하는 경우가 많다. 이런 경우는 턱관절 걸림증이 즉시 재발되지 않고 전방위 교합장치가 필요하지 않기 때문에 턱관절 걸림증을 해소하기위해 수조작술(manipulation)을 시행할 때와 상황이 다르다. 턱관절 걸림증이 재발된다 하더라도 통증 정도가 심한 경우에 장애가 재발될 가능성이 매우 큼으로 환자는 계속 치료를 받는 것이 중요하며 점차 증상이 해소될 수 있다.[10]

환자가 보존적 치료에도 불구하고 개선되지 않거나 서서히 증상이 진행되면서 좌절하게 된다면 임상의는 치료 단계를 높여 침습적인 치료를 고려할 필요가 있다.[21] 여러 연구들에서 보존적 치료, 상관절강세정술, 관절내시경수술이 이런 장애를 개선시키는데 유사한 효과를 가진다고 보고하고 있다.[16,22] 상관절강세정술 혹은 관절내시경수술을 통해 턱관절로부터 통증 및 염증성 산물을 씻어냄으로써 환자들의 관절원판후 조직이 신속하게 신장될 수 있다. 지속적인 기여요인들(구강악습관 등)이 잘 조절되지 않으면 수술 후에 통증이 재발될 가능성이 매우 크다.[23, 24]

◉ QUICK CONSULT

### 침습적 치료 고려

환자가 보존적 치료에도 불구하고 개선되지 않거나 서서히 증상이 진행되면서 좌절하게 된다면 임상의는 치료 단계를 높여 침습적인 치료를 고려할 필요가 있다.

보존적 치료가 실패하였다고 판명될 경우 신속하게 침습적인 치료를 위해 환자를 의뢰해야 한다. 장애를 오래 보유할수록 상관절강 세정술의 장점이 감소되며 관절내시경수술과 같은 좀더 침습적인 외과적 술식이 필요할 수 있기 때문이다.[25] 국소마취제, 스테로이드, sodium hyaluronate

(턱관절 사용을 위해 FDA 승인이 아직 이루어지지 않았음) 등의 주사요법이 추천되기도 하였으며 이런 장애를 치료하는 치료방법으로 고려할 수 있다.[26, 27]

이런 장애에 대한 다른 가설이 문헌에서 제시되었다. 즉 턱관절의 과부하가 활액의 붕괴를 유발하고 suction cup과 같이 관절원판의 상부가 관절결절과 유착되는 경향을 증가시키게 된다. 과두가 활주운동을 할 때 관절원판은 관절결절에 유착됨으로써 관절원판의 전방전위가 야기되고 과두가 후방으로 움직일 때 관절원판은 전방에 고착된 상태로 유지된다. 보존적 치료는 턱관절 과부하 및 염증을 감소시킴으로써 건강한 활액을 재구성하면서 유착된 관절원판을 유리시키는 효과를 발휘할 수 있다. 압력 주사법(pressure injections)과 상관절강세정술은 이런 장애의 치료에 유용하며 보존적 치료 실패시 추천된다.[21, 28-30] 이런 상황에 대한 좀더 많은 정보가 얻어질 필요가 있기 때문에 별도의 독립된 턱관절 장애로 인식되기도 한다.

임상의들은 활주운동의 장애가 턱관절 내에서의 신생물 성장에 의해 야기될 수도 있음을 인식할 필요가 있다.[31] 턱관절 내에서 발생하는 신생물은 매우 드물지만 초기 진단 시 혹은 초기치료에 환자의 증상이 개선되지 않을 경우 횡두개방사선, 파노라마 방사선과 같은 촬영을 통해 감별해야 한다.

## References


1. Isberg A, Stenstrom B, Isacsson G. Frequency of bilateral temporomandibular joint disc displacement in patients with unilateral symptoms: a 5-year follow-up of the asymptomatic joint—a clinical and arthrotomographic study. Dentomaxillofac Radiol 1991;20(2):73–6.
2. Fricton JR, Schellhas KP, Braun BL, Hoffmann W, Bromaghim C. Joint disorders: derangements and degeneration. In: Fricton JR, Kroening RJ, Hathaway KM (eds). TMJ and Craniofacial Pain: Diagnosis and Management. St Louis: Ishiyaku EuroAmerica, 1988:85–130.
3. Pertes RA, Gross SG. Disorders of the temporomandibular joint. In: Pertes RA, Gross SG (eds). Clinical Management of Temporomandibular Disorders and Orofacial Pain. Chicago: Quintessence, 1995:75–8.
4. Okeson JP. Management of Temporomandibular Disorders and Occlusion, 5th edition. St Louis: CV Mosby, 2003:448–53.
5. Molina OF, dos Santos J Jr, Nelson SJ, Nowlin T. A clinical study of specific signs and symptoms of CMD in bruxers classified by the degree of severity. Cranio 1999;17(4):268–79.
6. Stiesch-Scholz M, Fink M, Tschernitschek H, Rossbach A. Medical and physical therapy of temporomandibular joint disk displacement without reduction. Cranio 2002;20(2):85–90.
7. Okeson JP. Bell's Orofacial Pains, 5th edition. Carol Stream, IL: Quintessence, 1995:310.
8. Kuboki T, Azuma Y, Orsini MG, Takenami Y, Yamashita A. The effect of sustained unbilateral molar clenching on the temporomandibular joint space. Oral Surg Oral Med Oral Pathol Oral Radiol Endod 1996;82(6):616–24.
9. Ito T, Gibbs CH, Marguelles-Bonnet R, Lupkiewicz SM, Young HM, Lundeen HC, Mahan PE. Loading on the temporomandibular joints with five occlusal conditions. J Prosthet Dent 1986;56(4):478–84.
10. Lundh H, Westesson P-L, Kopp S. A three-year follow-up of patients with reciprocal temporomandibular joint clicking. Oral Surg Oral Med Oral Pathol 1987;63(5):530–3.
11. Segami N, Murakami K, Iizuka T. Arthrographic evaluation of disk position following mandibular manipulation technique for internal derangement with closed lock of the temporomandibular joint. J Craniomandib Disord 1990;4(2):99–108.
12. Mongini F, Ibertis F, Manfredi A. Long-term results in patients with disc displacement without reduction treated conservatively. Cranio 1996;14(4):301–5.
13. Helkimo M, Hugoson A. Nitrous oxide–oxygen sedation in the diagnosis and treatment of temporomandibular joint locking: a clinical and methodological study. Cranio 1988;6(2):148–55.

14. Mongini F. A modified extraoral technique of mandibular manipulation in disk displacement without reduction. Cranio 1995;13(1):22–5.
15. Hicks NA. An efficient method for constructing a soft interocclusal splint. J Prosthet Dent 1989;61(1):48–50.
16. Schiffman E, Look J, Fricton J, Swift J, Wikes C, Templeton B, Anderson Q. TMJ disk displacement without reduction: a randomized clinical trial [abstract 3004]. J Dent Res (Special Issue) 1997;76:389.
17. Minakuchi H, Kuboki T, Matsuka Y, Maekawa K, Yatani H, Yamashita A. Randomized controlled evaluation of non-surgical treatments for temporomandibular joint anterior disk displacement without reduction. J Dent Res 200180(3): 924–8.
18. Sato S, Kawamura H, Nagasaka H, Motegi K. The natural course of anterior disc displacement without reduction in temporomandibular joint: follow-up at 6, 12, and 18 months. J Oral Maxillofac Surg 1997;55:234–8.
19. Sato S, Goto S, Kawamura H, Motegi K. The natural course of nonreducing disc displacement of the TMJ: relationship of clinical findings at initial visit to outcome after 12 months without treatment. J Orofac Pain 1997;11(4): 315–20.
20. Lentell G, Hetherington T, Eagan J, Morgan M. The use of thermal agents to influence the effectiveness of a low-load prolong stretch. J Orthop Sports Phys Ther 1992;16(5):200–7.
21. Reston JT, Turkelson CM. Meta-analysis of surgical treatments for temporomandibular articular disorders. J Oral Maxillofac Surg 2003;61(1): 3–10.
22. Murakami K, Hosaka H, Moriya Y, Segami N, Iizuka T. Short-term treatment outcome study for the management of temporomandibular joint closed lock: a comparison of arthrocentesis to nonsurgical therapy and arthroscopic lysis and lavage. Oral Surg Oral Med Oral Pathol Oral Radiol Endod 1995;80(3):253–7.
23. Schiffman E. Five-year followup of RCT comparing surgical and non-surgical TMJ acute locks. In: 26th Scientific Meeting on Orofacial Pain and Temporomandibular Disorders, March 23–25, 2001, Washington DC. Mt Royal, NJ: American Academy of Orofacial Pain, 2001.
24. Dimitroulis G. A review of 56 cases of chronic closed lock treated with temporomandibular joint arthroscopy. J Oral Maxillofac Surg 2002;60(5): 519–24.
25. Sakamoto I, Yoda T, Tsukahara H, Imai H, Enomoto S. Comparison of the effectiveness of arthrocentesis in acute and chronic closed lock: analysis of clinical and arthroscopic findings. Cranio 2000;18(4):264–71.
26. Sato S, Sakamoto M, Kawamura H, Motegi K. Disc position and morphology in patients with nonreducing disc displacement treated by injection of sodium hyaluronate. Int J Oral Maxillofac Surg 1999;28(4):253–7.
27. Suarez OF, Ourique SAM. An alternate technique for management of acute closed locks. Cranio 2000;18(3):168–73.
28. Nitzan DW, Etsion I. Adhesive force: the underlying cause of the disc anchorage to the fossa and/or eminence in the temporomandibular joint—a new concept. Int J Oral Maxillofac Surg 2002;31(1):94–9.
29. Nitzan DW, Samson B, Better H. Long-term outcome of arthrocentesis for sudden-onset, persistent, severe close lock of the temporomandibular joint. J Oral Maxillofac Surg 1997;55:151–7.
30. Nitzan DW. Arthrocentesis for management of severe close lock of the temporomandibular joint. Oral Maxillofac Surg Clin North Am 1994;6:245–57.
31. Fantasia JE. Neoplasia. In: Kaplan AS, Assael LA (eds). Temporomandibular Disorders: Diagnosis and Treatment. Philadelphia: WB Saunders, 1991:251–61.

# Chapter 11

# 턱관절 탈구

턱관절 탈구란 최대 개구상태로부터 입을 다무는 과정에 일시적 혹은 지속적인 장애가 있는 상태를 말한다. 턱관절 탈구는 하악두가 턱관절의 관절융기 전방에 위치하여 관절강 안으로 되돌아가지 못하기 때문에 일어난다. 이는 관절융기가 관절원판과 하악두의 후방운동을 방해하거나 관절원판이 하악두의 후방운동을 방해하기 때문에 일어나며 위의 두 가지 원인이 복합적으로 작용하기도 한다.

◉ QUICK CONSULT

### 턱관절 탈구의 진단

턱관절 탈구란 최대 개구상태로부터 입을 다무는 과정에 일시적 혹은 지속적인 장애가 있는 상태를 말한다.

턱관절이 탈구된 경우에도 흔히 자기 스스로 다른 사람의 도움 없이 턱관절을 본래의 위치로 유도할 수 있는데 이러한 경우를 특히 아탈구라고 한다. 하지만 이 책에서는(미국 구강안면통증학회의 정의에 따라) 하악두의 위치를 자기 스스로 혹은 다른 사람의 도움으로 본래의 정상적인 위치로 회복시키는 경우를 모두 포함하여 턱관절 탈구라고 하겠다.[1]

턱관절 탈구의 진단은 매우 쉽다(하품, 치과치료, 큰소리로 고함을 치는 경우에). 최대 개구상태로부터 갑자기 턱관절이 굳어지고 더 이상 움직이지 못하게 된다. 이러한 상태가 지속되면 폐구근의 통증이 유발되고 경직이 일어나며, 하악두의 정복이 더욱 어려워진다. 자기 스스로 하악두를 정복할 수 없으면 입을 다물려고 할수록 통증이 심해지므로 환자는 더욱 당황하게 된다.[4,5]

탈구가 되면 가능한한 처치를 빨리 시행할수록 하악두의 정복이 쉬워진다. 탈구의 경과시간이 짧다면 수지조작법( manipulation)으로 쉽게 정복이 가능하지만 1개월 또는 그 이상 경과하게 되면 수지조작법에 의한 정복은 매우 어렵다.[4]

◉ QUICK CONSULT

### 간편한 수지조작법

탈구가 생기면 빨리 수지조작법을 시행할수록 정복이 쉬워진다.

환자에게 정복을 시행하기 전 관절융기 전방에서 하악두를 감싸고 있는 교근과 측두근과의 관계를 설명하고 하악두를 관절융기 주위에서 하방으로 밀어내릴 때 근육을 이완시키도록 설명해 준다. 환자가 폐구근을 이완시키는 동안 좌우 하악대구치 위에 거즈를 올려놓고 술자의 엄지손가락을 갖다 대고(일부에서는 엄지를 buccal shelf에 올려놓기도 한다) 나머지 손가락으로 턱을 감싸주도록 한다.

환자에게 입을 더 크게 벌리게 해서 폐구근의 이완을 유도하고 대구치 부위를 양쪽에서 아래로 누르며 턱을 위로 당기면서 하악을 천천히 후방으로 미끄러지게 한다.[5,6] 다행히도 이러한 방법으로 정복을 시행하면 대부분 성공한다. 이러한 방법으로 만족스런 결과를 얻지 못하는 경우 보조자가 환자의 연구개를 자극하여 구토 반사를 유발시키고 다시 한번 위와 같은 방법을 시도한다.[5,6] 구토 반사는 더욱 강력하게 개구근을 자극하여 결과적으로 폐구근을 활성화시킨다.

위의 방법으로도 탈구가 정복되지 않으면 약물 투여를 통해 수지조작법의 효과를 높인다. 약물은 환자의 긴장을 해소하여 폐구근의 수축을 완화하고 통증을 줄이기 위해 사용하며 $N_2O$흡입, 턱관절 내 마취액 직접주입, 진정제 정맥내 주사, 전신마취 등을 이용한다.[4,5] 수지조작법이외에도 부가적으로 턱관절강 천자, 턱관절경 수술이나 턱관절 개방수술 등의 치료법도 있다.[3,7,8]

이러한 더 복잡하고 적극적인 치료법은 보통 턱관절 분야의 많은 경험을 가진 구강외과 전문의에게 의뢰해야 한다. 탈구의 재발을 막기 위해 환자에게 단계적 예방처치를 시행해야 한다. 우선 환자에게 입을 너무 크게 벌리지 않도록 교육시킨다. 환자에게 부록 2의 턱관절 원판의 변위에 관련된 그림을 보여주며 턱관절 탈구를 설명한다. 하품을 하거나, 큰소리로 고함치지 않도록 하며, 치과치료 중에 특히 조심하도록 교육시킨다.

이런 교육을 통해 일부 환자들의 경우에는 탈구가 만족스럽게 예방되지만 일부에서는 뚜렷한 예방효과를 거둘 수 없다.

또 다른 치료법은 밤에 구강 내에 장착하는 교합안정장치가 있으며 보통 이런 장치는 탈구의 빈도와 정도를 감소시킨다. 교합안정장치는 턱관절에 가해지는 부하를 감소시켜 턱관절강 내 활액(sodium hyaluronate)의 질을 개선시킨다.[7] 또 다른 연구에 의하면 탈구는 주로 저작근의 장애에 기인하는데 교합안정장치는 저작근 장애를 개선시켜 탈구의 빈도나 정도를 감소시킨다고 한다.[9]

◉ QUICK CONSULT

### 탈구의 빈도와 정도의 감소

밤에 교합안정장치를 끼면 탈구의 빈도와 정도가 감소된다.

만일 통상적인 교합안정장치로 탈구가 줄어들지 않으면 다음의 3가지 추가적인 선택사항(option)을 설명하고 환자가 실행할 수 있는 방법을 선택하도록 한다.

(a) 입을 크게 벌릴 수 없게 하려면 교정전문의에게 의뢰하여 대구치 부위에 단추(button)를 장착하고 여기에 플라스틱이나 고무줄을 걸어 개구의 정도를 제한한다.[6] (b) 환자가 탈구를 정복하는데 어려움을 겪는다면 하악두를 후퇴시켜 정복하는 법을 교육시킨다.[5] (c) 탈구가 심하면 구강외과에 의뢰하여 수술요법을 고려해 보도록 한다.

❖ TECHNICAL TIP

### 턱관절 탈구의 자가 정복

때때로 환자에게 하악두의 정복을 교육시킨다.

## REFERENCES

1. American Academy of Orofacial Pain, with Okeson JP (ed). Orofacial Pain: Guidelines for Assessment, Diagnosis and Management. Chicago: Quintessence, 1996:134.
2. Yoda T, Imai H, Shinjyo T, Sakamoto I, Abe M, Enomoto S. Effect of arthrocentesis on TMJ disturbance of mouth closure with loud clicking: a preliminary study. Cranio 2002;20(1):18–22.
3. Shorey CW, Campbell JH. Dislocation of the temporomandibular joint. Oral Surg Oral Med

Oral Pathol Oral Radiol Endod 2000;89(1): 29–34.

4. Caminiti MF, Weinberg S. Chronic mandibular dislocation: the role of non-surgical and surgical treatment. J Can Dent Assoc 1998;64(7):484–91.
5. Pertes RA, Gross SG. Disorders of the temporomandibular joint. In: Pertes RA, Gross SG (eds). Clinical Management of Temporomandibular Disorders and Orofacial Pain. Chicago: Quintessence, 1995:80–1.
6. Okeson JP. Management of Temporomandibular Disorders and Occlusion, 5th edition. St Louis: CV Mosby, 2003:457–8.
7. Nitzan DW. Temporomandibular joint "open lock" versus condylar dislocation: signs and symptoms, imaging, treatment, and pathogenesis. J Oral Maxillofac Surg 2002;60(5):506–11.
8. Esposito C, Clear M, Veal SJ. Arthroscopic surgical treatment of temporomandibular joint hypermobility with recurrent anterior dislocation: an alternative to open surgery. Cranio 1991;9(3):286–92.
9. Kai S, Kai H, Nakayama E, Tabata O, Tashiro H, Miyajima T, Sasaguri M. Clinical symptoms of open lock position of the condyle: relation to anterior dislocation of the temporomandibular joint. Oral Surg Oral Med Oral Pathol 1992;74(2): 143–8.

# Part III

## 교합안정장치

교합장치(Splint)는 지난 100년 이상 턱관절 증상의 개선에 이용되어 왔으며[1] 저작근통, 턱관절통, 턱관절 잡음, 악골의 움직임(jaw mobility)에 유효한 효과를 나타냈다.[2] 6개월간 추적 조사한 연구에 의하면 교합안정장치를 낀 환자의 81%에서 턱관절 통증이 적어도 50% 이상 개선되었다고 한다.[3]

**◑ FOCAL POINT**

교합장치는 저작근통, 턱관절통, 턱관절 잡음, 악골의 움직임에 유효한 효과를 나타낸다.

일부 치과의사들은 턱관절증의 치료에 교합안정장치요법 만을 이용하는데, 이는 다른 치료법들을 교육받지 못한 결과로 추측된다. 교합안정장치요법은 여러 가지 보존적 요법의 하나로 이해해야 한다. 개별적인 보존적 요법의 통합적 치료법은 19장에서 다룬다.

**◑ FOCAL POINT**

교합장치에 의한 치료만으로는 턱관절증 환자에게 만족스런 치료나 완화 효과를 기대할 수 없다.

**◉ QUICK CONSULT**

### 보존적 턱관절증 치료법

교합장치에 의한 치료는 여러 가지 보존적 요법의 하나로 생각해야 한다.

교합장치는 하악운동과 교합에 비가역적 변화를 초래할 수 있다. 이러한 문제는 하루에 12시간 이상 장기간 장치를 끼는 환자, 특히 장치가 치열의 일부만을 덮고 있는 경우에 제한적으로 발생될 수 있다. 장치를 잘 유지하지 않거나 구강위생상태가 충분치 않으면 치아우식증, 치은염증, 구취 등이 생길 수 있다.[4]

장치의 종류는 매우 다양하다. 기본적으로 교합장치는 하악이 최대교합 위치에서 원활하게 활주될 수 있도록 하거나, [안정위 교합장치(stabilization splint)] 하악두를 지정된 위치에 놓이도록 하악을 잡아줘야 하며[전방 위치 장치(anterior repositioning appliance)] 치열의 모든 치아를 포함하는지의 여부, 장치의 두께나 유지형태 등을 고려하여 제작되어야 한다.

턱관절증 환자의 치료에 이용되는 교합장치는 안정위형과 전방위형 두 가지이다.

안정위형장치는 대합치와 교합되는 평평한 표면을 가지며, 안정적인 교합관계를 확보해 준다. 이는 최대교합위치로부터 하악의 운동을 원활하게 해주며, 교모나 턱관절증을 가진 환자에게 가장 많이 이용되는 장치이다.

전방위형장치는 주로 복위성 관절원판 전위환자에 적용하며 하악의 전방유도로 하악두를 관절 원판위로 정상적으로 위치시킨다. 이렇게 유도하면 관절원판과 하악두 간의 물리적 간섭을 일시적으로 제거해 주며 하악두에 가해진 힘이 후부결합조직을 압박하지 않도록 하며, 그러한 부하가 관절원판의 중간층으로 완충, 분산되도록 한다.

교합장치의 효과를 임상적으로 완전히 이해하기가 어려우므로 관련 문헌과 임상적 경험 등을 통해 턱관절증 환자에게 더욱 효과적으로 교합장치를 사용할 수 있도록 노력해야 한다.

◉ QUICK CONSULT

## 교합장치 효과의 작용기전 이해

교합장치의 임상적 효과에 관련된 작용원리는 완전히 밝혀지지 않고 있다.

# Chapter 12

# 교합안정장치

## FAQs

**Q :** 시술자가 중심위(CR) 교합채득과 중심위로 장치조절을 권하는가?

**A :** 중심위에서 교합채득과 장치조절은 시술자에게 보다 재연 가능한 상하악관계를 제공하고, 적은 노력으로 장치를 잘 맞게 하며, 안정적인 교합관계를 유지하는 장치를 환자에게 제공할 수 있다. 불행하게도 많은 턱관절장애환자들은 중심위에서 턱관절이 위치되는 것을 견디지 못하거나 중심위가 되더라도 근육이 만족할 만큼 이완되지 않을 수도 있다.

**Q :** 환자의 장치는 악궁의 모든 치아를 피개하지 않아도 되는가?

**A :** 악궁의 모든 치아를 피개하지 않는 경우는 드문데, 전체-피개장치는 환자가 사용하는 동안 치아이동의 가능성을 감소시킨다.

**Q :** 수 년에 걸쳐서 몇 개의 치아만 피개하는 장치에 대한 광고를 접해왔다. 그런 장치에 대해서는 어떻게 생각하나?

**A :** 시장에 나와 있는 몇 가지의 미리 제작된 부분 피개장치는 치아의 이동을 일으킬 수 있고 전체-피개장치만큼 효과가 없을 것이다.

**Q :** 상악장치 또는 하악장치 중 보다 효과적인 것은 무엇인가?

**A :** 상악장치와 하악장치 모두 가상적으로 완벽한 gnathologic articulation을 제공하도록 만들 수 있다.

**Q :** 운동용 마우스피스를 장착시킬 때 교합을 조절하나?

**A :** 운동용 마우스피스를 장착시킬 때 항상 교합조절을 하는 데, 이는 마우스피스를 보다 편안하게 만들고, 교합의 변화를 최소화하고, 턱관절장애 증상을 일으키는 것을 최소화한다.

교합안정장치는 하악이 최대감압위로부터의 활주를 자유롭게 하여 악기능 측면에서 안정한 교합 환경을 제공한다. 수많은 시술자들은 이러한 장치들을 비-턱관절장애 치료 목적으로 많이 사용했다. 야간의 병적이상기능 습관이 치아의 교모, 치통, 치아동요, 치아파절, 재발성 치아파절과 치주염 발생에 관여하기 때문에 이런 장치들이 많이 사용되었다. 부가적으로 이러한 장치의 사용은 치과치료에 앞서 고유수용체의 재교육과 교합고경을 상승시킨 환자의 내성을 관찰하는 데 사용할 수 있다.[1-4]

**◑ FOCAL POINT**

교합안정장치는 야간의 병적이상기능 습관이 치아의 교모, 치통, 치아동요, 치아파절, 재발성 치아파절과 치주염을 유발할 경우에 사용된다.[5] 부가적으로 이러한 장치의 사용은 치과치료에 앞서 고유수용체의 재교육과 교합고경을 상승시킨 환자의 내성을 관찰하는 데 사용할 수 있다.

턱관절장애 환자들은 일반적으로 야간장치의 사용으로 아침증상이 감소하는 것으로 보고 되고 있다.[5] 밤의 근육 활성도는 일반적으로 밤시간의 장치 장착으로 감소되는 것을 보여주고 있으나, 병적이상기능 활성(예, 이갈이 또는 악무는 습관)은 멈추지 않는다.[6, 7] 한 연구에서는 야간장치 착용할 때 야간 근활성도가 증가하는 환자에서 조차 턱관절장애 증상이 감소하는 것으로 보고하였다.

**◑ FOCAL POINT**

턱관절장애 환자들은 일반적으로 야간장치의 사용으로 아침 증상이 감소하는 것으로 보고 되고 있다.

왜 교합안정장치가 많은 턱관절장애환자들에게 유용한가는 명확히 이해되고 있지는 않지만 여러 가지 가설들이 제시되고 있다. 이는 하나 이상이 동시에 적용되고, 모든 개인마다 각각 다양한 효과가 있는 것으로 보인다.

가장 일반적인 가설은 교합안정장치가 환자들의 교합 부조화를 가상적으로 완벽한 교합으로 대체할 수 있다는 것이다.[1, 8-10] 교합이 잘 맞지 않는 장치를 가져온 새로운 환자들의 교합을 상당히 개선시키면 턱관절장애 증상들이 개선됨을 흔히 관찰할 수 있다.

두 번째 가설은 장치의 장착이 구강과 병적이상기능 습관을 조율시켜주고, 환자들이 습관을 인지하고 습관을 변화시킬 수 있게 한다는 것이다.[1,8,11] 소수의 연구들에서는 단지 경구개의 일부분만을 아크릴 장치로 피개(대합치와 교합하지 않는) 하였고 이 장치들이 턱관절장애 증상을 개선시키는 것을 알아냈다.[12-14] 이는 증상의 개선이 일차적으로 교합하지 않는 장치의 장착으로부터 환자들의 인식 자각의 변화에 기인한다고 가정할 수 있다.[1, 11] 비교합성 구개장치를 낮 시간 동안 턱관절장애 증상이 있는 두 명의 환자에게 장치를 만들어 주었을 때 모두 증상이 완화됨을 보여주었다. 한 사람은 매번 악물기를 할 때마다 장치가 밀리는 것을 인지하였고 그 행동을 중단하였다. 또 다른 사람은 입에서 매우 잘 인식되게 제작하였고, 그래서 주의하여 낮 동안의 습관을 줄이게 되었다고 보고하였다.

세 번째 턱관절장애 증상의 개선에 대한 가설은 교합에 의한 마모로 인한 수직고경을 증가시켜준 교합안정장치를 사용함으로써 관찰되었다. 수직고경의 증가는 턱관절과 근육계 모두에게 이점이 있는 것으로 생각된다.[9] 비교합 구개 장치 또한 휴지기 수직고경을 증가시키는 것을 보여준다.[15]

네 번째 가설은 교합안정장치는 여러 구강 내 활동 중에 턱관절에 힘을 감소시켜 줄 수 있다는 것이다.[1, 8, 16, 17] 장치들은 턱관절에 힘을 최소화 하도록 돕는 하악 위치(다음 장에 설명)로 설계될 수 있다. 턱관절로 감소된 힘이 가해지는 것은 연속적으로 병적이상기능 습관으로 인해 턱관절이 악화되는 것을 감소시켜 턱관절의 치유를 증진시키게 된다.[16, 17]

## 하악의 위치들과 교합의 채득

**중심위(CR)는** 하악에 있어서 가장 근골격적으로 안정화된 위치로 나타난다. 중심위에 있어서 과두는 가장 전상방 위치로 디스크의 중간대(디스크에서 가장 얇고 혈관 분포가 적은 부분)와 관절융기의 후방사면에 위치한다. 이론적으로 교합안정장치는 대략 중심위를 사용하여 맞춰주면 적절한 효과를 얻을 수 있다.[10, 18, 19]

◉ QUICK CONSULT

### 중심위의 사용

중심위(CR)는 가장 근골격적으로 안정화된 위치로 나타난다. 중심위는 매우 재현 가능한 위치이다. 만약 교합 채득이 중심위를 사용하여 만들어졌다면, 구강내에서 장치의 교합은 교합기상에서 교합과 매우 유사하게 나타난다. 그러므로 중심위를 사용한 교합 채득과 장치의 조절은 시술자의 노력을 최소로 해준다.

만약 교합 채득이 얻어지고 중심위보다 전방위에서 장치가 조절된다면, 환자는 이 위치보다 하악의 위치가 후방 위치될 수 있다. 환자가 후방 위치되고, 과두가 관절융기를 따라 상방으로 활주하게 되면 하악 교합평면의 뒷부분이 상방으로 움직일 수 있다. 환자가 장치를 장착하고 교합하면서, 단지 최후방의 치아나 치아들만이 여기에 접촉할 수 있고 이는 그림 12-1과 그림 12-2에 나타나 있다. 결과적으로, 전돌된 위치에서 장치의 조절은 환자에게 불안정한 교합환경을 갖게 만든다.

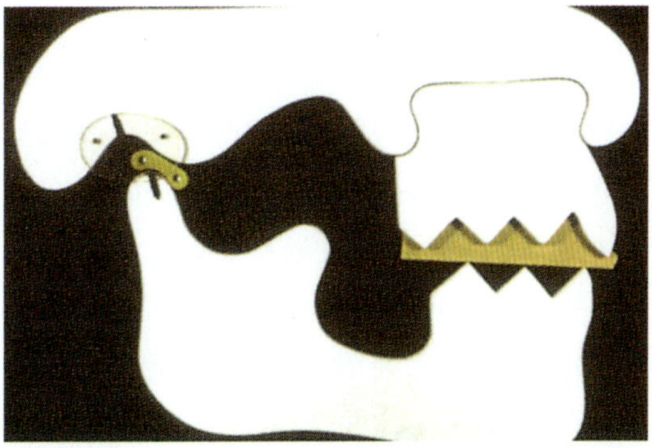

**그림 12-1.** 안정위(중심위)에 대해 하악이 전방에 위치한 상태로 교합안정장치의 교합을 재현한 모델.

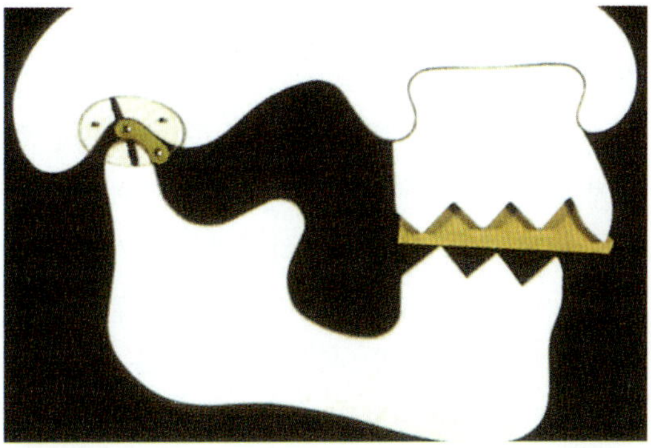

**그림 12-2.** 그림 12-1에서 교합안정장치를 하악의 중심위에서 조절하여 교합을 재현한 모델.

중심위에서 교합의 채득과 장치의 조절은 시술자에게 보다 재현 가능한 상하악관계를 제공하여, 보다 적은 노력으로 잘 조절된 장치를 만들 수 있게 해주고, 환자에게는 안정적인 교합환경에서 장치를 유지할 수 있게 해준다. 불행히도 많은 턱관절장애환자들은 턱관절이 중심위인 상태를 견디지 못하거나 중심위에 도달한다고 하여도 근육이 만족할만하게 이완이 될 수 없다.[18, 20] 반면에, 비-턱관절장애 환자들이 교합안정장치를 필요로 할 때 교합의 채득과 중심위를 사용한 조절이 추천된다.

턱관절에 염증이 발견되는 많은 턱관절장애 환자들은 과두가 중심위에 위치되면 통증을 느끼게 된다.[18, 21] 만약 시술자가 이러한 장치를 중심위에서 과두가 최대교합위와 일치하게 조절하면, 이러한 환자들이 최대교합위에서 장치를 쓰고 악물기를 하면 과두는 중심위에 위치하게 되고, 통증이 발생하고 턱관절장애를 악화시킬 수 있다.

어떤 환자들은 턱관절 잡음(클릭킹, 팝핑과 크레피투스)이 턱관절 내부의 기계적인 간섭에 의하여 야기된다. 이러한 간섭은 관절원판, 관절원판후조직, 또는 과두 두부와/또는 관절돌기의 울퉁불퉁함에 의하여 야기될 수 있고, 이는 제 3장의 '턱관절 잡음' 에서 논의되었다. 만약 과두들이 중심위에 견고하게 위치되면, 턱관절의 기계적인 간섭은 종종 보다 두드러지고, 턱관절을 악화시키는 경향이 있다.

초기에 나의 턱관절장애 수련 중 한 환자는 한 달에 한 번 정도 우측 턱관절에 개구장애가 나타났고 입을 크게 벌리지 못하였다(간헐적인 급성 턱관절 비정복성 관절원판 변위). 턱관절에 염증은 발견할 수 없었고, 나는 하악 과두를 양측성으로 중심위에 위치시켜주었다. 그녀의 우측 턱관절에 과두가 중심위에 위치한 상태로 개구장애가 있었다. 그녀는 나에게 자신의 턱관절 걸림증이 언제 해소될 지 문의하였다.

임상적인 경험들과 나의 턱관절의 생역학적인 이해에 의하면 중심위의 사용은 턱관절의 염증, 턱관절의 잡음, 또는 턱관절의 개구장애의 병력이 발견되지 않는 경우에만 추천된다. 또한 중심위에 과두를 위치시키려 할 때 어떤 불편함이 있는 경우에도 중심위를 사용하지 않는 것이 추천된다.[18] 그러므로, 많은 다수의 내 턱관절장애 환자들은 교합채득이나 장치의 조절시 중심위를 사용하지 않고 한다.

❖ TECHNICAL TIP

## 중심위 사용하기

중심위의 사용은 턱관절의 염증, 턱관절의 잡음, 또는 턱관절의 개구장애의 병력이 발견되지 않는 경우에만 추천된다.

중심위를 사용하는 대신에 중심위에 근접하면서 염증성 관절원판후조직을 침해하지 않고 과두를 견고히 위치시키지 않는 위치를 사용하는 것이 좋다. 그러므로 만약 환자가 이 위치에서 장치를 조절하고 최대교합위에서 장치를 악물게 되면 과두는 어떤 구조에 대하여 강제적으로 위치되거나 하중을 받게 되지 않는 경향이 있다. 나는 이러한 억제되지 않는 과두의 위치를 *중립위*라고 언급하겠다.

과두의 **중립위**를 얻기 위해서는 치과 체어를 바닥의 수평면에서 약 10도 상방으로 눕혀야 한다. 환자에게 가능한 머리를 뒤로 기울이게 하고, 혀는 입천장에 닿게 하며, 가능한 뒤쪽으로 움직이게 한다. 가볍게 환자의 턱 아랫부분에 손가락을 대고 환자 입의 다물기와 벌리기를 반복적으로 시킨다(그림 12-3). 몇 번의 궤적운동 후에 환자는 하악의 일관된 궤적운동을 할 수 있게 된다.[1]

각각의 추천되었던 위치들은 하악 위치의 후퇴와 어떤 환자들에서 부주의하게 하악을 내미는 경향을 방지해 준다.[10, 22, 23] 이 글을 읽는 분들은 이러한 위치들이 후퇴되어있는 위치라는 것을 쉽게 관찰할 수 있을 것이다. 보통의 자세로 앉고 가볍게 이를 다물어서 첫 번째 치아가 접촉하는 것을 관찰한다. 그리고 가능한 한 멀리 당신의 머리를 뒤로 기울이고, 가볍게 이를 물고, 당신의 첫 번째 치아가 접촉하는 것을 관찰한다; 대부분의 사람들은 하악이 더 후퇴된다는 것을 알아차리게 된다. 당신의 머리의 뒷부분을 고정한 상태로 입 천장에 혀를 대고, 가능한 한 가장 뒤쪽으로 움직이게 한다. 다시 한번, 가볍게 이를 다물고 첫 번째 이가 접촉하는 것을 관찰하라; 대부분의 사람들은 아래턱이 한층 더 후퇴하는 것을 알아차리게 된다.

환자의 턱의 아랫부분에 손가락을 위치시키는

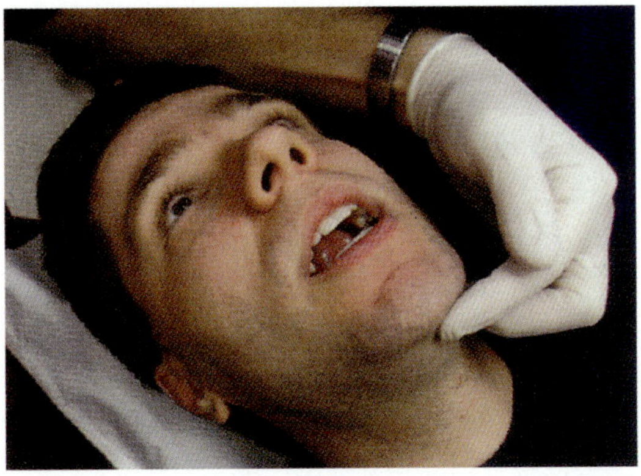

**그림 12-3.** 과두의 중립위를 얻기 위해서는 치과 체어를 바닥의 수평면에서 약 10도 상방으로 후방 조절해야 한다. 환자에게 가능한 머리를 뒤로 기울이게 하고, 혀는 입천장에 닿게 하며, 가능한 뒤쪽으로 움직이게 한다. 가볍게 환자의 턱 아랫부분에 손가락을 댄다. 환자에게 입의 다물기와 벌리기를 반복적으로 시킨다.

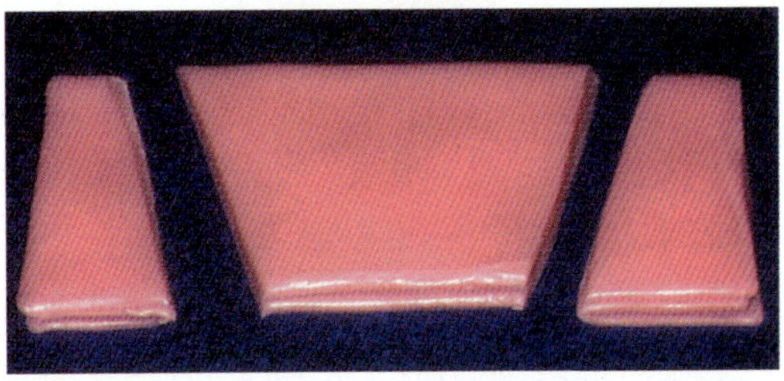

**그림 12-4.** 교합채득을 위한 분홍색의 베이스 플레이트 왁스: 가열하고, 네 번 접고, 가위로 사다리꼴의 형태로 자른다.

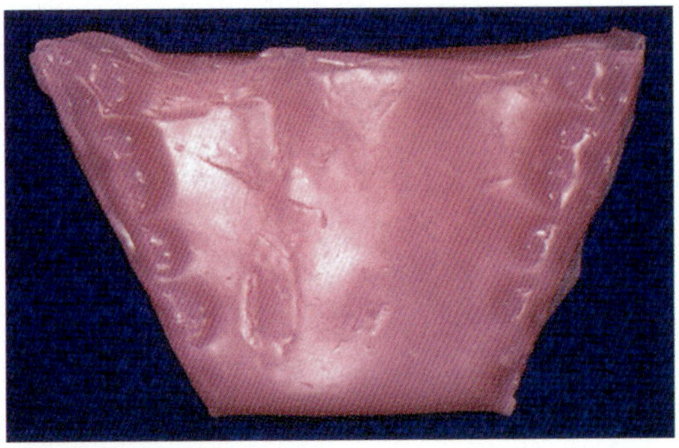

**그림 12-5.** 왁스 교합 채득

것은 하악을 고정시킨 후 환자가 쉽게 일정한 하악의 아치운동을 할 수 있도록 해준다. 이 추천들에 의하면, 대부분의 턱관절장애 환자들은 중립위에서 그들의 교합채득과 장치의 조절을 할 수 있을 것이다. 이는 중심위만큼 재현성이 좋지는 않지만 장치가 조절되면 환자는 일관된 접촉 위치를 확립하게 된다.

교합의 채득에 앞서서 환자를 위치시키고 환자에게 이 과정들을 반복시킨 후 하악을 계획된 과두위치로 위치시킨다(중심위나 안정위). 계획된 교합채득과정에 대하여 환자와 논의하라. 나는 환자가 입 안에 따뜻한 왁스를 넣을 것이라는 것을 알게 하고, 하악을 이전에 연습했던 위치로 위치시키고 환자에게 천천히 입을 다물게 한다.

분홍색 베이스플레이트 왁스가 교합채득을 위해 미리 준비되어야 한다. 그것을 불꽃, 흐르는 뜨거운 물 또는 수조 안에서 덥힐 수 있다. 네 겹으로 접고 가위로 잘라 사다리꼴(그림 12-4)의 형태로 만든다. 왁스는 충분히 부드럽게 만들어 환자가 아무 저항 없이 입을 다물 수 있어야 한다. 만일 시술자가 교합채득 중 상악 치아에 왁스를 일시적으로 붙게 하려면 치아들을 거즈로 말릴 수 있다. 계획되었던 과두위치로 아래턱을 위치시켜라. 환자에게 입을 대략 10 mm 가량 벌리게 하고 미리 손질한 베이스플레이트 왁스를 정렬한 후 환자에게 왁스를 천천히 물도록 한다. 모형을 안정적으로 마운팅할 정도로 자국이 생기면 환자에게 입을 다무는 것을 멈추게 한다(그림12-5).

변형 없이 왁스를 제거하도록 한다. 만약 입안에서 치아가 왁스에 닿기 전에 말라있으면 왁스를 변형 없이 제거하기는 보다 어렵다. 작은 정도의 변형이 있는 왁스는 모형상에서 바르게 할 수 있다. 환자가 왁스를 뚫었는지를 검사하라. 왁스가 뚫어지는 것은 치아가 닿았고 하악이 이 접촉을 따라서 변화하였을 것이다. 만약 왁스가 뚫렸다면 나는 일반적으로 다시 교합을 채득한다.

나는 교합장치 기록들을 위해 facebow를 사용하지 않는다 (a) 나의 교합채득은 대략 원하는 장치 두께 정도이고 (b) 아크릴은 금 또는 도재와 비교해서 쉽게 조절할 수 있고 저렴하며 (c) 이개 운동(excursive movement)은 구강 내에서 조절이 필요하고 facebow가 이러한 조절을 최소화시킬 수는 없을 것이다. 또한, 턱관절장애 환자들은 귀 전방에 통증이 있고 facebow는 대부분 꽤 아플 것이다.

만일 아크릴 교합안정장치가 필요하다면, 기공사는 교합기의 핀을 조절하여 마운트된 모형의 가장 인접한 대합 구치접촉을 3 mm까지 조절할 수 있다.

## 물리적인 변수들

시술자들은 교합안정장치를 설계할 때 많은 물리적인 대안들 중에 선택을 할 수 있다. 악궁 내의 치아를 완전히 덮는 전형적인 장치는 상악의 악궁에 만들어지고 아크릴 두께는 대략 2 mm이고 언더컷 아래의 아크릴은 유지를 위해 사용된다.

이 전형적인 교합안정장치는 많은 특정 상황들을 위해 바꾸게 될지도 모른다. 이하의 섹션은 시술자들이 그들의 선택들을 더 잘 이해하고 다른 환자들과 다양한 상황에서 사용하는 데 도움을 주기 위해서이다.

### *완전 또는 부분 피개*

*완전피개장치*(악궁의 치아전체를 덮는다)는 환자가 사용하는 동안 치아 움직임의 가능성을 줄여준다.[24, 25] 그러므로 완전피개장치는 몇몇 드문 상황들을 제외하고 추천된다.

*부분피개장치*는 장치가 덮는 치아들을 함입시키고 장치에 포함되지 않는 치아들을 정출시킬 수 있다.[1, 3] 심한 밤의 병적이상기능 습관들이 있는 환자들은 부분피개장치에 의하여 치아를 함입시킬 위험도가 높다.

일반적으로 환자들에게 부분피개장치를 제공하는 시술자들은 그들의 환자들에게 밤에 장치를 쓰라고 하지만, 교합장치는 턱관절장애 증상을 개선하는 경향이 있고 일부의 환자들은 이러한 지시에도 불구하고 추가적 통증의 경감을 위해 하루 24시간 장착을 선택할지 모른다.

구치만을 덮는 하악의 장치들은 상당히 심미적이고 발음장애를 최소화할 수 있다. 이러한 부분피개장치를 24시간 장착한 일부의 환자들은 입 밖으로 장치를 뺐을 때 장치의 두께만큼 구치부에 개교합이 생겨 전치부의 치아가 접촉하는 교합의 변화를 경험할 수도 있다.[3] 일부의 시술자들은 주간에 끼도록 이 장치를 주고 밤 동안에는 완전피개장치를 착용하도록 한다.

피개하지 않은 제 3대구치가 맹출하게 된 환자에 관한 유사한 보고가 있다. 하루 24시간 장치를 끼고, 5주 후에, 장치를 제거하고 나자 제 3대구치만 교합되어 개교합이 발생되었다.[26]

시술자들은 부분피개장치의 치아이동뿐만 아니라 완전피개장치에 비해 비효과적인 면에 대해서도 관심을 가질 필요가 있다.[27, 28] 한 연구에서는 하악 전치로만 교합되는 상악 장치를 사용토록 한 환자들에 관하여 연구하였다(그림 12-6). 이러한 장치로부터 증상의 완화가 거의 또는 완전히 없는 환자들에서 완전피개장치로 변경 후에 66%의 턱관절장애 증상이 대단히 또는 완전하게 개선되었다고 보고 되었다.[28]

이런 종류의 부분피개장치는 또한 턱관절 내에서 구조물들을 압박하는 것으로 나타났다.[29] 이것은 전치부만이 교합하는 어떤 부분피개장치에 관한 것이다. 시장에 나와 있는 몇 가지 기성품의 부분피개장치도 유사하게 치아이동을 유발할지도

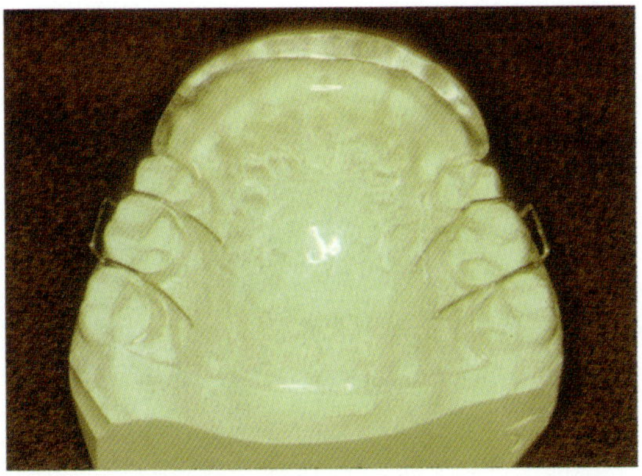

**그림 12-6.** 부분피개장치의 예. 이 장치는 하악 전치만으로 맞물리게 하고, 시술자가 하악의 구치를 교정적으로 이동시키거나 수복할 수 있다.

모르고 완전피개장치 만큼 효과적이지도 않다. 또한 일부의 기성품인 부분피개장치는 만족할 만큼 충분한 유지를 얻을 수 있는 언더컷을 악궁으로부터 얻을 수 있게 적절하게 주조되지도 않았다.

만일 유지력이 없는 장치가 주간에 장착되면 환자는 아마 그것을 적당하게 유지하기 위해 치아를 다문 상태로 있어야 할 것이다. 만약 밤에 장치가 장착되면 잠자는 동안 미끄러질 것이고 환자는 무의식적으로 빼고 말 것이다. 부분피개장치는 시술자들에게 구강의 특정 부분을 피하게 할 수 있다. 예를 들면, 계속가공의치를 제작하기 위해서 하악의 대구치를 직립시키는 것은 턱관절장애 증상을 만들지도 모른다. 만일 교합장치가 필요하면, 환자는 밤에 일시적으로 상악장치를 장치하여 하악전치부만 교합하게 할 수 있다(그림 12-6).

부분피개장치가 필요한 경우는 몹시 드문데 이는 전악을 피개하는 장치가 좀더 의원성 위험을 감소시키고 효과적이기 때문이다.

### *상악이거나 하악*

상악과 하악의 장치 모두 실질적이고 완전한 악기능적인 교합을 만들 수 있고 그들은 비교할만한 효과가 있는 것으로 보인다.[10] 그들은 각각 특정의 이점들을 가진다. 그래서 나의 선택은 환자의 상태와 장착계획에 따라 다양하다.

*하악장치*들은 일반적으로 발음장애를 덜 일으키고 말할 때 덜 보인다.[9, 10] 장치를 주간에 장착할 환자를 위해서는 하악장치를 만드는 것이 바람직할 것이다.[1, 21] 하악장치로 구치부를 이개시키기 위해서 상악 전치부 치아는 전방의 경사로를 따라 안내되어야 한다. 이러한 안내 경사로는 일반적으로 하악전치부 전방으로 연장되어있고 만약에 환자가 큰 수평피개가 있다면 이 경사로는 종종 길게 할 수 없다.[9]

*상악장치*들은 상악 전치들에 대한 안정성을 제

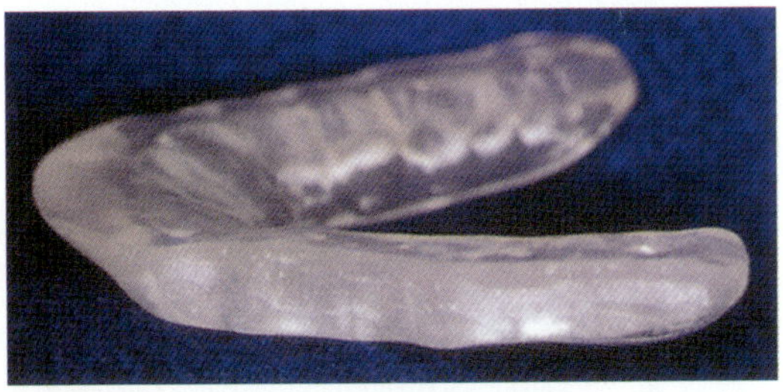

**그림 12-7.** 유도경사로가 전치부 전방으로 연장된 것을 보여주는 하악 장치로 상악 전치에 구치의 즉시 이개를 가능하게 한다. 전방 유도 경사로의 각도는 장치의 교합면보다 5도 정도만 더 경사지게 하는 것에 주목하라.

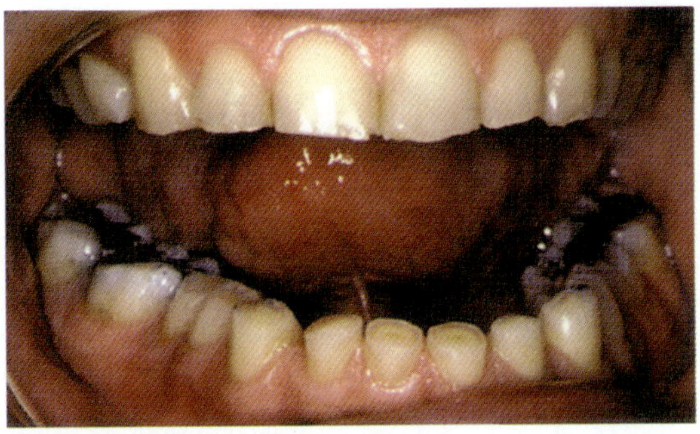

**그림 12-8.** 상악의 장치가 추천되는 심한 치아의 교모를 가진 환자의 예

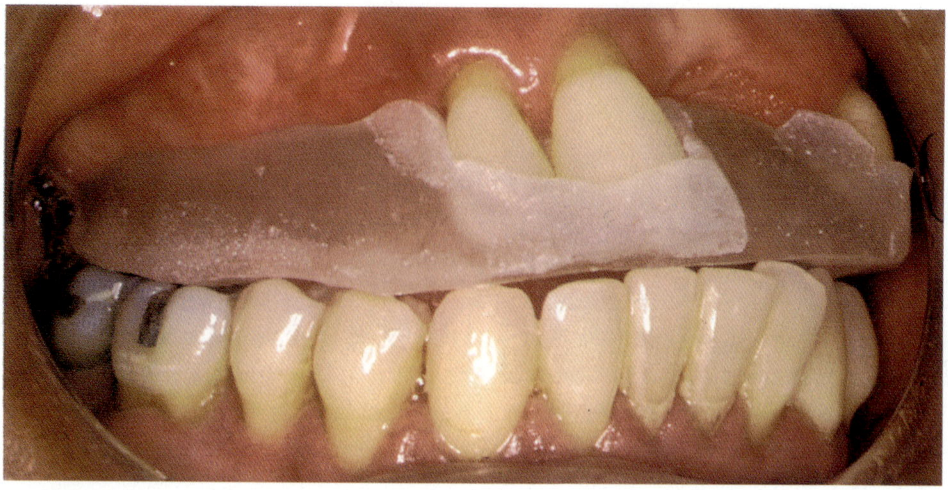

그림 12-9. 후방의 무치악 연장을 갖는 장치는 이 부위의 교합접촉을 가능하게 한다. 이 장치의 밝은 색의 부분은 최근에 수리에 의한 것이다.

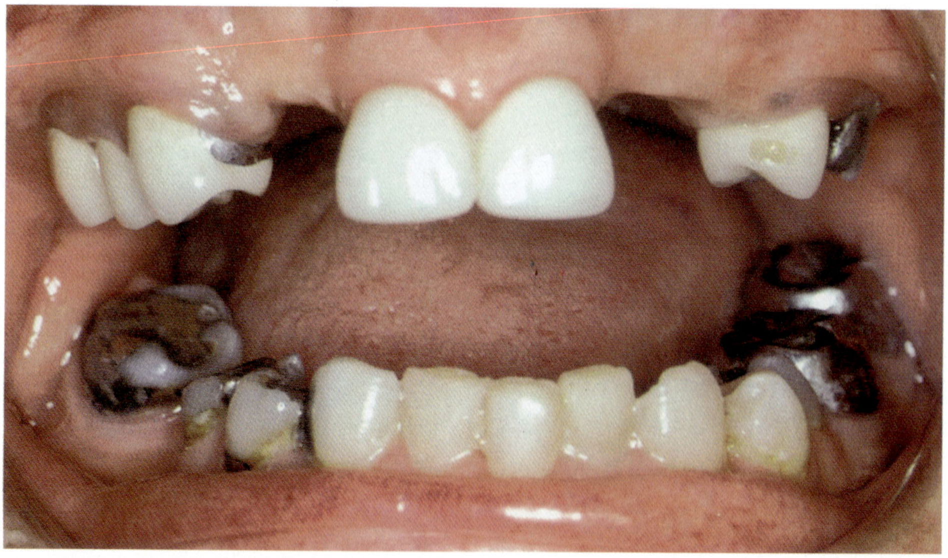

그림 12-10. 이 환자의 상실치 때문에 하악보다는 상악 장치로 환자에게 보다 큰 교합 안정성을 제공할 수 있다.

공한다. 치주질환이 있는 환자들의 전치는 전치의 뻗침이 생기는 경향이 있다. 그러므로 만약 상악 전치의 골지지가 손상되었다면 상악장치는 이러한 뻗침을 방지하도록 만드는 것을 추천한다.

만일 환자가 매우 강한 구강악습관들(주로 치아 교모의 정도에 의해 알 수 있는)을 가지면, 하악장치 전방 경사로는 일반적인 경우 보다 상악 전치에 측방력이 가해질 것이다.

과도한 구강악습관에 의한 힘이 정상적인 골지지를 갖는 환자들에게도 전치부의 뻗침이 생길지도 모른다는 두려움으로부터 벗어나기 위해서는 치아의 교모(그림 12-8)가 심한 환자에서는 상악

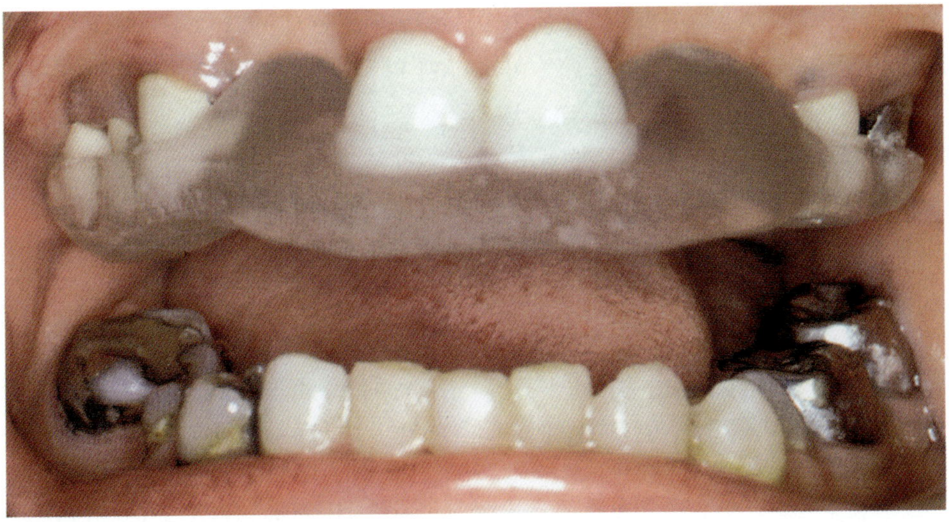

**그림 12-11.** 그림 12-10의 환자를 위해 만들어진 상악의 장치

전치가 뻗칠 가능성에 대한 위험이 없게 상악장치를 만드는 것을 추천한다.

만일 환자의 치아가 상실된 경우, 교합장치는 무치악부에 다리를 놓아 교합접촉을 대합치에 제공할 수 있다. 장치는 또한 구치의 무치악 연장부위(그림 12-9)까지 제작할 수 있다.[3]

더 큰 교합 안정성을 제공할 수 있는 악궁에 장치를 만드는 것이 바람직할 것이다; 이는 일반적으로 상실된 치아가 좀더 많은 악궁에 해당된다(그림 12-10와 12-11).[1,3]

그러므로 만일 환자가 상악 전치에 골지지가 손상되었고, 심한 치아교모가 있거나 큰 수평피개를 갖는 경우 상악장치가 추천된다. 만일 이것들이 어느 것도 적용되지 않으면, 시술자는 상실된 치아가 많고 보다 교합의 안정성이 큰 악궁에 장치를 제작할 것을 추천한다. 주간에 장치를 사용할 계획이라면 환자는 아마 하악의 장치를 선호할 것이다. 만일 더 큰 교합 안정성이 상악 장치에 의해 얻어질 수 있지만 주간에 장치를 사용할 계획이라면 심미성과 발음의 증진과 교합의 안정성에 균형을 잡아 보다 나은 악궁에 장치를 제작하는 것을 추천한다. 또한 야간사용을 위해서는 상악장치를 제작하고, 주간 사용을 위해서는 하악장치를 제작하여 선택할 수도 있다.[21]

### *딱딱하거나 무른재료(hard or soft)*

가지각색의 재료들이 교합 장치를 만들기 위해 사용될 수 있다. 만일 교합장치가 많은 턱관절장애 환자들(이 장의 처음에 논한)에게 도움이 되는 이유에 대한 가설들을 다시 한 번 살펴본다면 아마 이상적인 교합환경을 제공하기 위한 능력을 가지고 있는 재료의 특성을 알 수 있을 것이다.

◉ QUICK CONSULT

## 다양한 장치 재료

장치의 효율성에 영향을 미치는 다양한 재료들의 선택은 이상적인 교합환경을 제공할 수 있는 능력과 관련이 있다.

전통적인 교합안정장치들은 투명한 아크릴을 써서 제작하고, 많은 상품명과 처리방법이 있고 다양한 정도의 마모율을 가지고 있다.[30] 어떤 시술자들은 단단한 열가소성 재료로 환자의 모형을 기초로 하여 성형한 후 구강 내에서 자가중합형 아크릴을 첨가하여 장치를 제작하는 것을 선호한다.[10] 대부분의 교합안정장치는 아크릴 장치를 사용하여 연구되었고, 거기에 따라 효능에 대한 과학적인 근거가 잘 정리되어 있다. 연성의 교합안정장치는 전형적으로 뜨겁게 연화시키고 모형상에서 성형한 부드러운 열가소성 판으로부터 제작된다.

필자는 재료를 이 장치들에 추가하기 위해 임상적으로 실행할 수 있는 방법의 안에서 0.15 인치(3.8 mm)의 두꺼운 재료를 사용하는 것을 추천한다. 이것과 두께 4.0 mm의 재료는 시판되는 최대 두께로서 환자의 교합을 잘 만들어줄 수 있다. 이 장치들은 빠르고 만들기 쉽다; 치과의 직원이 시술자의 진료실에서 이것들을 비교적 쉽게 만들 수 있다.

여러 해 동안, 연성 안정장치의 효능을 평가한 많은 연구들에서 모순점이 발견되었다. 재료가 탄력이 있기 때문에, 일부의 관찰자들은 이 장치들을 조절하지 않거나, 적절하게 조절하지 않았다. 이것은 턱관절장애환자들에게 부적절한 장치조절을 하게 했고 예상하던 결과대로 많은 환자들의 증상이 나빠졌다.[31, 32]

최근, 턱관절장애 환자들의 연구에서 연성과 경성에서 비견할 만한 증상의 개선을 발견하였다.[33, 34] 이런 결과들은 적절하게 조절된 연성 장치들에 의한 것으로 보인다. 이것은 또한 연성 장치들에 대한 교합이 아크릴 장치 조절할 때처럼 세밀하게 조절되어야 한다는 점을 시사한다.[3, 35, 36]

일부의 시술자들은 환자들이 연성장치들을 가지고 사용하면 연성장치가 구강악 습관을 유발할지도 모른다고 생각하는 경향이 있다.[1, 37] 임상에서 환자들이 잘 조절되지 않는 연성장치를 사용하는 것을 관찰하게 되었다. 환자들은 잘 맞지 않는 연성장치를 착용하고 1~2개의 대합치와 교합될 때 더 교합 접촉들을 만들기 위해 장치를 악무는 경향이 있다.

교합 변화가 나타날 수 있는 속도를 측정하기 위한 연구들이 시행되었다. 관찰자들은 환자들에게 조절되지 않은 연성장치를 쓰게 하여 이러한 변화들을 유발했다.[38] 조절된 연성장치를 쓴 환자에서 이런 변화가 나타나는지 결정하기 위해 다른 연구에서는 조절된 연성장치를 사용한 환자에게 교합을 추적하기 위해 shim stock을 사용하였고 교합이 변화하지 않는다고 결정하였다.[39]

만일 시술자가 교합을 조절하지 않고 턱관절장애 환자들에 연성장치를 제공하면, 그들의 증상 반응은 나바로(Nevarro)와 동료들에 의해 얻어진 발견과 유사할 것으로 예측된다.[32] 조절되지 않은 연성장치들을 제공하고 난 후에, 턱관절장애 증상 개선, 무변화와 악화가 된 경우를 보고하였는데 1, 2와 6의 수로 나타났다. 임상적으로, 유사한 환자의 반응이 연성장치를 조절하지 않고 통상적으로 사용한 시술자들에게서 관찰되었다. 연성장치는 상악의 악궁 또는 하악의 악궁에 모두 만들 수 있다. 운동용 마우스피스는 상악의 악궁에 만들어져야 한다. 나는 보다 쾌적하고, 교합의 변화를 최소화하고 턱관절장애 증상이 생기는 환자를 야기하지 않기 위해 마우스피스들을 조절한다.

*아크릴 장치*들은 연성 열 가소성의 장치들과 비교해 볼 때 몇 가지의 이점들을 가진다. 아크릴 장치는 (a) 명확한 교합 표식이 있어 시술자가 매우 정확한 조절을 할 수 있게 하며 (b) 특정위치에 부가적인 제작이 가능하고 대합 치열과의 견고한 접촉을 이룰 수 있으며 (c) 자가중합형아크릴과 결합하여 시술자에게 상실된 접촉의 추가, 유지력의 증가, 파절된 장치의 보수가 가능하게 한다.

이 아크릴의 장치의 이점들이 시술자들로 하여금 일부의 환자들을 위해 더 훌륭한 교합의 조화를 만들게 하고 보다 나은 치료효과를 제공해 준다. 12개월의 기간에 걸쳐서 2가지의 장치들을 비교하고 있는 큰 연구 중에서, 비록 중요한 차이가 2가지의 장치들의 사이에 없었다고 해도, 평균적으로 아크릴의 장치는 더 좋은 치료효과를 보였다.

*연성 장치*들이 만들기 쉽고, 값이 싸고, 처음 내원시에 장착이 가능하기 때문에 시술자들이 많은 상황에서 연성장치를 사용하기를 바랄 수도 있다.

1. 비상 사태에서 예를 들면, 환자가 급성 통증(특히 만약 아크릴 장치를 한동안 사용할 수 없을 때)이 있거나 장치 수리가 곤란할 때
2. 연성장치가 진단목적으로 사용되는 경우 교합장치가 유용한지 평가할 수 있다. 환자에 턱관절장애가 있는지 또한, 장치 요법이 환자의 불편함(예를 들면, 이명 또는 두통 등)을 개선할 것일지에 대해 시술자가 확신이 없을 수도 있다.[1, 40]
3. 시술자가 쉽게 조절할 수 있는 임시의 장치를 필요로 할 때, 예를 들면, 환자가 외측 익돌근의 근경련이 있을 때, 시술자가 환자의 증상이 개선되면서 상당한 교합변화가 예상될때, 이런 일시적인 연성 장치가 쉽게 조절할 수 있을 것이고 아크릴 장치는 이장을 필요로 할 것이다.
4. 어린이의 턱관절장애의 혼합치열기 동안 관리. 연성장치는 치열이 발육하는 기간 동안 심각한 영향[41]을 주지 않고 많은 조절을 필요로 하지 않는다.
5. 환자의 재정적인 상황이 주된 관심일 때.

반대로 연성 장치가 사용되어서는 안 되는 상황들이 있다.

1. 환자에게 심한 교합 부조화가 있어 연성장치 재료가 이 부조화를 조절할 수 있을 만큼 충분한 두께가 되지 않을 경우.
2. 환자에게 상실된 치아가 있어 열 가소성의 연성 장치로는 대합치아에 교합접촉을 만들어 줄 수 없을 때.
3. 환자가 밤의 구강악습관들로부터 중등도나 아주 심한 치아의 교모를 가질 때. 연성 장치들은 아크릴의 장치들보다 빠르게 마모가 나타나고, 과도한 구강악습관이 있는 환자들은 비교적 짧은 시간에 연성장치들을 닳게 할지도 모른다.

시장에 나와 있는 많은 다른 재료들은 경성 아크릴과 연성 열가소성의 재료들 사이의 탄성과 유연성을 가진다. 몇 개의 이점들 때문에 *교합장치* 제작을 위해 중간재료를 사용할 수 있다: (a)환자는 일반적으로 더 부드러운 재료가 더 쾌적한 것을 알고, 그것은 더 심한 구강악습관의 부하를 줄여준다.[9, 42, 43] (b)더 부드러운 재료들은 아크릴장치가 치아에 압력이 가해지는 것에 의한 사소한 오류들을 보상할 수 있다. (c)기공사들은 이런 장치를 제작할 때 소실된 치아와 교합 부조화를 보상함으로써 열가소성 재료의 두께와 관련된 문제점을 극복할 수 있다. (d)많은 중간의 재료들도 자가중합형 아크릴과 접합이 가능하고, 장치제작 후 나타날 수 있는 문제들을 다루기 좋다.

이 재료들은 아크릴 장치의 합리적인 대체재료가 될 수 있을 것으로 보인다. 만일 시술자가 중간의 재료로 만들어지는 장치를 사용하기로 결정하면, 시술자는 장치를 잘 조절하고 과도하게 마모되지 않도록 확인하는 것을 추천한다.

또한 *이중박판 열가소성 소재*들이 교합장치로 사용될 수 있다. 그런 재료는 부드러운 내부의 표면과 경성의 열 가소성의 외부의 표면(이 장의 '장치의 예' 에서 논하는)을 제공한다. 그 재료로 모형상에서 형태를 만든 후 기공사나 시술자가 외부

표면에 자가중합레진을 첨상한다. 이중박판 열가소성 소재로 만들어지는 교합장치들은 이하의 이점들을 가진다: (a)지지하는 치아가 좀 더 편안하다. (b)연성 내장 재료는 아크릴장치에서 치아에 가해지는 미세한 오류를 상쇄시킬 수 있다. (c)상실치나 교합부조화를 상쇄시킨다. (d)바깥쪽 표면에 자가중합 아크릴을 부착시킬 수 있다.

이 재료에서 두 가지 단점이 관찰된다. 첫째, 장치는 이를 덮는 연성의 층을 허용하기 위해 아크릴의 장치보다 대략 1 mm 두껍게 만들어질 필요가 있다. 두 번째, 내부의 표면은 시간의 경과에 따라 아크릴의 외부 보다 빨리 변색된다.

이중박판 열 가소성의 재료도 아크릴의 장치들을 합리적으로 대신할 수 있을 것으로 보인다. 만일 시술자가 이 재료로 만들어지는 장치들을 사용하기로 결정하면, 2.5-mm 두께 또는 더 두꺼운 재료가 사용되는 것이 추천된다. 1.8 mm의 재료는 너무나 깨지기 쉽다고 느끼게 되는데, 한 번은 내 환자 중 한 명이 셔츠주머니에 장치를 넣고 누군가와 부딪친 후 장치가 파절되었다. 이 문제는 더 두꺼운 이중박판 재료들에서는 일어나지 않고 있다.

턱관절장애 증상들을 가지지만, 치료를 위해 치과 시술자에 가는 것을 피하려고 이따금 사용하는 다른 한 가지 재료는 *상용 경기용 마우스피스*이다. 그런 장치들을 사용한 환자들에게 복잡한 반응이 나타났으며 불량한 반응은 (a)대합치와의 교합인기가 과두의 부적절한 위치를 유발하였고 (b) 교합인기가 환자의 하악을 자유롭게 움직이지 못하게 하거나 (c)마우스피스에 적당한 유지가 없어 환자가 치아들을 물면서 장치를 유지하는 것이 관찰되었다. 만일 그것이 모든 치아를 덮지 못하거나 균일하게 교합하지 못하면, 환자들에게 그것이 교합의 변화들을 일으킬지도 모른다고 하는 두려움 때문에 상용 운동용 마우스피스를 사용하지 못하게 하는 것을 강하게 추천한다.

## *두껍거나 얇거나*

근육 수축은 서로를 따라 액틴과 마이오신의 활주에 의해 이뤄진다; 그 효과는 액틴과 마이오신이 겹치는 정도에 관계가 있고, 그것은 근육의 길이에 따라 변화한다.[44, 45] 최적의 생리학적 근육 길이는 근육이 가지는 최소 표면 근전도(EMG) 활성 상태로 생각할 수 있다. 저작근과 측두근이 최소의 표면 EMG 활동을 수행하는 수직적 개구는 환자마다 4.5 에서 18 mm까지의 범위에 들어간다.[46,47]

만일 근육이 최소의 표면 EMG 활동을 가지는 수직적 개구 지점에서 교합안정장치가 만들어지면 더 효과적일 것이라고 가정하게 되었다. 이 가설을 시험해 보기 위해, 턱관절장애 환자들을 3개의 그룹으로 무작위화하였다

한 그룹은 1 mm정도 수직 공간을 늘려서 안정장치를 하였고, 두 번째 그룹은 최소 저작근의 표면 EMG 활동(4.4 mm, 평균을 나타낸다)의 절반 개구 두께만큼 장치의 두께를 증가시켰고 세 번째 그룹은 최소의 EMG 활동(8.2 mm, 평균을 나타낸다)상태로 장치를 만들었다. 세 번째 그룹은 가장 급격한 턱관절장애 증상들(감소가 약간 더 오래 동안 잡았던 두 번째의 모임의 증상들)의 감소를 경험했고, 그리고 첫 번째 그룹이 증상들 감소에 가장 긴 시간이 걸렸다. 이 연구에서의 발견들은 *더 두꺼운 장치들*(최소의 EMG 활동까지)이 더 빨리 턱관절장애 증상들을 해결할 가능성을 제시한다.[48]

나의 교육경험을 통해, 많은 치과 의사들이 교합장치는 환자의 자유도 공간보다 두꺼울 수 없다고 생각하는 것을 알게 되었다. 그들은 만일 장치가 2 또는 3 mm보다 두꺼우면, 환자가 무의식적

적으로 악물어서 턱관절장애 증상을 악화시킬 것을 우려한다. 환자들도 두꺼운 장치를 불편해 하고, 특히 만일 그들이 이전에 얇은 장치들을 가졌었다면 더 얇은 장치들을 선호하는 경향이 있다.

*얇은 장치*들이 효과적이고, 높은 환자의 호응도를 보이기 때문에 두께 8 mm의 교합안정장치들은 옹호되지 않는다. 치과 의사들이 교합안정장치가 두께 2~3 mm 이상이 되어도 유해한 결과를 일으키지 않는다는 것을 깨닫는 것은 중요하다. 그러므로 이중박판 열가소성 장치의 두께를 몇 mm 증가시키는 것은 문제가 되지 않으며 기공실에서 요구된 것 보다 약간 더 두껍게 제작되더라도 문제는 없다.

장치들이 두께 1~4 mm의 사이에서 만들어지는 것이 일반적으로 추천된다.[1, 2, 10] 아크릴의 교합안정장치를 필요로 할 때 이 장에서 '하악의 위치와 교합채득' 에서 언급한대로, 나는 기공사에게 교합기의 핀을 인접한 대합 구치 접촉이 3 mm가 되게 조절시킨다. 이 두께의 교합안정장치는 환자에게 장치가 천공되지 않고 교모에 견딜 수 있는 충분한 두께를 가진다.

### *장치 또는 와이어 유지*

언더컷은 주로 구치의 치간에 있고 언더컷 안으로 휘어지는 부분은 장치자체이거나 부가적인 철사가 될 수 있다.

장치는 가철성 부분틀니와 유사한 정도의 유지가 있어야 한다. 유지는 환자의 손톱이 부러질 정도로 너무 강해서는 안되지만 혀로 장치를 제거할 수 있을 만큼 매우 약해서도 안 된다.

임상적으로 유지가 불충분한 장치들을 환자들에게 장착해 주면 턱관절장애 증상들이 오히려 악화되는 것을 관찰할 수 있었다. 유지를 위해 대합치로 장치를 물거나 구강내에서 움직이는 장치들은 턱관절 장애증상을 더욱 악화시킨다. 불충분한 유지가 있는 장치를 쓰는 환자들은 잠자는 동안 그들이 밤에 무의식적으로 그것들을 빼내는 것이 관찰되었다.

만일 장치들이 충분한 유지가 없으면, 철사 유지를 가진 장치로, 철사들은 더 한층 언더컷에 감기게 조절될 필요가 있다. 철사가 없어도 자가중합이나 광중합 아크릴에 의해 내부면을 이장할 수 있다.

일반적으로 이 장에서 "장치 조절" 에서 기술한 내부 표면을 이장하는 것은 적절한 양의 유지력을 제공한다.

장치가 과도한 유지력을 갖는 데는 많은 이유들이 있다. 새로운 장치가 너무 많은 유지력을 갖게 되는 가장 흔한 이유는 너무 견고하게 맞기 때문이고 그로 인해 과도한 마찰 유지를 야기하기 때문이다.

장치는 우선적으로 편안하게 조절(이 장에서 '장치 조절' 에서 설명되는 기술) 될 필요가 있다; 그리고 유지가 재평가되어야 한다.

일반적으로 편하게 맞고, 유지력이 과도한 장치는 후방 인접치 사이의 언더컷으로 장치가 너무 끼기 때문이다.

이 상황에서, 만일 철사들에 의해 유지가 이뤄지면, 유지를 감소시키기 위해 철사를 조절할 필요가 있다. 만일 장치의 내부에 의하여 유지가 이뤄지면, 결합되는 후방의 언더컷을 삭제해야 한다. 이 부분은 치아사이틈 안으로 돌출돼 있는 부분이며 아크릴 버로 삭제할 수 있다. 장치를 조절할 때 한꺼번에 많이 하는 것 보다 오히려 조금씩 유지를 줄이고 적절한 유지가 될 때까지 반복하는 것을 추천한다.

필자가 개인적으로 선호하는 것은 철사들을 추가하는 것보다 장치의 내부 재료로 유지를 언더컷에서 얻는 것이다.

## 장치 조절

안정화 조절들은 효과적인 장치를 제공하는 가장 중요한 단계이다. 새로운 환자들이 이전에 너무나 꽉 끼는 장치를 받았고 그로 인해 통증을 일으키게 되어 장치를 끼게 되는 것을 포기했다는 이야기를 흔하게 들었다. 장치를 잘 조절하는 것은 어려운 과정이며 어떤 환자에게 아크릴 장치를 장착하는데 45분이 소요된 경험이 있다.

**◑ FOCAL POINT**

안정화 조절들은 효과적인 장치를 제공하는 것에 대해 가장 비판적인 단계이다.

장치 조절을 완료하고 난 후에 장치를 삽입하고, 구치부의 교합이 가능한 한 고르게 닿고 있는지 물어보고 환자에게 장치를 고칠 필요성이 있는지 환자들이 아는 한 말하라고 얘기한다. 나는 때때로 환자를 괴롭힐지도 모르는 작은 문제(예를 들면, lingual flange에 거친 부분, 거친 탈선적인 움직임, 과도한 크기 또는 구토를 유발하는 경향)들과 환자에게 턱관절장애 증상들의 악화를 일으키게 할 수 있는 불편감을 알아차리지 못하기도 한다.

경우에 따라서 환자들은 잠자는 중 무의식적으로 장치를 제거하는 것으로 보고 된다. 그것은 나의 임상의 경험에 의하면 잠자는 동안 장치가 환자들을 괴롭히고 장치를 수정하면 이런 경향이 멈추게 된다. 이 문제들을 바로잡는 일반적인 네 가지 방법을 발견하였다: (a)헐거운 장치를 빡빡하게 하고 (b)빡빡한 장치를 느슨하게 하고 (c)장치의 교합을 완전하게 하고 (d)부피가 큰 장치를 얇게 한다.

### *내면조절*

대부분 기공실로부터 받은 새로운 장치들은 내부표면이 너무나 빡빡하고 내면의 조절을 필요로 한다. 이 섹션은 주로 임상의 경험상 부드러운 내부표면을 가진 장치들은 내부조절이 거의 필요없기 때문에 단단한 내부면을 가진 장치들에 대해 다룰 것이다.

환자의 구강에 장치를 장착하기에 앞서 어떤 조절이 필요한지 결정해야 한다. 예를 들면, 그것이 너무나 부피가 클지 어떨지 또는 날카로운 부분들이 있어 환자를 다치게 할 수 있을지 등.

장치가 최후방 대합치와 접촉되지 않는한 장치는 최후방구치를 넘어서 연장되지 않는 것을 확실하게 관찰해야 한다. 장치가 처음 삽입될 때, 엄청난 양의 힘을 사용하지 마라.

이따금 너무 많은 힘으로 장치를 삽입하는 레지던트들은 장치를 제거하는 데 어렵거나 불가능할 수도 있다. 이 상황에서, 마우스 미러의 손잡이의 끝을 장치 플랜지의 치간 부분에 위치하도록 하여 장치가 느슨해지도록 힘차게 움직임을 시도할 수 있다.

**❖ TECHNICAL TIP**

**장치의 삽입**

장치를 처음에 삽입할 때 힘을 많이 사용하지 말라. 장치를 제거하기 어려울지도 모른다.

만일 장치가 적당한 양의 힘을 사용하여 안착되지 않는다면, 장치의 어느 부분이 빡빡하다고 느끼는지 환자에게 물어라. 일반적으로 저항은 전치부를 따라 위치하고, 이 상황에서 나의 경험은 장치가 순측으로 과도하게 연장되었다는 것이다. 단단한 내면을 갖는 장치(지침은 부록 7에 제시되어 있다. '기공실 교합 장치 지침')를 만드는 기공사들에게 장치가 1~1 1/2 mm 전치의 절단면 밑까지만 연장되게 지시를 한다.

장치가 전치 위에서 너무 빡빡하고 협측의 연장이 요구된 것 보다 더 길면 우선 연장부분을 짧게 다듬어라.

장치가 너무 빡빡하고 협측 연장의 길이가 적절하면, 임상적 경험상 빡빡한 내부지점을 표시하는 가장 좋은 것은 애큐필름(Accufilm, Parkell, Farmingdale, NY, USA)을 사용하는 것이었다. 애큐필름(검은색이 표시하기에 가장 좋다) 조각을 장치와 치아 사이에 위치시키고, 장치를 장착한 다음 철거한다(그림 12-12).

❖ TECHNICAL TIP

## 빡빡한 내면의 확인

경감(relieve)시킬 필요가 있는 스프린트의 위치는 장치와 치아 사이에 애큐필름의 조각을 위치시키고 장치를 제거하여 확인할 수 있다.

장치의 유지는 interproximal embrasures에 접촉되는 부분에 의해 이루어진다. 따라서 처음엔 유지에 관련이 없는 부분만을 우선 조절한다. 애큐필름에 표시된 부분의 조절 이외에 종종 재료의 interproximal fins은 이점(유지)을 제공하지 않고 또한 장치의 장착을 제한할 수 있다. 이러한 핀은 치아(그림 12-13)의 교합면이나 절치부의 치아 사이 틈에 의해 형성되어 협설측(facioligual)으로 주행한다. 애큐필름 표시들을 조절하고 이 핀들을 제거할 것을 추천한다.

이 과정은 반복적인 표시와 조정이 필요하다. 투명한 장치에서는 시술자는 장치가 위치하는지 볼 수 있고, 장치와 절단면 또는 교두들 사이의 관찰할 수 있는 공간이 없을 때 장치를 장착시킬 수 있다.

필자는 내부의 애큐필름 표시들을 조정할 때, 시작할 때는 상당히 신중하지만, 계속되는 조정과정에서 더 공격적으로 되는 경향이 있다. 5회에서 10회 조절 후, 만일 장치가 딱 맞고 있는 것처럼 보이지 않으면, 협측과 설측면으로부터 약 1/4 mm를 삭제하고, 장치가 빡빡하지 않은 것을 확인한 후

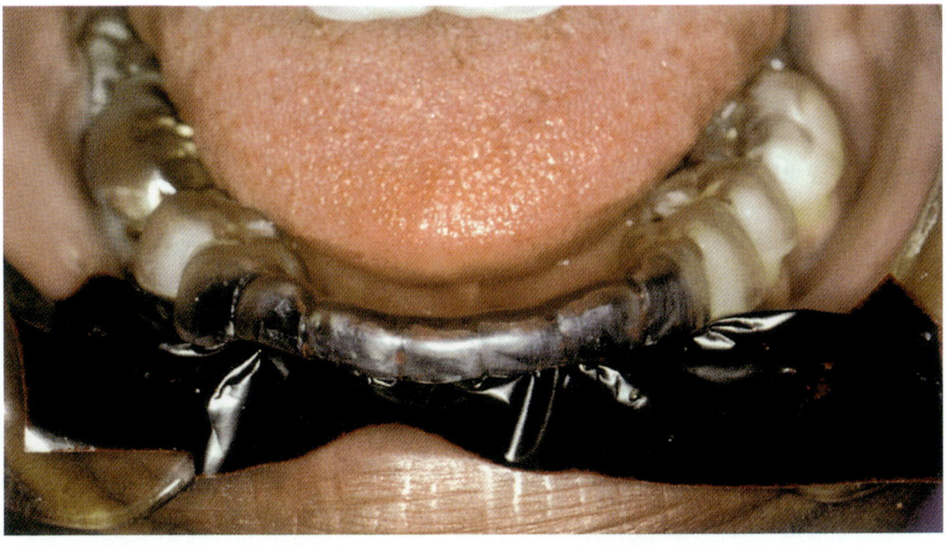

그림 12-12. 애큐필름 시트의 검은 측은 장치의 가장 심한 내부 접촉을 표시한다.

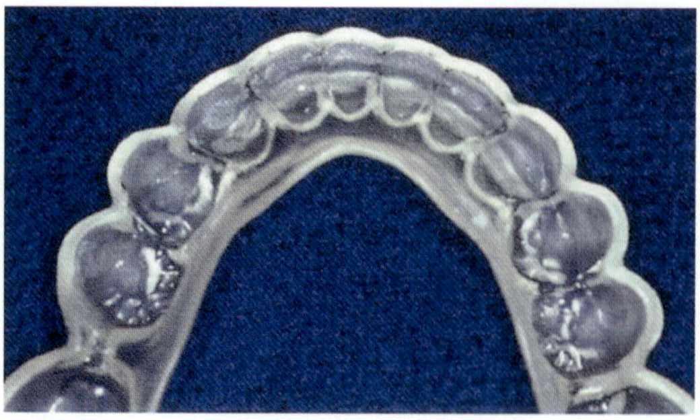

그림 12-13. 검은 애큐필름은 장치의 내부에 표시된다. 재료의 치간 핀들은 협설(faciolingual)로 주행하고 교합면과 절단면 치아사이틈 안에 위치한다.

내면을 이장한다. 이것은 장치를 조절하기를 계속하는 것보다 빠르게 잘 맞는 장치를 만들어 줄 수 있다.

❖ TECHNICAL TIP

## 신중한 또는 과감한 조절

내부의 애큐필름 표시를 할 때 시작할 때는 신중하지만 계속되는 조정과정에서 보다 공격적으로 되는 경향이 있다.

흔하게 일어나는 다른 문제는 장치를 완전하게 장착하는 과정에서 장치가 흔들어 움직이는 것이다. 이 상황에서, 장치를 앞뒤로 움직여서 fulcrum의 위치를 확인하라. 장치와 Fulcrum의 부분 사이에 애큐필름을 놓고 명확한 표식을 만들기 위해 fulcrum의 위로 강하게 압박해라. fulcrum 부위를 조정하고 과도한 부분을 제거한다. 만일 여러 차례 걸리는 부분들을 제거하는 시도들이 실패한다면, 장치 내면을 삭제하고 이장할 수 있다. 움직여 흔들리는 부분의 모든 표면들로부터 아크릴을 약 1/4 mm 제거하여 장치가 빡빡하지 않게 하고 내부 표면에 이장을 한다.

장치가 충분히 딱 맞을 정도로 장치의 내면이 조절되면, 장치가 완전히 장착된 후 너무 빡빡하게 느껴지는지 환자에게 물어라. 만일 그것이 너무 빡빡하면, 장치에 애큐필름으로 표시하고 비유지 표면들을 조정해라.

임상적으로 전치가 구치만큼 큰 압력을 견딜 수 없음을 관찰해왔다. 압력이 과도한지 어떨지 환자가 잘 알 수 없다면, 나는 장치가 새로운 한 쌍의 구두 같다고 환자에 설명한다: 당신은 그것이 거기에 있다고 알아차릴 것이지만, 그것이 너무 빡빡하면 시간(분에서 시간단위로)이 경과하면서 눌리는 느낌은 더욱 나빠진다. 만일 환자가 계속 불안정하면, 나는 종종 장치들이 너무 빡빡한지 결정할 더 많은 시간을 환자에게 주는 것을 추천한다.

애큐필름은 치아가 장치와 견고하게 접촉하는 단단한 내부의 장치 표면들을 잘 표시하지만, 그것은 연성 내부 장치 표면이나 연조직의 충돌은 표시되지 않을 것이다. 연성 내부 장치 표면들은 환자가 지목하는 부분들을 조정하고, 연조직으로부터의 불편감은 필요하다면 압력표시 페이스트(pressure-indicator paste)나 스프레이를 사용하라.

장치가 편하게 맞으면 유지를 점검하라. 장치는 가철성 국소의치만큼 유사한 정도의 유지가 있어야 한다. 유지력은 환자가 장치를 제거하는 데 어려울 만큼 매우 강해서는 안되고, 환자가 혀로 장치를 제거할 수 없을 만큼은 충분해야 한다. 너무 유지력이 큰 장치는 일반적으로 구치부의 언더컷이 너무 깊어 그 때문에 맞물려있으면 맞물리는 깊이를 줄여주어야 한다.

❖ TECHNICAL TIP

## 장치 유지력의 평가

장치가 편하게 맞으면, 유지력을 점검하라. 가철성 국소의치만큼 유사한 정도의 유지가 있어야 한다.

장치는 충분한 유지가 없다면, 내부표면에 자

가중합형 또는 광중합형의 아크릴을 접착시켜 내면 이장을 통해 유지를 얻을 수 있다. 철사에 의해 유지되는 장치들을 위해, 철사들은 더 한층 언더컷에서 맞물리게 조정될 필요가 있다.

### 내부의 이장

장치의 내면은 자가중합형이나 광중합형 아크릴로 이장할 수 있다. 자가중합형 아크릴은 맛이 나쁘지만, 나는 레지던트들이 장래의 치과 시술에서 광중합형 아크릴로 접근하지 않을까 염려하여 이 기술을 가르친다. 장치의 일부만 이장할 때, 이장재료가 더해지지 않은 곳(그림 12-14)에 틈을 만들면서 장치가 완전히 장착되지 않을 것이다. 그러므로, 내부의 틈 또는 접합이 없을 정도로 나는 일반적으로 전체 내면을 이장한다.

❖ TECHNICAL TIP

**장치의 내면의 이장**

장치의 내면을 이장할 때, 나는 일반적으로 내부의 틈 또는 접합이 없을 정도로 전체 내면을 이장한다.

내부를 이장하기에 앞서, 내부 표면의 애큐필름 표시들을 완전히 제거하라; 그렇지 않으면, 그 표시들은 투명한 이장재의 밑에서 파묻힐 것이고, 시각적으로 환자를 괴롭힐지도 모른다. 환자의 하악을 조작하는 과정과 이장 술식에 대해 설명해야 하며, 그래야 이 과정 중에 깜짝 놀라거나 진행 중에 망치는 일을 방지할 수 있다.

자가중합 아크릴로 장치를 이장하기위해, 우선 장치의 전체 내면을 단량체(monomer) (그것은 장치의 표면을 끈끈하게 만든다)로 적시고 과도한 용액을 흔들어 떨어뜨린다. 대략 종이컵에 찻숟가락 한 개정도의 가루를 붓고 모든 가루의 과립을 적실 정도보다 조금 더 단량체를 첨가하고 설압자로 섞는다. 아크릴을 섞고 있는 동안 환자의 입을 헹구게 해서 치아에 윤활역할을 하고 미뢰를 탈감작(desensitize)시킨다. 설압자로 장치 안에 아크릴을 넣고 1 mm가량의 혼합된 아크릴이 내면 전체를 덮게 하고 과도한 재료는 장갑 낀 손가락 (그림 12~15)으로 제거한다.

환자 입안에 장치를 놓고 하악을 장치가 조절되는 데 사용될 위치로 조작하고 환자에게 꽉 물

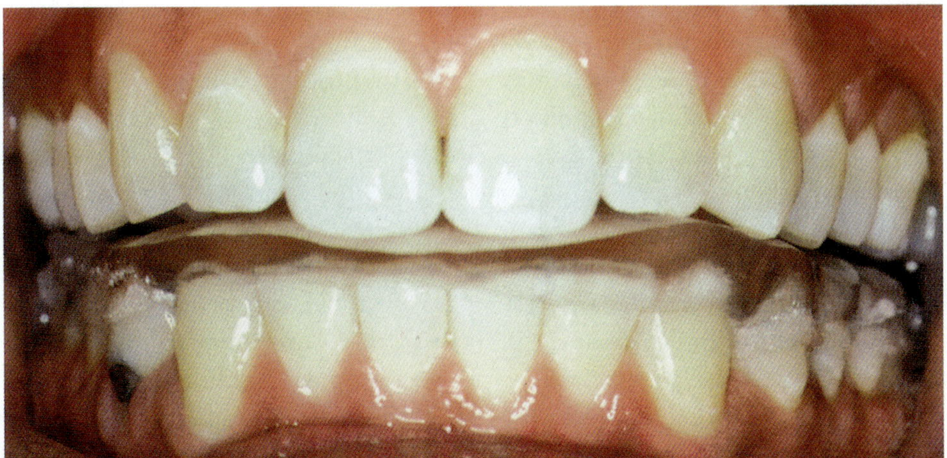

**그림 12-14.** 이 장치는 후방부의 유지가 부족해서 후방부에 내부 부분에 아크릴이 첨가되었다. 이 장치는 구강 내에 장착되었고 환자는 장치를 위치시키고 짜내어 물도록 했다 전치부와 장치사이의 틈 때문에 장치의 부족한 위치에 주목하라.

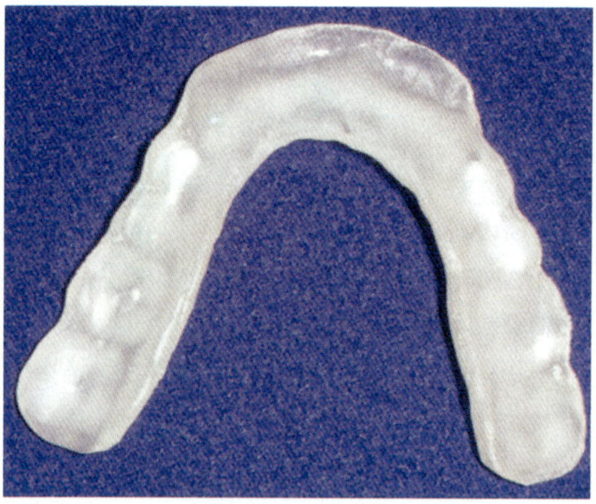

**그림 12-15.** 장치내부의 이장: 축축한 아크릴은 장치 내부의 표면에 추가한다.

어 짜내도록 시킨다. 이 하악의 위치를 사용하는 것은 장치의 교합 부분의 조절을 더욱 신속하게 시행할 수 있도록 한다. 환자에게 1에서 $1^{1}/_{2}$분 정도 장치에 힘을 주고 있게 하며, 이 과정 중에 치주용 탐침을 사용하여 장치의 협측면에 과도한 아크릴을 제거할 수 있다. 협측 플랜지가 언더컷보다 짧으면 플랜지는 언더컷에 결합하도록 연장될 필요가 있고 이 부분에서는 아마 과도한 아크릴을 제거할 필요 없다. 일부의 시술자들은 장치를 제거한 후 고무성질이 있는 중간 과정 중에 가위로 이 남는 양을 삭제한다.

입 안에 장치를 끼고 난 후 $1^{1}/_{2}$분 내에, 이(입으로부터가 아니라) 장치를 지탱부위로 부터 이탈시킨 후 그것을 원래대로 다시 위치시킨다. 최종 경화(그림 12-16)가 아크릴에 나타날 때까지 매 30초 간격으로 계속한다.[49] 만일 아크릴의 최종 경화 전에 작업이 중단되면 일반적으로 아크릴의 경화수축에 의해 장치가 너무 빡빡하게 되는 것을 볼 수 있다.

매 30초 간격으로 장치를 넣었다 빼기를 행하여 언더컷 부분에서 아크릴이 적당이 수축하여 너무 깊게 맞물리지 않게 한다. 장치가 갑자기 제거하는 데 조금 더 힘이 들어가는 결정적인 시간이 있다(약 3~4분). 레지던트들이 나의 지시들에 따르지 않았던 2개의 사건들이 있었고(예를 들면, 잠시 돌아서서 논문작업을 했다.) 그 장치는 조각조각 제거되어야 했다.

이 과정의 마지막에, 환자들은 일반적으로 양치로 입을 헹구고 싶어한다. 협측 플랜지들이 길게 되지 않으면(그림 12-17) 원래의 플랜지로 이장한 재료를 손질하라. 만일 협측 플랜지들을 길게 하면, 인접치 사이 재료의 언더컷에서 대략 2

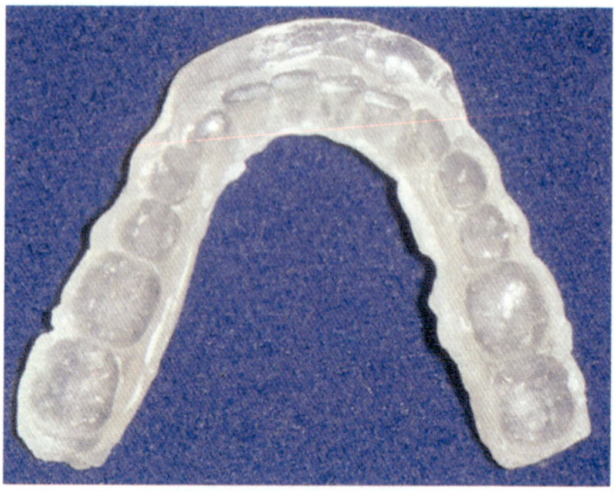

**그림 12-16.** 장치내부의 이장: 아크릴이 한 번 경화되면 장치는 구강으로부터 제거되어야 한다.

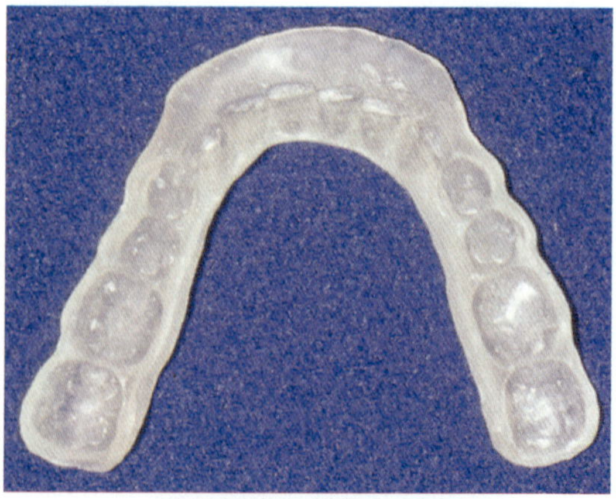

**그림 12-17.** 장치내부의 이장: 과도한 이장재는 제거되고 변연은 부드럽게 되어야 한다.

mm를 남기고 손질하고 부드럽게 만들어라. 모든 장치의 유지상태를 재평가하고 필요한 조정을 해야한다.

광중합형 아크릴은 유사한 방법으로 장치의 내면에 이장을 할 수 있다. 광중합형 아크릴을 장치의 내면에 추가하고 장치를 구강에 삽입한 후 하악을 장치가 조절되는 데 사용될 위치로 조작하고 환자에게 꽉 물어 짜내도록 시킨다. 치주용 탐침을 사용하여 장치의 협측면에 과도한 아크릴을 제거할 수 있다.

장치를 삽입한 상태에서, 구강 내에서 광선봉(light wand)을 사용하여 부분적으로 아크릴중합(1분 미만 동안)시킨다. 장치를 제거하고 과도한 아크릴을 손질하고 장치를 교체하고 광선봉을 사용하여 계속해서 아크릴을 중합시킨다. 장치를 제거하면서 하는 연속적인 부분 중합이 최고의 결과들을 제공할 수도 있다.

이따금 환자들은 교합 장치로 덮이는 치아에 수복을 필요로 할 것이다. 충전물 또는 금관이 치아 중 한 개 위에 위치할 때는 모든 수복물의 형태가 다르기때문에 일반적으로 장치가 완전히 딱 맞지 않게 된다. 임상적인 경험에 의하면, 환자가 작은 크기에서부터 중간 크기의 충전을 하게 되면, 약간의 내면 조절로 새로운 수복물에 충분히 적응할 수 있고 치아들의 이동없이 장치-치아 접촉이 잘 유지될 것이다.

작은 크기에서부터 중간 크기의 충전 후 장치가 완전히 딱 맞지 않으면 새로운 수복물과 장치 사이에 애큐필름을 끼워 넣고 장치의 내부표면에 표시를 하라. 과도하게 아크릴을 많이 제거할 수 있으므로 약간의 조절 후 수복 전에 장치를 끼워보는 것이 좋다.

만일 환자가 금관 또는 광범위한 충전을 하였다면 수복물이 위치한 부분의 장치의 내면을 삭제한 후 이장하는 것이 보다 효과적일 것이다. 이렇게 하기위해 수복물이 닿을 수 있는 부분의 모든 면의 아크릴을 1/4~1/2 mm 정도 삭제한다. 장치를 삽입하고, 만일 새로운 수복이 눌리거나 장치의 안착을 제한한다면 편하게 딱 맞을 때까지 장치 내면을 삭제한다. 애큐필름은 눌리거나 제한되는 부분을 확인하기 위해 사용될 수 있다.

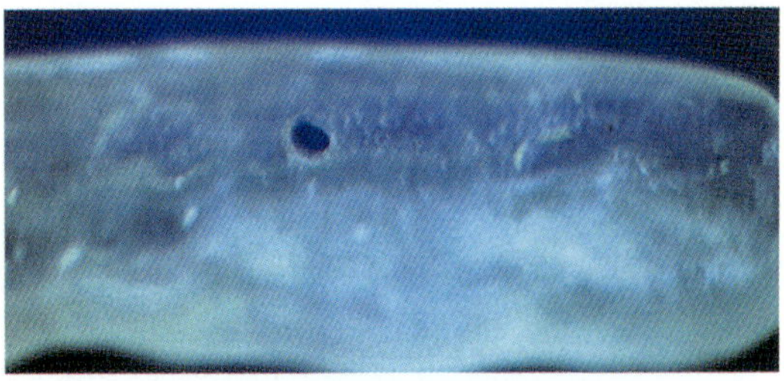

**그림 12-18.** 단일 치아를 위한 장치내부의 이장: 장치에 vent hole을 형성하였다.

여러 가지 기술들이 단일 치아를 위한 장치의 이장을 위해 사용될 수 있고 장치의 부분 조정에도 사용될 수 있다. 아크릴을 첨가하는 것이 장치의 완전한 안착을 유지시키는 것은 아니다. 완전히 안착되지 않을 경우엔 장치 내부의 표면과 인접한 치아 사이의 틈이 있을 것이고, 장치의 교합은 움직였을 것이다. 이것을 방지하려면 장치(그림 12-18)에 vent hole을 뚫고 약간 축축한 아크릴을 혼합하여 이전에 논하였던 이장을 시행한다.

내부의 이장을 실행하는 것에 앞서서 모든 애큐필름 표시들을 제거하라. 이장될 장치의 내면을 monomer로 적신 후 과도한 양을 흔들어서 빼낸다. 종이 컵에 아크릴 가루를 단량체를 첨가하고 설압자로 혼합하라. 장치에 아크릴이 이장될 표면에 1 mm정도 덮고 원하는 치은연장에 약간 짧은 정도(아크릴의 일반적으로 1 또는 2 mm 정도 치은 쪽으로 흐르게)로 아크릴을 넣는다. 환자의 입에 장치를 위치시키고 장치가 조절될 위치로 하악을 유도하고 환자에게, 장치가 완전히 안착(그림 12-19) 된 것을 확인하고 장치를 꽉 물어 짜내도록

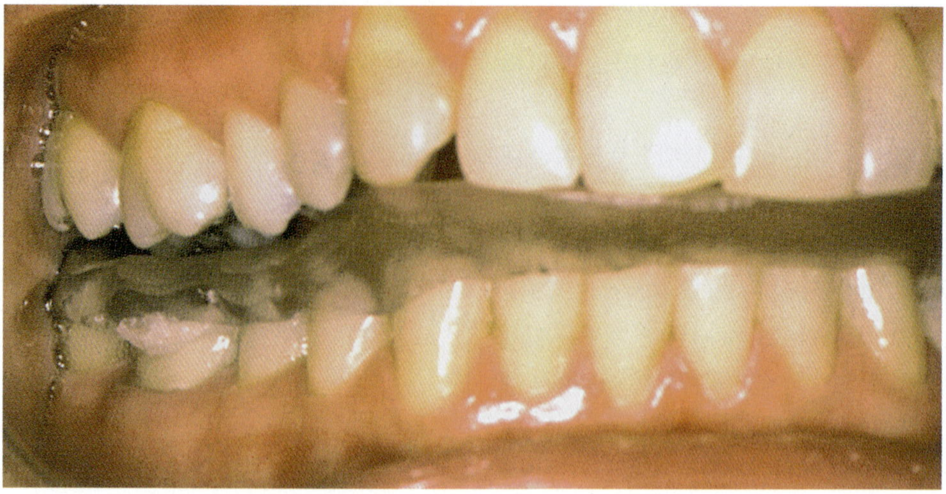

그림 12-19. 단일 치아를 위한 장치내부의 이장 환자는 꽉 짜내어 물면서 장치가 완전하게 장착되어야 한다.

하라.

환자가 2분 동안 장치를 힘주어 물고 있게 한 후에 그것을 뺐다가 다시 끼운다. 아크릴의 최종 경화시까지 매 30초 마다 계속한다. 일부의 환자들은 이 과정의 전후에 입안을 헹구는 것을 원한다. 첨가된 아크릴을 손질하고 필요에 따라 장치의 교합을 조절한다.

### *외면 조정*

만일 장치가 반사성의 구토를 자극하면 내부의 표면들을 조정할 때 장치를 삭제한다. 장치의 피절 위험성과 안락감 사이에 균형이 맞도록 장치를 삭제한다. 장치는 사용하기에 쾌적해야 하고 그렇지 않으면 환자는 그것을 사용하지 않을 것이다. 임상적 경험상 하악의 장치들이 더 구토 반사를 적게 유발하는 경향이 있으나 일부의 환자들은 상악 장치들에서 적은 구토감을 느낀다. 장치의 모든 설측 부분이 환자의 반사성 구토를 도출시킬 수 있다. 환자가 어떤 부분들을 줄여달라고 지시하지 않으면 구치부의 설측 플랜지는 1/2~1 mm 두께가 추천된다. 만일 이것이 만족스럽지 않으면, 필요에 따라 설측 플랜지를 짧게 만든다. 치아의 치경부쪽 변연을 넘어서까지 줄일 필요는 없다.

필요하다면, 단지 1 mm 설측 교두를 덮고 전방부의 설측 플랜지에서 전치의 치경부 변연을 덮을 수 있도록 후방부의 설측 부분을 잘라라. 장치가 편하게 맞고, 적당한 유지를 가지면, 수년간 이용되어 온 Gnathology 원칙대로 교합을 조절한다.

❖ TECHNICAL TIP

**장치의 교합 조정**

장치가 편안히 맞고 적당한 유지를 가지면 교합을 조정한다.

환자가 장치 반대측에 교정용 유지장치 또는 부분틀니의 장착을 계획하고 있다면 그것들을 낀 상태에서 장치를 조정한다. 장치가 교정용 유지장치 또는 틀니에 너무나 꽉 맞물리지 않게 한다.

장치의 교합면은 전치가 중심위로부터의 장치 표면을 따라 매끄럽게 미끄러질 수 있고 구치부의 즉각적인 탈교합이 될 수 있도록 평평해야 한다.[9, 21]

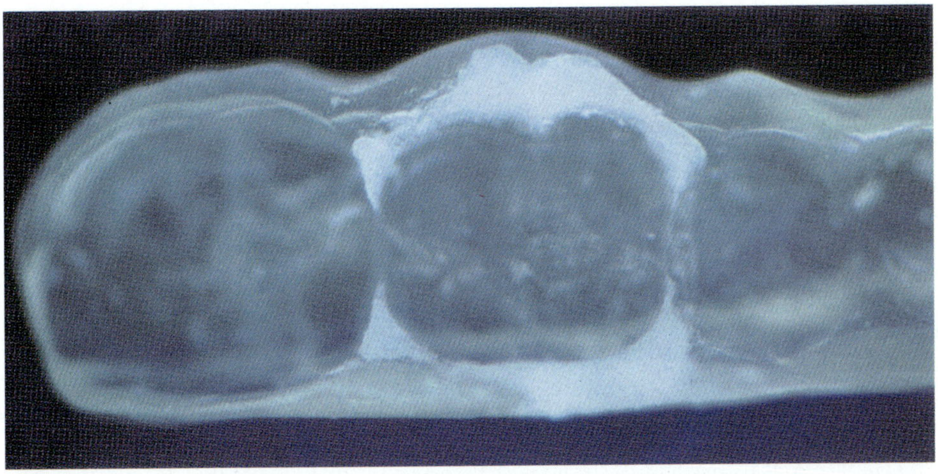

**그림 12-20.** 단일 치아를 위한 장치내부의 이장: 아크릴이 경화되면 장치는 구강으로부터 제거되어 과도한 재료는 삭제되고 변연은 부드럽게 되어야 한다.

교합면에 교두 함요(만요)가 있다면, 하악은 이개되어 움직이고 교두정은 함요의 모서리와 부딪치고 매끄러운 흐름을 방해한다. 그러므로, 기공사는 함요를 남겨서는 안되고, 만일 남아 있으면 장치의 교합면을 조정하는 것처럼 제거해야 된다.

환자에게 각 조정을 위해 삽입하고 장치를 빼내라고 지시한다. 이것은 환자에 의한 장치삽입을 확실하게 하고, 장치의 과도한 유지를 경감시키고, 다른 작업들(예를 들면, 환자가 장치를 위치시키는 동안 교합지 포셉을 집는다든지)로부터 시술자들을 자유롭게 하는데, 만약 뺨이 삽입 중 걸리면 시술자는 이것을 인식하지 못하고 계속적으로 장치를 끼우려고 시도할 것이다.

중심위 표시에 검은 표시를 사용하여 교합지 포셉으로 두 장의 애큐필름을 집고 장치의 대합치와의 접촉을 표시한다. 환자가 동시에 중절치 뿐만 아니라 제3의 대구치를 표시할 수 있을 정도(그림 12-21)로 구강과 작은 각도가 되게 교합지 포셉을 잡는다. 만일 전치만 독립적으로 표시되면(그림 12-22). 환자들이 이 표시들을 위해 하악을 내미는 경향이 있는 것을 알 수 있다.

하악이 바람직한 위치(중립위 또는 중심위, 이장의 '하악의 위치와 교합채득' 에서 논의된)에 있는 상태에서 애큐필름을 놓고 환자에게 장치를 가볍게 딱딱 씹게 한다. 환자가 그렇게 할 때, 정상 폐구궁에서 빗나가지 않는 것을 확인하라. 일부의 환자들은 표시되고 있는 측으로 하악이 움직인다. 만일 이런 현상이 일어나면, "턱을 가운데에 두고 위아래로 똑바로 딱딱 씹으세요" 라고 환자에게 말한다. 만일 환자가 하악의 측방이동을 멈출 수 없으면, 장치의 양측 위에 애큐필름을 동시에 위치시킴으로써 이 문제를 해결할 수 있다. 장치에 표시될 때 환자가 머리를 한쪽으로 기울이지 않는 것도 중요하다. 이것에 의해 하악이 한쪽으로 이동하게 되고 또한 틀린 위치에 표시될 것이다.

지지교두들(supporting cusp)만이 대합 대구치와 중심 접촉을 만드는 것을 확인하는 것이 중요하다. 그러므로, 상악 장치는 하악의 협측 교두들과 맞물리지만 하악의 장치는 상악의 설측교두들과 맞물린다. 치아가 회전되어 지지 교두가 장치와 조화로운 교합을 이룰 수 없는 경우를 제외하

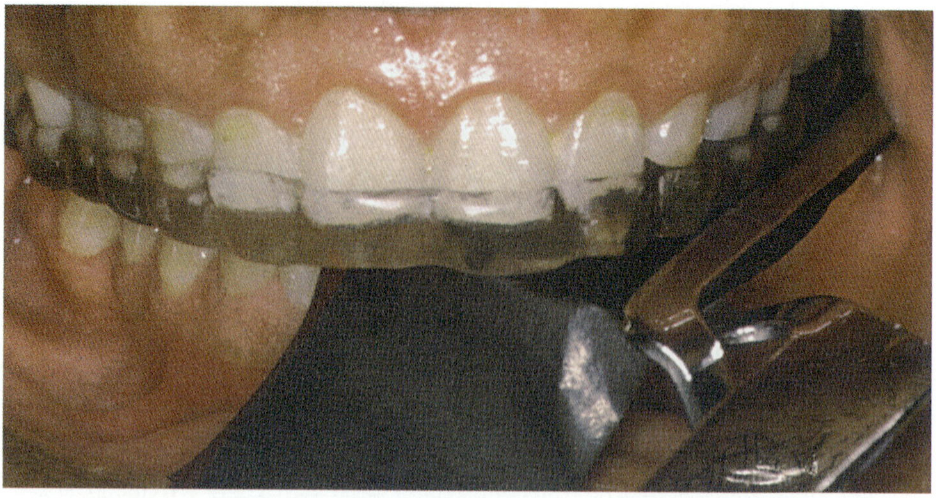

그림 12-21. 이 위치에서 유지된 애큐필름으로 중절치에서 제3대구치까지 접촉을 표시할 수 있다.

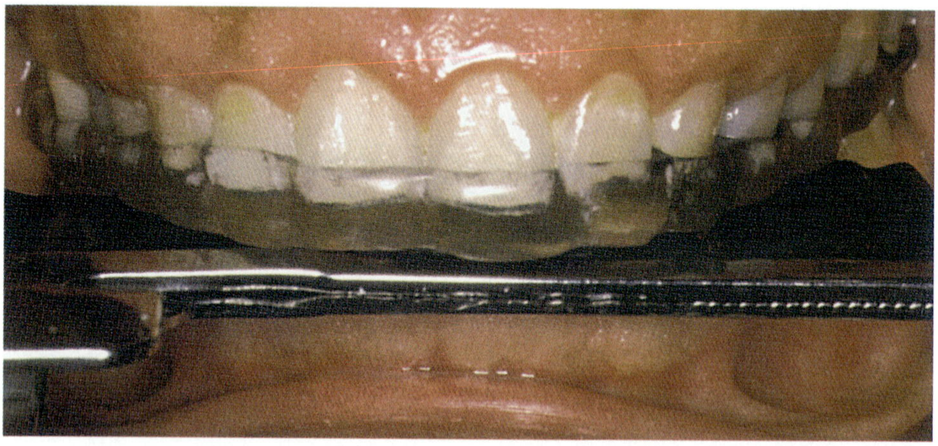

그림 12-22. 환자들이 이 상황에서 하악을 내미는 경향이 있기 때문에 애큐필름을 이 위치에 유지시키지 않는 것이 추천된다.

고(이런 경우에는 장치와 비지지 교두에 교합을 시도할 수 있다) 비지지 교두는 절대로 장치에 닿아서는 안 된다.

장치 조정을 빨리하기 위해, 아크릴 버의 끝 보다는 평평한 면으로(그림 12-23, 24) 중심위 표시들을 조정한다. 이것은 평평한 교합 표면을 제공해 주며, 후방의 이개 간섭의 가능성을 줄인다.

시술자는 반복적으로 장치에 표시하고 환자는 대합 구치로부터 중심위 표시를 천천히 만들어야 한다. 적어도 각 구치는 한 점에서 장치와 균일하게 교합해야 한다(예외; 대합 치열과 교합되지 않을 정도로 치아가 교합평면내에서 벗어난 경우). 전치부의 중심위 표시들은 후방의 표시들과 비교해 볼 때 가볍거나 없어야 한다.[8] 견치의 표시들은 전치나 구치로부터의 표시들과 조화를 이루고 있을 것이다.

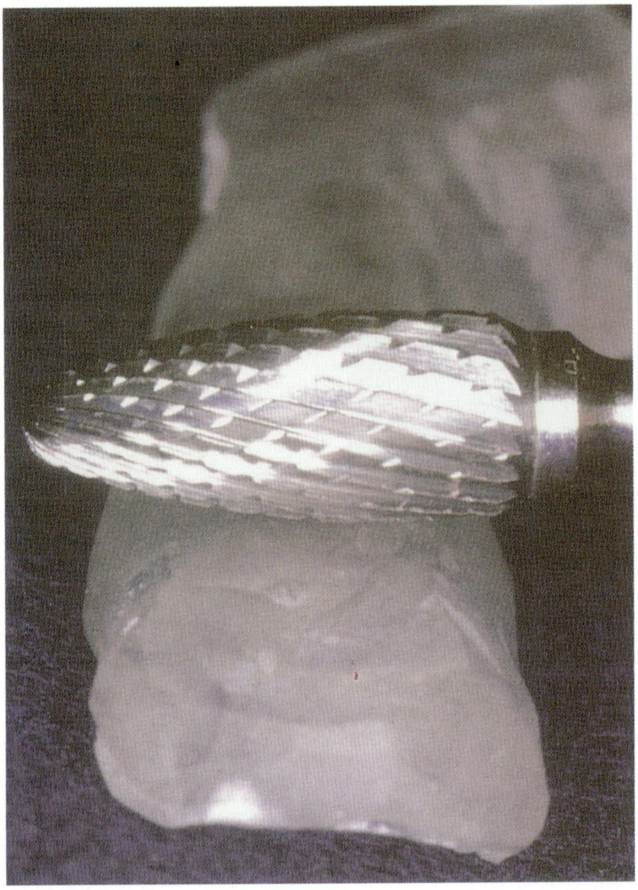

그림 12-23. 만일 기구가 아크릴 버의 편평한 면으로 조정되면 잠재적인 이개 접촉을 제거하는 경향이 있고, 시술자가 조정을 수행할 수 있는 속도를 빨리 해 준다.

장치는 환자가 쉽게 이개 위치로 미끄러지는 것이 허용되어야 한다. 그러므로, 장치는 구치에서 최소의 교합이개를 가질 정도로 조절한다.[50] 효율을 위해, 전치부의 중심위 접촉을 조정할 때 교합 평면(그림 12-7)보다 5도 정도 예각을 이루도록 전치부의 유도 경사로의 각도를 조절한다.

❖ TECHNICAL TIP

### 교합 교두들(occluding cusps)

단지 지지 교두들만이 중심위 접촉들을 제공해야 한다. 그러므로, 상악 장치는 하악의 협측 교두들과 맞물리지만 하악의 장치는 상악의 설측 교두들과 맞물린다.

장치를 조정할 때, 정기적으로 여러 가지 교두정들이 장치와 교합되는 거리를 관찰한다. 만일 대부분의 교두정들이 교합으로부터 심하게 떨어진다면, 원하는 교합을 얻기 위해 아크릴을 제거하기 보다는 그곳에 전 교합 표면에 이장을 하는 것이 빠를 수 있다. 만일 한 개 또는 두 개를 제외한 모든 교두정이 장치에 균일하게 접촉하고 교두정이 장치로부터 1/2 mm 이상 떨어져 있으면 장치의 그 부분에만 아크릴을 첨가하는 것이 빠를 것이다. 이따금 교두정이 장치의 교합면 협측이나 설측에 위치하면 장치의 교합면은 확장을 필요로 한다. 장치의 외부 표면에 아크릴을 더하는 것은 다

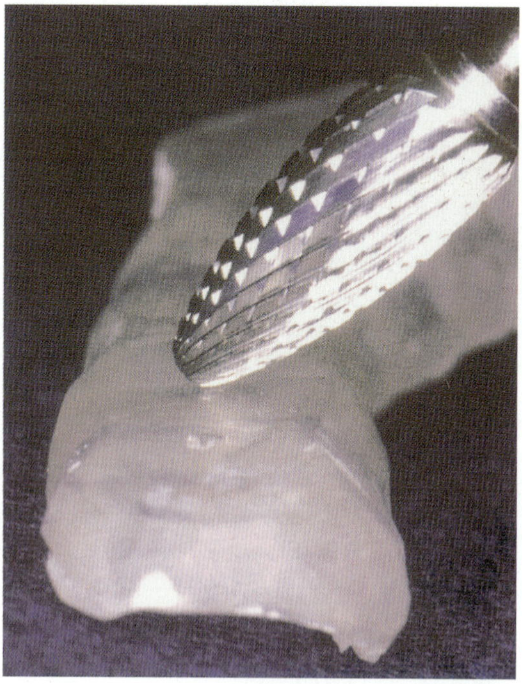

**그림 12-24.** 만일 기구가 아크릴 버의 끝으로 조정되면, 나중에 삭제될 필요가 있을 이개 간섭을 남기게 되는 경향이 있다.

음 섹션 '외부의 이장' 에서 논의하겠다.

조종시 아크릴을 삭제할 양은 접촉부위를 얼마나 삭제해야 하는지에 달려있다. 중심위 표시의 수와 교합으로부터 장치와 다른 교두정들이 얼마나 떨어져 있는지에 따라 다양하다. 만일 한두 접촉만이 장치에 표시되고 다른 교두정들이 표시로부터 충분히 떨어져 있다면 각 표시들을 여러 번에 걸쳐 줄여나간다. 이렇게 하는 것이 더 빠르게 다른 교두정들이 접촉하는 것을 허용한다. 대부분의 교두정들이 표시되고, 다른 교두정들이 약간 표시되어 있으면, 더 두꺼운 표시들을 충분히 삭제한 후 여분의 아크릴을 첨상한다. 원하던 교두정들이 모두 표시되고 시술자가 균일한 중심위 표시들을 만들려 하면, 두꺼운 표시들을 약 50% 정도 가볍게 만들어 준다.

때때로 환자들은 한쪽에서 무는 힘이 약간 약하며 그 쪽으로 계속 가볍게 탁탁 두드리는 경향이 있다. 시술자가 같은 강도의 균일한 쌍방의 표시들을 만들려고 하므로, 일반적으로 장치는 더 강한 측보다 더 약한 측이 강하게 부딪치므로 부주의하게 조절될 것이다. 그러므로, 중심위 접촉들을 위해 장치조정에 거의 완성에 이르면 주기적으로 장치(입안에 애큐필름 없이) 위에 다물고 왼쪽이나 오른쪽이 먼저 닿거나 세게 닿는지 묻는다. 환자가 양측이 균일하게 닿는 것을 느끼고 한쪽에서 균일한 감도의 표시가 되도록 장치를 조정한다.

치주인대가 없는 치과용 임플란트에 의하여 지지되는 금관에서는 환자가 꽉 물었을 때 힘을 줄 수가 없다. 이 치관들이 장치에 대하여 과도한 하중이 가지 않게 하기 위해, 치과용 임플란트에 의하여 지지되는 전치부의 대합치의 조절은 교합에서 약간 벗어나게 하고 치과용 임플란트에 의하여 지지되는 구치부는 장치상에 보다 약한 표시들이 생기게 해야 한다. 만일 임플란트가 한 개의 치아만이라면 시술자는 이러한 치아는 정출할 위험이 없으므로 교합에서 약간 벗어나게 접촉을 만들 수 있다.

비록 시술자가 이전에 기술했던 하악의 유도 기술을 사용한다 해도 환자들은 이따금 장치에 대해 같은 위치에 되풀이하여 폐구할 수 없을 수 있다. 이 상황에서는 내가 할수 있는 정도까지 장치를 조정하고 환자에게 장착시킨다. 다음에 환자가 내원하면 대개 중심위접촉을 재현할 수 있을 것이다.

원하던 중심위 접촉들을 얻게 되면(그림 12-25) 이개 운동 조정을 시작하라. 우선 하악이 이개 위치들로 미끄러지면 구치부의 치아들이 일정거리로 떨어지는 것을 관찰한다. 이것은 얼마나 전치부 유도가 어느 방향으로 낮추어질 필요가 있냐에 관한 느낌을 준다.

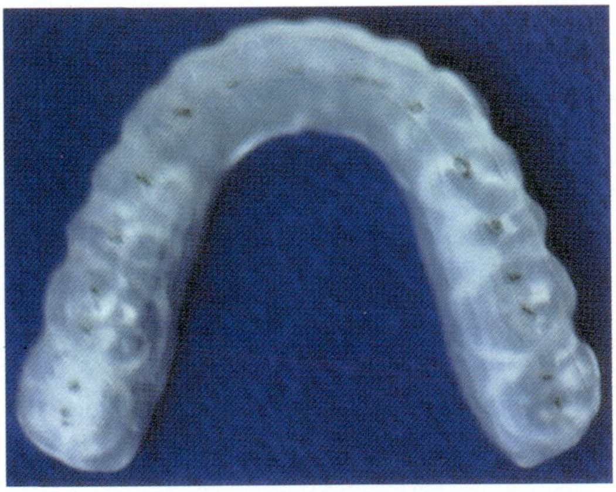

그림 12-25. 조정된 장치에서 중심위 접촉들의 애큐필름 표시들.

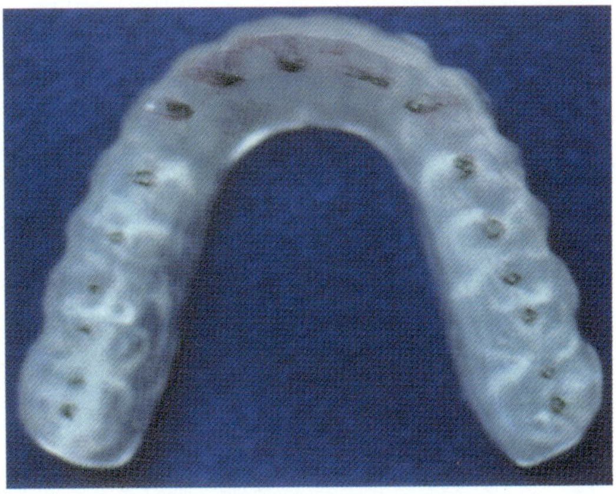

그림 12-26. 조정된 장치에서 이개접촉의 붉은 애큐필름 표시와 중심위 접촉에서 검은 애큐필름 표시들.

두 장의 빨간 애큐필름을 환자들의 입안에 위치시키고 이전에 기술했던 대로 환자에게 치아를 옆으로 그리고 앞뒤로 갈도록 한다. 이것을 입의 양측에서 한다. 그리고 환자의 입 안에 검은 애큐필름을 놓고 환자에게 장치에 중심위 접촉들을 표시하도록 위에 가볍게 치도록 한다. 이것은 장치에 검은 중심위 접촉들과 빨간 이개 표시들의 최고점을 나타낸다.

되풀이해서 조정해 장치의 구치부 부분에 빨간 구치부 이개 표시가 생기지 않고 장치의 전치 부분에서는 가장 인접한 구치부의 접촉과 장치 사이의 거리가 1/2 에서 1 mm 만 생기게 한다.[50] 나는 전치부 유도를(그림 12-26) 가능한 한 많은 전치에 배분하는 것을 선호한다. 일부의 시술자들은 전치부 유도를 견치에서만 제공해서 받는 것을 선호하며, 그것 또한 받아들일 수 있는 방법이다.

만일 환자가 주간에 장치를 쓰는 것을 계획한다면, 장치를 reclined position에서 조정한 후에 치과 체어를 앉는 위치로 재 위치시키고 환자가 바닥에 발을 대고 앉도록 한다. 그것이 환자의 일반적인 직립하는 위치를 흉내 낼 수 있으므로 이 위치에서 장치를 조정한다. 일반적으로 이 위치에서 장치를 조정하는 것은 약간의 부가적인 조정만을 필요로 한다.

❖ TECHNICAL TIP

### 주간에 쓰는 장치의 조정

만일 환자가 주간에 장치를 쓰는 것을 계획한다면, 장치를 기대는 위치에서 조정한 후에 치과 체어를 앉는 위치로 재위치시키고 환자가 바닥에 발을 대고 앉도록 하고, 장치를 이 앉은 위에서 조정한다.

임상경험상 장치의 교합이 그 최대한의 효과를 제공하기 위해 잘 조정되어야 하는 것이 확인되었다. 때때로 잘못 조정되었던 장치와 함께 나에게 의뢰되는 환자들은 교합을 개선하고 난 후에 많은 증상이 호전된다.

때때로 장치는 조정을 하는 동안 뚫리게 된다. 이 천공은 일반적으로 장치의 밑에 놓인 치아의 교두정 위에 있고 관통은 대합치의 교합접촉을 지지하는 기능 때문에 악영향이 거의 없고 그 효능에 유해한 영향을 끼치지 않을 것이다. 만일 내가 장치를 뚫게 되면 장치가 부서지고 있다고 생각할지도 모르는 환자에게 뚫린 구멍을 보여준다. 나는 장치의 뚫린 것은 별 문제가 아니며 장치를 두껍게 할 필요가 없음을 설명한다. 지금까지 환자가 장치에 구멍을 메워달라고 한 적은 없다.

❖ TECHNICAL TIP

### 천공 관찰하기

장치의 천공은 주로 치아의 교두 첨에 생겨서, 이 천공들은 대합치의 교합접촉의 지지에 대한 능력에 악영향을 거의 미치지 않고, 이 장치의 효능에 부정적인 영향을 미치지 않는다.

일단 장치의 교합이 조정되고, 대합치의 지지에 필요한 교합평면이 표시되고 난 후에는, 장치의 가장자리의 윤곽을 그린다. 임상적으로 대부분의 환자들은 전방유도를 위해 7 mm가 필요하며, 유도로의 필요 없는 부분은 제거될 수 있다. 대부분의 환자는 장치의 교합평면의 선각을 둥글게 하여서 덮고 있는 치아의 치은 교합부의 만곡과 비슷하게 하는 것을 선호한다. 어떤 경우에는, 교합접촉이 장치의 선각에 가까이 있어서, 장치의 이 부위가 최소의 윤곽을 가질 수도 있다.

얇은 flange와 얇게 치아를 덮고 있는 부위는 약 1 mm의 두께를 가지게 된다. 장치를 밤에 끼어야 한다면 파절 방지를 위해 좀더 두껍게 만들 수 있다. 외면은 부드럽게 잘 흐를 수 있게 만들어서 부드러운 표면을 지니게 해야 한다. 그렇지 않으면 교합의 조화를 이룰 수 없게 되어서 턱관절장애증상을 나타나게 된다.

만약 장치를 주간에 끼게 되면, 설측이 가능한 얇은 하악 장치를 선호하게 된다. 하악 장치의 설측 부위를 1 mm 두께로 만들고 플랜지를 혀의 안정위치의 아래쪽으로 설치하여 발음을 할 때 경계부위가 눌리지 않도록 해야 한다. 만약 환자가 하악의 골융기가 있다면 설측의 플랜지부위를 다듬어서, 골융기의 위쪽 부위로 올라갈 수 있도록 한다.

주간에 상악 장치를 장착할 환자들은 1 mm 보다 두껍지 않은 짧은 설측 플랜지를 선호하게 된다. 구치부의 즉각적인 이개가 필요한 환자들을 위해서 유도로(guidance ramp)는 설측으로 상악 전치부위까지 연장되어야 한다. 환자들은 이 유도로가 위치하는 치은부위가 오목해서 장치의 크기가 최소화되는 것을 원한다.

장치의 조정이 끝난 후에, 환자에게 장치를 착용하라고 지시하고, 구치부의 교합이 균등하게 맞는지, 장치의 편안감을 얻기 위해 무엇을 해야 하는지 술자에게 말해달라고 한다. 때때로, 작은 문제점들이 환자를 성가시게 할 수 있고,(예로, 설측 플랜지의 거친 표면, 과다한 부피, 구역질을 일으키는 장치 등), 화나게 할 수 있고, 턱관절장애 증상을 더 심화시킬 수 있다.

임상적인 경험으로 꼭 표면처리가 잘 된 교합장치를 제공할 필요가 없음을 알게 되었다. 아크릴 표면을 가진 장치는 플랜지와 교합표면의 가장자리를 거친 연마제(pumice)로 부드럽게 해준다. 나는 대합치의 마크가 있는 부분의 교합부위를 연마재 처리하지 않는데, 이로 인해 교합양식이 달라질 수 있기 때문이다. 미세한 연마재료로 더 부드럽게 할 필요가 없으며, 장치의 표면이 더 연마되기를 바라는 환자를 본 적이 없었다.

#### *외측 이장*

투명 아크릴을 장치 외측 표면에 첨가해야 하는 많은 이유들이 있고, 시술자가 장치를 삽입할 때 주로 행해진다. 예를 들면, 장치를 조정할 때, 한 개 혹은 두 개의 교두를 제외하고 모든 교두가 장치에 균등하게 교합이 되고 표식이 안된 교두정은 장치와 1/2 mm 혹은 그 이상 떨어져 있는 경우가 있다. 이 경우에서는, 장치의 표식이 안된(nonmarking)

부위에 아크릴을 첨가하는 것이 장치를 얇게 하는 것보다 모든 교두정이 균등하게 교합되기 위한 빠른 방법이다.

두 번째 경우는 장치가 장착되고 난 후에 발생할 수 있는데, 이 때는 반대 악궁과의 교합이 장치가 만들어졌을 때의 교합과 차이를 있을 수 있다. 장치 삽입시의 교합 부조화는 턱관절장애환자에게 잘 나타나는데, 이는 과두의 중립위는 정상적인 턱관절장애 증상양상이 변화하면서 변할 수 있기 때문이다.[52, 53] 만약 교합 부조화가 크면 모든 교합평면에 아크릴을 첨가하는 것이 좋은데, 이는 장치가 큰 교합부조화를 감당할 수 있을 정도의 두께가 아니기 때문이고, 이 방법이 빠른 방법임을 알 수 있다.

이 상황에서는, 나는 일반적으로 표지를 하고 과도하게 장치 교합을 조정해서 교합 표면에 첨가될 아크릴의 양을 줄일 수 있다. 과도한 교합 조정 후에, 대합된 치열은 장치의 교합표면의 순측 혹은 설측으로 교합되고, 아크릴은 장치의 교합표면을 이동시키기 위해 첨가될 수 있다. 다른 경우에는, 과도한 조정은 교합 표면의 일부분이 아크릴이 첨가될 수 있을 정도만으로 교합을 증진시킬 수 있게 한다.

만약, 큰 교합 부조화를 발견한다면 교합 채득 방법을 이용하여 개선시킬 수 있다. 무른 왁스 또는 환자의 머리를 가능한 크게 후방으로 돌림으로써 교합을 채득할 수 있다. 가능한 기술의 증진을 위해서는, 이 장에 있는 '하악 위치와 교합채득'을 참고할 수 있다.

◉ QUICK CONSULT

### 교합채득 오류의 관찰

만약, 큰 교합 부조화를 발견한다면 교합채득방법을 이용하여 개선시킬 수 있다. 부드러운 왁스 또는 환자의 머리를 가능한 크게 후방으로 돌림으로써 교합을 채득할 수 있다.

어떤 시술자들은 때때로 장치의 모든 교합 평면에 아크릴을 첨가한다. 이는 2 mm의 단단한 thermoplastic shell로 장치를 제작하여 장치의 교합평면에 아크릴을 첨가하여 교합평면을 얻을 때에 행해진다. 이런 장치의 예는 '경성 열가소성 교합안정장치' 에 나타나 있다.

교합표면의 전체는 밤에 이를 가는 환자에게서는 이장시켜야 한다. 장치는 얇게 조절할 수 있고, 환자들은 주기적으로 교합표면 전체에 아크릴을 첨가해야 한다.

이장의 방법은 이런 상황들의 각각의 경우와 비슷하고, 자가 중합 또는 광중합 재료를 이용하여 시행할 수 있다. 자가 중합의 방법이 간단하게 설명되어 있지만, 광중합 재료를 이용하여서 비슷하게 사용될 수 있다.

아크릴로 덮일 부분의 표면의 표식을 제거하면서 시작한다. 단량체(monomer)를 바르고 여분을 제거한다. 하나 혹은 두 개의 교두정(그림 12-27)에는 단량체 한 방울만 필요하다. 종이 컵에 필요한 아크릴 powder를 붓고, 파우더를 적실 정도의 단량체를 첨가하고 나무 설압자로 혼합한다.

아크릴을 첨가하여 하나 혹은 두 개의 비표시

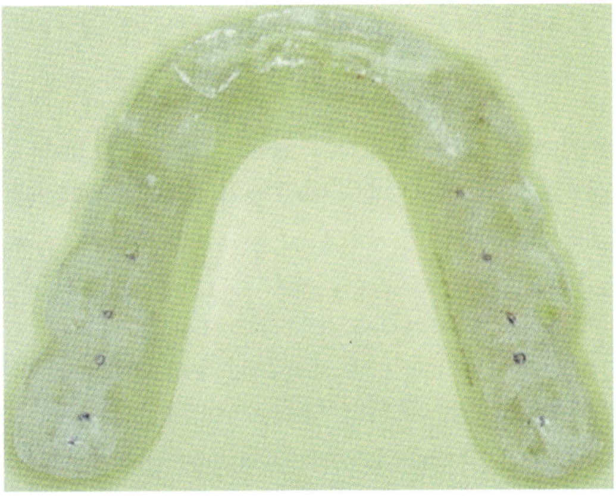

그림 12-27. 우측 제1 소구치의 접촉이 되지 않는 장치에 단일접촉의 추가.

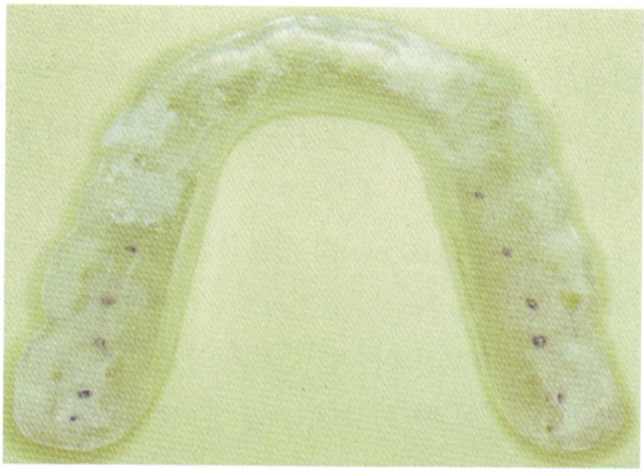

그림 12-28. 장치에 단일 접촉의 추가: 아크릴은 진흙 정도의 점도.

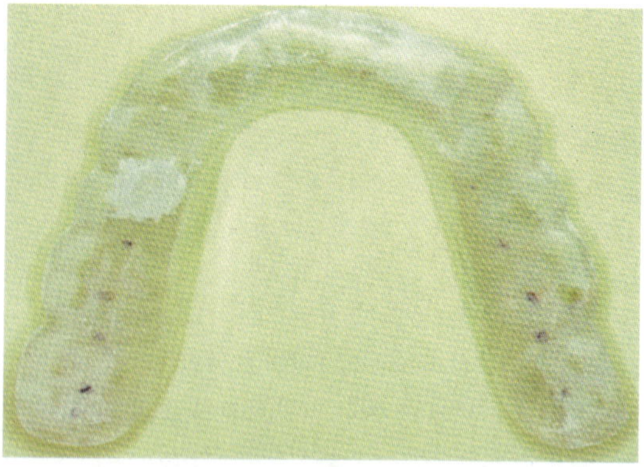

그림 12-29. 장치에 단일 접촉의 추가: 환자의 구강으로부터 아크릴이 경화되면 제거한다.

교두 첨이 장치와 교합을 할 때, 5 mm의 직경과 3 mm의 높이를 갖는 아크릴을 원하는 위치에 바른다(그림 12-28). 장치의 협측 부위를 연필로 칠하여 아크릴이 첨가될 부위를 표시할 수 있다. 아크릴이 진흙과 비슷한 점도를 가질 때까지 기다렸다가 구강 내에 장치를 삽입한다. 때때로, 기다리는 동안에 아크릴이 흘러내려서 다시 제작해야 할 수 있다. 장치가 구강 내에 삽입되면 하악을 장치를 조정할 위치로 유도하고 환자에게 입을 다물게 하고 장치를 닿게 한다(애큐필름이 닿을 때처럼). 어떤 환자들은 장치에 잘 묻지 못하여, 첨가된 아크릴이 너무 두꺼워질 수 있다.

장치를 제거하고 따뜻한 물에 담그면 아크릴은 더 빠르게 중합이 된다. 일부 환자들은 이 때에 구강을 세척하려고 한다. 아크릴이 딱딱해지면 교두 부위의 만요를 연필을 이용하여 표시하고 아크릴 버의 편평한 면을 이용하여 첨가한 아크릴의 두께를 줄인다. 아크릴의 두께가 줄여지면 연필로 표시된 부위는 50 퍼센트 얇아지고 첨가된 아크릴 위의 애큐필름 표시는 장치 위의 다른 표시와 매우 가깝게 위치한다(그림 12-30).

교합표면의 많은 부위를 이장할 때에 이 부위는 장치의 협측 부위를 연필로 표시함으로써 구별

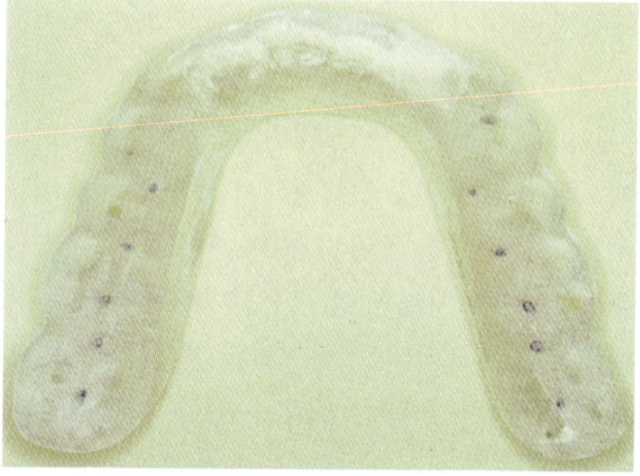

그림 12-30. 장치에 단일 접촉의 추가: 장치에 접촉이 추가되었다.

되게 할 수 있다. 아크릴을 장치의 원하는 부위에 부어놓고 장갑을 낀 손가락으로 위치를 잡는다. 필요한 아크릴의 양을 조금 넉넉하게 잡는다. 아크릴이 진흙 정도의 점도로 굳은 다음 장치를 환자의 구강 내에 삽입한다. 아크릴은 기다리는 동안에 흐를 수 있다. 이 때 아크릴이 장치 내부로 들어가지 않게 하는 것이 중요하다. 따라서, 장치는 첨가된 아크릴이 있을 때에 바닥 쪽으로 향해 잡고 있어야 하고 기다리는 동안에 한 번 혹은 두 번 재형성을 해야 한다.

아크릴이 진흙 정도의 점도를 가질 때에 장치

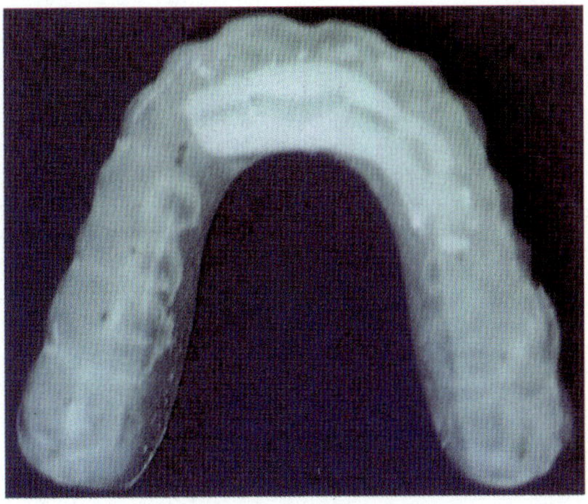

그림 12-31. 전방 장치 부분에 아크릴의 추가: 환자의 구강으로부터 아크릴이 경화되면 제거한다.

를 구강 내에 삽입하고 하악을 장치가 조정될 자리로 유도하고, 환자에게 부드러운 아크릴 쪽으로 입을 다물게 한다. 환자가 이렇게 할 때 부드러운 아크릴을 재위치시켜야 하는지 관찰한다. 이는 환자에게 입을 벌리게 하고 부드러운 아크릴을 적당한 위치로 molding 한다. 다시 하악을 유도하여 환자에게 부드러운 아크릴 쪽으로 다물게 한 다음 딱딱한 부위의 아크릴이 닿을 때에 멈추게 한다. 환자들은 잘 물지 못하는 경향이 있어서 첨가된 아크릴이 매우 두껍게 될 수 있다. 따라서, 환자가 다물게 되면 온전하게 다물었는지 확인해보기 위해서 아크릴이 첨가되지 않는 장치 부위를 관찰해야 한다. 만약 첨가된 아크릴 부위가 작은 부위이면은, 환자에게 장치를 물도록 지시한다.

장치가 제거되면, 따뜻한 물에 넣어서 중합 과정을 빠르게 하고, 압력-중합장치에 위치시켜 첨가된 아크릴의 기포를 줄이도록 해야 한다. 어떤 환자들은 세척액으로 구강을 세척하려고 한다. 아크릴이 단단해지면(그림 12-31) 교두 깊이를 연필로 표시하고 아크릴 버의 편평한 부위를 사용하여 첨가된 아크릴의 두께를 줄인다. 아크릴의 두께가 줄어들면 연필 표시된 부위는 50퍼센트 얇게 되고 애큐필름 표시는 장치의 다른 표시와 매우 가깝게 된다.

만약 아크릴이 교합표면의 전체에 첨가된다면, 교합표면에 아크릴을 설압자를 이용해서 위치시키고 장갑을 낀 손가락으로 아크릴의 모양을 형성한다. 다른 방법과 비슷하게, 환자 구강에 장치를 삽입하기 전에 아크릴이 진흙 정도의 점도로 굳을 때까지 기다린다. 아크릴은 장치의 내부로 흐를 수 있기 때문에 장치의 교합표면이 바닥을 향하게 잡고 있어야 하며, 새로운 아크릴은 재형성되어야 한다. 아크릴이 진흙의 점도를 갖고 구강 내에 위치시키고, 하악을 장치가 조정될 부위로 유도하면서 환자에게 부드러운 아크릴 쪽으로 다물게 지시한다. 환자가 다물게 되면, 부드러운 아크릴부위를 재위치시켜야 할 필요성이 있는지 관찰한다. 만약 그럴 필요가 있으면 부드러운 아크릴이 적정 위치로 형성될 동안 환자들의 입을 벌리게 한다. 다시 하악 위치를 유도하여 환자에게 부드러운 아크릴 쪽으로 다물게 하고 적정의 수직교합고경을 가질 때에 멈추게 한다.

장치를 제거하고, 따뜻한 물에 담가 중합과정을 촉진시키고 압력-중합 장치에 담가 장치의 기포를 줄인다. 많은 환자들은 이때에 구강을 세척하려 한다. 아크릴이 단단해지면(그림 12-32) 교두 깊이를 연필로 표시(그림 12-33) 하고 아크릴 버의 편평한 부위를 사용해서 첨가된 아크릴의 두께를 줄여서 만입(만요)을 없애고 연필표시 부위를 얇게 한다. 장치의 외측표면은 전에 설명했던 것처럼 조정한다(그림 12-34, 35, 36).

교합표면에 아크릴의 첨가는 장치주위에 뜻하지 않는 오목한 부위를 만들 수 있다. 이들은 단량체를 이용해 혼합된 아크릴을 오목한 부위에 넣고 장갑 낀 손가락으로 다듬어서 메울 수 있게 된다. 부드러운 마무리는 단량체를 표면에 놓고 장갑 낀 손가락으로 연마할 수 있게 된다.

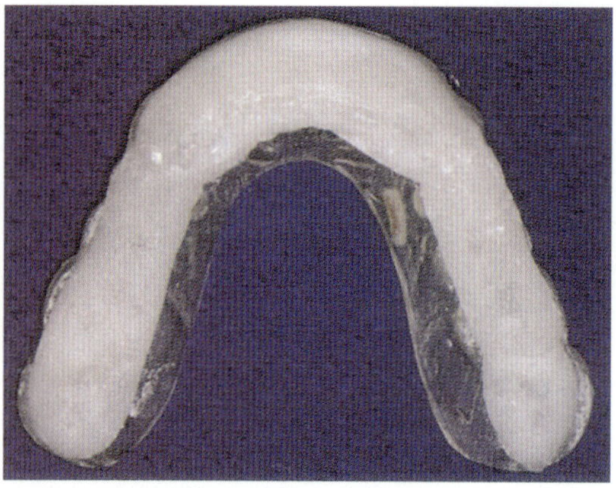

**그림 12-32.** 전체 교합면에 아크릴의 추가: 아크릴은 진흙 정도의 점도.

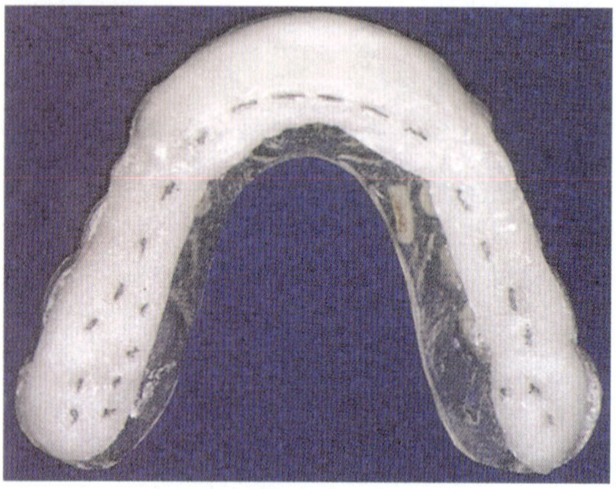

**그림 12-33.** 전체 교합면에 아크릴의 추가: 교두 깊이에 연필로 표시.

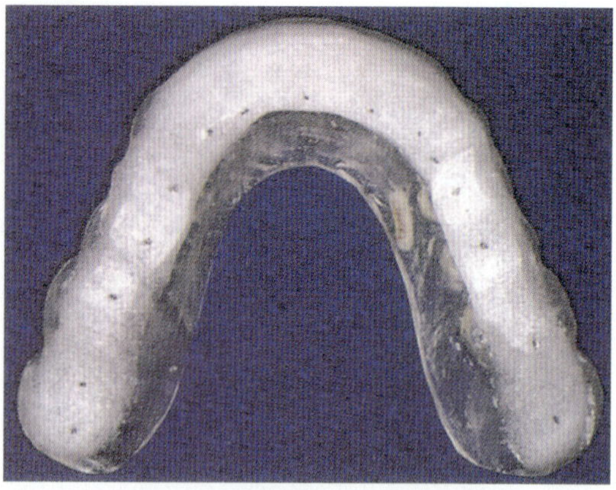

**그림 12-34.** 전체 교합면에 아크릴의 추가: 조정된 장치의 중심위 접촉의 애큐필름 표시.

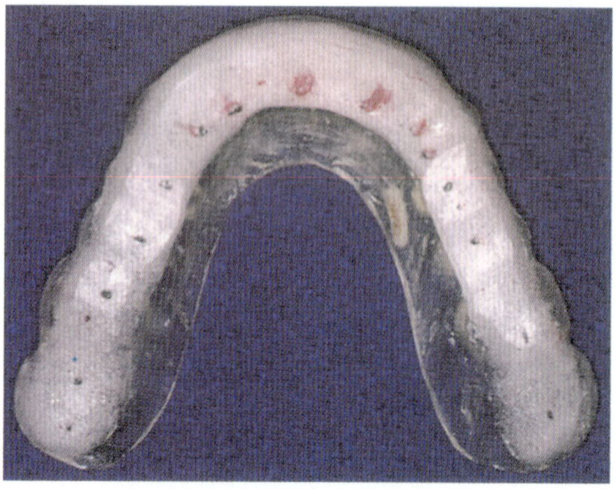

**그림 12-35.** 전전체 교합면에 아크릴의 추가: 이개 접촉의 붉은 애큐필름 표시와 조정된 장치의 중심위 접촉의 검은 애큐필름 표시.

### *장치의 수리*

파절된 아크릴 교합 장치는 기공실에서 수리할 수 있다. 만약 일부를 잃어버리지 않고 파절된 부위를 손으로 맞출 수 있으면 수리를 위해 기공실에 보낼 수 있다. 만약 일부분을 잃어버리게 되고 시술자가 기공실에서 수리하기를 원할 때 장치를 치아에 장착하고 그 위에 인상을 채득해야 한다. 인상재에 위치해있는 장치에 Stone을 부어 cast를 만든다. 만약 대합 치열이 없어진 부분과 교합할 때에는, 시술자는 기공소에 첨가된 부위에서의 교합 조정을 지시한다. 시술자가 반대 치아들의 인상을 떠서 장치와 대합 치열을 마운팅시켜야 할 필요성을 제공한다.

필자는 구강 내에서 직접 부러진 교합 장치를 조정하는 것을 선호하는데, 왜냐하면 이는 상대적으로 빠르고 환자가 장치없이 지낼 필요가 없기 때문이다. 나는 이중박판 열가소성재료로 만든 장치를 수리하려 하지 않았고, 연한 열가소성의 장치를 수리하는 방법을 알지 못한다. 따라서, 이 장

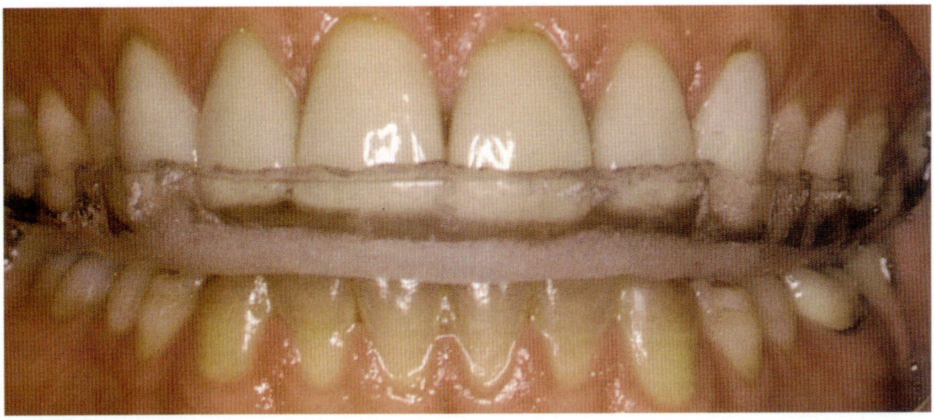

그림 12-36. 전체 교합면에 아크릴의 추가: 구강 내에 장착된 이장된 장치.

치 수리에 관한 내용은 전통적인 아크릴 장치에 국한이 된다.

◉ QUICK CONSULT

## 부러진 장치의 수리하기

나는 구강 내에서 직접 부러진 교합 장치를 조정하는 것을 선호하는데, 왜냐하면 이는 상대적으로 빠르고 환자 장치 없이 지낼 필요가 없기 때문이다.

때때로 환자들은 장치의 교합평면까지 이어지는 머리카락 모양의 파절선을 갖게 된다. 이런 금이 간 것들은 환자의 큰 교합력을 견딜 수 있을 정도의 교합표면의 두께가 되지 않았기 때문이다. 따라서, 파절된 곳을 수리하고 교합평면을 두껍게 할 필요가 있다. 나는 머리카락 모양의 파절선에 투명 아크릴을 흘려보내 금이 간 곳을 막는 것을 선호하는데, 이는 아크릴이 흘러갈 수 있도록 파절 부위를 벌려야 한다. 머리카락 모양의 파절편의 개방은 버(예를 들면, 330번 버)를 이용해서 한다. 장치의 파절부위 주위로 충분히 굳었다면 파절 부위의 외부 변연에 약간의 사면을 형성한다, 그리고 이전의 섹션('외부의 이장')에 설명한대로 교합표면의 전체를 이장시켜서 1~2 mm의 아크릴이 이 부위로 첨가되게 한다. 이는 동시에 파절선을 봉쇄하며 장치의 교합평면부위를 두껍게 한다.

장치의 가장 흔한 파절은 전방 부위에 두 조각으로 파절이 일어난 것이다. 이 상황에서는 파절부위의 단층 표면적을 늘리고 파절부위의 안쪽 바깥쪽 가장자리 부위에 사면을 부여해서 두 조각 사이에 1 mm의 공간을 부여한다(그림 12-37).

가장자리에 사면을 형성한 후, 그 두 조각을 치아부위에 삽입해서 조각이 치아부위에 맞는지, 아크릴이 들어갈 사면의 사이에 공간이 있는지 확인한다. 두 조각을 제거한 후, 사면의 변연을 단량체

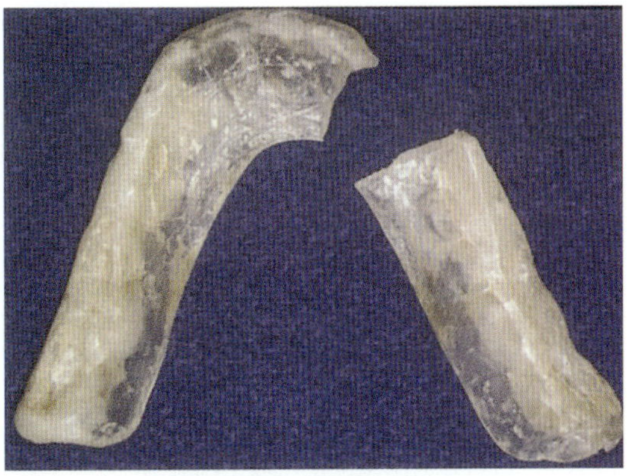

그림 12-37. 구강 내 장치의 보수: 파절된 변연에 사면을 형성.

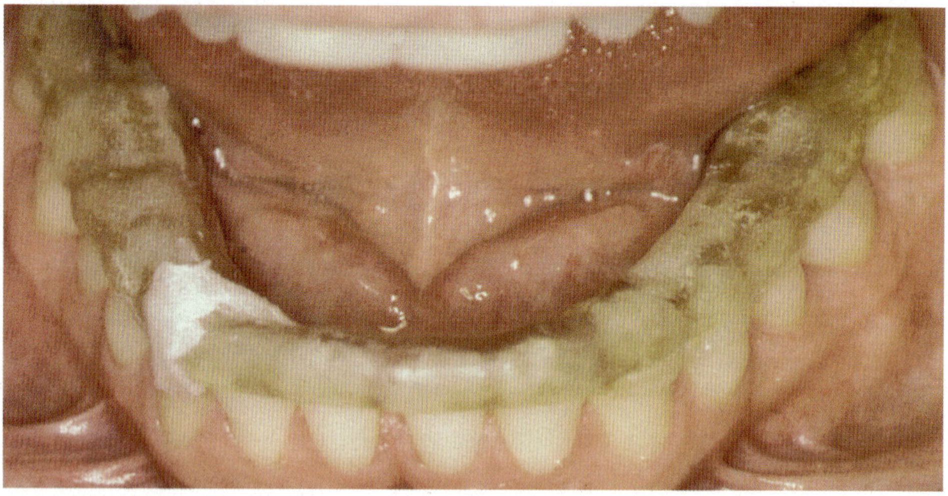

그림 12-38. 구강 내 장치의 보수: 구강 내에서 아크릴의 경화.

로 적신다. 그리고 종이컵에 아크릴 파우더를 넣고 분말을 충분히 적실만한 단량체를 주입하고, 설압자를 이용해서 혼합한다. 개별적으로 각각의 사면의 변연에 아크릴을 투입하고 두 조각들을 치아에 넣고 부드러운 아크릴을 눌러서 두 조각이 연결되도록 한다. 필요하다면, 장갑 낀 손가락으로 아크릴을 첨가해서 부위를 약간 부피를 크게 만들 수 있다(그림 12-38).

아크릴은 때때로 흐르거나, 치간 사이의 언더컷 부위로 흘러 들어갈 수 있다. 따라서, 장치는 주기적으로 들어 올려봐서 언더컷 부위의 아크릴이 굳지 않도록 해야 한다. 그렇지 않으면 장치가 구강 내에서 제거될 수 없게 된다. 두 조각을 구강 내에 장착한 후 2, 3분 후에, 장치의 파절된 부위를 치아에서 분리해내서(구강내에서 빼내는 것은 아니다.) 다시 장치를 삽입한다.

이 방법을 아크릴이 완전히 장착할 때까지 30초간 계속해서 실시한다. 그리고, 장치를 구강 내에서 제거하고 첨가된 아크릴을 적당한 모양으로 다듬고, 장치를 연마한다(그림 12-39).

때때로 파절편을 잃어버리는 환자들이 있다. 장치를 구강 내에 장착하여 잘 맞는지 확인한 후에, 파절편의 외측 가장자리에 사면을 부여해서 단면적을 넓힌다. 사면의 변연을 단량체로 적신 다음에 종이컵에 아크릴을 혼합하고, 장치를 환자 치아에 삽입한다(아크릴이 첨가되지 않은 상태로). 혼합된 아크릴이 광택을 잃었을 때, 장갑 낀 손으로 아크릴을 잃어버린 파절편 부위에 바르고 입을 다물게 하여 반대편의 치아가 그 곳에 물리게 만든다. 첨가된 아크릴이 반대악의 치아의 기능교두가 교합이 될 정도로 두껍게 됐는지 확인해 봐야 한다.

장치에 아크릴을 첨가한지 대략 2~3분 후에 조심스럽게 제거해봐서 첨가된 아크릴이 장치의 언더컷에 끼지 않도록 주의해야 한다. 장치를 다시 삽입하고 아크릴이 최종적으로 장착될 때까지 30초 간격으로 계속 이런 방법을 실시한다. 만약 잃어버린 부위가 반대 치아와 교합될 때는 교두 깊이를 연필로 표시하고, 아크릴 버의 편평한 부위를 이용해 첨가된 아크릴 부위의 두께를 줄여서 연필로 표시된 부위가 50퍼센트 얇아지고, 장치의 교합을 통상적인 방법으로 조절한다.

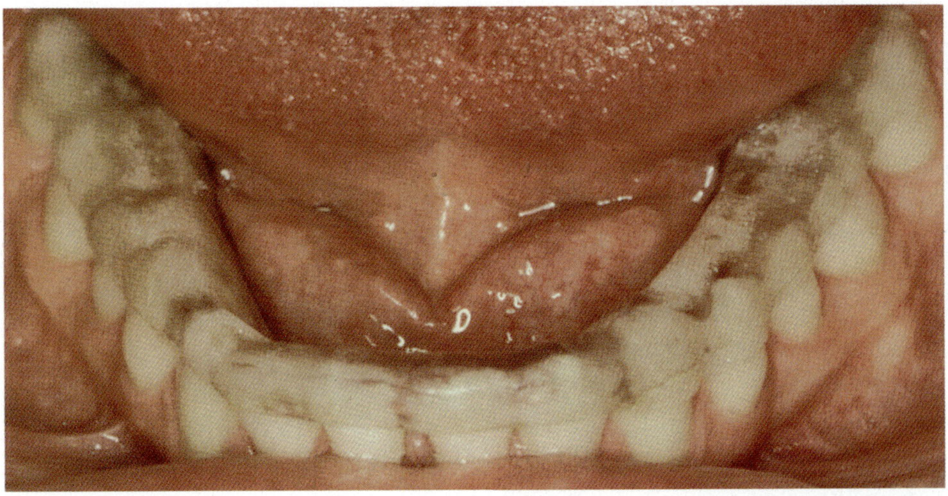

그림 12-39. 구강 내 장치의 보수: 보수된 장치.

모든 교합표면은 장치의 소실된 부분을 교체해 주면서 두껍게 할 수 있다.

만약 장치가 파절되고 파절편을 잃어버렸다면, 시술자는 수리방법을 두 부분으로 나누어서, 첫째로 파절부위를 먼저 수리하고 없어진 부위를 대체할 수 있다, 만약 장치를 수리하는데 많은 단계가 필요하다면 새로 재 제작을 하는 편이 나을 수 있다.

## 장치의 실례

다음의 예들은 안정장치에 대한 원칙들을 잘 적용시키기 위해 설명한 것이다. 이 예들은 어떤 특정한 장치의 예나 방법을 제공하기 보다는 다양한 방법들을 설명해주기 때문이다. 이런 방법들은 다양한 장치들을 제작하기 위해 사용될 수 있다.

처음의 두 가지 방법들은 투명 아크릴을 이용하여 제작하는 것이고, 다음의 세 가지 방법들은 열가소성 재료를 이용하여 열에 데운 다음에 환자의 모형 위에서 진공 흡입기를 이용하여 제작하는 것이다. 열가소성 재료는 다양한 두께로 쓰이고 다양한 치과 분야에서 사용된다. 예로, 마우스가드, 표백 트레이, 임시 치관을 제작할 때의 트레이로 사용된다.

어떤 시술자들은 제작 방법들을 미리 적어 기공소로 보내어 기공사들이 시술자의 요구에 맞는 장치를 제작할 수 있게 한다. 나의 제작방법은 부록 7 '기공실 교합장치 지침' 에 나와 있다. 이런 예시들은 잘 정리되어서 시술자들은 의뢰날짜와 원하는 장치를 적어서 의뢰서에 사인만 첨가하면 된다.

### *압력-중합의 하악 아크릴 안정 장치*

아크릴 안정 장치를 만들기 위해 많은 방법이 사용되었고, 장치의 교모 정도는 아크릴의 종류와 중합 방법의 차이에 달려있다. 만약 같은 아크릴이 사용됐다면, 압력-중합 방식의 장치는 일반중합 방식의 것보다 더 교모 저항성이 크다.

압력 중합방식의 장치는 기공소에서 제작하는 시간이 더 걸리기 때문에 기공료도 비싸다. 이 장치 제작을 위해서는, 상 하악 치아의 인상을 뜨고

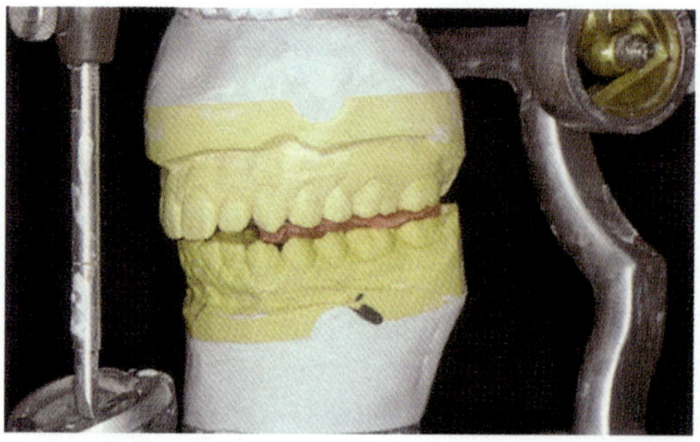

그림 12-40. 압력 중합에 의한 하악의 아크릴 교합안정장치: 모형의 마운트.

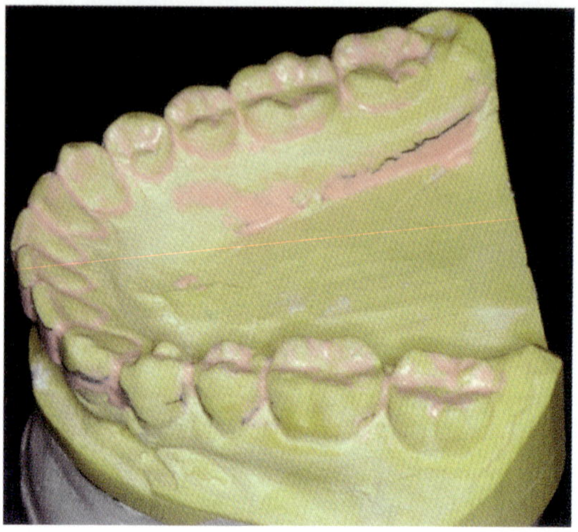

그림 12-41. 압력 중합에 의한 하악의 아크릴 교합안정장치: 하악 모형에 block-out.

교합채득을 한다. 모형을 교합기에 bite(그림 12-40)를 물린 채로 마운팅하고 장치가 제작될 부위는 블록아웃을 한다(자세한 것은 부록 7 '기공실 교합장치 지침' 참조). 나는 기공실에 치아의 깊은 열구와 구치부의 협측 치간공극을 제외한 부위의 깊은 언더컷을 블록아웃하도록 지시한다(그림 12-41). 이로 인해 구치의 협측 언더컷은 개방되고 이로 인해 장치가 이 언더컷에 의해 유지될 수 있게 한다.

마운팅된 블록아웃 모형과 반대 악궁의 모형을 이용하여 새로운 교합채득을 제작할 수 있게 되었다. 블록아웃 된 모형을 복제하고 새로운 교합채득(그림 12-42)을 이용하여 교합기에 마운팅 시킨다. 복제된 모형 위에 왁스모형으로 장치를 만든 후 왁스 패턴을 플라스크(그림 12-43 과 12-44)에 놓는다. 그림 12-43에서 전방 유도 램프는 하악 전치에서부터 전방으로 연장이 되어서 장치가 구치부에서 교합이 되지 않게 할 수 있다. 그림 12-44에서는 유도로의 유도는 구치부의 교합평면보다 5도 정도 예각을 이루는 것을 알 수 있다. 적은 유도각은 환자가 하악을 측방으로 움직이려고 할 때의 장치의 저항을 약하게 한다.

장치가 일단 중합이 되면, 플라스크에서 제거한다. 원래의 주모형을 교합기에 장착한 후 장치를 이 모형에 장착한다. 교합을 표시하여 조정하고 연마한다(그림12-45에서 12-47). 그림 12-46과 12-47에서, 장치의 순면과 설면부위와 전치의 아크릴 설측 부위의 두께는 약 1 mm로 한다.

장치는 환자의 구강 내에 삽입된다. 만약 장치가 적당한 압력으로 장착되지 않거나 불편할 정도의 압력을 가하게 된다면, 내면을 조절해야 한다.

장치가 편안한 상태로 장착이 된다면, 하악을 적당한 위치로 유도한 후, 장치의 교합을 조정한다. 두 장의 검은 애큐필름을 교합용 포셉으로 잡고 중심교합을 표시하는 것이 좋다.

장치를 반복적으로 조정하고 표시하여 적어도 각각의 구치에서 하나의 중심교합의 표시를 얻고 전치부의 표시는 얻지 않게 된다. 교두 표시는 전치부 혹은 구치부 치아에서의 표시와 조화를 이루어야 한다(그림 12-48).

중심교합을 조정하는 동안, 교합평면을 이상하는 것이 필요하다. 중심 교합의 조정이 완성되어 가면, 환자에게 주기적으로 장치가 닿게 다물어보라고 지시하고(애큐필름은 없게) 왼쪽 혹은 오른쪽이 먼저 혹은 세게 닿는지 말해보라고 지시한다. 장치를 조정해서 환자가 양쪽 부분을 균등하게 닿게 하고 장치의 각 부분이 반대편에 상관없는 균일한 중심교합 표시를 갖게 한다.

원하는 중심 교합을 얻게 되면, 장치를 조정하여 환자들이 측방운동을 자유롭게 할 수 있도록 하고, 가장 가까운 구치 교합이 장치로부터 1/2~1 mm정도 띄어지도록 교합을 맞춘다. 전방 유도로가 어느 방향으로 얼마나 조정되어야 하는지 알기 위해서 환자의 구치 부위가 하악을 측방 운동 할 때에 어느 정도의 길이로 움직이는지 알아보아야 한다. 두 장의 빨간 애큐필름을 이용하여, 측방 운동시 장치 부위에 표시한다. 환자에게 치아를 옆으로 앞뒤로 애큐필름 상에서 움직이도록 지시한다. 그리고, 환자에게 검은 애큐필름위에 중심 교합 상태로 물리게 해서 측방운동시의 빨간 표시

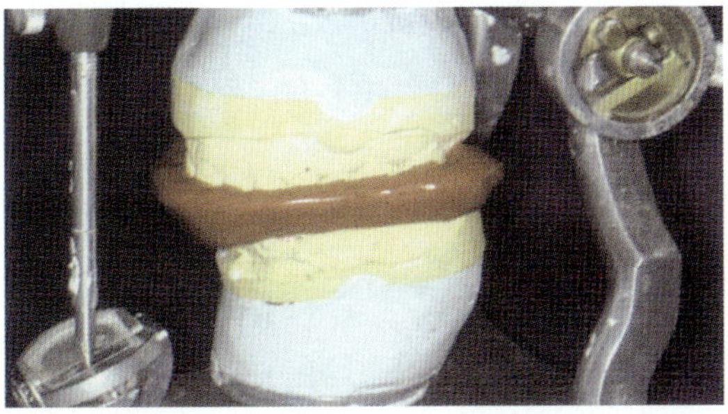

그림 12-42. 압력 중합에 의한 교합안정장치: 새로운 교합채득과 함께 block-out된 복제 모형의 마운팅.

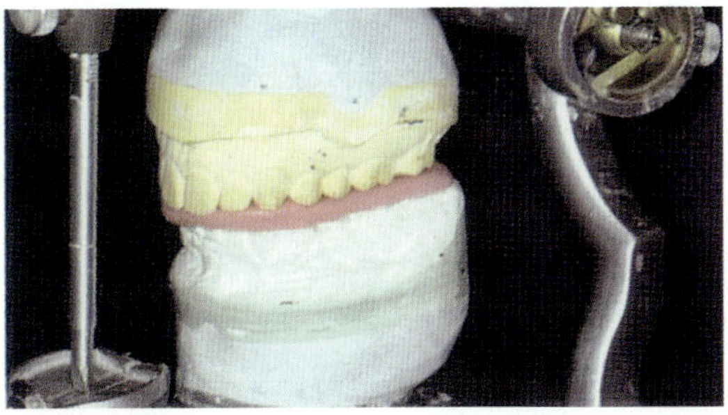

그림 12-43. 압력 중합에 의한 교합안정장치: 왁스로 만든 장치.

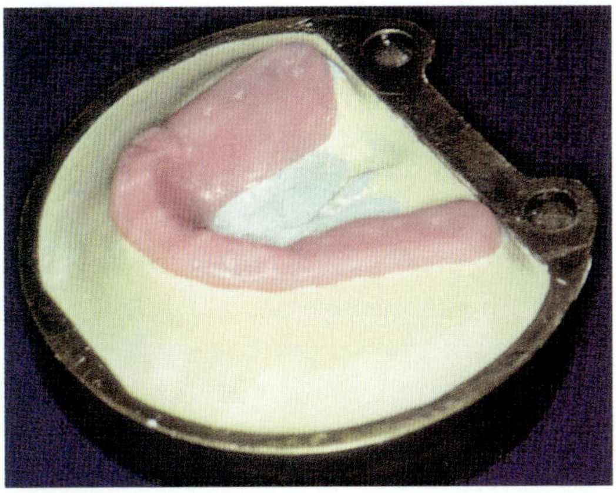

그림 12-44. 압력 중합에 의한 교합안정장치: 왁스 패턴이 flask에 위치되었다.

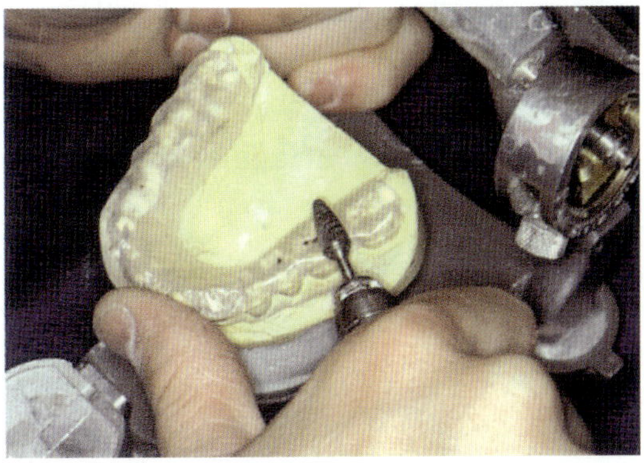

그림 12-45. 압력 중합에 의한 교합안정장치: 교합기상에서의 조절.

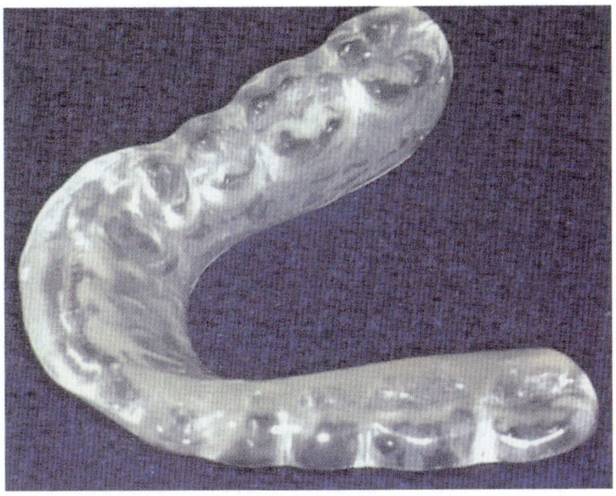

그림 12-46. 압력 중합에 의한 교합안정장치: 완성.

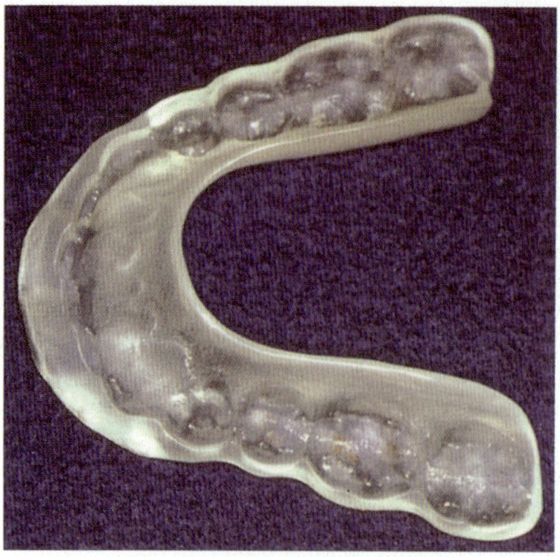

그림 12-47. 압력 중합에 의한 교합안정장치: 협측과 설측 flange의 두께와 전치부 설측의 두께에 주목하라.

위에 검은 중심 교합 표시를 장치 위에 남기도록 한다.

장치의 구치 부위를 조정하여 측방운동시의 구치부위의 빨간 표시가 남지 않도록 한다. 전방 유도로를 조정하여, 환자가 측방운동 상태에 있을 때 가장 가까운 구치 부위의 교합이 장치로부터 1/2~1 mm가 되도록 하고, 유도로에 작용하는 힘이 전치 부위에 균등(그림 12-49) 하게 전달되도록 하는 데 그림 12-51, 52, 53에 나와 있다.

만약 장치를 낮 동안에 낀다면, 환자를 똑바로 한 상태에서 장치를 조정한다. 치과 진료대를 앉는 상태로 조절하고 환자에게 발을 바닥에 붙인 상태로 있게 한다. 장치를 똑같은 방법을 통해서 표시하고 조정한다; 이는 다만 조금만의 조정을 필요로 한다.

장치의 교합이 조정된 상태라면 장치의 가장자리 부분의 형태를 조정한다. 환자들은 대개 7 mm 이상의 전방유도를 필요로 하지 않기 때문에 유도로의 필요 없는 부위를 제거한다. 대부분의 환자는 장치의 교합평면의 선각이 둥근 것을 원하여서

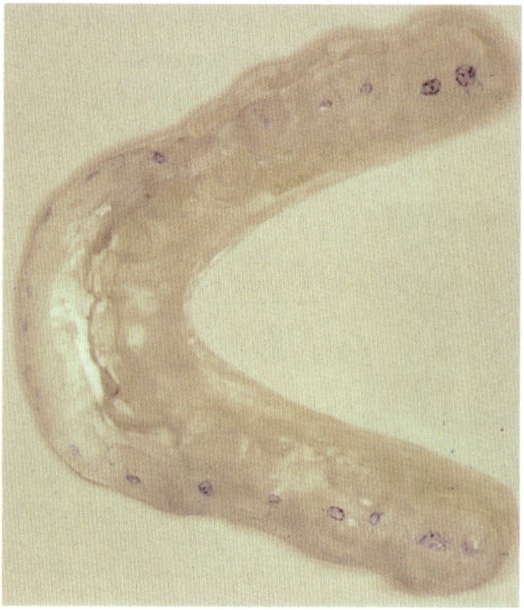

그림 12-48. 압력 중합에 의한 교합안정장치: 조정된 장치의 애큐필름 표시가 된 중심위에서 접촉. 표시가 2대구치 부위에서 약간 두껍지만 이개운동을 조절할 때 얇게 조정할 것이다.

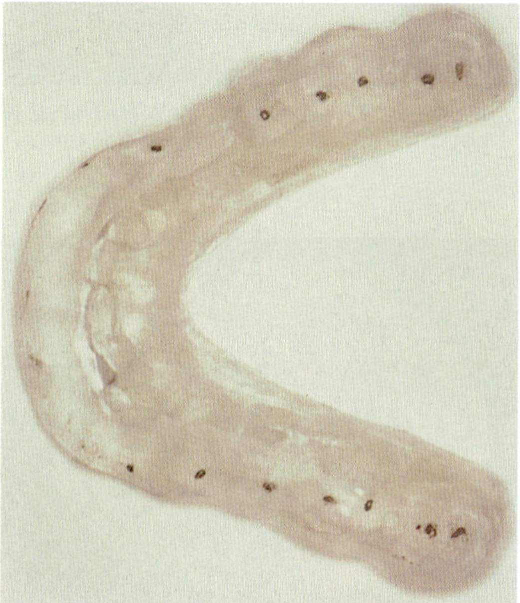

그림 12-49. 압력 중합에 의한 교합안정장치: 이개 접촉에 의한 빨간 애큐필름 표시와 조정된 장치의 중심위 접촉에서의 검은 애큐필름 표시.

치은의 교합면 부위의 만곡이 장치가 덮는 치아의 것과 비슷한 것을 좋아한다.

만약 장치의 가장자리 부위의 두께가 1 mm보다 두껍다면, 특별히 만약 환자가 낮에 장치를 낄 것이라면 그 부위를 얇게 다듬는 것이 필요하다. 얇은 flange는 장치의 이물감을 적게 하고 장치 장착시에 발음을 좀더 좋게 한다.

장치를 만족스럽게 조정한 후에는 환자에게 구강 내로 삽입하게 한다. 환자에게 더 다듬을 필요가 있다고 설명하지만, 구치부의 치아가 장치에 균등하게 접촉하도록 하게 하고 환자에게 더 편안함을 갖게 하는 방법을 강구해야 한다. 환자가 장치에 만족해하면 변연부를 다듬고 편안감을 느끼는지 환자에게 묻는다.

### *상악 아크릴 안정 장치*

상악 장치의 원칙은 하악 장치의 것과 거의 비슷하다. 하지만 두 개의 큰 차이점이 있다.; (a)측방운동은 장치의 반대방향으로 일어난다, 따라서 전방 유도로는 전치의 설측에 위치할 것이다 (b) 장치의 구치부위의 중심 교합을 제공하는 반대악의 기능교두는 하악 장치에서는 상악 설측 교두임에 반해, 상악 장치에서는 하악 협측 교두이다.

이 장치를 만들기 위해서는 상하악의 인상을 뜨고 교합채득을 한다. 기공소에서 상악 아크릴 안정 장치를 만들게 되면 적당한 힘으로 환자의 구강 내에 삽입을 한다. 만약 장치가 적당히 장착되지 않거나 불편감을 줄 정도라면 내면을 다듬어야 한다.

장치가 잘 맞고 잘 장착이 되면 하악을 원하는 위치로 유도하고 장치의 교합을 조정한다. 두 장의 검은 애큐필름을 이용하여 중심 교합을 표시하고 표시된 것을 조정하여 적어도 각 구치에 1개의 중심 교합점이 생기도록 하고 전치에서는 생기지 않도록 한다. 견치 표시는 전치 또는 구치의 표시와 조화를 이루어야 한다(그림 12-25, 26).

교합 조정 시에는, 교합 부위를 이장하는 것이 필요하다. 적절한 중심 교합점을 찾으면서, 주기적으로 환자에게 장치를 가볍게 물도록 지시하고 좌측 혹은 우측이 먼저 닿거나 세게 닿는지 물어본다. 장치를 조정해서 양쪽이 균등하게 닿도록 하고 장치의 각각의 부위가 다른 부위에 관계없이 균일한 중심 교합점을 가지도록 한다.

적절한 중심 교합점을 찾은 다음에 측방운동을 조정한다. 장치는 환자가 하악을 측방으로 잘 운

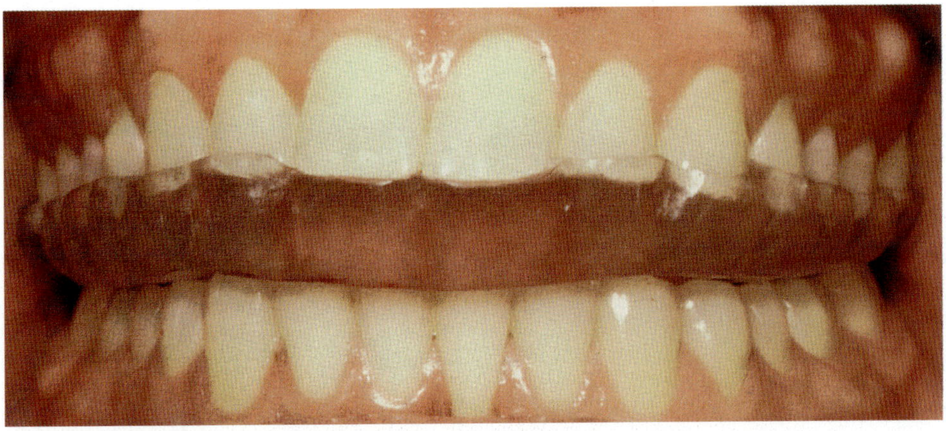

그림 12-50. 환자가 중립위에서 장치로 교합하고 있다.

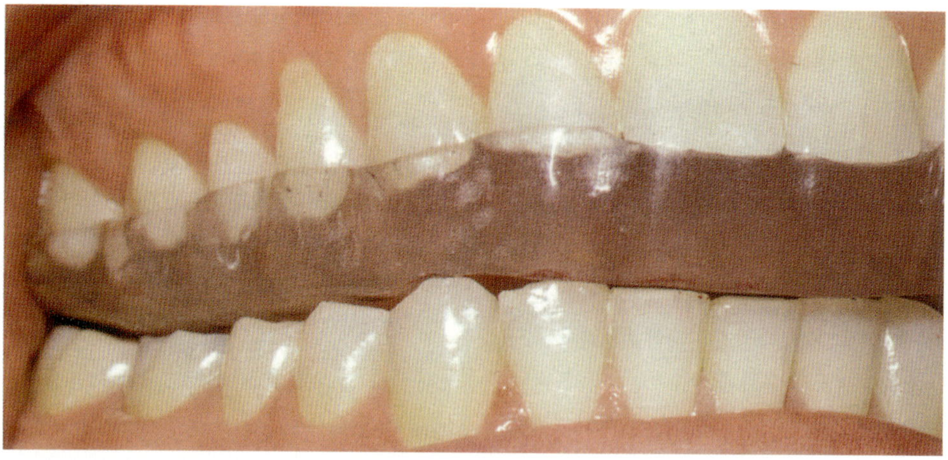

그림 12-51. 장치를 우측으로 교합: 구치의 최소한의 이개.

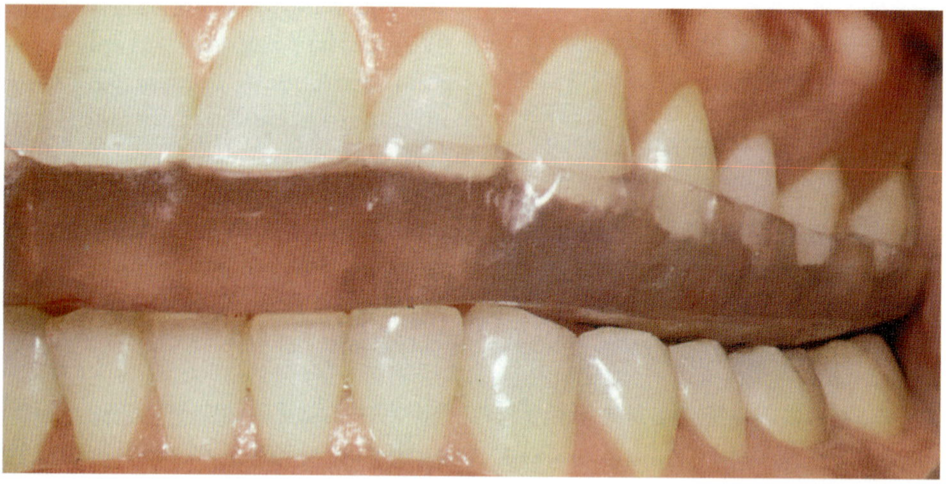

그림 12-52. 장치를 좌측으로 교합: 구치의 최소한의 이개.

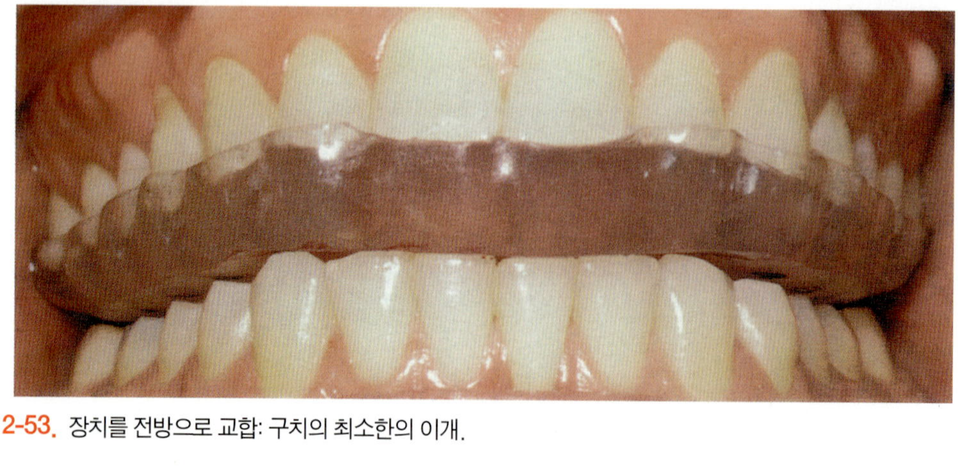

그림 12-53. 장치를 전방으로 교합: 구치의 최소한의 이개.

동할 수 있도록 허용해야 하고 구치가 가장 가까운 교합상태에서 장치와 1/2~1mm정도 떨어지도록 조정한다. 측방운동 조정을 하기 전에 환자가 이 운동을 하면서 하악을 움직일 때 구치부위가 서로 벌어지는 정도를 측량한다. 이는 각각의 운동에 어느 정도의 전방 유도로가 필요한지 알게 해준다.

측방운동을 두 장의 빨간 애큐필름으로 표지하고 애큐필름위에 치아를 옆으로 앞으로 움직이도록 유도한다. 검은 애큐필름을 이용하여, 중심 교합으로 다물도록 해서 빨간 외측운동시의 표지 위에 검은 중심 교합표시를 남게 한다.

장치의 구치부위는 조정해서 측방운동시에 빨간 표시가 남지 않도록 한다. 전방 유도를 조정해서 환자가 측방운동을 할 때에 구치부의 교합이 장치와 가장 가까울 때에 1/2~1 mm가 되도록 하고 guidance ramp 주위에 주어지는 힘들이 전치부에 균등하게 전달(그림 12-50에서 12-53) 되도록 한다.

때때로 특히 컴퓨터를 사용하거나 운전을 할 때 주간에 상악 장치를 사용하도록 계획을 세운다. 만약 장치를 주간에 낀다면 환자가 곧게 선 상태에서 조정을 한다. 치과 체어를 앉은 자세로 조절하고 환자의 발이 바닥에 닿도록 하여 비슷한 방법으로 장치를 조정한다.

교합을 조정한 후에 장치의 가장자리를 조정한다. 환자들은 대개 7 mm이상의 전방 유도를 필요하지 않기 때문에, 유도로의 필요 없는 부분을 제거한다. 환자들은 짧고 얇은 설측 플랜지[21]를 원하기 때문에 특히 주간에 장착할 때에 장치의 플랜지가 1 mm이상의 두께가 될 때 얇게 갈아준다. 필요 없는 아크릴을 최소화하기 위해서 guidance ramp에 부드럽게 흐르는 오목한 치은형태를 만들어준다. 장치의 교합면 표면의 선각을 조정하여 교합면 쪽의 치은 굴곡을 장치가 덮고 있는 치아의 그것과 비슷하게 만들어준다.

장치가 만족할 만한 상태가 되면, 환자가 끼워 보도록 한다. 환자에게 장치가 더 연마되어야 한다고 설명을 하고 구치부가 가능한 한 균등하게 접촉하도록 해야 하고 장치가 더 편안함을 가질 수 있게 하는 방법을 환자가 알고 있는지 환자에게 알아봐야 한다. 장치가 환자의 만족감을 느끼게 한다면 가장자리를 부드럽게 하고 환자에게 부드럽게 장착되는지를 알아본다.

### *경성 열가소성 교합안정장치*

경성의 열가소성 재료는 다양한 두께로 사용이 가능하다. 1 mm 혹은 더 얇은 두께의 것은 치아의 볼록한 면에서 유연성을 가지고 bleaching tray, 임시 치관을 만드는 tray를 만드는데 사용한다. 2 mm 혹은 그 이상의 두께를 갖는 것은 비교적 견고하고 교정용 유지장치, 맞춤 인상용 트레이를 만드는데 사용된다.

2-mm의 두께의 것은 교합 장치를 제작하는 데에 쓰인다.[10] 1 mm의 재료는 장기간에 걸쳐 사용할 것에는 너무 약하고 2 mm이상의 두께의 재료는 장치 사용에 필요 없이 크다.

따라서 주간에 장착할 환자에게는 2 mm두께의 딱딱한 열가소성 장치를 사용하는데 이는 매우 심미적이고 발음상으로도 최소한의 영향을 준다. 주간에의 악습관을 끊는 것이 장치를 끼는 것보다 턱관절장애의 증상을 완화시키는데 더 효과적이다. 임상적으로 주간에 이 장치를 끼는 환자들은 주간의 습관을 고치려는데 소극적이다.

**QUICK CONSULT**

## 주간 장착을 위한 장치 만들기

나는 주간에 장치를 착용한 환자를 위해 2 mm의 경성 열가소성 장치를 사용한다. 이것은 매우 심미적이고 발음상의 문제를 잘 일으키지 않는다.

## 주간에 장치를 끼기

환자들은 주간에 장치를 끼는 것보다 악습관들을 고치는 것이 더 효율적이다. 임상적으로, 2 mm의 경성 열가소성 장치를 주간에 끼는 사람들은 그들의 주간 악습관을 고치려는 데에 소극적이다.

따라서, 나는 이런 장치를 자주 쓰지는 않지만 (a)주간의 악습관을 끊으려 하고 주간에 심한 통증이 지속되는 사람들에게 장점이 있지만, 이 장치들이 심미적으로 좋지 않고 발음상 영향을 주는 경우가 있다(이런 환자들은 일반적으로 원래의 장치는 야간에 끼고 새로운 장치는 주간에 끼도록 지시 받았다.); 그리고 (b)주간에 간헐적으로 통증을 느끼지만 행동요법을 원하지 않는 환자들은 간헐적으로 주간에 사용할 심미적인 장치를 원한다.

이 장치들은 전통적인 장치의 심미적 문제와 발음상의 문제를 해결하려는 목적이 있기 때문에, 상악 전치를 위한 전치 유도로가 없는 하악 장치를 만든다.

단지 하악 치아의 인상만이 필요하고 부록 7에 설명된 것 '기공실 교합 장치 지침' 처럼 기공실에 2 mm두께의 경성 열가소성 장치를 만들기를 의뢰하면 된다.

장치가 만들어지면(그림 12-54) 이것을 환자의 구강 내에 넣는다. 만약에 장치가 적당한 힘으로 잘 적합 되지 않고 불필요한 압력을 구강 내에 가하게 된다면 장치의 내면을 조절한다. 장치가 편안하게 장착이 되면 이것이 만족할 정도로 유지가 되는지 알아본다. 유지는 너무 세지 않게 하여 환자가 제거하는데 어려움을 겪지 않도록 해야 하지만 혀로 제거되지 않도록 유지가 충분히 있어야 한다. 너무 유지가 센 장치는 구치부의 언더컷에

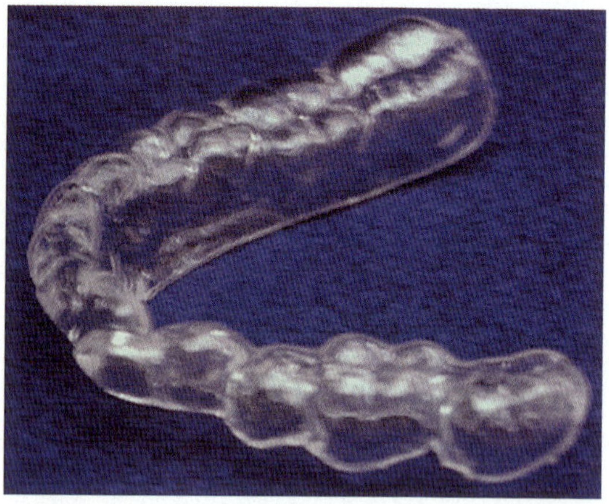

그림 12-54. 경성 열가소성 교합안정장치: 2 mm 두께의 쉘.

깊이 잘 밀착되기 때문에 밀착되는 깊이를 줄여야 한다.

만약 불충분하게 유지가 된다면, 장치의 내면을 이장시켜야 하고 이 장의 '내부 이장' 에 설명되어있다.

장치 제작 전에 열가소성 재료는 2 mm의 두께여야 하지만 열에 달구고 환자의 모형상에서 신장되면 약 1 mm의 두께를 지닌다. 임상적인 경험으로는 이 같은 두께는 장치의 교합면에 천공을 시키지 않고 안정된 상악과 교합접촉을 이루는 데는 불충분하다. 따라서, 장치가 편안하게 장착되면 투명한 교정용 아크릴을 첨가하여 상악 제1소구치의 설측 교두에서 거의 모든 구치부의 치아와 교합을 이루도록 할 필요성이 있다.

장치에서 아크릴이 첨가될 부위의 전방 부위 경계를 표시하기 위해 그리스 연필이 종종 사용된다. 단량체(Monomer)를 이용하여, 아크릴이 첨가될 장치 부위를 적신다. 한 찻잔스푼 정도의 아크릴 분말을 종이 컵에 붓고, 모든 분말을 적실 정도의 충분한 모노머를 첨가하고 설압자를 이용하여 혼합한다. 아크릴을 원하는 부위에 올려 놓는다.

아크릴이 진흙 정도의 점도를 가질 때(그림 12-55)까지 기다리고 환자의 구강 내에 삽입하고 아

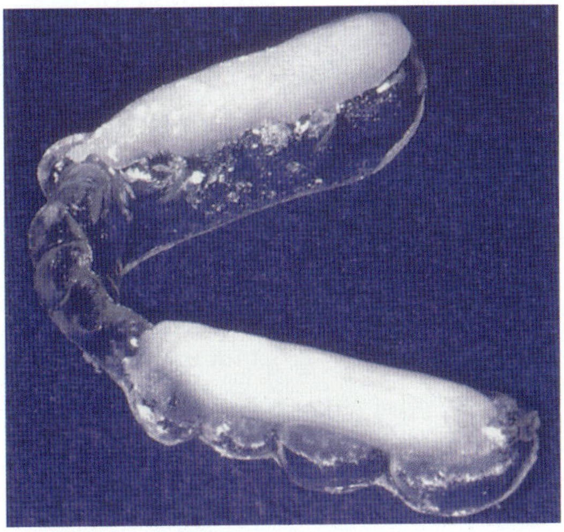

**그림 12-55.** 경성 열가소성 교합안정장치: 쉘에 첨상된 진흙 점도의 아크릴.

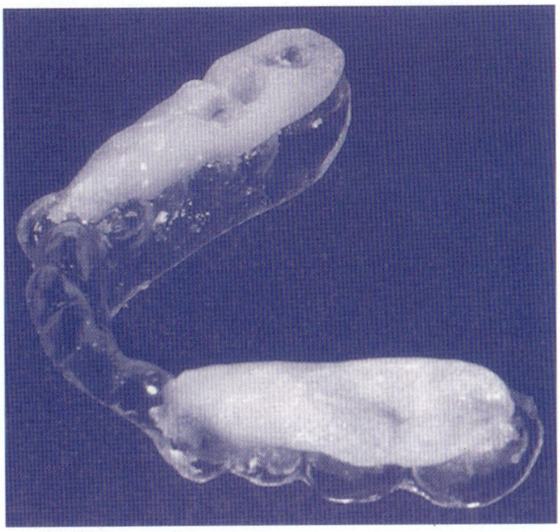

**그림 12-56.** 경성 열가소성 교합안정장치: 쉘에 진흙 점도의 아크릴.

크릴이 굳기를 기다릴 동안 흐를 수 있는데 장치의 내면으로 흐르지 않도록 주의해야 한다. 따라서, 장치를 잡고 첨가된 아크릴이 바닥 쪽으로 흐르게 하고 기다리는 동안에 아크릴은 일반적으로 한번 혹은 두 번 정도 재형성을 해줘야 한다. 아크릴이 진흙 정도의 점도를 가지게 되면 장치를 환자의 구강 내에 넣고 하악 운동을 조절해서 장치를 조절할 부위로 이동시키고 환자에게 천천히 연한 아크릴이 있는 방향으로 입을 다물라고 지시한다. 환자가 아크릴 있는 쪽으로 다물면 재위치시켜야 할 필요성이 있는지 확인하고 필요하다면 적당한 위치로 재형성해준다. 다시 하악운동을 조절하고 환자에게 연한 아크릴 있는 쪽으로 다물게 지시하고 단단한 아크릴 부위와 접촉 할 때 멈추도록 지시한다. 만약 환자가 처음 접촉 이상으로 다문다면, 하악이 움직이고 교두의 만요가 바람직한 위치에 형성되지 않을 것이다.

장치를 제거한 후 따뜻한 물속에 집어넣어서 중합 반응을 촉진시키고, 압력-중합 장치에 넣어서 첨가된 아크릴의 기포를 줄인다. 어떤 환자들은 이때에 자신의 구강을 세척하기를 원한다.

아크릴이 딱딱해지면 교두 깊이를 연필로 표시하고 아크릴 버의 편평한 부위를 이용하여 연필 표시(그림 12-56)가 거의 지워질 정도로 첨가된 아크릴의 깊이를 줄여준다. 반복적으로 검은 애큐필름을 이용하여 장치에 표시를 하고 장치를 조정하여 각각의 구치부에서 최소한 하나의 중심 교합 표시를 얻도록 하여, 환자가 양쪽을 동시에 닿도록 유도하고 장치의 각각의 부위는 다른 부위와 상관없이 균일한 중심 교합 점을 가지도록 유도한다(그림12-57).

장치를 조정하여 하악이 측방으로 잘 이동할 수 있도록 만들고 구치부와 장치와의 가장 가까운 교합 거리가 1/2~1 mm 이개될 수 있도록 한다. 상악의 견치가 구치부가 교합이 안 되도록 하게 하는 것이 좋으나, 견치는 일반적으로 장치에 닿지 않게 되어 구치부가 즉시 뜨게 해주지 못하게 된다. 따라서, 상악 제 1 소구치의 설측 교두의 교합은 견치가 장치에 닿아서 구치부를 뜨게 해 줄 때까지 구치부위를 뜨게 해주는 역할을 한다.

붉은 애큐필름을 이용하여 측방운동시에 장치에 표시를 하고 환자에게 붉은 애큐필름위에서 치

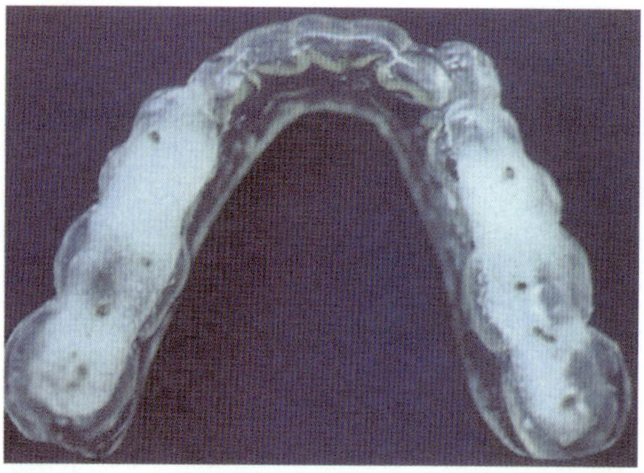

**그림 12-57.** 경성 열가소성 교합안정장치: 조정된 장치에 중심위에서 애큐필름의 표시.

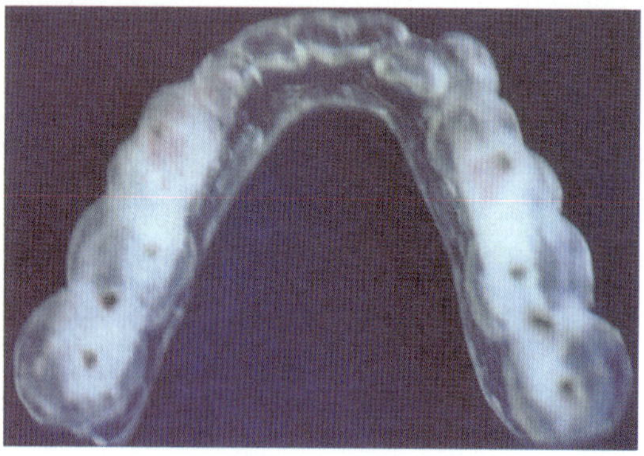

**그림 12-58.** 경성 열가소성 교합안정장치: 이개 접촉에 의한 빨간 애큐필름 표시와 조절된 장치의 중심위 접촉에서의 검은 애큐필름 표시.

아를 앞으로 옆으로 움직이도록 지시한다. 그리고, 중심 교합 상태에서 검은 애큐필름을 물게 하여 붉은 측방운동시의 표시 위에 검은 중심교합점을 나타낼 수 있게 한다. 장치의 구치부를 조절하여 상악 제1소구치의 설측교두와 견치를 제외한 부위에 붉은 구치부 측방운동시의 표시가 나타나지 않도록 조절한다(그림 12-58).

환자가 낮 동안 장치를 착용하고 전통적인 방법으로 조정을 마친 다음에, 똑바로 선 자세로 장치를 조정한다. 치과 체어를 앉는 자세로 조정한 후 환자의 발이 바닥에 닿도록 한다. 장치를 똑같은 방법으로 표시하고 조정한다.

장치의 교합이 조정되고 나면, 첨가된 아크릴을 부드럽게 조정한다. 때때로, 아크릴이 교합평면에 첨가될 때에 원하지 않는 구멍이나 기포가 생길 수 있다. 이들은 단량체(monomer)와 혼합된 아크릴을 이용하여 쉽게 메워 줄 수가 있고 원하는 윤곽을 만들 수 있다. 부드러운 마무리는 약간의 단량체(monomer)를 표면에 바르고 장갑을 낀 손으로 부드럽게 만들어줌으로써 이룰 수 있다.

장치가 만족스럽게 제작되면, 환자에게 삽입하도록 지시한다. 환자에게 나중에 연마할 수도 있다고 설명해야 하지만, 구치부위가 균등하게 접촉해야 하고 환자가 더 편한 상태로 되기 위해서 필요한 것들을 알 수 있어야 한다. 환자가 장치에 만족한다면, 첨가된 아크릴부위를 부드럽게 만들고 환자에게 부드럽게 느껴지는지 알아본다.

나는 이런 장치를 환자가 낮에 착용하고 심미성을 원하고 발음상의 문제를 최소화하길 원할 때 사용한다. 이 장치를 만약 환자들이 하루 종일 사용할 때 상악 전치부위를 잘 유지시켜주지 못하고 상악 전치부위가 과잉맹출 될 거라는 걱정과 우려가 있다. 이는 문제가 되지 않음이 밝혀졌는데, 왜냐하면 많은 상악 전치는 충분히 전방으로 맹출되어 있어서 하악 전치와 잘 교합되지 않고 하순이 이러한 치아를 잘 유지시켜 주기 때문이다.[22] 상악 전치의 과잉맹출 가능성을 없애기 위해서, 만약 야간에 장착하게 된다면, 이들 치아의 위치를 유지시킬 수 있도록 만들 것을 추천한다. 예: 전치부 유도로가 있는 상악 혹은 하악 장치.

### *연성 열가소성 안정 장치*

연성 열가소성 안정 장치는 여러 두께로 사용 가능하고 운동할 때의 mouth guard 기능을 한다. 단단한 열가소성 재료와 비슷하게 연화시키고 환자의 모형에서 신장시키면 원래의 두께의 반으로 얇아진다.

0.15-inch(3.8 mm)의 두께와 4.0 mm 두께의 재료는 상업적으로 가능한 최대 두께이고 교합 표면의 두께를 2 mm정도로 되게 한다. 이런 제한적인 두께는 종종 문제가 되기도 하고 만약 환자가 교합 부조화가 있다면 이 두께는 적절한 교합 접촉을 이루는데 적절하지가 않다. 따라서, 비록 flange의 두께가 내가 원하는 것보다 두꺼울지라도 이 재료를 연한 열가소성 안정 장치에 사용한다.

시술자는 이 장치를 만들기 위해 치아 인상을 뜨고 기공소에 부록 7, '기공소 교합장치 지침' 에 나온 방법처럼 투명한 연한 열가소성 장치를 만들도록 의뢰하면 된다. 이 장치는 내면 조절이 필요 없는데, 완전히 장착되지 않거나 불필요한 압력감을 느끼게 한다면 장착시의 불필요한 접촉점을 알아내야 한다(애큐필름은 이 장치에 제대로 표시되지 않는다). 아크릴 버나 8번 버를 이용하여 내면을 조절한다. 만약 장치가 제대로 장착되지 않는다면 다시 제작한다.

장치가 완전히 장착되고 편안감을 느끼게 한다면, 치아의 언더컷에 들어가는 깊이에 따라 달라지는 유지력을 확인한다. 이 재료는 따뜻해질 때의 온도와 진공 흡입기나 압력 공기에 의한 압력에 따라 변화하는 성질을 가지게 된다. 만약 장치가 너무 유지력이 강하다면 아크릴 버나 8번 round bur를 이용하여 가장 유지력이 강한 언더컷에 있는 재료를 삭제한다. 만약 언더컷에 걸리는 부분이 부족해서 충분한 유지력이 없을 때 장치를 다시 제작한다.

장치의 교합면은 빠르게 재구성이 가능하여서 최종 교합면 상태에 가깝게 도달할 수 있다.[42] 이를 위해서는 환자는 이 과정들을 방해하면 안되고 필요한 운동을 잘 시행해야 하고, 환자에게 방법을 잘 설명하고, 하악 운동을 설명해주고, 측방운동을 시행하여보라고 설명한다.

모형 위에 장치가 있는 채로 알콜 torch를 이용하여 장치를 따듯하게 달군다. 장치가 진득진득해졌을 때 구강 내에 장착을 해야 한다. 장치가 치아에 장착될 때, 조정할 위치로 하악을 유도하면서 연한 장치위로 입을 다물도록 지시한다.

만약 장치와 교합하기로 한 가장 마지막 치아가 장치에 가볍게 닿거나, 장치와 거의 닿으려고 할 때는 다무는 동작을 멈춘다. 이렇게 하여 장치의 최대 두께를 얻을 수가 있다. 그리고, 환자에게 하악을 움직여 예전에 행했던 측방 운동시의 위치로 움직일 수 있게 한다. 이는 대합치의 교두 첨부의 표시를 장치의 교합평면부위에 남기게 한다.

장치를 모형위에 올려놓고 각각의 교두 만요 바닥을 검은 잉크로 표시해서 아크릴 버를 이용해 교두평면을 다듬을 때 쉽게 알아볼 수 있게 한다. 비기능교두의 만요는 그것들의 깊이 하방까지 제거해야 하고 반면에 기능교두의 만요는 삭제할 때 잉크표시가 거의 제거가 되지 않도록 한다.

전치부위의 만요는 구치부위의 치아를 이개 시키는데 안내 역할을 한다. 이 만요는 보존되어야 하지만 치아에서 밀려나온 재료가 있다면, 제거하고 변연을 조절하여 부드럽게 측방운동을 허용할 수 있게 만든다. 교합평면은 편평한 상태로 조절하고, 변연부위는 교합 면까지 부드럽게 이어질 수 있도록 조정한다.

각각의 구치부에는 적어도 하나의 기능교두의 만요가 있는 것이 바람직하다. 만약, 이런 자국을 얻는 첫 번째 작업이 실패했다면 이전의 방법을 다시금 반복해서 시행한다.

최종 조정단계에는 아크릴버를 이용하여, 교합지(Bausch Articulating Paper, Nashua, NH, USA)를 이용하여 장치 위에 표시된 교합을 조정해야 하는데, 애큐필름은 이 재료에 적절하게 표시되지 않기 때문이다. 교합지로 표시된 부위는 아크릴

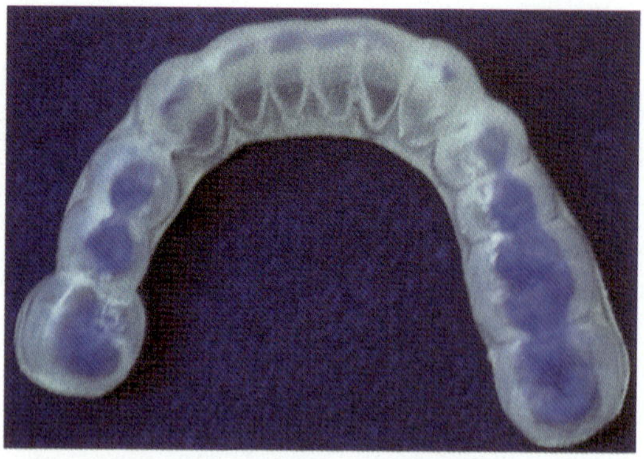

그림 12-59. 연성 열가소성 교합안정장치: 조절된 장치에서 중심위 교합지 표시

장치에 나타나는 점 표시가 아니라 넓게 생기는 표시이다(그림 12-59).

임상적인 경험으로는, 만약 교합지의 표시가 균일하게 나타날지라도 환자는 대합치가 장치에 균일하게 닿지 않는다는 느낌을 가질 수 있다. 교합지로 균등한 접촉점을 나타낼지라도 환자는 교합이 맞지 않을 수 있기 때문에, 환자가 교합이 균등하게 닿는다는 느낌을 가질 때까지 장치의 교합을 조정하는 것이 좋다.

다시 장치를 조정하여 측방운동 시에 전치가 구치부위를 이개시키게 만든다. 측방운동을 교합지로 표시하여 구치부에 새롭게 생긴 표시가 있는 부위를 조정해야 한다.

장치는 chloroform이나 halothane을 이용하여 연마될 수 있다. 부드럽게 마무리를 하기 위해 모형위에 장치를 장착하고 장치의 거친면 위에 약제를 묻힌 거즈를 대고 세게 문질러준다. 남은 연마재료를 씻어내기 위해 물을 이용하고, 환자에게 장치를 삽입하도록 하고, 환자가 편안함을 증진시킬 수 있는 방법을 알아본다.

연한 열가소성 안정 장치는 상악 혹은 하악에 제작할 수 있다. Flange의 크기 때문에, 대개 하악 부위에 장치를 제작한다. 나는 항상 운동선수의 마우스가드의 교합을 조절하는데 이는 마우스피스 착용시 편안감을 증진시키고, 교합 이상을 줄여주고, 턱관절장애 증상 가능성을 줄여준다.

때때로 환자가 이악물기의 증상과 함께 치아나 치주인대의 통증이 있을 수 있는데 이는 아크릴 안정 장치의 장착으로 쉽게 해결될 수 없다. 아크릴 장치와 대합(그림 12-60, 61) 되는 연한 열가소성 안정 장치는 부가적인 장점이 있다. 이는 환자가 강한 이악물기시에 연한 재료가 그 힘을 분산

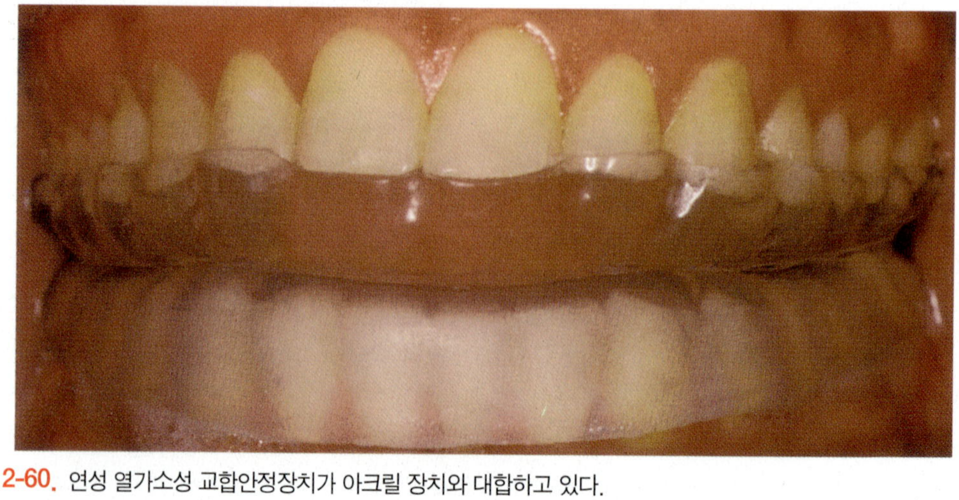

그림 12-60. 연성 열가소성 교합안정장치가 아크릴 장치와 대합하고 있다.

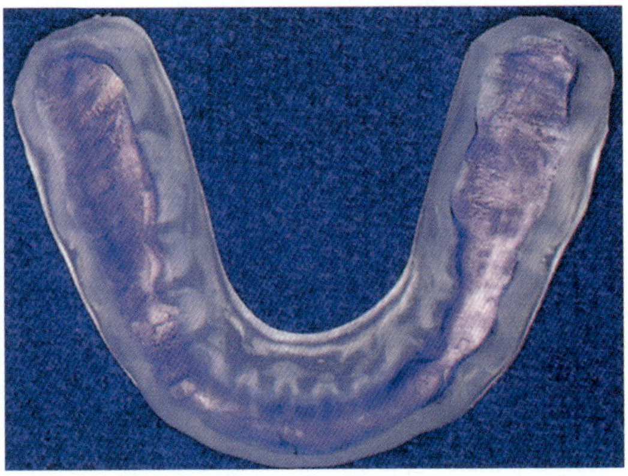

그림 12-61. 아크릴 장치와 대합되는 조정된 연성 열가소성 교합안정장치의 교합지 표시.

시켜주기 때문이다.[55] 그리고 이 장치의 조합은 아크릴 장치를 낀 상태의 이갈이 시의 소음의 문제를 줄여 줄 수 있는 장점이 있다.

### *이중 박판 열가소성 교합안정장치*

이 재료는 한쪽에는 연한 가소성 재료를 가지고 다른 한쪽은 열로 laminate된 강한 열가소성 재료를 가지고 있어 서로 분리되지 않는다. 이 재료는 환자의 모형 위에서 진공 흡입기나 압력 공기로 데워서 모양을 만들며, 연한 재료는 내면에 형성되고 강한 재료는 외면에 형성된다. 이렇게 하여 연하고 강한 열가소성 재료의 장점들을 가진 장치를 만들 수 있다: 연한 재료는 지지 치아에 편안함을 주고, 미세한 오차를 보상시켜주기 때문에 내면의 조정은 별로 필요가 없게 된다. 강한 재료는 자가-중합 아크릴과 결합하여 아크릴 장치의 다용성을 부여한다.

이 장치의 제작시에 나는 기공실에서 자가-중합 아크릴을 장치의 교합 평면에 첨가하는 것을 선호한다. 따라서, 기공실에 상하악 모형과 교합채득을 한 것을 보낸다.

기공사는 교합기 위에 모형을 마운팅하고, 모형위에 dual laminate 열가소성 재료를 이용해 제작하고 과잉의 재료를 제거하고 모형을 다시 교합기에 마운팅한다. 이 단계에서는 교합기의 incisal pin을 조절하여 가장 가까이에 있는 대합치가 이 장치에 1 mm정도 떨어지게 만든다.

이는 아크릴의 두께를 1 mm로 최소화시키고, 구강 내에서의 조정을 쉽게 해준다. 기공사는 dual laminate의 교합표면을 거칠게 하고, 모노머로 적신 다음에 자가-중합 아크릴을 첨가한 다음 아크릴 교합표면을 조정한다. 첨가된 아크릴은 통상적인 아크릴 장치와 비슷한 교합표면을 가지게 해준다.

기공사는 이 장치의 순,협면을 치은연에 맞게 제작한다. 적절한 순면연장은 전치의 기울기에 따

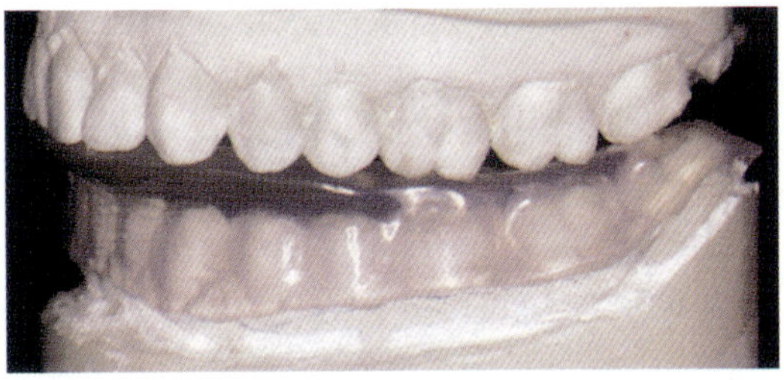

그림 12-62. 이중 판 열가소성 교합안정장치: 교합기 상에서 제작과 조절.

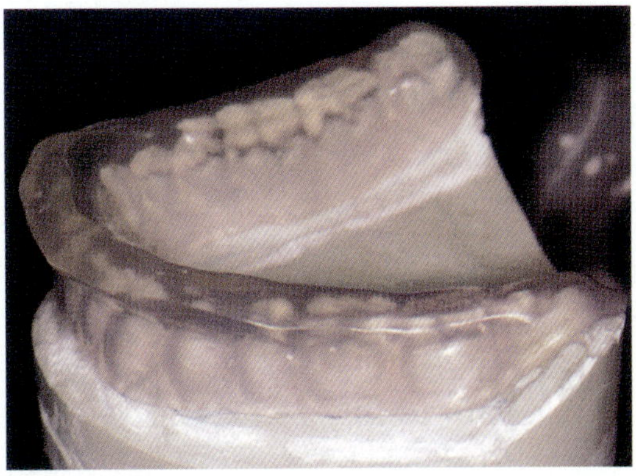

그림 12-63. 이중 판 열가소성 교합안정장치: 제작된 장치의 교합면.

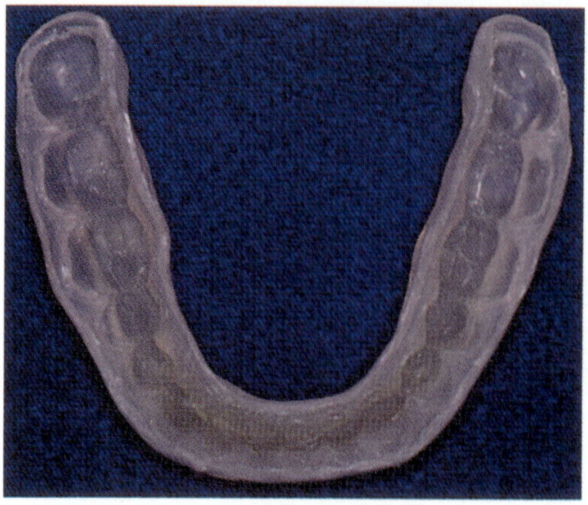

그림 12-64. 이중 판 열가소성 교합안정장치: 제작된 장치의 내면 협측과 설측 flange의 두께와 설측에서 전치부까지의 아크릴의 두께에 주목하라.

라 달라지며, 순면 연장은 필요하다면 줄여줄 수 있다.

만약 장치가 장착하기 어렵거나 전치 부위가 너무 많은 유지력을 가지면, 순측으로 연장된 부위를 조정해서 문제를 해결하는데, 다만 전치의 절단면과 장치의 재료는 1-1.5 mm 정도 떨어져 있어야 한다(추천되는 협측 연장은 아크릴 장치를 사용한다).

연한 열가소성 재료와 비슷하게 장치 내면은 이장시키면 안 된다. 내면을 아크릴 버나 8번 라운드 버를 이용해서 조정하고, 장치가 편안하게 장착이 잘 안 된다면 다시 제작한다.

외부 이장과 조정은 아크릴 장치에서의 경우와 비슷하게 만든다. 연한 내면의 층은 교합간 공간을 차지하고 있으므로, 이 장치의 교합고경은 아크릴 장치에서보다 더 높게 형성된다.

## 장치 관리

교합장치를 장착할 때에 임사의들이 사용하는 다양한 protocols이 관찰되어 왔다. 어떤 시술자들은 장착시에 교합을 완전하게 다시 조절하려고 한다. 때때로 긴 진료시간은 환자의 턱관절장애 증상을 악화시켜서 조절이 끝나기도 전에 환자가 진료를 끝내고자 하는 경우도 있다.

어떤 시술자는 짧은 진료시간으로 장치를 조정하여 지지하는 치아에 편안감을 주고 장치의 교합을 조정해서 각각의 side에 하나 혹은 두 개의 접촉점이 있게 한다. Follow-up 약속 때는 교합을 좀더 정교하게 하면서 장치를 조정한다.

장착시에 완전하게 조정하면 환자가 장치로 인해 최대 치료 효과를 얻을 수 있으나, 긴 작업시간은 일시적인 턱관절장애의 증상을 심하게 할 수 있다. 단계적인 조정은 장치 삽입 동안 최소의 턱관절장애증상을 일으키나, 어떤 환자는 부적당하게 조정된 장치를 낌으로 증상을 나타낸다.; 균등하게 닿지 않는 교합접촉은 치아의 변위를 일으키고, 장치에 의한 안정된 교합을 얻는 것을 더디게 할 수 있다; 그리고 장치의 최대효과를 얻기 위해 더 오랜 시간이 걸릴 수 있다.

환자가 장치를 받을 때 '교합장치의 주의점'이란 소책자를 받고 숙지하는 것이 중요하다. 이 정보는 그들이 사용시에 주의할 점, 장치의 관리, 장치의 추가적 조정이 필요한 이유, 그리고 만약 불편 감을 느낄 때 장착을 중단하고 불편 감을 감소하도록 치료를 받을 것과 같은 설명이 들어가 있다.

추천되는 착용 방법은 치료받는 증상에 따라 다르다. 자고 일어나서 몇시간 지속되거나 주간에 경미하게 턱관절 증상이 있는 환자들은 장치를 야간에만 착용시킨다.

**FOCAL POINT**

자고 일어나서 몇시간 지속되거나 주간에 경미하게 턱관절 증상이 있는 환자들은 장치를 야간에만 착용시킨다.

주간의 주요한 증상을 감소시키기 위해서는 장치를 주간에 끼고 낮 동안의 악습관[1,56]들을 중단하라고 환자들에게 지시한다. 환자들에게 주간에 잠시 끼게 하고 장치를 낀 상태에서 먹지 말도록 지시한다. 야간의 장착은 낮에 발생되는 증상을 없애는 데에도 효과가 있다. 따라서, 나는 이런 환자들에게는 장치를 임시적으로 하루 24시간 동안 끼게 하고 여러 달 동안 쓰다가 밤에만 착용시키면서 점차 사용시간을 줄이게 한다.

**◑ FOCAL POINT**

만약 장치를 이용해서 낮 동안의 증상을 줄이기 위해서는, 환자들은 장치를 임시적으로 하루 24시간 동안 끼게 하고 수개월 동안 사용한 후에 점차 사용을 줄여 주로 밤 동안에 사용하도록 한다.

때때로 24시간 동안 장치를 끼는 환자들은(식사시간을 포함해서) 최대교합상태로 무는 능력을 상실한다. 이런 상황일 때는 악교정 수술을 해서 환자가 최대교합상태로 유도하게 만들어줄 수도 있다. 환자들이 장치를 삽입한 채 음식물을 먹지 말아야 하는 이유는 그들이 식사하는 동안 최대교합상태로 물기 때문이다. 비교적 짧은 기간(몇 개월)동안 24시간 동안 장착을 하도록 허용하고, 그 기간 동안 환자를 잘 관찰하여서 그들이 최대교합상태로 가는 능력을 상실하지 않도록 해야 한다.

어떤 환자들은 턱관절장애증상과 이상교합습관이 어떤 활동, 운전이나 컴퓨터작업과 관련이 있음을 인지한다. 이런 환자들은 이런 활동을 할 때와 야간에 장착하도록 한다. 주간장착에서 초기 단계에서는 환자들은 이런 활동 중에 장치를 착용함으로써 얻는 장점과 단점(발음어려움과 눈에 띠임)을 인지한다. 이로 인해, 환자들은 주간에 언제 장치를 껴야 하는지 결정하게 된다. 개량된 보존적인 치료방법도 필요하다면 사용하여 주간장착 사용을 중단하고 야간에만 장착시킬 수 있다.[1]

일반적으로, 환자들이 새로운 장치를 장착할 때에, 저작근은 점차 약해지고 턱관절 염증은 가라앉게 된다. 이런 저작근계의 변화는 장치의 교합을 변화하게 한다. 이런 변화는 환자의 증상과 비례한다.[54, 57] 장치가 초기에 아무리 잘 조정이 되었더라도 환자들은 주기적인 체크를 받아서 변화된 상태에 적응하는 적당한 교합상태를 만들어서, 장치가 문제를 일으키지 않게 만들고, 장치의 장점을 살리면서, 필요하다면 부가적인 턱관절 치료가 필요하다.

장치의 삽입 때와 체크약속 사이의 기간은 환자증상의 심한 정도와 장치가 어느 정도 조정되었는가에 따라 달라진다. 만약 환자의 증상이 심하고 장치가 적당히 조정이 안 되었다면 환자는 일주일 내에 약속을 잡아야 한다. 만약 증상이 경미하고 장치가 조정이 잘 되었다면 4주 후에 약속을 잡게 한다.

환자가 체크를 받으러 오게 되면 장치가 불편한지를 물어봐야 한다. 때때로 환자가 무의식적으로 수면 시에 장치를 제거할 경우가 있다. 장치가 불편감을 주기 때문에 수면 중에 무의식적으로 제거를 하게 된다. 네 가지의 이유가 관찰되며 그 원인이 개선되면 장치 제거를 멈추게 된다. 검사한 네 가지 원인은 (a)너무 헐렁하거나 (b)너무 꽉 조이거나 (c)반대치열에 잘 조정이 안됐거나 (d)너무 크거나 할 때이다. 적절한 조정은 이러한 문제들을 멈추게 한다.

일반적으로 장치사용 시 일어났을 때 현저한 턱관절장애증상의 완화를 보이고 장치를 낮에 얼마 동안 꼈는가에 따라 낮 동안의 증상이 개선되고 악습관을 개선하게 된다. 만약 장치를 조금만 조정해야 한다면 교합은 완전해야 하지만, 환자들은 때때로 차이점이나 다른 부가적인 증상의 개선을 잘 느끼지 못한다.

다행히 전에 설명한 방법대로 조정을 하여 증상의 개선이 없는 환자의 퍼센트는 상대적으로 작다. 교합 장치를 사용하는 모든 환자들은 체크하러 내 원시에 "턱관절장애 자가 치료법"이라는 책자(부록 3)를 받아야 한다. 이 책자의 마지막 부분에서 '턱관절장애 치료를 받은 몇몇의 환자들은 증상의 개선이 없다(교합 장치를 낀 10~20%의 환자들은 증상의 개선이 없다)' 라는 구절이 있다. 따라서, 환자들에게 이런 가능성을 주지시켜야 하지만, 증상의 개선이 없을 시에 느끼는 시술자와 환자의 실망감을 줄일 수는 없을 것이다.

일반적으로 치의학적으로는 치료가 성공적이지만, 의학적으로는 치료의 효과를 보지 못하는 환자들에 익숙해지고 있다. 턱관절장애 치료의 성공은 다른 의학분야에서 만성통증을 가진 환자들을 치료하는 것과 비슷하다. 교합 장치를 이용하여 약간의 증상의 개선을 보이는 환자들은 "보존적 치료의 통합"에 있는 주의점을 숙지함으로써 최소화될 수 있다.

만약 환자가 수 주 동안의 조정된 장치로 인한 기대치만큼의 증상의 개선이 이루어지지 않았다면 환자를 다시 체크하여 주소가 턱관절장애증상과 관련이 없는 건지 혹은 턱관절장애가 원인이 아닌 것(목의 통증, 근육통 등등)들을 첫 번째 검사 시에 빠뜨리진 않았는지 알아봐야 한다.[8] 만약 파노라마 사진을 찍지 않았다면 한 번은 찍어봐야 한다.

◉ QUICK CONSULT

## 증상 완화의 실패

만약 환자가 수 주 동안의 조정된 장치를 착용하여 기대치만큼의 증상의 개선이 이루어지지 않았다면 환자를 다시 체크하여 주소가 턱관절장애증상과 관련이 없는 건지 혹은 턱관절장애가 원인이 아닌 것(목의 통증, 근육통 등등)들을 첫 번째 검사시에 빠뜨리진 않았는지 알아봐야 한다. 만약 파노라마 사진을 찍지 않았다면 한 번은 찍어봐야 한다.

만약 환자가 안정 장치로 인한 만족할만한 증상의 개선을 느끼지 못할 때, 시술자는 다른 하악의 위치를 통하여 장치가 효율적으로 되는지 알아보고 싶어한다. 장치의 장점을 살리기 좋은 위치는 저작근이 가장 잘 이완되고 편안할 때의 위치이다.

환자에게 하악을 천천히 앞으로 내밀게 하고 저작근이 더 이완되고 편안하게 느껴지는 부위가 있는지 알아본다. 만약 환자가 그 부위를 알아낸다면, 시술자는 그 부위를 지지하는 하악의 위치에 장치가 더 효율적으로 작용함을 볼 수 있다.

환자가 새로운 편안감을 느끼는 부위로 하악을 내민다면, 과두도 옮겨진다. 만약 환자가 정복성 디스크 탈구가 일어나고, 과두가 움직일 때에 턱관절 내에 팝핑이나 클릭킹 사운드가 관찰되면, 임상적으로 이는 과두가 디스크의 중간대(정복된 위치)로 들어갔음을 나타내는 것이다. 임상적으로 디스크-과두가 정복되었음을 확인하기 위해서는, 환자에게 입을 벌리고 턱을 내민 상태에서 다물게 하게 하고, 만약 디스크-과두가 정복이 된다면, 환자의 일반적인 턱관절 클릭이나 팝핑은 더 이상 나타나지 않게 된다. '턱관절 디스크 전위' 라는 책자(부록 2)는 과두가 정복이 되었을 때 환자는 정상적인 관절 부위의 소리를 내지 않고 환자는 이런 위치에서 개구하고 폐구할 수 있게 된다. 예상하는 것과는 반대로, 이런 임상 테스트는 MRI 결과에 정확하게 일치하지 않는다.[58, 59]

만약에 환자가 정복성 디스크 변위를 나타낸다면 임상적인 테스트의 결과로는 새로운 위치는 디스크-과두가 정복되는 위치이고 이때의 새로운 장치는 전방 위치장치가 되어야 한다. 시술자는 13장에 나와 있는 '전방 위치 장치' 의 지시를 따를

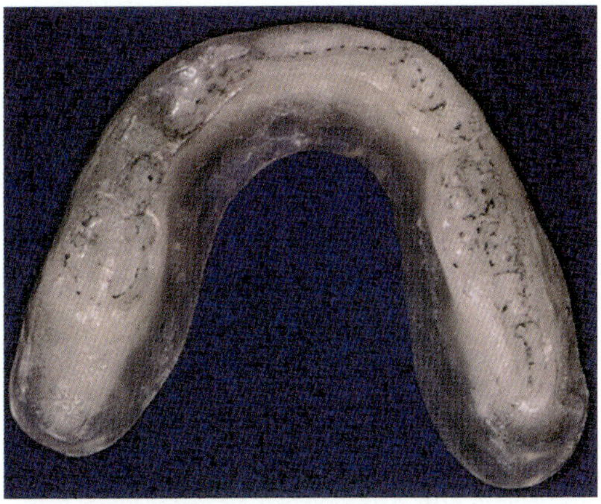

**그림 12-65.** 교합만요를 가진 장치: 조정된 장치위에 아큐필름 접촉이 표시되었다.

것을 권유한다. 아크릴은 기존의 안정 장치에 첨가되어 전방 위치 장치로 변할 수 있게 된다.

만약 새롭게 편안한 위치가 기존의 위치보다 1~2 mm 전방이라면, 환자는 이 위치로 반복적으로 다물 수 있고, 시술자는 장치를 조절하여 안정장치에 새로운 위치로의 중심 교합을 얻게 할 수 있게 된다. 만약 환자가 새로운 위치로 다물 수가 없게 된다면, 시술자는 아크릴을 첨가하여 환자가 편안한 위치로의 하악 위치를 유지하기 좋게 해주는 교합 만요를 부여해줄 수가 있다.

만요는 자가 중합 아크릴(그림 12-65)을 이용해 교합표면 위에 첨가될 수 있다. 이 장의 "외측이장"의 지시를 따르고 환자에게 편안한 위치로 다물도록 지시한다. 13장에서 설명된 것처럼 장치를 조정하면 된다. 전방위치장치 장착 시기, 주의점, 체크 등은 이 장치에 적용이 된다.

만약 환자가 편안한 위치를 찾지 못하지만, 전방 위치 장치의 적응증에 맞는다면 전방 위치 장치를 삽입하고 13장의 지시를 따른다.

안정 장치를 수개월 동안 장착한 환자에게 진료약속 기간 동안에의 교합의 변화와 얼마나 일어났는지 환자가 얼마나 이 변화에 민감한지를 관찰해야 한다. 일반적으로 환자들은 매년마다 recall을 받는다.

19장의 '보존적 치료의 통합' 에 있는 보존적 턱관절장애 치료를 이용하여 나는 환자의 증상을 만족하게 줄이도록 노력하여 장치를 밤에만 끼게 되었다. 나는 대부분의 환자들에게 수년간 야간에만 장치를 끼게 할 계획이 있다. 주기적으로 환자들은 밤에 장치를 끼는 것을 잊어버리고, 이로 인해 장치가 더 이상 필요한지를 알게 해주는 척도가 된다.

턱관절장애는 환자의 삶에서 일어나는 상황에 연관된 주기적인 증상이고, 얼마나 자주 환자들이 장치를 껴야 하는지 알려주는 상황들이 있다. 어떤 환자들은 매일 야간에 착용해야 하는 경우가 있고, 어떤 환자는 주마다 껴야 되는 반면에 어떤 경우는 그것이 필요하지 않을 경우가 있다. 만약 환자들이 이 장치를 끼지 않았을 때, 치아는 이동하고, 시간이 갈수록 장치를 삽입하기가 더 어려워진다.

새 장치를 위해 내원한 환자들에게 흔히 들을 수 있는 말은 이 장치가 더 이상 필요가 없고 장치를 더 이상 끼지 않게 되었다는 말이다. 그리고 1, 2년 후쯤 환자의 환경에 변화가 있으면 다시 장치를 필요하게 된다. 따라서, 환자가 더 이상 장치를 필요로 하지 않게 되더라도 장치를 야간에는 꾸준하게 끼는 것이 추천된다. 장치가 교체되어야 하거나 더 이상 필요로 하지 않은 상태에 도달했으면 기존의 사용을 중단해야 할 시기이다.

장치 치료는 많은 보존적 턱관절장애치료의 일부분으로 여겨진다. 다른 보전적인 치료방법과 함께 사용하여 환자의 치료효과를 높여준다. 장치치료는 교합 재건이 마지막 치료 방법이라는 생각으로 임시 치료방법이라 여기면 안 된다.[3, 60]

## REFERENCES


1. Pertes RA. Occlusal appliance therapy. In: Pertes RA, Gross SG (eds). Clinical Management of Temporomandibular Disorders and Orofacial Pain. Chicago: Quintessence, 1995:197–210.
2. Bush FM, Abbott FM, Butler JH, Harrington WG. Oral orthotics: design, indications, efficacy and care. In: Hardin JF (ed). Clark's Clinical Dentistry, volume 2, chapter 39. Philadelphia: JB Lippincott, 1998:1–33.
3. Widmalm SE. Use and abuse of bite splints. Compendium 1999;20(3):249–59.
4. Christensen GJ. Now is the time to observe and treat dental occlusion. J Am Dent Assoc 2000;132(1):100–2.
5. Lobbezoo F, Lavigne GJ. Do bruxism and temporomandibular disorders have a cause-and-effect relationship? J Orofac Pain 1997;11(1):15–23.
6. Clark GT, Beemsterboer PL, Solberg WK, Rugh JD. Nocturnal electromyographic evaluation of myofascial dysfunction in patients undergoing occlusal splint therapy. J Am Dent Assoc 1979;99:607–11.
7. Holmgren K, Sheikohleslam A, Riise C. Effect of full-arch maxillary occlusal splint on parafunctional activity during sleep in patients with nocturnal bruxism and signs and symptoms of craniomandibular disorders. J Prosthet Dent 1993;69:293–7.
8. American Academy of Orofacial Pain, with Okeson JP (ed). Orofacial Pain: Guidelines for Assessment, Diagnosis and Management. Chicago: Quintessence, 1996:150–3.
9. Messing SG. Splint therapy. In: Kaplan AS, Assael LA (eds). Temporomandibular Disorders: Diagnosis and Treatment. Philadelphia: WB Saunders, 1991:395–454.
10. Okeson JP. Management of Temporomandibular Disorders and Occlusion, 5th edition. St Louis: CV Mosby, 2003:112, 507–36.
11. Kreiner M, Betancor E, Clark GT. Occlusal stabilization appliances: evidence of their efficacy. J Am Dent Assoc 2001;132(6):770–7.
12. Rubinoff MS, Gross A, McCall WD Jr. Conventional and nonoccluding splint therapy compared for patients with myofascial pain dysfunction syndrome. Gen Dent 1987;35(6):502–6.
13. Wassell RW, Adams NR, Kelly PJ. Treatment of temporomandibular disorders by stabilization splints in general dental practice: 3 month results [abstract 3314]. J Dent Res (Special Issue) 1999;78:520.
14. Ekberg EC, Vallon D, Nilner M. The efficacy of appliance therapy in patients with temporomandibular disorders of mainly myogenous origin: a randomized, controlled, short-term trial. J Orofac Pain 2003;17(2):133–9.
15. Young PA. A cephalometric study of the effect of acrylic test palatal piece thickness on the physiologic rest position. J Philipp Dent Assoc 1966;19(1):5–15.
16. Nitzan DW. Arthrocentesis for management of severe close lock of the temporomandibular joint. Oral Maxillofac Surg Clin North Am 1994;6:245–57.
17. Nitzan DW. Temporomandibular joint "open lock" versus condylar dislocation: signs and symptoms, imaging, treatment, and pathogenesis. J Oral Maxillofac Surg 2002;60(5):506–11.
18. Dawson PE. New definition for relating occlusion to varying conditions of the temporomandibular joint. J Prosthet Dent 1995;74:619–27.
19. Academy of Prosthodontics. The glossary of prosthodontic terms, 7th edition. J Prosthet Dent 1990;81:39–110.
20. Obrez A, Turp JC. The effect of musculoskeletal facial pain on registration of maxillomandibular relationships and treatment planning: a synthesis of the literature. J Prosthet Dent 1998;79(4): 439–45.
21. Dylina TJ. A common-sense approach to splint therapy. J Prosthet Dent 2001;86:539–45.
22. Dawson PE. Evaluation, diagnosis and treatment of occlusal problems, 2nd edition. St Louis: CV Mosby, 1989:41–7, 72–84.
23. Makofsky H. The effect of head posture on muscle contact position: the sliding cranium theory. Cranio 1989;7(4):286–92.
24. Boero RP. The physiology of splint therapy: a literature review. Angle Orthod 1989;59(3): 165–80.
25. Clark GT. A critical evaluation of orthopedic interocclusal appliance therapy: design, theory, and overall effectiveness. J Am Dent Assoc 1984;108(3):359–64.
26. Douglass JB, Smith PJ. Loss of control of the vertical dimension of occlusion during interocclusal

acrylic resin splint therapy: a clinical report. J Prosthet Dent 1992;67(1):1–4.
27. Dahlstrom L, Haraldson T, Janson ST. Comparative electromyographic study of bite plates and stabilization splints. Scand J Dent Res 1985;93(3):262–8.
28. Greene CS, Laskin DM. Splint therapy for the myofascial pain-dysfunction (MPD) syndrome: a comparative analysis. J Am Dent Assoc 1972;84:624–8.
29. Ito T, Gibbs CH, Marguelles-Bonnet R, Lupkiewicz SM, Young HM, Lundeen HC, Mahan PE. Loading on the temporomandibular joints with five occlusal conditions. J Prosthet Dent 1986;56(4):478–84.
30. Casey J, Dunn WJ, Wright E. In vitro wear of various orthotic device materials. J Prosthet Dent 2003;90(5):498–502.
31. Okeson JP. The effects of hard and soft occlusal splints on nocturnal bruxism. J Am Dent Assoc 1987;114:788–91.
32. Nevarro E, Barghi N, Rey R. Clinical evaluation of maxillary hard and resilient occlusal splints [abstract 1246]. J Dent Res (Special Issue) 1985;64:313.
33. Pettengill CA, Growney MR Jr, Schoff R, Kenworthy CR. A pilot study comparing the efficacy of hard and soft stabilizing appliances in treating patients with temporomandibular disorders. J Prosthet Dent 1998;79(2):165–8.
34. Huggins KH, Truelove EL, Dworkin SF, Mancl L, Sommers E, LeResche L. RTC of splints for TMD: clinical findings at 12 months [abstract 1490]. J Dent Res (Special Issue) 1999;78:292.
35. Williams WB. Pain release splint. Cranio Clin Int 1991;1:55–64.
36. Morgan DH, House LR, Hall WP, Vamvas SJ. Diseases of the Temporomandibular Apparatus: A Multidisciplinary Approach. St Louis: CV Mosby, 1982:266–74.
37. Ramfjord S, Ash MA. Occlusion, 3rd edition. Philadelphia: WB Saunders, 1983:362–5.
38. Singh BP, Berry DC. Occlusal changes following use of soft occlusal splints. J Prosthet Dent 1985;54:711–5.
39. Wright E, Anderson G, Schulte J. A randomized clinical trial of intraoral soft splints and palliative treatment for masticatory muscle pain. J Orofac Pain 1995;9:116–30.
40. Harkins S, Marteney JL, Cueva O, Cueva L. Application of soft occlusal splints in patients suffering from clicking temporomandibular joints. Cranio 1988;6:71–6.
41. Attanasio R. Intraoral orthotic therapy. Dent Clin North Am 1997;41(2):309–24.
42. Wright EF. Using soft splints in your dental office. Gen Dent 1999;47(5):506–12.
43. Giedrys-Leeper E. Night guards and occlusal splints. Dent Update 1990;17:325–9.
44. Boero RP. The physiology of splint therapy: a literature review. Angle Orthod 1989;59:165–80.
45. Mense S, Simons DG, Russell IJ. Muscle Pain: Understanding Its Nature, Diagnosis, and Treatment. Philadelphia: Lippincott Williams & Wilkins, 2001:21–3.
46. Manns A, Miralles R, Guerrero F. Changes in electrical activity of the postural muscles of the mandible upon varying the vertical dimension. J Prosthet Dent 1981;45:438–45.
47. Rugh JD, Drago CJ. Vertical dimension: a study of clinical rest position and jaw muscle activity. J Prosthet Dent 1981;45(6):670–5.
48. Manns A, Miralles R, Santander H, Valdivia J. Influence of the vertical dimension in the treatment of myofascial pain-dysfunction syndrome. J Prosthet Dent 1983;50(5):700–9.
49. Dos Santos J Jr, Gurklis M. Chairside fabrication of occlusal biteplane splints using visible light cured material. Cranio 1995;13(2): 131–6.
50. Nelson SJ. Principles of stabilization bite splint therapy. Dent Clin North Am 1995;39(2): 403–21.
51. Swanberg DF, Henry MD. Avoiding implant overload. Implant Soc 1995;6(1):12–4.
52. Obrez A, Stohler CS. Jaw muscle pain and its effect on gothic arch tracings. J Prosthet Dent 1996;75:393–8.
53. Capp NJ, Clayton JA. A technique for evaluation of centric relation tooth contacts. Part II: Following use of an occlusal splint for treatment of temporomandibular joint dysfunction. J Prosthet Dent 1985;54(5):697–705.
54. Wilcox LR. Endodontic retreatment with halothane versus chloroform solvent. J Endod 1995;21(6):305–7.

55. Craig RG, Godwin WC. Properties of athletic mouth protectors and materials. J Oral Rehabil 2002;29(2):146–50.
56. Tuddey JJ. Problems and solutions. Cranio 1995;13(1):68.
57. Suvinen T, Reade P. Prognostic features of value in the management of temporomandibular joint pain-dysfunction syndrome by occlusal splint therapy. J Prosthet Dent 1989;61(3):355–61.
58. Kurita H, Kurashina K, Ohtsuka A, Kotani A. Change of position of the temporomandibular joint disk with insertion of a disk-repositioning appliance. Oral Surg Oral Med Oral Pathol Oral Radiol Endod 1998;85(2):142–5.
59. Kirk WS Jr. Magnetic resonance imaging and tomographic evaluation of occlusal appliance treatment for advanced internal derangement of the temporomandibular joint. J Oral Maxillofac Surg 1991;49(1):9–12.
60. Greene CS. The etiology of temporomandibular disorders: implications for treatment. J Orofac Pain 2001;15(2):93–105.

# Chapter 13

# 전방위치장치

## FAQs

**Q :** 관절잡음을 임상적으로 제거하기 위해 과두가 디스크의 중간 대에 위치해야 하는 이유는 무엇인가?

**A :** '턱관절 관절원판 전위' 유인물(부록 2)의 왼쪽 아래 그림에서 시각적으로 쉽게 이해할 수 있도록 나타난 바와 같이 일단 과두가 정복되면 환자는 통상의 관절 잡음 없이 정복된 위치로부터 개구하거나 그 위치로 폐구할 수 있게 된다.

전통적으로 정복성 관절원판 전위를 가진 환자에서 사용되는 이 장치는 일시적으로 하악을 전방에 유지함으로써 과두가 소위 관절원판에 정복되는 위치인 관절원판의 중간대에 오도록 한다(그림 13-1). 전방위치장치가 턱관절 장애 증상을 감소시키는 데에는 두 가지 주요 기전이 있는 것 같다. (a)관절원판-과두의 기계적인 장애를 제거한다. 그리고 (b)과두의 부하를 관절원판 후 조직으로부터 중간대로 옮긴다.

**◑ FOCAL POINT**

전방위치장치는 전통적으로 정복성 관절원판 변위를 가진 환자에서 사용되어 왔다. 그것은 하악을 일시적으로 전방에 위치시켜 과두가 관절원판으로 정복되게 한다(그림 13-1).

환자가 이러한 장치 위로 교합하게 될 때 과두는 정복된 상태를 유지하면서 환자의 통상적인 턱관절음 또는 거대 관절음이 일어나지 않게 한다. 만약 관절잡음의 원인이 되는 기계적 장애가 턱관절에 염증을 일으키거나 이러한 장애를 계속해서 자극하는 비기능 습관들이 있다면 이 장치를 장착함으로써 그로 인한 자극을 줄일 수 있다.

만약 환자가 이 장치를 장착하는 동안 이 악물기를 한다면 과두를 통해서 전달되는 힘은 원판 후 조직보다는 관절원판의 중간대에 부하를 가하게 된다. 결론적으로 이는 관절원판 후 조직에 염증이 있는 환자에게 이롭다.[1]

관절원판 후 조직은 안정화 장치에 의해서도 부하로부터 보호될 수 있다. 만약 안정화 장치가 중립 위(12장의 '하악의 위치와 교합기록' 에서 설명)를 이용하여 조정되면, 과두는 관절원판 복합체를 떠받치지 않게 된다. 따라서 환자가 안정화

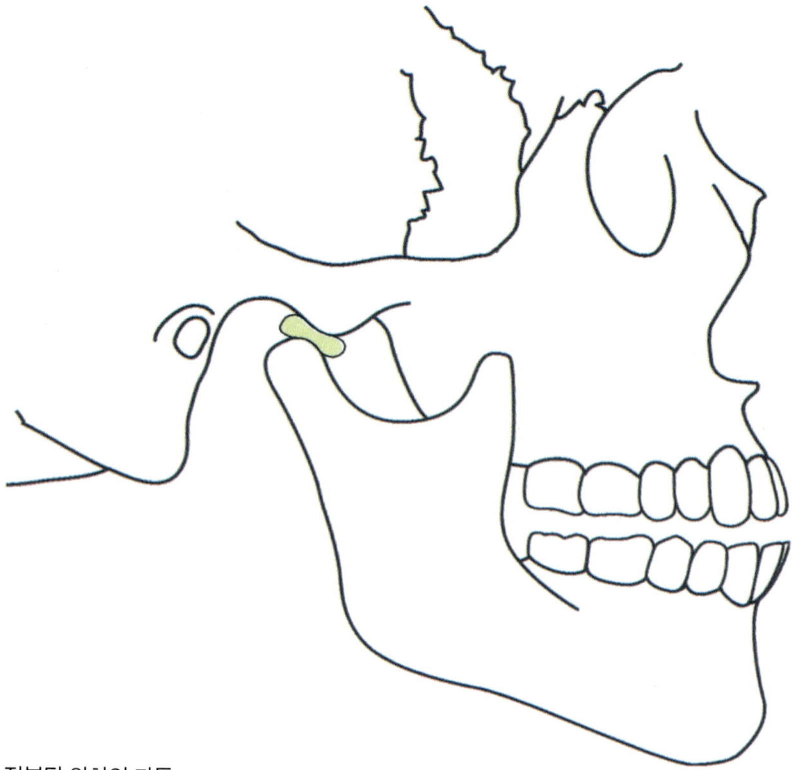

그림 13-1. 정복된 위치의 과두.

장치 위로 최대교합으로 이를 악물 때 관절원판 복합체에는 최소한의 부하가 전달되거나 턱관절 내부에는 최소한의 압력이 형성된다.[2] 이러한 방식으로 안정화 장치는 염증이 생긴 관절원판 후조직에 부하를 가하지 않을 수 있다.

전방위치장치는 많은 환자에 있어서 턱관절 통증, 근육 통증, 그리고 턱관절 잡음을 감소시켜 주는 것으로 보였다.[3-5] 이와 유사하게 안정화 장치는 대부분의 환자에서 비록 그들의 통증이 관절원판-과두의 기계적 장애 또는 개구 시 잡음이 일어나는 곳에서의 간헐적인 걸림과 관련된 경우라도 턱관절 장애의 증상들을 개선해 준다.[6]

### ◑ FOCAL POINT

전방위치장치는 많은 환자들에서 턱관절 장애 통증, 근육 통증, 그리고 관절 잡음을 감소시켜주는 것으로 보여 왔다. 안정화 장치는 이와 유사하게 대부분의 환자에서 비록 그들의 통증이 관절 원판의 기계적 장애 또는 개구시 잡음이 일어나는 곳에서 간헐적으로 발생하는 걸림 현상과 관련된 경우라도 턱관절 장애의 증상들을 개선해 준다.

전방위치장치는 몇몇 턱관절 장애 증상들을 감소시키는데 안정화 장치보다 더 효과적인 것으로 제시되어 왔다.[7] 안정화 장치의 예상되는 효과와 전방위치장치와 관련한 문제들로 인해 임상가들에게는 안정화 장치나 다른 보존적인 턱관절 장애 치료법들을 먼저 사용하는 것이 추천되고 있다. 이를 통해서 증상을 충분히 줄이는데 실패하면 비로소 전방위치장치를 사용하는 것이 추천된다.[6, 8-10]

하악을 전방위치로 오랜 기간 유지시키는 것은 때때로 환자의 턱관절 장애 증상을 악화시키기도 한다. 임상적으로 관찰된 바에 의하면, 하악을 전방위치 시켰을 때 턱관절 장애 증상이 악화됨을 느끼는 환자에게 이러한 장치를 사용하면 증상이 더욱 악화되곤 한다.

다음의 3가지 기준을 모두 만족시키는 사람만이 전방장치에 의한 증상 개선을 얻을 수 있을 확률이 높다.

1. 환자의 턱관절의 기계적 장애가 환자의 통증과 연관 있는 경우
2. 하악을 추천되는 적절한 전방위치로 이동시켰을 때 턱관절 잡음이 없어지는 경우
3. 하악을 추천되는 적절한 전방위치로 이동시켰을 때 저작계가 보다 이완되고 편안함을 느끼는 경우

관절의 위치를 일시적으로 바꿈으로써 보다 편안한 위치에서 기능하도록 하는 이러한 이론은 신체의 다른 근골격계 질환의 치료에도 유사하게 이용되고 있다.[11]

## 하악의 위치와 교합기록

이 장치를 위해서는 하악 과두가 관절원판 내로 정복되어 저작계가 이완되고 편안한 상태가 되도록 하악이 위치해야 한다. 하악은 지나치게 전방으로 위치할 수는 없는데, 왜냐하면 하악이 보다 전방으로 갈수록 저작계는 보다 더 긴장하게 되기 때문이다. 필자의 경우에는 직립 위에서 10~20도 정도 의자를 눕힌 후 바람직한 하악의 위치를 확인하고 교합기록을 채득한다.

만약에 환자가 정상적인 상하악 관계를 가지고 있다면, 먼저 상하악 전치의 절단이 서로 접촉하는 하악의 위치가 가능한지를 평가하는 것이 추천된다. 하악이 이 위치에 있는 상태에서 환자로 하여금 입을 벌렸다가 다시 그 위치로 입을 다물어 보라고 지시하고, 이를 여러 차례 반복하면서 관절 잡음이나 거대 관절음이 사라지는가를 관찰한다.

만약에 잡음이 사라진다면, 이는 임상적으로 환자의 과두가 관절원판의 중간대로 정복된 위치임을 의미한다(그림 13-1). '턱관절 관절원판 전위' 유인물(부록 2)의 왼쪽 아래 그림에서 시각적으로 쉽게 이해할 수 있도록 나타난 바와 같이 일단 과두가 정복되면 환자는 통상의 관절 잡음 없이 정복된 위치로부터 개구하거나 그 위치로 폐구할 수 있게 된다. 술자는 이렇게 임상적으로 하악의 위치를 결정하는 방법이 모든 턱관절에서 완전하게 정복된 위치를 정확하게 찾아주는 것이 아님을 분명히 알아야 한다. 하지만 이러한 방법은 전통적으로 사용되어 왔으며, 전방위치장치를 위해 임상적으로 받아들여질 만한 결과를 제공한다.[12,13]

만약에 이 위치에서 잡음이 제거되지 않는다면, 환자에게 하악을 좀더 전방이동시키라고 지시한 후 다시 잡음이 사라졌는지를 테스트한다. 이 때 잡음이 제거되면 환자에게 이 상태가 정상 하악 위치보다 더 편안한지를 물어본다.

만약에 선택된 위치에서 잡음이 사라지지만 환자가 불편을 느낀다면, 하악을 조금 후방으로 위치시킨 후 잡음이 없으면서 편안하게 되었는지 물어본다. 잡음이 제거되면서 저작계가 이완되고 편안함을 느끼는 위치를 찾을 때까지 실험을 계속한다. 만약 이러한 하악의 위치가 확인되면 이 위치가 교합 기록을 위해 추천되는 하악의 위치이다. 만약 이러한 요구조건을 만족시키는 하악의 위치를 찾을 수 없다면 이 환자에게는 전방위치장치가 안정화 장치에 비해 더 효과적인 방법이 아님을 의미한다.

만약에 전방위치장치의 기준들이 전치의 절단 대 절단 관계에서 만족된다면 이는 사용하기 좋은 위치인데, 왜냐하면 이 위치에서 술자는 하악이 동일한 위치로 돌아오는지를 시각적으로 쉽게 확

인할 수 있으며, 환자가 하악을 고정할 수 있는 안정된 위치이기 때문이다.

만약에 확인된 하악의 위치가 전치의 절단 대 절단 위치와 다르더라도 환자들은 대개 바람직한 기계적 관절원판 과두 관계를 자신의 턱관절 내에서 느낄 수 있어서 이 위치를 쉽게 유지하고 돌아올 수 있다. 술자는 환자에게 이 위치로 입을 수차례 열었다 다물라고 요구한다. 그러면 환자는 교합기록 채득 시 어렵지 않게 이 위치를 찾아낼 수 있을 것이다.

교합기록 채득은 환자에게 연화된 왁스를 물게 하거나, 치아 사이에 교합기록 인기재료를 주입함으로써 얻을 수 있다. 만약 치아가 맞닿은 상태로 교합기록이 채득되었다면 기공사에게 수직고경을 약 1 mm 정도 높여줄 것을 요청한다.

## 설계와 조정

안정화 장치와 유사하게 전방위치장치 역시 악궁의 모든 치아를 덮고, 편안하게 맞아야 하며, 대합 구치부에서 균일한 교합접촉이 이루어져야 하고, 부드러운 표면을 가져야 한다(그림 13-2).

상악 전방위치장치에서는 하악전치 접촉부 바로 뒤에 램프를 형성해야 한다(그림 13-3). 사람들이 잘 때 근육이 이완되어 하악이 후방으로 밀리는 경향이 있다.[8] 램프는 하악이 후방으로 밀리는 것을 막아서 원하는 관절원판-과두관계가 유지되도록 도와주고, 환자가 교합하려고 할 때 하악을 전방으로 유도하여 원하는 위치에 이르게 한다. 유사한 램프를 가진 하악 장치를 제작할 수도 있지만, 이 경우 환자가 하악 장치를 낮에도 끼려는 경향이 커지고, 하악 장치는 덜 효과적인 경향이 있다.[6,9]

장치의 내면조정은 안정화 장치에서 기술한 것처럼 한다. 외면조정은 두 장의 검정색 교합지

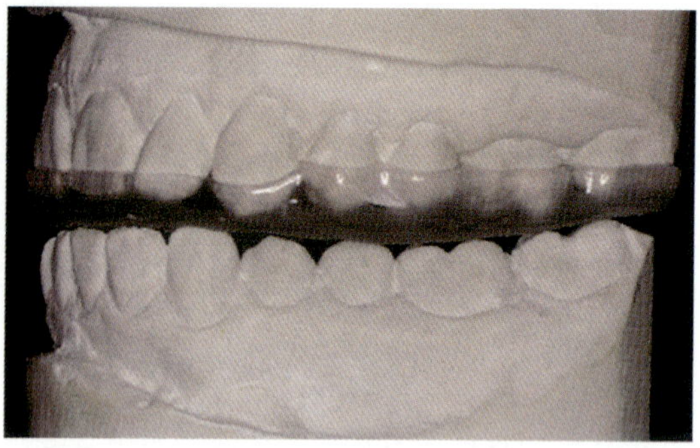

**그림 13-2.** 대합치와 교합하는 상악 전방위치장치.

(accufilm)를 이용해 대합치와 교합시키면서 시행한다. 교합지 포셉을 이용해 중절치에서 제3대구치까지 동시에 찍히도록 한다(그림 12-21 참조).

어떤 술자는 장치의 구치부 표면에 대합치의 교흔이 남도록 제작하는 반면,[14] 다른 사람들은 편평한 구치부 표면이 되도록 제작한다.[9] 둘 다 모두 괜찮지만, 필자는 평탄한 구치부 교합표면을 선호한다. 장치의 교합 조정이 쉽고 빠르기 때문이다.

반복적으로 표시를 하여 장치를 조절하면서 서서히 대합 되는 구치와 균등한 접촉을 이루어간다. 안정화 장치와 비슷하게, 각각의 구치들은 최소한 한 점에서 접촉이 이루어져야 하고, 전치에서는 구치에 비해 약하게 교합하거나 교합이 이루

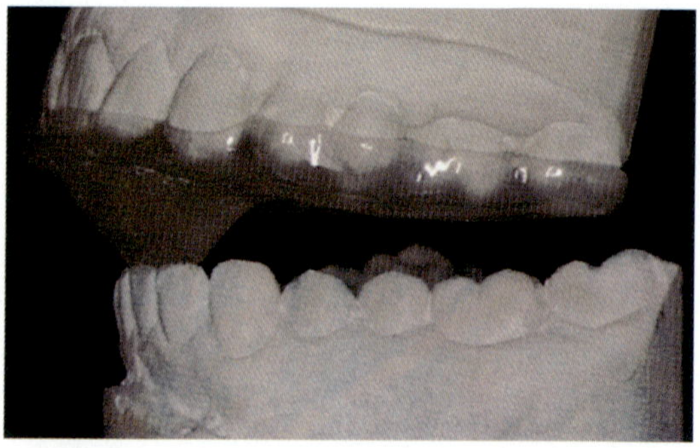

**그림 13-3.** 상악 전방위치장치는 램프로 이루어진다. 이 램프는 환자의 하악이 장치 뒤로 후퇴하는 것을 막아주고, 환자가 교합하려고 할 때 하악을 전방으로 유도하여 원하는 위치에 이르게 한다.

어지지 않아야 한다. 임상적인 경험으로 볼 때 최고의 효과를 위해서는 장치의 교합이 잘 조절되어야 한다.

◉ QUICK CONSULT

## 장치의 조정

임상적인 경험으로 볼 때 최고의 효과를 위해서는 장치의 교합이 잘 조정되어야 한다.

일단 원하는 중심 접촉이 이루어지면, 전방유도 램프를 조정한다. 그것은 충분히 길어서, 하악 전치가 램프 뒤로 후퇴하지 못하도록 해야 한다. 만약 환자가 자고 있는 사이에 하악 전치가 램프 뒤로 후퇴한다면, 환자는 이러한 조정되지 않은 위치로 이 악물기를 하게 되고 증상을 악화시킨다. 그러므로 환자가 얼마나 많이 하악을 후퇴할 수 있는지를 결정하기 위해 하악을 중립위치에 둔다. 만약 램프가 너무 짧다면 자가 중합 투명 레진이나, 교정용 아크릴릭 레진을 첨가하여 연장한다. 만약 램프가 필요이상으로 너무 길다면 과량의 부분을 제거한다(그림 13-3).

환자가 중립위치에서 원하는 전방위치로 활주할 수 있다면, 두 장의 검은색 교합지(accufilm)를 사용하여 대합전치와의 교합을 램프에 표시한다. 반복적으로 표시하고 램프를 조절하여 환자가 치아, 특히 견치에서 견치까지 램프를 따라 균일하게 활주하는 표시가 나타나도록 한다.

안정화 장치와 유사하게 장치를 매끄럽게 하고, 환자가 편안하게 느낄 수 있도록 한다.

## 장치의 관리

원래 전방위치장치는 하악을 하루 24시간 동안(식사할 때를 포함하여) 원하는 전방위치로 유지하기 위해 사용되어 왔다. 시간이 흐르면서 환자의 치아들에 변화가 일어나(교정이나 보철적인 재건을 통하여) 최대감합이 새로운 하악 위치에 부합하게 된다. 이러한 증례들을 연구한 결과, 광범위한 치료에도 불구하고 환자는 바람직한 관절원판과두 관계를 유지할 수 없었다.[6, 15, 16]

필자가 읽은 가장 포괄적인 연구에서는 12명의 환자가 먼저 전방위치장치 치료를 받은 다음 결정된 전방위치에서 안정된 교합을 확립하기 위해 교정치료를 받은 후에 일어난 변화들을 관찰하였다. 환자들의 두부계측 사진을 중첩하여 비교해본 결과, 시간이 흐르면서 모든 환자의 교합과 턱관절에 변화가 나타났다. 이러한 변화는 하악의 원심재위치, 상악 구치의 함입, 그리고 이와 함께 일어나는 수평피개 및 수직피개의 증가이다.[17]

따라서, 환자는 전방위치장치를 수면 시에만 사용하고, 낮에는 정상 하악 위치를 유지하는 것이 추천된다. 이러한 방법으로 환자는 그들의 정상적인 최대감합을 유지하면서 장치의 야간 사용을 통해 턱관절 장애 증상을 완화시킬 수 있다.[9, 10, 18, 19] 어떤 필자는 장치를 야간에만 장착하여도 24시간 장착할 때와 유사하게 턱관절 장애 증상을 개선할 수 있다고 하였다.[10]

◑ FOCAL POINT

환자는 전방위치장치를 수면 시에만 사용하고, 낮에는 정상 하악 위치를 사용하는 것이 추천된다.

처음 전방위치장치를 야간에 착용하게 될 때, 환자들은 아침에 깨어나서 장치를 뺀 후에 치아를 최대감합위로 교합시키기까지 1시간 이상 걸린다고 말한다. 다음달에는 이 시간이 점점 짧아진다. 소수의 환자들은 최대감합위로 폐구하는데 수 시간 이상이 걸리며, 점점 이 시간이 길어진다고 말한다. 최대감합위로 폐구할 수 없다는 두려움 때문에 그러한 환자들은 장치의 사용을 중단하게 되고 안정화 장치로 전환하게 된다.

이 장치는 저작계가 보다 이완되고 편안하게 느껴지는 위치로 하악을 유지하게끔 설계되었기 때문에 몇몇 환자들은 이 장치를 24시간 착용하려고 한다. 만약에 하루 24시간 장착을 하게 되면, 환자는 최대감합위로 폐구할 수 없게 될 것이다.[8, 9, 20] 최대감합위로 폐구할 수 없는 것은 과두의 재형성, 과두 후방 연조직 증식, 외측익돌근의 근섬유 경축이 일어나기 때문이다.[8, 9, 18] 이러한 문제들은 조기에 발견된다면 가역적이지만, 장기간 계속된다면 영구적이게 된다.[18, 21] 따라서 환자가 수면 시에만 장치를 장착하도록 교육하고, 환자가 최대감합위로 폐구할 수 있는 능력을 상실하는지 주기적으로 점검하여야 한다.[10, 22]

환자가 최대감합위로 폐구하는 능력을 상실하는지 쉽게 관찰하는 방법은 환자가 최대감합위로 폐구하였을 때 심스탁(shim stock)을 유지하는 대합치에 변화가 있는지를 관찰하는 것이다(그림 13-4). 매달 정기적으로 어떤 대합치들이 심스탁(shim stock)을 유지하고 있는지 관찰하여야 한다. 약간의 변이는 정상적이지만[23] 만약에 환자가 최대감합위로 폐구하는 능력을 상실하기 시작하면 최후방 구치가 심스탁(shim stock)을 유지하지 못하게 된다. 만약에 이런 일이 일어난다면 환자는 즉시 이 장치의 장착을 중지하고 안정화 장치를 사용하여야 한다. 치아에 단지 미세한 변화가 일어나더라도 이 치아들은 심스탁(shim stock) 을 유지하는 능력을 다시 획득하도록 해야 한다.

◉ QUICK CONSULT

### 최대감합위 변화의 관찰

환자가 최대감합위로 폐구하는 능력을 상실하는지 쉽게 관찰하는 방법은 환자가 최대감합위로 폐구하였을 때 심스탁(shim stock)을 유지할 수 있는 대합치들에 변화가 있는지 관찰하는 것이다(그림 13-4).

전방유지장치와 관련된 현저한 합병증때문에 본인은 그것을 장기간 치료 방법으로 여기지 않는다. 일단 통증과 이상기능이 충분히 감소한 후에 그 장치는 점차 사용을 중지하거나 안정화 장치로 대체된다.[6] 본인은 전방위치장치를 1년 동안 사용한 환자들에게 사용을 중지하라고 요청하며, 우리는 그들이 그것을 사용하지 않을 때 무엇이 일어나는 지를 시험할 수 있다. 본인은 세 가지 상황 중

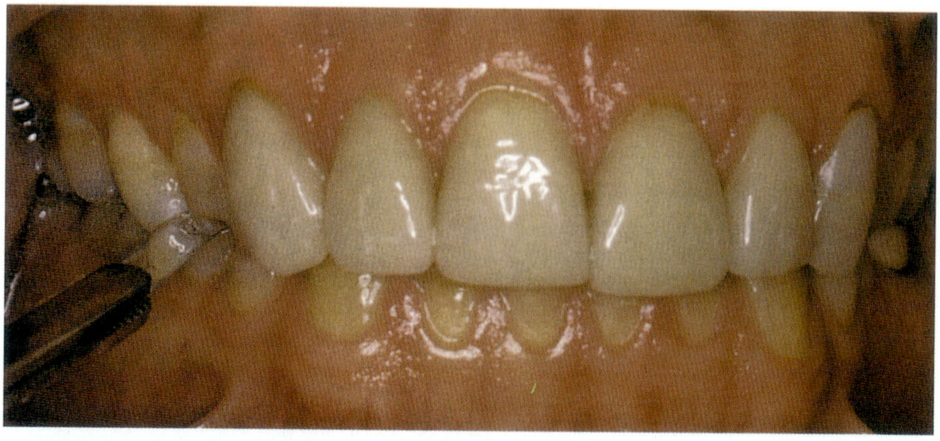

그림 13-4. 교합을 관찰; 대합하는 치아들이 심스탁을 유지하는 지 확인.

하나를 관찰하기를 기대한다: (a)그들의 통증이 재발하지 않으며, 장치가 더 이상 필요하지 않음. (b)장치가 없으면 단지 아침에 통증이 있으며, 이러한 통증을 치료하기 위해 안정화 장치로의 전환이 필요함. (c)그들의 기계적인 증상들과 통증이 재발되서 전방위치장치를 계속 장착해야 하며 매달 내원해야 함.

◉ QUICK CONSULT

### 전방위치장치의 사용

전방위치장치와 관련된 심각한 합병증들이 있기 때문에 본인은 장기 치료가 적절하다고 보지 않는다.

임상가들은 다음 사항들을 명심해야 한다: (a) 전방위치장치는 과두-관절원판 관계를 바로잡기 위해서 사용해서는 안되며 다른 보존적인 턱관절 장애 치료처럼 턱관절 장애 증상의 감소를 촉진하기 위해 사용해야 한다.[24, 25] (b)비록 환자가 전방위치장치의 기준에 적합하다고 하더라도 안정화 장치가 일반적으로 환자의 증상들을 감소시키는데 유사하게 효과적이다. 전방위치장치가 합병증 때문에 주의 깊은 사후 점검이 필요한 것에 비해 안정화 장치는 합병증이 최소이므로 먼저 안정화 장치를 사용하는 것이 추천된다. 만약에 환자가 전방위치장치의 기준에 적합하고 안정화 장치나 다른 보존적인 치료법들을 받은 후에도 심한 통증이나 턱관절의 걸림이 지속된다면 전방위치장치의 사용을 고려해보는 것이 적절하다.

◑ FOCAL POINT

임상가들은 전방위치장치보다 안정화 장치를 먼저 사용하는 것이 추천된다. 왜냐하면 안정화 장치와 관련된 합병증은 적으면서 전방위치장치의 적응증이 되는 환자들은 대체로 안정화 장치에 의해서도 치료가 되기 때문이다.

전방위치장치를 사용하게 될 환자들에게 일어날 수 있는 합병증들과 점검 약속 때 내원하는 것의 중요성을 설명해야 한다. 본인은 몇몇 환자들이 약속된 점검 날에 오도록 하는 것에 어려움을 겪었으며, 특히 장치치료에 잘 반응했던 환자들의 경우에 그러했다. 따라서 장치를 주기 전에 만일 사후 점검 약속에 오지 않을 경우 환자로 하여금 이 장치를 사용하지 않도록 환자에게 알렸다는 내용을 기록하고 서명하도록 해야 한다.

## REFERENCES


1. Dylina TJ. A common-sense approach to splint therapy. J Prosthet Dent 2001;86:539–45.
2. Nitzan DW. Arthrocentesis for management of severe close lock of the temporomandibular joint. Oral Maxillofac Surg Clin North Am 1994;6: 245–57.
3. Kurita H, Kurashina K, Baba H, Ohtsuka A, Kotani A, Kopp S. Evaluation of disk capture with a splint repositioning appliance: clinical and critical assessment with MR imaging. Oral Surg Oral Med Oral Pathol Oral Radiol Endod 1998;85(4):377–80.
4. Williamson EH, Rosenzweig BJ. The treatment of temporomandibular disorders through repositioning splint therapy: a follow-up study. Cranio 1998;16(4):222–5.
5. Hersek N, Uzun G, Cindas A, Canay S, Kutsal YG. Effect of anterior repositioning splints on the electromyographic activities of masseter and anterior temporalis muscles. Cranio 1998;16(1):11–6.
6. American Academy of Orofacial Pain, with Okeson JP (ed). Orofacial Pain: Guidelines for Assessment, Diagnosis and Management. Chicago: Quintessence, 1996:150–3.
7. Brown DT, Gaudet EL Jr. Temporomandibular disorder treatment outcomes: second report of a large-scale prospective clinical study. Cranio 2002;20(4):244–53.
8. Pertes RA. Occlusal appliance therapy. In: Pertes RA, Gross SG (eds). Clinical Management of Temporomandibular Disorders and Orofacial

Pain. Chicago: Quintessence, 1995:197–210.
9. Okeson JP. Management of Temporomandibular Disorders and Occlusion, 5th edition. St Louis: CV Mosby Co, 2003:445–7, 507–36.
10. Schiffman EL. Recent advances: diagnosis and management of TMJ disorders. In: Hardin JF (ed). Clark's Clinical Dentistry, volume 2. Philadelphia: JB Lippincott, 1998:1–5.
11. McPoil TG, Hunt GC. Evaluation and management of foot and ankle disorders: present problems and future directions. J Orthop Sports Phys Ther 1995;21(6)381–8.
12. Kurita H, Kurashina K, Ohtsuka A, Kotani A. Change of position of the temporomandibular joint disk with insertion of a disk-repositioning appliance. Oral Surg Oral Med Oral Pathol Oral Radiol Endod 1998;85(2):142–5.
13. Kirk WS Jr. Magnetic resonance imaging and tomographic evaluation of occlusal appliance treatment for advanced internal derangement of the temporomandibular joint. J Oral Maxillofac Surg 1991;49(1):9–12.
14. Anderson GC, Schulte JK, Goodkind RJ. Comparative study of two treatment methods for internal derangement of the temporomandibular joint. J Prosthet Dent 1985;53(3):392–7.
15. Summer JD, Westesson P-L. Mandibular repositioning can be effective in treatment of reducing TMJ disk displacement: a long-term clinical and MRI imaging follow-up. Cranio 1997;15(2): 107–20.
16. Moloney F, Howard JA. Internal derangements of the temporomandibular joint. III: Anterior repositioning splint therapy. Aust Dent J 1986;31(1): 30–9.
17. Joondeph DR. Long-term stability of orthopedic repositioning. Angle Orthod 1999;69:201–9.
18. Bush FM, Abbott FM, Butler JH, Harrington WG. Oral orthotics: design, indications, efficacy and care. In: Hardin JF (ed). Clark's Clinical Dentistry, volume 2, chapter 39. Philadelphia: JB Lippincott, 1998:1–33.
19. Clark GT, Lanham F, Flack VF. Treatment outcome results for consecutive TMJ clinic patients. J Craniomandib Disord 1988;2(2):87–95.
20. Okeson JP. Long-term treatment of disk-interference disorders of the temporomandibular joint with anterior repositioning occlusal splints. J Prosthet Dent 1988;60(5):611–6.
21. Kai S, Kai H, Tabata O, Tashiro H. The significance of posterior open bite after anterior repositioning splint therapy for anteriorly displaced disk of the temporomandibular joint. Cranio 1993;11(2):146–52.
22. Messing SG. Splint therapy. In: Kaplan AS, Assael LA (eds). Temporomandibular Disorders: Diagnosis and Treatment. Philadelphia: WB Saunders, 1991:395–454.
23. Anderson GC, Schulte JK, Aeppli DM. Reliability of the evaluation of occlusal contacts in the intercuspal position. J Prosthet Dent 1993;70(4):320–3.
24. Attanasio R. Intraoral orthotic therapy. Dent Clin North Am 1997;41(2):309–24.
25. Orenstein ES. Anterior repositioning appliances when used for anterior disk displacement with reduction: a critical review. Cranio 1993;11(2): 141–5.

# Part IV

# 치료를 위한 다양한 방식의 접근법

교합 장치 치료(occlusal appliance therapy)는 턱관절 장애를 치료하는데 이용되는 다양한 치료법 중 단지 한 가지 방법일 뿐이다. 턱관절 장애는 다양한 원인을 갖는 질환이므로, 다양한 치료법들이 개개 환자의 턱관절 장애 증상에 효과적으로 적용되어 왔다.[1-3]

### ◑ FOCAL POINT

교합장치는 턱관절 장애를 치료하는데 이용되는 다양한 치료법 중 단지 한가지 방법일 뿐이다.

일반의사, 물리치료사, 카이로프랙틱전문가, 마사지치료사를 포함하여 여러 근육이나 경부를 치료하는 사람들이 다양한 방법으로 턱관절 장애증상을 치료하여 긍정적인 효과를 얻었음을 보고하고 있다.[4-8] 심신안정과 스트레스 조절, 인지행동치료(cognitive-behavioral therapy)와 기타 정신적측면을 다루는 심리치료사들도 그들의 치료에 의해 턱관절 장애 증상이 개선되었다고 보고하고 있으며,[2,4,5] 치열교정전문의, 보철전문의 및 일반 치과의사들 역시 교합안정을 개선시켜 줌으로 해서 턱관절 장애증상을 개선시켰음을 보고하고 있다.[1,4,5] 외과의들 또한 턱관절에 대한 다양한 외과적 접근을 통하여 턱관절 장애증상을 감소시켰음을 보고한다.[9-11] 인체의 다른 근육들과 관절에 사용되는 약물요법들과 자가-관리 전략(self-management strategy) 또한 턱관절 장애 증상을 완화시켜 줄 수 있음이 보고 되어왔다.[2,4,5,12]

여러 문헌에 의하면 많은 시술자들이 턱관절 장애의 치료에 있어서 가역적이고 보존적인 다양한 치료법을 옹호하고 있다. 모든 턱관절 장애 치료가 똑같이 효과적인 것은 아니며, 어떤 치료도 모든 턱관절 장애 환자 치료에 있어서 최상은 아니다.[5,13] 환자와의 인터뷰와 임상검사에서 얻어지는 정보를 이용하여, 시술자는 비용대비 효과가 가장 클 것으로 생각되는 검증된 치료법을 선택할 수 있고 그러한 치료법은 그 환자에게 오랜 기간동안 증상을 완화시켜 줄 수 있는 가장 가능성이 높은 치료법이어야 할 것이다.

많은 치료법들은 서로 다른 메커니즘을 통하여 작용하며, 그것은 시술자가 동시에 다양한 치료법을 사용하게 할 수 있고, 서로 상승효과를 일으킬 수 있도록 한다. 가장 성공적인 치료는 흔히 환자의 지속적인 기여 요소를 감소시키는 치료법에 초점을 두는 경우인데, 이를 통하여 인체 스스로가 증상을 제거할 수 있도록 한다.[15-17] 이러한 턱관절 장애 관리 개념들은 다른 정형외과적 류마티스성 장애의 치료개념과도 일치한다.[2, 18]

### ◑ FOCAL POINT

많은 치료법들은 서로 다른 메커니즘을 통하여 작용하며, 그것은 시술자가 동시에 다양한 치료법을 사용하게 할 수 있고, 그것은 서로 상승효과를 일으킬 수 있도록 한다.

가장 성공적인 치료의 경우는 흔히 환자의 지속적인 기여 요인들을 감소시키는 치료법에 초점을 두는 경우인데, 이를 통하여 인체 스스로가 증상을 제거할 수 있도록 한다.

대부분의 턱관절 장애 환자들은 일반 시술자에 의해 성공적으로 관리될 수 있고, 치료를 받지 않는 환자들은 거의 증상의 변화가 없지만 치료를 받고 있는 턱관절 장애 환자들은 증상의 상당한 개선을 경험한다.[3, 20] 시술자의 경험과 숙달성, 그리고 술자가 어떠한 치료법을 시술할 수 있는가에 따라 치료계획이 결정될 것이다.[21]

시술자가 그들의 환자들을 평가함에 있어, 시술자는 치과의사의 일반적인 치료영역밖에 있는 많은 다른 질환들, 예를 들어, 광범위한 부위의 통증, 경부통증, 류머티스성 질환, 불량한 수면, 우울증 등에 대해서도 확인해야 한다.[22-24] 이러한 질환들을 확인하고 적절한 치료를 시행하면 시술자가 얻을 수 있는 턱관절 장애 증상의 개선량을 보다 증진 시킬 수 있을 것이다.[14]

환자의 예후는 흔히 문제가 지속되어 있던 기간, 통증의 빈도와 정도, 다른 통증의 존재, 이전 치료에 대한 환자의 반응, 환자의 순응도와 관련된다.[22, 24-26]

의학적 처치에 있어서, 환자의 비 순응도는 15~93%로 보고 되었고, 불량한 순응도는 약물, 질병, 예후, 증상에 있어서의 경우와 유사하다.[27, 28] 환자를 교육하고, 환자와 시술자간의 좋은 관계를 맺는 것은 환자의 순응도를 증진시키는데 중요하다.[28-30]

환자를 교육하는데 들인 시간은 높은 수준의 친밀관계(rapport)와 치료 협조도를 얻는데 중요한 요소이다.[28-30] 그 시간의 양은 임상적 증상, 진단결과, 치료 옵션, 예후 등에 대해 환자를 교육하는 데 적절해야 한다. 이러한 교육시 아마도 시술자나 교육 받은 병원의 스태프가 환자에게 부록 2의 '턱관절 원판 변위' 와 같은 그림을 그려 설명하는 것이 필요할지도 모른다.

## REFERENCES


1. Dawson PE. Evaluation, diagnosis and treatment of occlusal problems, 2nd edition. St Louis: CV Mosby, 1989.
2. American Academy of Orofacial Pain, with Okeson JP (ed). Orofacial Pain: Guidelines for Assessment, Diagnosis and Management. Chicago: Quintessence, 1996:141–58.
3. Gaudet EL, Brown DT. Temporomandibular disorder treatment outcomes: first report of a large scale prospective clinical study. Cranio 2000;18(1):9–22.
4. McNeill C. History and evolution of TMD concepts. Oral Surg Oral Med Oral Pathol Oral Radiol Endod 1997;83:51–60.
5. Greene CS. The etiology of temporomandibular disorders: implications for treatment. J Orofac Pain 2001;15(2):93–105.
6. Knutson GA, Jacob M. Possible manifestation of temporomandibular joint dysfunction on chiropractic cervical x-ray studies. J Manipulative Physiol Ther 1999;22:32–7.
7. Stiesch-Scholz M, Fink M, Tschernitschek H, Rossbach A. Medical and physical therapy of temporomandibular joint disk displacement without reduction. Cranio 2002;20(2):85–90.
8. Wright EF, Domenech MA, Fischer JR Jr. Usefulness of posture training for TMD patients. J Am Dent Assoc 2000;131(2):202–10.
9. Montgomery MT, Gordon SM, Van Sickels JE, Harms SE. Changes in signs and symptoms following temporomandibular joint disc repositioning surgery. J Oral Maxillofac Surg 1992;50(4):320–8.
10. Montgomery MT, Van Sickels JE, Harms SE. Success of temporomandibular joint arthroscopy in disk displacement with and without reduction. Oral Surg Oral Med Oral Pathol 1991;71(6): 651–9.
11. McKenna SJ, Cornella F, Gibbs SJ. Long-term follow-up of modified condylotomy for internal derangement of the temporomandibular joint. Oral Surg Oral Med Oral Pathol Oral Radiol Endod 1996;81(5):509–15.
12. Wright E, Anderson G, Schulte J. A randomized clinical trial of intraoral soft splints and palliative treatment for masticatory muscle pain. J Orofac Pain 1995;9(2):116–30.
13. Kaplan AS, Goldman JR. General concepts of treatment. In: Kaplan AS, Assael LA (eds). Temporomandibular Disorders: Diagnosis and Treatment. Philadelphia: WB Saunders, 1991: 388–94.
14. Wright EF. How daily TMD symptom patterns may affect treatment approach. Am Acad Orofac Pain Newsl 2000;5(3)15–6.
15. McNeill C. Management of temporomandibular disorders: concepts and controversies. J Prosthet Dent 1997;77:510–22.
16. Fricton JR, Chung SC. Contributing factors: A key to chronic pain. In: Fricton JR, Kroening RJ, Hathaway KM (eds). TMJ and Craniofacial Pain: Diagnosis and Management. St Louis: Ishiyaku EuroAmerica, 1988:27–37.
17. Fricton JR. Establishing the problem list: an inclusive conceptual model for chronic illness. In: Fricton JR, Kroening RJ, Hathaway KM (eds). TMJ and Craniofacial Pain: Diagnosis and Management. St Louis: Ishiyaku EuroAmerica, 1988:21–6.
18. McNeill C, Mohl ND, Rugh JD, Tanaka TT. Temporomandibular disorders: diagnosis, management, education, and research. J Am Dent Assoc 1990;120(3):253–63.
19. Egermark I, Carlsson GE, Magnusson T. A 20-year longitudinal study of subjective symptoms of temporomandibular disorders from childhood to adulthood. Acta Odontol Scand 2001;59(1):40–8.
20. Brown DT, Gaudet EL Jr. Temporomandibular disorder treatment outcomes: second report of a large-scale prospective clinical study. Cranio 2002;20(4):244–53.
21. Check RK, Carlson GL, Fricton JR, Gibilisco JA, Keller EA, Omlie MR, Speidel TM. Report of the ad hoc committee on craniomandibular and temporomandibular joint disorders. Current concepts of diagnosis and treatment. Nov 14, 1988. Minnesota Dental Association.
22. Raphael KG, Marbach JJ, Klausner J. Myofascial face pain: clinical characteristics of those with regional vs. widespread pain. J Am Dent Assoc 2000;131(2):161–71.
23. Wright EF, Schiffman EL. Treatment alternatives for patients with masticatory myofascial pain. J Am Dent Assoc 1995;126(7):1030–9.
24. Garofalo JP, Gatchel RJ, Wesley AL, Ellis E. III Predicting chronicity in acute temporoman-

dibular joint disorders using the Research Diagnostic Criteria. J Am Dent Assoc 1998;129(4):438–47.

25. Pertes RA, Bailey DR. General concepts of diagnosis and treatment. In: Pertes RA, Gross SG (eds). Clinical management of temporomandibular disorders and orofacial pain. Chicago: Quintessence, 1995:63.
26. Rammelsberg P, LeResche L, Dworkin S, Mancl L. Longitudinal outcome of temporomandibular disorders: a 5-year epidemiologic study of muscle disorders defined by research diagnostic criteria for temporomandibular disorders. J Orofac Pain 2003;17(1):9–20.
27. Miller NH, Hill M, Kottke T, Ockene IS. The multilevel compliance challenge: recommendations for a call to action. Circulation 1997; 95(4)1085–90.
28. Kaplan RM, Simon NJ. Compliance in medical care: reconsideration of self-predictions. Ann Behav Med 1990;12(2):66–71.
29. Blanpied P. Why won't patients do their home exercise programs? J Orthop Sports Phys Ther 1997;25(2):101–2.
30. Cameron C. Patient compliance: recognition of factors involved and suggestions for promoting compliance and therapeutic regimens. J Adv Nurs 1996;24(2):244–50.

# Chapter 14

# 자가 관리 요법

## FAQs

**Q :** 환자가 낮 시간의 증상을 감소시키기 위해 습관 혹은 근 긴장을 적절하게 조절할 수 없음을 호소할 때 당신은 무엇을 할 것인가?

**A :** 몇몇 환자들은 낮 시간에 자신들의 증상을 감소시키기 위해 자신들의 습관 혹은 근 긴장을 만족할 만한 정도로 조절할 수 없다. 이런 환자들의 대부분은 문제를 해결하기 위한 추가적인 해결책으로서 심리 치료사(정신과의사)에게 의뢰된다. 특히 다른 심리(정신)적인 치료가 필요하다면 더욱 그러하다.

자가 관리 요법은 환자가 교육 받아 스스로 수행하는 시술법이다. 이 치료법은 치료를 받기 위해 환자가 병원을 방문하는 것과 비교하여 환자에게 편안하고 비용 또한 저렴하다.

◉ QUICK CONSULT

### 자가 관리 요법 이용

자가 관리 요법은 환자가 교육 받아 스스로 수행하는 시술법이다. 이 치료법은 치료를 받기 위해 환자가 병원을 방문하는 것과 비교하여 환자에게 편안하고 비용 또한 저렴하다.

이 치료법 중 가장 보편적인 것은 턱관절 장애로 진단 받은 모든 환자에게 일반적으로 주어지는 포괄적 자가 관리 지침(예 부록 3, '턱관절 장애 자가 관리 요법' ) 이다.

이 지침은 다음과 같다.

1. 환자가 스스로 저작계에 손상을 미칠 수 있는 행동을 억제하여 저작근이 쉴 수 있도록 한다(예: 딱딱하거나 질겅거리는 음식을 피하기, 나쁜 구강습관이나, 과도한 입벌리기(하품, 오랜 치과치료 등) 피하기).
2. 구강악습관(parafunctional habits)이 어떤 것인지를 알게 하고 그 습관을 제거하도록 교육시킨다(예: 혀를 상악전치의 후방부에서 가볍게 쉬게 하고 위아래 치아를 약간 벌려 저작근이 이완되게 함으로 해서 이악물기 습관(clenching)을 교정).
3. 가정에서 할 수 있는 추천된 물리치료 프로그램(home physiotherapeutic program)을 교육하기(예: 가장 아픈 저작근 부위에 온열 혹은 냉 찜

질을 시행하기).

4. 추천된 OTC약제(처방전 없이 살 수 있는 약제)를 필요한 경우에 한해서 최소로 사용하기

턱관절 장애 환자에게 제공될 수 있는 추가적인 자가 관리 치료법은 환자들에게 환자들이 폐구근을 스트레치하는 운동법이나, 자세를 개선시키는 운동법, 마사지를 하거나 혹은 동시에 근육발통점(trigger point)을 누르는 법, 낮에 구강악습관(parafunctional habits)을 없애는 방법을 교육시키는 것을 포함한다.

시술자나 훈련된 병원 스태프는 환자에게 자가 관리 요법을 가르치고, 자주 왜 해야 하는지 동기부여를 하여야 한다. 일단 환자가 그것의 장점을 알게 되면, 환자들은 더욱더 스스로 하려는 의욕이 생기게 된다.

◉ QUICK CONSULT

### 자가 관리 요법을 이행하기

시술자나 훈련된 병원 스태프는 환자에게 자가 관리 요법을 가르치고, 종종 왜 해야 하는지에 대한 동기부여를 하여야 한다.

환자의 협조를 더욱 이끌어낼 몇 가지 방법이 있다: (a)환자에게 다음 진료약속 때 환자가 수행한 치료법에 대하여 질문 받을 것이라는 것을 알게 하기 (b)시술자가 요청하는 대로 환자가 치료를 수행할 것을 다짐 받기 (c)환자들이 치료 요법을 시행하도록 상기할 수 있는 일반적인 활동들을 정하게 하는 것. 예를 들어 환자가 밤에 TV를 시청하는 동안 온열패드(heating pad)를 사용하기로 했다면, 쇼가 방송될 때 환자는 온열패드를 사용해야 한다는 것을 상기할 것이다.

## 자가 관리 요강

추천되는 자가 관리요강의 지침서는 부록 3 '턱관절 장애 치료의 자가관리요법' 에 소개되어 있다. 그 요강은 턱관절 장애에 대한 간략한 배경설명으로 시작되며, 환자가 빈번하게 질문하는 내용에 대한 정보를 제공한다. 자가 관리 요강의 설명 다음에, 그 지침서에는 환자들에게 턱관절 장애가 '치유' 되는 것이 아니라, 관리되어야만 하는 것이라고 알려주며, 그 치료들은 완전히 예측가능하지도 않고, 치료계획은 치료에 대한 환자의 반응에 따라 변경될지 모른다고 주지시킨다.

가정용 물리치료(Home physiotherapeutics)에는 온열요법 또는 한냉요법 및 이를 번갈아 사용하는 요법들이 있다. 많은 시술자들은 환자가 온열요법을 사용하는 것을 선호하지만, 또 다른 사람들은 한냉요법을 선호한다. 각각의 방법이 턱관절 장애 질환의 종류나 어떤 경우(외상후 한냉요법의 적용에 대한 것 외에)에 효과적인지에 대한 어떠한 연구도 없는 실정이다. 경험적으로 대부분의 턱관절 장애 환자에게서 온열요법을 선호하는 경향이 나타나나[3], 심한 통증을 호소하는 환자들의 경우(9/10또는 그 이상)에서는 온열요법이 통증을 증가시켰고, 따라서 한냉요법을 선호한다. 또 다른 환자들에게선 그들의 증상이 온열과 한냉을 번갈아 적용했을 때 가장 효과적으로 나타났다.

습열 패드와 습한 타올의 효과를 비교한 연구에서 거의 두 배 비율 가까이 습열 패드를 사용한 환자들이 더 이상의 추가적인 치료를 원하지 않았다.[4] 그러한 반응의 차이는 온열패드가 조직을 꾸준하게 고온으로 유지시켜 주었고, 반면 타올은 시간이 지남에 따라 차갑게 냉각되었기 때문으로 조사되었다. 이 연구에 근거하여, 필자는 시간이 지남에 따라 차가워지는 도구를 사용하는 대신 전기적 온열패드를 사용할 것을 환자에게 추천하였다.

또 다른 연구에서는 습하거나 건조한 온열패드를 뺨위에 대고 구강 내 협점막의 온도를 비교하였다. 필자들은 두 가지 방법간 효과에 있어서 차이는 없었으나, 몇몇 환자들은 습한 것을 건조한 것보다 선호하였다는 것을 발견하였다. 환자의 순응도가 환자에게 요구되는 시술법의 복잡성과 관련이 있고[6], 건열요법이 보다 사용하기 간단하다는 점을 주지하면서, 본 필자는 환자에게 건열패드가 습열패드만큼 효과적이나, 환자가 원한다면 습열패드의 사용도 좋다고 설명한다.

환자들은 다양한 방법으로 한냉요법을 적용한다. 몇몇은 피부에 얼음조각을 직접 갖다 대기도 하고 다른 사람들은 수건으로 얼음을 감싸서 사용하기도 한다. 한냉요법을 일상적으로 사용하는 환자들은 얼린 완두콩 백을 손으로 약간 녹여 물렁하게 한 후 환부에 갖다 대는 방식을 선호하는 것 같다. 이러한 환자들은 여러 방식으로 백 위에다가 표시를 해서 나중에 우연히 이 안의 콩들을 조리하지 않도록 조심시켜야 한다.

많은 턱관절 장애 환자들은 거칠고, 질겅이는 음식들이 그들의 턱관절 장애 증상을 악화시킨다는 것을 알고 있다. 몇몇 환자들은 양측으로 동시에 저작할 경우 일상적인 저작시의 증상 악화가 감소된다는 것을 발견한다. 따라서 환자들에게는 중간정도로 부드러운 음식을 먹고, 음식물들을 작은 조각으로 분쇄하고, 저작시 입 양쪽에 공평하게 나누어 씹기를 권한다.

카페인은 근육들을 긴장시키고, 수면의 질을 저하시킨다. 많은 사람들이 이러한 효과와 카페인의 연관성을 알고 있는데, 이는 그들이 이미 일상에서 카페인의 과소비를 통해 자신들이 통제할 수 없을 정도로 근육을 수축으로 떨게 만들고 수면장애로 고통을 받은 적이 있기 때문이다. 한 저명한 근육 연구가는 하루 두 잔 이상의 커피나 두 잔 이상의 탄산음료는 근육 발통점(muscle trigger points, 가장 흔한 턱관절 장애 통증의 원인)을 악화시킨다고 결론지었다.

음료에 들어있는 카페인의 양은 매우 다양하다.[7] 환자에 대한 일반적인 안내로서 필자는 환자가 한 잔의 커피와 한 캔의 탄산음료, 두 컵의 아이스 티 혹은 더운 차에 같은 양의 카페인이 들어 있다고 말하는데, 턱관절 장애 환자들은 하루에 커피 한 잔과 탄산음료 한 캔 혹은 두 컵 이상의 차에 들어있는 카페인을 섭취하지 않기를 권한다.

카페인을 과다하게 섭취하는 많은 사람들에게서, 카페인 섭취에 대한 화학적 의존성이 나타나며, 환자들이 충분한 카페인을 마시지 않으면, 심한 두통이 일어날 것이라는 것을 알고 있다. 이런 환자들이라도 두통이나 피로감이 일어나지 않도록 하면서 카페인의 섭취를 서서히 줄여갈 수 있다. 하루에 한 포트 이상의 커피를 마시는 환자들이 양을 줄여도 금단 현상들이 나타나지 않는 것이 관찰되었고, 이 환자들에게는 일주일 동안 그 수준의 섭취를 유지하게 한다. 또한 이러한 환자들과 더 적은 양의 카페인을 섭취하는 환자들이 어떠한 카페인 금단현상도 없이 일주일에 커피 한 컵이나, 탄산음료 한 캔만을 섭취하는 수준까지 카페인 섭취를 줄일 수 있다는 것이 관찰되어 왔다.

카페인 소비를 줄임으로 인한 턱관절 장애 증상의 반응은 매우 다양하다. 몇몇 환자들은 전혀 변화가 없다고 하지만, 다른 사람들은 턱관절 증상이 드라마틱하게 감소하였거나, 심지어 사라졌다고 한다. 경험적으로 정상보다 많은 양의 카페인 섭취를 하였던 환자는 카페인 섭취의 제한에 대하여 더욱 양호한 반응을 보이는 것 같다. 필자 본인은 모든 환자들이 하루에 커피 한 잔과 탄산음료 한 캔 혹은 차 두 잔을 넘기지 않도록 요구하며, 치료가 종결될 때까지 그 소비수준을 유지하도록 한다. 또한 환자에게, 치료가 종결되고 나서 그들이 이전에 그래 왔던 수준으로 다시 카페인을 섭취한다면, 다시 턱관절 장애 증상의 증가가 관찰될 것이라고 경고한다. 그리하여 교육을 받은 환자들은 얻은 자신들의 지식을 기반으로 그들의 카페인 소비량에 대한 결정을 내릴 수가 있을 것이다.

◉ QUICK CONSULT

### 카페인 섭취의 제한

경험적으로 정상보다 많은 양의 카페인 섭취를 하는 환자는 카페인 섭취의 제한에 대하여 더욱 양호한 반응을 보이는 것 같다.

몇몇 사람들은 그들이 화가 났거나, 운전을 하거나, 컴퓨터를 사용하거나, 집중을 할 때에, 그들의 이를 꽉 다무는 경향이 있다. 이를 악물거나, 가는 것은 저작근을 수축하게 하며 종종 턱관절에도 부하를 가하며, 정도가 지나치게 되면, 저작근을 과사용하게 되고, 턱관절에는 과도한 부하를 준다. 이것은 아마도 저작근 통증이나 턱관절염증의 주요한 기여인자일 것으로 생각된다.[8]

◉ QUICK CONSULT

### 환자의 성향에 대한 안내

몇몇 사람들은 그들이 화가 났거나, 운전을 하거나, 컴퓨터를 사용하거나, 집중을 할 때에, 그들의 이를 꽉 다무는 경향이 있다. 이악물기와 이갈이는 저작근을 수축하게 하고 종종 턱관절에도 과부하를 일으키며, 이것은 아마도 저작근 통증이나 턱관절 염증의 주요한 기여인자로 생각된다.[8]

유사하게, 저작 근육들이 만성적으로 긴장을 유지하는 경우 저작근이 과다 사용되고 혹은 턱관절에 과부하가 걸리기도 한다. 목이나 어깨에 통증이 있는 환자들은 통증부위에 과도한 긴장이 유지되는 경향이 있다는 것을 알고 있다. 이러한 환자들을 위해서 목이나 어깨의 과도한 긴장의 유지가 그들의 통증을 유발하는 것과 마찬가지로 저작근계에 있어서도 마찬가지라는 비교를 해주는 것이 종종 많은 도움이 된다.

이러한 습관을 깨는 시도로, 환자들이 특히 화가 나거나, 운전시, 컴퓨터 사용시, 아니면 다른 집중을 할 때, 이 악물기를 하거나 이를 갈 때 그들 자신을 세밀하게 관찰하도록 교육시킨다. 몇몇 턱관절 장애 환자들은 그들이 자신의 치아를 단지 가볍게 물릴 정도로 다문다고 말하지만 종종 무의식적으로, 전술한 여러 행동 중에 그들의 치아를 서로 짜 내듯이 악물기를 한다. 그리하여 환자들에게는 그들의 턱 근육을 편안한 상태로 유지하는 것, 치아를 닿지 않게 하는 것, 혀를 위 앞니 후방 입천장에 가볍게 닿도록 하는 법을 교육시켜야만 한다.

◉ QUICK CONSULT

### 환자가 습관을 관찰하게 하기

몇몇 턱관절 장애 환자들은 그들이 자신의 치아를 단지 가볍게 물릴 정도로 다문다고 말하지만 종종 무의식적으로, 화가 났거나, 운전시, 컴퓨터 사용시, 아니면 다른 집중을 할 때 그들의 치아를 서로 짜 내듯이 악물기를 한다.

부가적으로 환자들은 턱을 괴거나, 볼, 입술, 손톱, 각질 등 어떤 물체들을 입안에 넣고 씹거나 하여 저작근과 턱관절에 불필요한 긴장을 야기하는 습관들을 피하거나 주의하도록 교육 받는다.

환자의 자세는 턱관절 장애 증상에 중요한 역할을 하는 것으로 보인다. 따라서 환자들이 머리 목 어깨자세를 바르게 유지하도록 하고, 특히 컴퓨터를 사용하는 중에 주의 깊게 자세를 갖추도록 하며, 어깨 위에 전화기를 걸쳐놓는 것과 같은 나쁜 자세습관을 피하도록 주의를 준다. 자세를 개선시키는 운동은 부록 6 '자세 개선 운동' 에서 소개되어 있으며, 이 장의 '자세 운동'에서 좀 더 논의하겠다.

환자들에게 수면시의 자세 역시 중요하다는 사실을 알려주어야 한다. 엎드려서 잘 때 환자들의 목, 턱에 긴장을 주는 자세를 피하도록 해야 한다. 만일 환자들이 그들의 방식대로 수면을 취한다면, 환자들이 척추를 일렬로 하고 중립의 위치에 놓을 수 있어야 한다는 점을 확인시킨다.

여러 연구에 의해서 이완이 턱관절 장애 증상을 감소시킨다는데 효과적이라는 것이 밝혀져 있다.[9, 10] 환자들에게 하루에 한 두 번씩 턱과 목 부위의 긴장을 완화하고 해소하는 시간을 마련하도록 한다. 또한 환자들은 부드러운 음악을 들으며 조용한 방에 앉아있거나, 따뜻한 물에 샤워나 목욕을 하거나, 느리고 깊게 호흡을 해보는 정도의 간단한 이완 요법에 의해서도 종종 효과를 볼 수 있다. 이러한 방식으로 이완하기는 통증을 감소시킬 뿐만 아니라, 환자가 긴장되고 이완된 근육이 어떻게 느껴지는 지를 알게 하고, 환자들의 자신의 근육이 긴장됨을 느낄 때마다 긴장을 즉시 감소시킬 수 있도록 한다.

많은 턱관절 장애 환자들은 하품이나 고함을 치거나, 오랜 시간 치과치료를 받을 때와 같이 입을 크게 벌리는 것이 턱관절 장애 증상을 악화시킨다는 것을 안다. 그러므로 환자들에게는 그러한 행동들을 가급적 피하도록 주의를 준다.

OTC약들은 흔히 단지 경미한 턱관절 장애 증상의 진정에만 제공된다. 이것이 효과적인 환자들에게는 필요하다면 이 약들을 복용하도록 하지만, 카페인이 들어 있는 것들은 피하도록 한다(예 Anacin, Excedrin, Vanquish 등).

자가 관리 요법의 중요성을 강조하고, 환자에게 동기를 부여하며, 이러한 요법을 수행함에 있어 모든 궁금한 점들을 이해시키기 위하여, 환자에게 지침서를 숙독하도록 반드시 교육한다. 이 지침서가 환자에 의해 숙독된다는 가정하에 몇 가지 잠재적 기여 요소들(예, 카페인 섭취 혹은 수면자세)에 대하여는 초진시에 질문하지 않았으나, 이번 자기 관리 요법의 교육시에 이러한 사항들이 확인될 것으로 간주된다. 지침서에 대한 리뷰는 이러한 교육을 제공하기 위해 훈련된 다른 병원 스태프에 의해 수행될 것이다.[11]

❖ TECHNICAL TIP

### 환자가 자가 관리 요강을 수행하도록 동기 부여하기

자가관리요법 수행의 중요성을 강조하고, 환자에게 동기를 부여하며, 이러한 시술을 수행함에 있어 모든 궁금한 점들을 이해시키기 위하여, 환자가 지침서를 숙독할 것을 반드시 추천한다.

◑ FOCAL POINT

이 지침서가 환자에 의해 숙독될 것이라는 가정하에 몇 가지 잠재적 기여 요소들(예, 카페인 섭취 혹은 수면자세)에 대해서는 초진시에 질문하지 않았으나, 이번 자가 관리 요법의 교육시에 이러한 사항들이 확인될 것으로 생각되었다.

이 자가 관리 요강 지침서를 사용한 임상적 경험에 의하면 이 지침에 의한 환자의 증상개선의 정도는 매우 다양하다. 이러한 다양성은 주로 환자의 순응도 때문으로 조사되었는데, 대부분의 논문에 의하면, 이 요강의 적용으로 인해 몇몇 턱관절 장애 증상의 개선이 이루어졌으나, 드라마틱한 변화는 아니라고 보고하고 있다. 만일 환자가 최소한의 턱관절 장애 증상을 가지고 있다면, 이러한 요강은 적절할지 모른다. 이 요강을 이용한 한 연구에서, 평균 턱관절 장애 증상 감소는 단지 8%에 불과한 것으로 관찰되었다.[12]

## 폐구근 스트레칭 운동

몇몇 연구진들은 주로 근육기원의 통증을 호소하는 턱관절 환자에게 스트레칭 운동을 시키게 되면 턱관절 통증을 감소시키고, 운동량도 증가시킬 수 있다고 제안한다.[13-15] 한 연구에 의하면, 스트레칭 운동에 의하여 야기되는 증상개선의 정도는 교합장치를 사용해서 얻어지는 결과와 비교될만 하다고 보고하였다.[14] 교근, 측두근, 내측 익돌근은 하악골을 닫는데 관여하고, 종종 턱관절 통증에 주요 기여 요인으로 관여한다. 부록 5, '턱 근육 스트레칭 운동' 이 이러한 폐구근을 위한 스트레칭 운동 지침서로 추천된다. 훈련된 병원 스태프가 자가 관리 요강으로서 효과적으로 환자를 교육하여, 환자가 턱운동을 따라 할 수 있게끔 할 수 있다.[14]

◑ **FOCAL POINT**

몇몇 연구진들은 주로 근육기원의 통증을 호소하는 턱관절 환자에게 스트레칭 운동을 시키게 되면 턱관절 통증을 감소시키고, 운동량도 증가시킬 수 있다고 제안한다.

만일 환자가 스트레칭을 시도하는 것을 꺼려한다면, 이러한 저작근육에서의 통증이 주로 지나친 구강악습관 혹은 지나친 긴장에 의해 이차적으로 그 근육들이 과도하게 사용되어 유발된다는 개념을 소개하는 것이 환자에게 도움이 될 수 있다. 과도한 다리 운동을 한 후에 생긴 다리 근육 통증을 호소하는 환자에게 필요한 적절한 초기 치료는 아마도 운동 전후에 근육을 스트레칭시켜 주는 것이다. 환자가 밤낮을 가리지 않고 이상기능적인 행동을 보이고, 과도한 근긴장을 유지한다면, 그 환자에게는 아마도 하루 종일 주기적으로 폐구근을 스트레칭 하는 것이 최선의 결과를 얻기 위한 방법이 될 것이다.

이 운동요법은 폐구근(교근, 측두근, 내측익돌근)에 통증이 있는 환자에게만 적용된다. 이 운동은 폐구근을 스트레칭하기 위하여 개구근(외측익돌근, 전,후 악이복근)을 이용하므로 따라서 만일 환자의 통증이 주로 개구근에 존재한다면 이러한 운동은 증상을 더욱 악화시킬지 모른다. 부가적으로 만일 환자가 상당한 정도의 턱관절 염증이 있

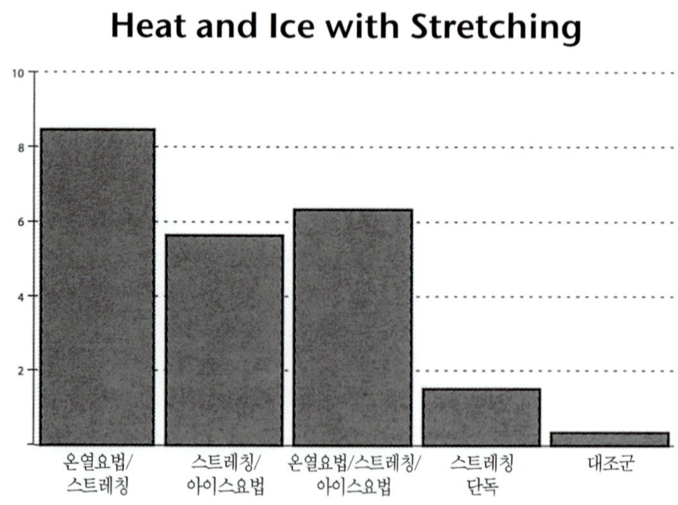


**그림 14-1.** 온열요법 후에 스트레칭운동을 시행하는 것이 스트레칭 운동 후에 아이스요법을 시행하는 것 혹은, 온열요법-스트레칭 후 아이스 요법, 혹은 스트레칭만, 혹은 어떤 치료도 받지 않는 경우 모두보다 효과적이다.

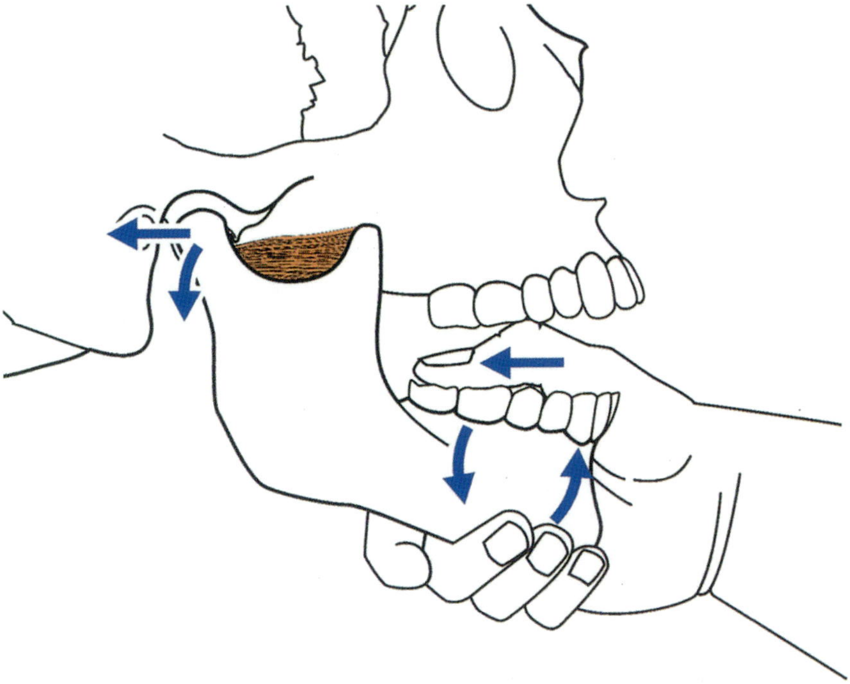

그림 14-2. 외측 익돌근 스트레칭하기

다면 이러한 운동은 그 증상을 악화시킬 수도 있다. 따라서 이러한 운동은 상당한 정도의 개구근 통증이나 턱관절 통증이 있는 경우에는 사용되어서는 안된다. 외측 익돌근의 스트레칭 운동은 다음 section에서 설명한다.

❖ TECHNICAL TIP

### 스트레칭 운동 처방하기

만일 환자가 상당한 정도의 턱관절 염증이 있다면 이러한 운동은 그 증상을 악화시킬 수도 있다. 따라서 이러한 운동은 상당한 정도의 개구근 통증이나 턱관절 통증이 있는 경우에는 사용되어서는 안된다.

스트레칭 운동에 의하여 얻을 수 있는 이점들은 환자가 스트레칭 시행 전에 그 부위에 온열요법을 적용했을 때 배가 된다. 온열요법이 스트레칭 전에 시행되었을 때와 스트레칭 후에 아이스팩을 시행하였을 때, 온열요법이 스트레칭 전에 시행되고 이어서 아이스팩을 사용하였을 때, 스트레칭만 적용하였을 때, 스트레칭을 시행하지 않았을 때(대조군)로 나누어 어깨의 동작 범위의 증가를 비교한 연구에서(그림 14-1), 스트레칭 전에 온열 요법을 시행한 군이 가장 큰 개선 효과를 보였다.[16] 따라서 환자가 통증이 있는 폐구근에 이러한 운동과 온열요법을 시행한다면, 근육을 충분히 따뜻하게 한 후에 이러한 운동을 하도록 권하라. 몇몇 턱관절 장애 환자들은 통증이 있는 폐구근을 더운 샤워물로 따뜻하게 하는데, 이렇게 하는 것에 익숙한 환자들에게는 이러한 방식으로 근육을 따뜻하게 한 후 운동을 시행하도록 권한다.

### 외측익돌근 스트레칭 운동

외측익돌근을 스트레칭하면 이 근육의 통증과 긴

장상태를 감소시킬 수 있다.[17] 이 근육을 신장시키기 위해서 시술자는 그림 14-2에서 묘사되었듯이 엄지 손가락을 동측 하악 최후방 치아에 얹고, 다른 손가락들은 하악골을 감싼다. 어떤 손으로 시행해도 무방하며, 몇몇 시술자는 치아와 엄지 사이에 거즈를 놓아 치아의 교두를 누를 때의 불편감을 예방하기도 한다.

❖ TECHNICAL TIP

### 외측 익돌근 스트레칭하기

외측 익돌근을 신장시키기 위해서 시술자는 그림 14-2에서 묘사되었듯이 엄지손가락을 동측 하악 최후방 치아에 얹고, 다른 손가락들은 하악골을 감싼다.

시술자는 엄지부위를 아래쪽으로 누르면서 턱끝을 위로 당겨 올린다. 이는 하악골을 회전시키며 하악과두가 당겨지고 하악과두가 움직일 수 있는 더 많은 공간을 제공하게 된다. 하악과두가 신장되어 있는 상태로, 천천히 하악골을 후방으로 대략 4 파운드의 힘 정도까지 밀면서, 약 30초간 유지한다. 힘을 풀되, 하악골을 잡고 있는 손의 위치는 유지한다. 약 10초 후에 이 30초간의 외측익돌근의 스트레칭을 다시 시행하고, 이러한 운동을 6회 반복한다. 환자에게 이러한 운동을 스스로 수행할 지를 묻고 필요하다면 이 동작을 시행하는데 충고를 해준다.

턱관절 염증이 있는 환자에게는 하악골을 후방으로 밀게 되면 통증이 악화될지 모른다. 따라서 턱관절에 통증이 악화되지 않도록 스트레칭하는 힘을 적절히 조절해야 할 필요가 있다. 환자는 일련의 연속되는 6회의 스트레칭을 하루에 6회 시행하며, 각 스트레치는 약 30초 정도 지속되게 한다.

해부학적으로 외측익돌근은 표피의 온열자극으로 자극을 주기에 너무 깊은 곳에 위치해서 온열요법이 효과적이지 못한 것처럼 보이나, 온열요법을 사용해본 외측익돌근 장애를 가진 환자들은 지속적으로 온열요법의 사용이 효과적이었다고 보고하고 있다. 폐구근의 경우에 대하여 설명되었듯이(부록 5, '턱 근육 스트레칭 운동'), 이 부위에 온열요법을 시행하는 환자들은 이 부위가 충분히 따뜻해진 후에 스트레칭을 시행함으로 해서 더 만족스런 효과를 얻을 것이다.

## 자세 운동

바르지 못한 자세를 가진 사람은 전체 인구 집단에서 매우 흔하게 관찰되며, 그러한 자세를 유지하는 것에 대하여 개개인이 잘못된 것을 스스로 수정하려는 생각이나 의지가 부족하고, 그저 상황에 순응하고, 그냥 그 상태로 지내려 하는 특성이 있다. 머리를 앞으로 내민 자세는 가장 흔한 바르지 못한 자세의 전형이고 이는 턱관절 장애 환자에서 흔히 관찰된다.[18] 또한 이는 경부 기능이상(통증 및/혹은 제한된 운동)에도 기여하는 것으로 보인다.[19-20] 이러한 자세에서, 중력이 작용하는 머리의 중심부는 척추의 무게 지탱 축의 앞쪽에 위치하게 되고, 이는 후방 경부근육, 인대, 골단 관절에 긴장을 증가시킨다.[12]

자세 훈련은 일반적으로 나쁜 자세로 인해 수축되고 약화된 구조물들을 신장시키고, 강화시키기 위하여, 통증이 없는 범위내에서 반복적으로 시행하도록 미리 계획된 운동으로 이루어지며, 환자가 바람직한 자세의 필요성에 대해 각성을 하도록 하는 것이다.[21,22] 환자가 자세훈련을 통하여 얻어진 새로운 자세를 유지함으로써, 환자의 두경부 구조물들에 불필요한 스트레스나, 미세외상, 과도한 사용 등이 예방되도록 한다.

무작위의 임상 연구에서 부록 6, '자세 개선 운동'에서 제공되는 운동은 턱관절 장애와 경부의 증상을 개선하는데 유의적인 효과가 있었음이 밝혀

**표 14-1 자세운동의 이점**

| | 평균적인 통증의 감소치[12] | |
|---|---|---|
| | 자세운동과 자가요법 | 자가요법만 시행 |
| 턱관절 장애 | 42% | 8% |
| Neck | 38%` | 9% |

턱관절 장애 증상은 두경부의 자세 교정($p < 0.05$)의 전처치와 경부증상의 개선($p < 0.005$)의 전처치와 상관관계를 보이며 개선되었다.

졌다. 이러한 자세교정 운동과 부록 3에서의 자기관리요강을 시행한 치료군과 단지 자기관리 요강만 시행한 대조군과의 비교에서, 치료군이 턱관절 장애의 42%와 경부증상의 38%에서 증상의 감소를 보였으며, 반면 대조군은 각각 8%와 9% 만이 평균증상 감소효과를 보였다(표 14-1). 자신들의 어깨위치 보다도 상대적으로 머리를 앞에 두는 매우 심한 정도의 불량한 자세를 갖고 있는 턱관절 장애 환자들의 경우는 오히려 자세 교정 훈련과 자기 관리 요강을 통해서 보다 쉽게 턱관절 장애 증상 개선 효과가 있었다.[12]

◉ QUICK CONSULT

### 자세 운동을 추천하기

부록 6 에서 보여주는 자세교정 운동과 부록 3 에서의 자가관리 요강을 시행한 치료 그룹, 단지 자기관리 요강만 시행한 대조군과의 비교에서, 치료군에서 턱관절 장애의 42%와 경부증상의 38%에서 증상의 감소를 보였으며, 반면 대조군은 각각 8%와 9% 만이 평균증상 감소효과를 보였다(표 14-1).

시술자들은 부록 6에 있는 자세 운동이 그들의 턱관절 장애 환자가 증상 개선의 효과를 얻을 수 있기를 바랄 것이다. 주기적 내원 약속은 그 운동이 적절하게 수행되고 있는지 확인하고, 환자가 그 운동 스케줄에 더욱 더 잘 따르도록 동기 부여를 하는 효과가 있다. 특히 주기적 내원 약속을 통하여 환자가 얼마나 치료 스케줄을 지켰는지, 교육된 운동을 시연해 보기 등을 함으로써 동기부여 효과를 배가시킬 수 있다. 하지만 이러한 운동을 부적절하게 시행한다면 턱관절 장애와 경부의 증상을 더 악화시킬지 모른다.

자세 운동을 시행하는 것에 부가하여 환자는 반드시 지속적으로 자신의 자세를 관찰하여야 하고 새로이 알게 된 바람직한 자세를 유지하도록 해야 한다. 임상적으로 이러한 새로운 인식을 갖는 것은 다른 부위 즉, 혀, 턱, 턱 근육 등의 꾸준한 관찰과 같은 다른 자가 관찰과 쉽게 연계될 수 있고 이는 턱관절 장애의 증상을 완화시키는데 도움을 줄 것이다. 이러한 자가 관찰을 하는 행동을 통하여 그들의 자세와 행동이 그들이 예전의 바르지 못했던 자세와 행동으로 되돌아가려 할 때마다 이를 스스로 수정하는 것을 가능하게 할 수 있기에 중요하다. 앞으로 많이 전진된 머리자세를 하고 있는 턱관절 장애 환자가 이러한 자세 운동을 통하여 턱관절 장애 증상이 얼마나 개선될 지에 대해서는 초기 진단시에 환자의 머리 자세가 얼마나 앞으로 위치하고 있는지 관찰하면 알 수 있다. 필자의 경우, 머리자세가 앞으로 위치하면 할수록 더욱더 이러한 운동들을 권하고 있다.

## 근육 마사지

이것은 근막통(myofacial pain, 가장 흔한 턱관절 통증의 원인)을 치료하는데 사용되어온 아주 오래된 술식이다.[23, 24] 아주 많은 마사지 법들과 변법들 그리고 그 효과를 설명하는 많은 이론들이 있으나, 이 모든 효과는 근육발통점을 불활성화시킴에서 오는 효과들이다.[17] 근육발통점은 근육 위에서 생기는 근육의 과민한 엉킴부위이고, 이것을 불활성화 함으로 해서 근육의 통증을 감소시키고 운동범위를 증가시킬 수 있다.

마사지는 일반적으로 가볍게 피부를 쓰다듬으며 시작해서, 점차적으로 문지르는 그 압력을 증가시킨다. 압력이 증가함에 따라, 근육발통점은 뚜렷해지기 시작하고, 부드러운 흐름을 막는 돌기처럼 느껴진다. 매번 문지를 때마다 이 발통점은 압박을 받으며, 결국에는 불활성화된다. 일부 마사지 치료사들은 확인된 근육 발통점을 불활성화시키기 위하여 상당한 정도의 압력을 발통점 위에 직접 가하기도 한다(근육 발통점 압박법).

아직까지 마사지 치료 단독으로 턱관절 장애 증상을 치료한 임상적 시도는 없다.[9] 가장 적용할 만한 연구로서 만성 긴장성 두통을 가진 환자에 있어 10회에 걸친 공격적인 마사지 치료로서 상당한 정도의 통증완화와 더불어 경부 운동량의 증가를 보인 적이 있다.[25] 마사지를 통하여 얻어진 증상 개선효과는 약을 투여하거나 운동을 하는 것과 같이 단지 일시적인 효과를 줄 뿐이다.[26] 이렇게 효과가 일시적인 관계로, 단지 수동적으로 마사지를 시술 받는 환자들은 지속적으로 이러한 효과를 유지하기 위하여 반복적으로 마사지 치료를 받아야만 한다.[1] 하지만, 환자 스스로 자신의 근육을 마사지하도록 교육을 받은 환자들은 아마도 마사지 치료사에 의해 마사지를 받은 것과 비교하여 비용과 시간의 낭비 없이 유사한 효과를 얻을 수 있다.

턱관절 장애 환자들은 그들의 통증이 주로 근육기원인 경우 마사지 요법으로 보다 효과를 얻을 수 있을 것이며, 따라서 시술자도 환자가 스스로 그들의 교근, 측두근과 경부 근육의 아픈 부위를 하루에도 수 차례에 걸쳐서 마사지 하도록 가르치고 고무시키기를 원할 것이다.[1,27] 증상이 있는 근육의 마사지는 '턱관절 장애 자가 관리 치료법' 지침서(부록 3)의 한 부분은 아니나, 자가 관리 지침을 제공 받을 때 '자가 마사지' 편에서 쉽게 배울 수 있다.

❖ TECHNICAL TIP

### 근육 마사지하기

턱관절 장애 환자들은 그들의 통증이 주로 근육기원인 경우 마사지 요법으로 보다 효과를 얻을 수 있을 것이며, 따라서 시술자도 환자가 스스로 그들의 교근, 측두근과 경부 근육의 아픈 부위를 하루에도 수 차례에 걸쳐서 마사지 하도록 가르치고 고무시키기를 원할 것이다.

자가 마사지를 하도록 교육받은 환자들이 자가 마사지와 함께 근육 발통점 압박법을 같이 시행하면 추가적인 치료 효과를 본다. 또한 마사지 시술이 편안하게 이완되어 있는 자세에서 근육들에 행해졌을 때 더욱 효과적이라는 점이 제안되어 왔다.[17] 몇몇 환자들은 OTC로 구매가능한 근육용 크림(예: Icy Hot)을 도포하고 마사지를 받았을 경우 더욱 효과적이라는 사실을 발견한다(근육용 크림은 capcisin과 조합하여 사용하여서는 안 된다). 전형적으로 필자는 환자가 마사지에 흥미를 나타내는 경우에만 마사지에 관하여 토의한다. 왜냐하면, 지침서에 있는 다른 자가관리 치료법들이 이미 대부분의 환자에게 충분하게 효과적이기 때문이다.

## 근육 발통점 압박

발통점을 불활성화시키는 근육 마사지 요소의 한 가지인 이 치료법은 근 치료(myotherapy)[28], 허혈성 압박(ischemic compression)[29], 근 발통점 압력 이완(trigger point pressue release)[17] 이라고 불리어 왔다. 중등도로 활성화되어 있는 발통점은 흔히 한 번의 압박치료로 불활성화 될 수 있으나, 만성적인 발통점은 여러 번 시행해야 효과적일 수 있다.[28] 뼈를 받치고 압박을 가할 수 있거나, 교근의 전방부 또는, 손가락 사이에 있는 근육은 이러한 압박 치료가 가장 쉽고 효과적으로 적용될 수 있다.

이 기술은 일반적으로 편안하게 근육이 스트레

칭된 상태에서 엄지 혹은 손가락 아래의 마디로 발통점에 약 1분 가량 압박을 가하는 것이다. 1분 가량 지나면, 불편감이 감소되기 때문에, 다시 압박을 역치까지 증가시킨다. 온열요법과 적극적인 근육 스트레칭 요법을 발통점 압박치료 후에 이어서 시행한다.[29]

많은 턱관절 장애 환자들은 목과 어깨 부위에 부가적인 근육 발통점을 가지고 있다. 목부위의 발통점을 압박하는 일반적인 방법은 두 개의 테니스 공을 서로 묶어 이용하는 것이다. 이때 두개의 공은 도관용 테이프를 사용하거나 양말 안에 넣고 끝을 묶어 공 두개가 끝에 나란히 유지되게 하는 것이다. 환자가 바닥에 눕고 준비된 두 개의 테니스 공 사이에 목이 위치하게 하면 목부위의 발통점이 압박되게 된다. 어깨 부위의 발통점은 목부위와 유사하게 테니스 공 한 개로 어깨부위를 받치게 해서 바닥에 눕혀 시행한다.

❖ TECHNICAL TIP

### 목부위의 발통점 압박하기

목부위의 발통점을 압박하는 일반적인 방법은 두 개의 테니스 공을 서로 묶어 이용하는 것이다. 이때 두 개의 공은 도관용 테이프를 사용하거나 양말 안에 넣고 끝을 묶어 공 두 개가 끝에 나란히 유지되게 하는 것이다. 환자는 바닥에 눕고 준비된 2개의 테니스 공 사이에 목이 위치하게 하면 목부위의 발통점이 압박되게 된다.

근육 마사지와 마찬가지로, 근육 발통점 압박은 일시적인 효과만을 거둘 수 있으므로, 지속적인 반복이 필요한 치료법이다. 근육 발통점을 계속해서 불활성화된 상태로 유지하기 위하여, 장애를 지속시키는 기여요소들을 확인하고, 이를 적절하게 제어해야 한다.[3, 30] 가장 흔한 근육 발통점 유발의 기여인자는 근육의 오랜 기간의 반복적인 과사용과 만성적인 근육긴장, 감정적 스트레스가 복합되어 나타난 효과이다. 저작 시스템에 있어서 반복적인 과사용의 가장 큰 원인은 구강악습관으로 생각되며, 경부에 있어서는 좋지 못한 자세로 기인하는 것 같다.[30]

발통점 압박이 근육 마사지에 포함될 수는 있으나, 그것은 '턱관절 장애 자가 관리 요법' 지침서의 부분은 아니다(부록 3). 환자들이 자가관리 지침서를 제공받으면 이를 통해 쉽게 근육 발통점 압박을 배울 수 있으나, 필자는 일반적으로 환자와 근육 발통점 압박에 대하여 토의하지 않는다. 한 가지 예외는 환자가 자세 훈련을 시행하고 있을 때 지속적인 목부위의 발통점을 가지고 있고, 몇 가지 이유로 전문가로부터 이런 문제를 적절하게 처치 받지 못하는 경우에, 필자는 환자에게 위에 기술한 테니스 공테크닉을 사용하여 지속되는 목부위의 발통점을 압박하도록 추천한다.

## 낮 시간의 습관을 없애기

밤시간의 기여 인자와 관련된 턱관절 장애 증상이 환자가 깨어 있는 때에도 존재하거나, 흔히 수 분에서 한 시간 정도 지속된다. 만일 턱관절 장애 증상이 더 오래 지속되고, 시간이 지남에 따라 더욱 악화되거나, 하루에 늦은 시간에 나타나거나 한다면, 낮 시간의 습관들(이상기능적, 감정적으로 생기는 근육 긴장 등)이 그 증상에 대한 기여 인자이다.[27, 31]

◑ FOCAL POINT

턱관절 장애 증상이 깨어나서 한 시간 이상 지속되거나, 시간이 지남에 따라 더욱 악화되거나, 하루에 늦은 시간에 나타나거나 한다면, 낮 시간의 습관들(이상기능적, 감정적으로 생기는 근육 긴장 등)이 그 증상에 대한 기여 인자이다.

환자가 그들의 습관과 턱관절 장애 증상과의 연관성을 이해하도록 하기 위해 다음과 같은 비교가 도움이 될 수 있다.

한 남자가 그의 오른쪽 팔뚝과 팔꿈치의 통증과 팔꿈치의 걸리는 소리(popping)와 걸림을 주소로 병원을 방문하였다(필자의 환자가 저작근과 관절의 문제를 호소할 때 이 이야기를 이용한다). 담당 의사는 남자의 오른쪽 팔뚝과 팔꿈치를 눌러보고, 환자가 아파함을 확인하였다. 그런 후 다시 환자의 오른쪽 어깨와 왼쪽 어깨, 왼쪽 팔을 차례로 눌러보고,(필자가 이 부위를 얘기하면서 그곳을 응시한다.) 그곳엔 특별한 압통이 없음을 확인하였다. 의사는(호기심 어린 얼굴 표정을 하며) "이건 아주 특이하네요: 무엇이 이 오른쪽 팔에 국한되어 있는 압통을 일으키는지 정말 궁금해요."라고 말하였다. 필자가 이 부분을 얘기할 때는 본인의 오른 손을 무릎 위에 놓고, 무릎을 아래로 눌러내려 내 팔의 근육이 굽어지게 하고 내 오른팔이 떨리게 한다(이야기 속 남자환자의 흉내로서). 그 의사는 그 남자환자의 이상한 오른 팔의 행동을 주시하고(놀란 얼굴 표정을 지으며) 말했다. "당신은 오른 팔로 지금 무엇을 하고 있지요?" 그 남자는 대답한다. "선생님은 이것을 무시하셔도 좋습니다, 왜냐하면, 이것은 내가 약간 불안하거나 짜증이 날 때 하는 하나의 신경증적인 습관이니까요. 이 습관은 내가 과민해져 있을 때 도움을 줍니다." 그러자 그 의사는 "당신 오른 팔에 통증이 있는 것은 당연하군요. 어떤 사람이라도 계속해서 당신과 같은 행동을 한다면 당신과 같은 유형의 통증을 갖게 될 겁니다. 만일 당신이 당신의 통증을 없애고 싶다면, 당장에 당신의 그런 이상한 습관을 멈춰야 합니다."라고 말하였다. 이야기의 이 부분에서 필자는 손을 무릎에서 떼고, 팔의 근육들을 계속해서 굴절시키며, 떨기를 계속한다(이야기 속 남자환자의 흉내로서). 그 환자는 그가 그 습관을 멈출 수 있을 것이고, 그 대신 무릎에서는 떼지만, 여전히 팔을 굴절시키고 떠는 방식으로 그의 과민한 상황을 제거할 수 있다고 하였다. 그 의사는 단호하게 "안돼요. 당신은 당신의 팔이 편안하고 이완된 상태로 매달려 있게 유지하게 하는 법을 배워야 합니다." 라고 얘기하며(이때 필자의 팔을 늘어뜨린 모습을 보여준다) "한 번 당신이 당신의 팔을 편하게 유지시키는 법을 배운다면, 당신의 팔뚝과 팔꿈치의 통증은 사라질 것입니다." 라고 설명한다.

필자는 필자의 환자에게(이러한 이야기를 팔로 시연을 해 보이면서) 무릎을 누르는 것은 치아를 서로 짜내 듯 이를 악무는 것과 비슷한 상황이고, 팔의 근육을 수축시킨 채로 들어올리는 것도 턱 근육의 긴장을 유지하는 것과 비슷하다고 하며, 환자가 본인의 턱 근육들을 편하게 하는 법을 배워야 하고, 턱이 느슨하게 걸려있다는 느낌을 유지해야 한다고 설명한다(이때 필자는 필자의 팔을 떨어뜨리고, 단지 팔이 덜렁이며 달려있도록 보이게 한다.) 아울러 환자가 이것을 시행할 때 환자의 입술을 서로 가볍게 닿게 하고, 치아들은 1/4인치나 1/8인치 정도 떨어져 있도록 해야 한다고 설명한다.

'초진 환자에 대한 문진' (부록 1)의 질문 26~28항까지를 통하여 환자들은 그들이 하루 중 몇 %정도 이를 물고 있는 지와 낮에 그들이 행하는 구강 습관들을 확인하게 된다. 환자들은 다음의 사항들을 시행하도록 강력하게 주의를 받아야 한다.

(a) 언제나 혀를 입천장에 가볍게 닿도록 유지하고 치아를 닿지 않게 한다. (b) 어떠한 이 악물기나 이갈이도 멈춘다(밤시간에는 통제가 불가능하다.) (c) 어떠한 종류의 구강습관이라도 그만 둔다(볼을 씹기, 물건을 씹기, 손톱이나 각질 물어뜯기 등) (d) 턱관절 장애 증상에 영향을 미칠지 모르는 부가적인 구강 습관들을 관찰한다.

이러한 습관들은 흔히 환자들이 다른 것들에 초점을 맞추고 있을 때[매우 바쁘거나, 스트레스를 받고 있거나 무언가에 집중을 하고 있을 때(예, 컴퓨터)]에 나타난다. 따라서 이때 그들이 이런 유해한 습관을 하는 지 스스로 확인하도록 그들을 각성시킬 신호가 필요하다. 그러한 신호는 외부에서 주어질 수 있는데 타이머와 같은 것을 이용하여 매 5분마다 각성하는 신호를 주게 할 수 있다. 통증 강도가 변화가 있으므로, 환자들은 보통 가장 신호를 사용하기에 효과적인 주요 기여 습관이 일어나는 때를 말할 수 있다. 이렇게 환자와 함께 상의하여, 환자들이 무슨 외부신호를 사용할 것이며, 언제 어떻게 사용할 지까지 결정하게 하는 것이 최선의 결과를 낳는다는 것이 임상적으로 확인되었다.

◉ QUICK CONSULT

### 외부신호를 사용하기

이러한 낮 시간의 습관들은 환자들이 흔히 다른 것들에 초점을 맞추고 있을 때[매우 바쁘거나, 스트레스를 받고 있거나 무언가에 집중을 하고 있을 때(예, 컴퓨터)]에 나타난다. 따라서 이때 그들이 이런 유해한 습관을 하는 지 스스로 확인하도록 그들을 각성시킬 신호가 필요하다.

만일 악습관이 운전 중에 두드러진다면, 자동차의 속도계에 노란 포스트잇을 붙여놓고 구강습관을 체크하는 것을 잊지 않도록 할 수도 있다. 또 컴퓨터를 사용하는 중에 이러한 습관이 주로 나타난다면, 컴퓨터 키보드의 'Z' 위에 끈끈한 테이프 조각을 말아서 붙여놓고, 이 키를 누를 때마다(대략 5분 정도의 간격) 그가 구강 습관을 확인할 수 있게 할 것이다.

시간이 지나면서, 외부신호는 각성시키는 효과가 떨어지고, 주변상황과 혼재되고 더 이상 환자로 하여금 구강습관을 확인하게 하는 효과가 없어지게 되는 경향이 있다.

이러한 일이 발생하게 되면, 환자들은 그 외부신호를 다른 것으로 바꾸려 하거나 혹은 내부신호를 사용하기를 바랄지 모른다. 내부신호는 환자가 그들의 습관을 확인하기 위해 사용할 수 있는 또 다른 신체 내 양상이다. 턱관절 장애 환자가 사용하는 가장 흔한 내부 신호는 치아와 치아 혹은 치아와 교합장치와의 접촉, 통증의 강도, 근육의 긴장도이다. 임상적으로 환자들은 내부신호를 사용해서 그들의 새로운 행동이나 자세를 유지할 때 가장 오랜 기간 성공을 거두는 것으로 나타났다. 몇몇 환자들은 처음에 외부신호를 이용하다가 후에 내부신호로 진행해나가는 것을 선호한다.

몇몇 환자들은 시간단위로 그들의 행동과 통증의 강도를 기록하는 다이어리를 사용하는 것이 주요 기여 습관들과 관련된 행동들을 더욱 더 잘 구분하게 도와주며, 이러한 습관들을 없애야 한다는 필요성을 더욱 다짐하게 한다는 사실을 깨닫는다. 또한 부단히 주요 기여 습관들을 관찰하며 그 습관 자체를 내부 신호로 사용하여 스스로 행동을 바꾸도록 각성할 만큼 매우 주의를 기울인다. 예를 들어 교근에 긴장을 하는 경향이 있는 환자가 교근의 긴장을 내부 신호로 사용해서 긴장이 인지될 때마다 교근을 이완하는 것이다.

만일 환자들이 과거의 해로운 행동이나 자세로 되돌아가려 하는 것을 인지한다면, 다시 바람직한 행동과 자세를 학습해 보는 것이 필요하다.

◉ QUICK CONSULT

### 다이어리 추천

몇몇 환자들은 시간단위로 그들의 행동과 통증의 강도를 기록하는 다이어리를 사용하는 법을 터득하면, 그것은 환자들이 주요 기여 습관들과 관련된 행동들은 더욱 더 잘 구분하게 도와주며, 이러한 습관들을 없애야 한다는 필요성을 더욱 다짐하게 한다.

몇몇 환자들은 통증의 강도를 내부 신호로 사용하기를 바란다. 환자가 통증의 증가를 인지할 때 각성하게 되고, 무엇을 함으로 해서 이런 통증이 일어났는지를 자문하고 그러한 행동을 교정한다. 일단 환자들이 그들의 습관을 만족스럽게 조절해서 그 통증이 낮은 수준이나 중간 정도가 되면 환자의 내부신호를 통증강도에서 근육의 긴장도로 바꾸도록 권유한다. 이러한 방식으로 환자들은 스스로 근육이 긴장하기 시작할 때마다 각성하게 되고 이어서 의도적으로 그것들을 이완하게 된다. 환자들은 흔히 이런 방식을 통하여, 그들의 근육의 긴장이 진행되는 것을 막을 수 있으며 그리하여 통증이 발생하는 것을 예방하는 법을 터득한다. 임상적으로도 근육의 긴장을 내부신호로 사용하는 것에 능숙한 환자들이 낮 시간의 턱관절 장애 증상을 제거하고 이러한 효과를 유지하는데 가장 오랜 기간 성공을 거둔 것으로 관찰되었다.

몇몇 환자들은 이러한 악습관을 없애는데 '턱관절 장애 자가 관리 요법' 지침서(부록 3)를 이용하여 만족스럽게 그들의 턱관절 장애 증상을 감소시킨다. 이러한 사실은 주로 낮 시간의 통증을 주로 호소하고 그들 스스로 나아지려는 동기의식이 강한 환자 집단에서 주로 관찰된다.

몇몇 다른 환자들은 하루 종일 교합장치를 끼움으로 해서 효과적이고 지속적으로 이상기능습관을 조절할 수 있고 악습관이 구강계에 어떠한 영향을 미쳤는지를 깨닫게 되고, 결국 이러한 낮 시간의 악습관을 고치고 교정하려고 하게 한다.[32-34] 몇몇 시술자들의 경우 만일 낮 시간용 장치가 바람직하다면 제 12장의 '경화 열가소성 플라스틱 안정 장치' 에서 논의되었던 2 mm 두께의 열가소성 플라스틱 장치를 사용한다. 만일 환자가 턱관절 장애 증상으로 인해 잠에서 깨어난다면, 몇몇 시술자들은 밤에 장착하기 위한 상악용 안정 장치를 제공할 것이다.

다양한 이유로, 일부 시술자들은 상악 혹은 하악용 안정 장치를 하루 중 일시적으로 장착하게끔 한다. 턱관절 장애 증상에 의해 잠을 깨는 환자라도 장치를 밤에 끼우도록 교육받는다. 만일 환자가 장치를 낮 시간 동안에 사용한다면, 본인은 그것을 습관 교정장치로 간주하고 그 장치의 목적이 환자들이 치아가 장치에 부딪힐 때마다 환자를 각성하기 위한 것이라고 교육시킨다. 필자 본인은 환자가 낮시간의 습관교정을 수 개월 내에 완수할 수 있도록 노력하며, 이후 환자들이 밤시간에는 가급적 사용하지 말고, 혹 사용한다 하더라도, 낮 시간에 단지 수 시간 정도만 사용하도록 요구한다. 몇몇 환자들은 그들이 여전히 운전 등과 같은 몇몇 특정한 행동 시에 장치를 계속해서 끼우기를 선호한다.

◉ QUICK CONSULT

### 습관 제거 장치 사용하기

환자가 장치를 낮 시간 동안에 사용한다면, 본인은 그것을 습관 교정장치로 간주하고 그 장치의 목적이 환자들이 이를 장치에 부딪칠 때마다 환자를 각성하기 위한 것이라고 교육시킨다.

몇몇 환자들은 낮 시간의 습관이나 근육의 긴장을 조절하여 낮 시간 동안의 증상을 만족스럽게 감소시키는데 실패한다. 이런 환자들의 대부분은 추가적인 도움을 위하여 정신과 의사에게 의뢰된다. 특히 다른 정신적인 문제가 있는 경우에는 더욱 그러하다. 이런 치료법과 의뢰과정에 대하여는 제 16장 '인지적 행동 간섭(Cognitive-behavior intervention)' 에서 논의된다.

## REFERENCES


1. Wright EF, Schiffman EL. Treatment alternatives for patients with masticatory myofascial pain. J Am Dent Assoc 1995;126(7):1030–39.
2. Nelson SJ, Ash MM Jr. An evaluation of a moist heating pad for the treatment of TMJ/muscle pain dysfunction. Cranio 1988;6(4):355–9.
3. Simons DG, Travell JG, Simons LS. Travell & Simons' Myofascial Pain and Dysfunction: The Trigger Point Manual, volume 1, 2nd edition. Baltimore: Williams & Wilkins, 1999:140–1, 145, 149.
4. Nelson SJ, Santos J, Barghi N, Narendran S. Using moist heat to treat acute temporomandibular muscle pain dysfunction. Compendium 1991;12(11):808–16.
5. Poindexter RH, Wright EF, Murchison DF. Comparison of moist and dry heat penetration through orofacial tissues. Cranio 2002;20(1): 28–33.
6. Miller NH, Hill M, Kottke T, Ockene IS. The multilevel compliance challenge: recommendations for a call to action. Circulation 1997;95(4)1085–90.
7. What caffeine can do for you—and to you. Consumer Rep Health 1997;9(9):97–101.
8. American Society of Temporomandibular Joint Surgeons. Guidelines for diagnosis and management of disorders involving the temporomandibular joint and related musculoskeletal structures [White paper]. Cranio 2003;21(1):68–76.
9. Myers CD, White BA, Heft MW. A review of complementary and alternative medicine use for treating chronic facial pain. J Am Dent Assoc 2002;133(9):1189–96.
10. Winocur E, Gavish A, Emodi-Perlman A, Halachmi M, Eli I. Hypnorelaxation as treatment for myofascial pain disorder: a comparative study. Oral Surg Oral Med Oral Pathol Oral Radiol Endod 2002;93(4):429–34.
11. Dworkin SF, Huggins KH, Wilson L, Mancl L, Turner J, Massoth D, LeResche L, Truelove E. A randomized clinical trial using research diagnostic criteria for temporomandibular disorders-axis II to target clinic cases for a tailored self-care TMD treatment program. J Orofac Pain 2002;16(1): 48–63.
12. Wright EF, Domenech MA, Fischer JR Jr. Usefulness of posture training for TMD patients. J Am Dent Assoc 2000;131(2):202–10.
13. Maloney GE, Mehta N, Forgione AG, Zawawi KH, Al-Badawi EA, Driscoll SE. Effect of a passive jaw motion device on pain and range of motion in TMD patients not responding to flat plane intraoral appliances. Cranio 2002;20(1): 55–66.
14. Magnusson T, Syren M. Therapeutic jaw exercises and interocclusal therapy: a comparison between two common treatments of temporomandibular disorders. J Swed Dent 1999;22:23–37.
15. Dall Arancio D, Fricton J. Randomized controlled study of exercises for masticatory myofascial pain [abstract 76]. J Orofac Pain 1993;7(1): 117.
16. Lentell G, Hetherington T, Eagan J, Morgan M. The use of thermal agents to influence the effectiveness of a low-load prolong stretch. J Orthop Sports Phys Ther 1992;16(5):200–7.
17. Mense S, Simons DG, Russell IJ. Muscle Pain: Understanding Its Nature, Diagnosis, and Treatment. Philadelphia: Lippincott Williams & Wilkins, 2001:153.
18. Fricton JR, Kroening R, Haley D, Siegert R. Myofascial pain syndrome of the head and neck: a review of clinical characteristics of 164 patients. Oral Surg Oral Med Oral Pathol 1985;60:615–23.
19. Mannheimer JS, Rosenthal RM. Acute and chronic postural abnormalities as related to craniofacial pain and temporomandibular disorders. Dental Clin North Am 1991;35(1):185–209.
20. Griegel-Morris P, Larson K, Nueller-Klaus K, Oatis CA. Incidence of common postural abnormalities in the cervical, shoulder and thoracic regions and their association with pain in two age groups of healthy subjects. Phys Ther 1992;72: 425–31.
21. Decker KL, Bromaghim CA. Utilizing physical therapy in the treatment of temporomandibular disorders. In: Clark JW, Curtis JW (eds). Clark's Clinical Dentistry, volume 2, chapter 41. Philadelphia: JB Lippincott, 1994:1–14.
22. Liddle EJ. A comparison of round shoulder posture with thoraco-cervical-shoulder pain and an asymptomatic control group [MS thesis]. Oklahoma City: University of Oklahoma Health Sciences Center, 1994:1–6.

23. Sundqvist B, Magnusson T. Individual prediction of treatment outcome in patients with temporomandibular disorders. Swed Dent J 2001;25(1):1–11.
24. Yap AUJ, Dworkin SF, Chua EK, List T, Tan KBC, Tan HH. Prevalence of temporomandibular disorder subtypes, psychologic distress, and psychosocial dysfunction in Asian patients. J Orofac Pain 2003;17(1):21–8.
25. Puustjarvi K, Airaksinen O, Pontinen PJ. The effects of massage in patients with chronic tension headache. Acupunct Electrother Res 1990;15(2):159–62.
26. Field TM. Massage therapy effects. Am Psychol 1998;53(12):1270–81.
27. Okeson JP. Management of Temporomandibular Disorders and Occlusion, 5th edition. St Louis: CV Mosby, 2003:371, 384, 393.
28. Prudden, B. Myotherapy: Bonnie Prudden's Complete Guide to Pain Free Living. New York: Dial, 1984:35–40.
29. Travell JG, Simons DG. Myofascial Pain and Dysfunction: The Trigger Point Manual—The Upper Extremities, volume 1. Baltimore: Williams & Wilkins; 1983:86–7.
30. Hong CZ. Considerations and recommendations regarding myofascial trigger point injection. J Musculoske Pain 1994;2(1):29–59.
31. Wright EF. How daily TMD symptom patterns may affect treatment approach. Am Acad Orofac Pain Newsl 2000;5(3)15–6.
32. Taddey JJ. Problems and solutions. Cranio 1995;13(1):68.
33. Kreiner M, Betancor E, Clark GT. Occlusal stabilization appliances: evidence of their efficacy. J Am Dent Assoc 2001;132(6):770–7.
34. Pertes RA. Occlusal appliance therapy. In: Pertes RA, Gross SG (eds). Clinical Management of Temporomandibular Disorders and Orofacial Pain. Chicago: Quintessence, 1995:197–210.

# Chapter 15

# 물리의학(Physical Medicine)

턱관절장애 영역에서 물리의학은 턱관절장애 치료의 부가적인 치료로 불리며, 일반적으로 턱관절 장애 증상의 개선을 가져온다. 하지만 환자들이 턱관절 장애에 기여하는 인자들을 제거하지 못하면 물리의학은 단지 일시적으로 작용하게 되므로 환자에게 이러한 과정을 연속적으로 사용할 수 있도록 교육해야 한다.

◉ QUICK CONSULT

## 물리의학 치료의 사용

턱관절 장애 영역에서 물리의학은 턱관절장애 치료의 부가적인 치료로 불리며, 일반적으로 턱관절 장애 증상의 개선을 가져온다.

◑ FOCAL POINT

환자들이 턱관절 장애에 기여하는 인자들을 제거하지 못하면 물리의학은 단지 일시적으로 작용하게 되므로 환자에게 이러한 요법을 연속적으로 사용할 수 있도록 교육해야 한다.

턱관절 장애의 가장 흔한 원인 중 하나인 *근막동통(Myofascial pain)*은 발통점(trigger point)으로 알려져 있는 국소적인 압통점(tender nodule)이 존재하는 특징이 있으며, 이것은 근육 내에 존재한다.[1, 2] *턱관절 염증(TMJ inflammation)*은 또 다른 턱관절 동통의 원인이며 턱관절 부위의 압통이 특징이다. *경부기능장애(cervical dysfunction)*는 턱관절 장애 환자에게 세 번째로 많이 관찰되는 질환으로 일반적인 턱관절증상의 개선을 방해한다.[3-5] 대부분의 물리의학은 위의 세 가지 질환에 의한 턱관절 장애 증상을 해결하는 술식이다.

물리의학의 많은 치료법은 발통점의 활동을 감소시키기 위해 사용되지만 대부분 일시적인 개선을 가져올 뿐이다. 발통점의 비활성화(inactivation)를 유지하기 위해서는 치료가 연속적이어야 하고 발통점을 활성화하는 기여인자가 적절히 조절되어야 한다.[6, 7] 발통점의 활성화는 대부분 근육의 과사용(overuse), 근육의 만성 긴장 그리고 정신적인 스트레스가 지속되어 나타난다.[7] 구강악습관(parafunctional habits)은 일반적으로 저작계의 반복적인 과사용을 유도하는 반면 나쁜 자세는 경부의 반복적인 과사용을 초래한다.[7]

미국 한 대학의 만성안면동통센터의 조사결과 내원한 신환의 15%는 통증치료를 카이로프랙틱으로, 4%는 침술로 그리고 2%는 마사지사로부터 그리고 0.5%는 호메오파티(homeopath)에게 받았다. 통증이 턱관절에 있는 환자들은 54%가 마사지사에게 그리고 50%는 카이로프랙틱 치료를 받은 적이 있으며 대부분이 효과를 보았다고 하였다.[8] 실제로 많은 내과의사들은 마사지치료, 카이로프랙틱, 침술 그리고 자기치료(magnetic therapy)가 통증을 치료하는 데 합법적인 물리의학 치료라고 생각하고 있으며, 이에 대한 내용이 이 장에서 소개될 것이다.[9]

물리의학뿐만 아니라 인지-행동 요법(cognitive-behavioral intervention)도 자주 사용되는 부가적인 턱관절 장애 치료법이며, 이에 대한 내용은 16장에 설명되어 있다. 일부 부가적인 턱관절 장애 치료는 주로 말초 구조를 대상으로 하고 있지만 일부는 중추효과를 가져오기도 한다. 말초 조직에 작용하는 치료로는 온열, 냉열치료, 저작근육 운동, 물리치료, 마사지, 발통점 압박, 발통점 주사, 카이로프랙틱 그리고 자기치료가 있으며 중추에 작용하는 치료법으로는 침술, 이완 요법(relaxation therapy), 바이오피드백(biofeedback)과 스트레스 조절법이 있다.

부가적인 턱관절 장애 치료는 따로 설명되지만 일반적으로 다른 치료법과 혼합하여 사용된다.[10-12] 이장에서 논의되는 모든 종류의 물리의학이 모두 턱관절 장애의 치료에 추천되는 것은 아니지만 일반적으로 술자들이 동의하는 내용이 소개될 것이다.

문헌에는 부가적인 턱관절장애 치료와 스프린트 치료법이 비교되어 있으며, 이러한 내용은 15장과 16장에 설명되어 있다. 그리고 여기서 말하는 스프린트 장치는 특별한 언급이 없는 한 교합안정장치(stabilization appliance)이다.

## 근육마사지

마사지 치료는 마사지를 하면서 발통점을 압박하거나 비활성화시킴으로써 근막동통을 치료한다. 근육마사지는 일반적으로 통증을 감소시키고 마사지 부위의 가동력(mobility)을 증가시킨다(14장 참조).

대부분의 마사지 치료사는 근막동통을 주단위로 반복적인 치료를 하고 있으나 이것은 환자에게 시간과 비용이 많이 들게 된다. 근육 마사지는 근막동통을 감소시키고 근육의 움직임을 증가시키기 때문에 환자가 자가 마사지 법을 익히거나 Icy Hot과 같은 표면 도포제를 가지고 있다면 언제든지 마사지를 하여 효과를 볼 수 있을 것이다. 한 조사에 의하면 턱관절 동통을 가진 환자의 24%는 근육마사지를 증상완화 치료에 사용하며 다른 어떤 치료보다 효과가 있다고 보고하였다.[13]

◉ QUICK CONSULT

### Recommending Self-massage and Topical Liniments

만약 환자가 자가 마사지법과 표면도포제의 사용을 배웠다면 필요할 때 언제든지 사용하여 효과적인 통증감소를 얻을 수 있을 것이다.

## 발통점 압박

이 방법은 마사지 치료의 한 부분으로서 발통점을 비활성화하여 통증을 감소시키고 그 부위의 가동력을 증가시키는 것이다. 어떤 근육 치료사들(muscle therapists)은 근막동통의 치료에 이 방법을 전문적으로 사용한다.[14] 발통점 압박요법은 14장에서 자세히 설명되어 있으며 환자들에게 교육하면 압통점의 비활성화를 유지하는데 유용한 도구로 사용할 수 있다.

## 발통점 주사

이 방법은 역시 발통점을 비활성화하는 한 방법이며 임상적으로 주사 후에 환자들의 근육이 이완하거나 스트레치하는데 도움을 주어 근육에서 발생하는 증상을 감소시킨다고 말한다. 전통적으로 혈관수축제가 없는 1% 프로케인(procaine)이나 2% 리도케인(lidocaine)이 사용된다. 주사 후에는 즉각적으로 증상이 없어지므로 술자는 주사한 근육을 스트레치하고 주사부위에 온열을 가하는 것이 추천된다.[7,15] 이러한 증상의 개선은 수 일 동안 지속되고(국소마취 효과보다는 아주 오래), 통증은 다시 처음 수준까지 돌아오지는 않는다. 주단위로 연속적인 주사가 제공되며 술자는 통증이 서서히 감소하는 효과를 볼 수 있다.[7,16,17]

발통점 주사에 사용되는 다른 약제는 비스테로이드성 진통제, 코티코스테로이드와 보톡스 type A가 있다. 주사간격은 약제마다 차이가 있으며 예를 들면 보톡스는 3~6개월간의 증상완화 효과가 있다.[15, 18, 19]

다른 부가적인 치료법과 마찬가지로 만약 악화시키는 인자들이 해소되지 않으면 발통점은 다시 재활성화되는 경향이 있다.[7] 일반적으로 발통점 주사는 전통적인 보존적인 요법이나 운동 그리고 다는 물리치료 요법이 오랜 효과를 발휘하지 못할 때 사용된다.[20]

**◉ QUICK CONSULT**

일반적으로 발통점 주사는 전통적인 보존적인 요법이나 운동 그리고 다른 물리치료 요법이 오랜 효과를 발휘하지 못할 때 사용된다.

저작근이나 목주위의 근육에 발통점 주사는 치과의사가 하여야 하며, 자세한 술식은 Hong이 제시하였다.[7, 21] 이런 치료를 받고자 하는 환자를 타 병원으로 보내고자 하는 술자들은 일부 내과의사나 대부분의 통증 클리닉에서 발통점 주사를 시행한다는 사실을 알게 될 것이다.

## 물리치료

물리치료는 근골격계의 이상을 진단하고 치료하는 다양한 방법을 포함한다. 물리치료는 일반적으로 비침습적인 보존적인 치료법을 포괄하며 다른 치료법과 혼합하여 턱관절장애 치료에 사용한다.[22, 23] 치과의사는 턱관절장애 환자를 물리치료사에게 보내어 턱관절장애 증상을 완화하고 턱관절 기능을 향상하거나 운동범위를 늘여주고 낮 시간이나 밤에 취침 중 자세를 교정하고 목의 불편한 증상을 개선하게 하는 것이 적절하며 일반적인 방법이다.[24, 25]

물리치료의 목적은 턱관절장애 증상을 개선하고 환자로 하여금 이러한 개선된 증상을 유지하게 하는 것이다. 그러므로 환자는 치료를 받으러 지속적으로 내원하지 않아도 되고 비용과 시간을 최소로 할 수 있을 것이다.

**◑ FOCAL POINT**

물리치료의 목적은 턱관절장애 증상을 개선하고 환자로 하여금 이러한 개선된 증상을 유지하게 하는 것이다. 그러므로 환자는 치료를 받으러 지속적으로 내원하지 않아도 되고 비용과 시간을 최소로 할 수 있을 것이다.

물리치료사는 턱관절 환자에게 환자 교육과 동시에 여러 가지 치료를 제공한다. 환자들은 수동적으로 치료를 받기 보다는 운동하는 법을 배움으로써 증상의 개선에 활발하게 참여할 수 있도록 하여야 한다.[26] 대부분의 수동적인 치료법은 물리치료요법(physical therapy modalities)이라고 불리며, 이것은 천층온열, 천층냉열, 온냉 혼합법, 초음파요법, 음파영동(phonophoresis), 전기자극, 미세전류신경자극(MENS), 경피신경자극(TENS), 전기이온영동법(iontophoresis)을 포함한다.

문헌에는 운동요법이 가장 치료효과가 크며 환

자들이 증상의 완화를 유지할 수 있다고 하였다. 그러므로 과거와 달리 최근에는 물리치료는 좀더 능동적인 치료를 사용하는 경향이 있다.[26, 27]

무작위 임상시험에서 턱관절 장애를 가진 환자에게 자세 교정하는 운동(부록 6)과 턱관절 자가치료법(부록 3)을 지도한 결과 42%에게서 턱관절 장애 증상이 해소되었으며 38%에서 경부증상이 감소하였다고 하였다. 이 연구결과 두부의 위치가 어깨에 비하여 전방으로 되어 있는 환자들이 운동과 자가요법 지시에 의한 턱관절 장애 증상의 개선 확률이 높았다.[28] 치과 임상의들은 두부의 위치가 어깨보다 훨씬 전방으로 위치한 턱관절환자를 자세교정 물리치료에 의뢰하거나 직접적으로 자세 교정하는 운동법을 지도함으로써 좋은 효과를 볼 수 있을 것이다(부록 6).

물리치료의 효능은 교합안정장치와 같이 병행하면 극대화된다.[22, 23] 필자는 턱관절장애를 가진 환자가 아래의 사항 중에 어떤 항목이라도 해당되면 물리치료를 의뢰한다.

1. *환자가 경부의 통증을 가진 경우.* 경부의 통증을 가진 턱관절 장애 환자는 경부통증이 없는 환자와 달리 턱관절장애 치료에 반응하지 않는다.[3] 일부 턱관절 장애 증상은 경부에서 유래하기도 하고 일부 턱관절장애 환자는 경부의 발통점을 비활성화시키면 턱관절 동통이 실질적으로 감소한다고 한다.[7,29]
2. *경부에서 유래한 두통이 있는 경우.* 경부유래두통(cervicogenic headaches)은 목주변에서 발생하는 두통[30]으로 임상적으로 턱관절 장애환자가 두통이 있는 경우 저작근의 근긴장도가 커지는 것으로 보인다. 그러므로 경부유래두통을 동반한 턱관절 장애 환자는 경부의 치료를 하면 두통도 감소하며 턱관절 장애 증상도 개선됨을 관찰할 수 있다.
3. *중등도내지 고도의 두부전방 위치를 가진 환자.* 이러한 환자들은 자세교정 운동과 턱관절 장애자가 운동 요법을 병행하면 턱관절 장애 증상이 많이 개선되며[28] 실제적인 턱관절 장애 증상의 개선이 이러한 치료법에 의하여 유도될 수 있다.
4. *환자의 비정상적인 자세로 인해 턱관절 장애 증상이 증가된 환자.* 이러한 환자들은 신체의 역학을 설명하고 신체에 긴장을 덜 주고 일을 수행할 수 있는 방법을 가르침으로써 좋은 자세를 유지하게 하여 턱관절 장애 증상을 줄일 수 있다.[31,32]
5. *자는 자세가 불량한 환자.* 엎드려서 자는 자세는 턱관절 장애 증상과 경부동통을 증가시킨다. 물리치료사는 엎드려 자는 환자들의 자세를 교정하는 방법을 잘 터득하고 있다.
6. *다른 치료법으로 턱관절 장애 증상의 개선을 보지 못한 환자.* 물리치료사들은 근골격계질환의 치료를 다룰 수 있도록 훈련받았으며 그런 기술을 저작계에도 적용할 수 있다.
7. *턱관절 수술을 받을 환자.* 턱관절 수술 후 물리치료를 받은 환자는 좀더 나은 결과를 가져온다고 알려져 있다.[33,34] 이러한 환자를 수술 전에 물리 치료하는 것이 적절하며 술 전 치료는 술 후 운동의 시작 및 방법에 관하여 배우게 되며, 술 후 추천되는 물리 치료를 잘 계획할 수 있게 된다.

물리치료로 환자를 의뢰하는 2가지 예가 부록 9에 제시되어 있다. 물리치료사에게 턱관절장애 환자를 의뢰하기 위해서 임상가들은 아래의 사항을 처방지에 쓸 수 있어야 한다.

1. 환자의 주소(chief complaint)
2. 환자의 턱관절 장애 진단명(예를 들면 근막동통, 턱관절 염증 등).

3. 물리치료사가 행하여야 할 사항. 필자는 의뢰서에 '평가 및 치료를 부탁합니다' 라는 문구를 넣어서 물리치료사가 필요하다고 생각되는 치료를 행할 수 있도록 한다. 많은 보험회사나 치료비를 지급하는 곳에서는 치료의 빈도나 기간을 문서로 작성해 주기를 원하며 일주일에 2~3회씩 한 달 간 처방하는 것이 가장 적절할 것으로 판단된다.
4. 물리치료사가 반드시 알아야 할 주의사항(수술병력, 종양, 치료부위에 나사나 철사의 존재유무) 및 치료를 어렵게 하는 질환 (예, 혈관부종-angioedema)

턱관절 장애는 물리치료의 영역에서 주요한 부분이 아니기 때문에 대부분의 물리치료사들은 턱관절 장애에 대한 지식이 개인마다 다양하며 많은 부분을 졸업 후 교육(continuing education courses)에서 얻는다. 그러므로 물리치료사마다 턱관절 환자를 치료하는 능력이 다양한 것을 알 수 있다.

대부분의 턱관절 장애 환자에는, 물리치료사가 경부의 증상을 적절히 치료하는가에 따라서 저작장애 치료의 만족한 결과를 얻을 수 있다. 이러한 이유로 가장 성공적인 치료는 일반적으로 물리치료사가 척추나 경부에 대한 처치를 잘 교육받은 경우에 나타난다.

**◉ QUICK CONSULT**

대부분의 턱관절 장애 환자는, 물리치료사가 경부의 증상을 적절히 치료하는가에 따라서 저작장애 치료의 만족한 결과를 얻을 수 있다. 이러한 이유로 가장 성공적인 치료는 일반적으로 물리치료사가 척추나 경부에 대한 처치를 잘 교육받은 경우에 나타난다.

임상가들이 만약 어떤 물리치료사에게 환자를 의뢰해야 할지 모르면 다른 치과의사들과 상의하는 것이 도움이 된다. 물리치료는 대부분 의료보험의 혜택을 받기 때문에 일부 보험회사들은 특정한 물리치료사를 지정하거나 내과의사에게 환자를 의뢰하여 다시 조언을 받기를 추천하기도 한다. 그리고 치과의사들이 물리치료사에 대한 지식과 개개인에 대한 정보가 없을 수도 있기 때문에 앞에서 제시한 처방전을 충실히 써야 할 것이다.

## 침술

많은 문헌이나 연구에서는 침술사가 여러 질환을 치료하는 능력에 대해 화지로 삼고 있으며, 미국인들은 1년에 침술을 받기 위하여 1,200만 번 침술원에 내원한다고 한다.[35] 침술에 의해 통증리 감소하는 가장 중요한 부분은 중추 신경계에서 생산되는 다양한 엔돌핀(세로토닌, 노르에피네프린, GABA)의 유리라고 생각되고 있으며, 이러한 효과는 날록손(naloxone)에 의하여 실질적으로 역전된다.[35-38]

침술사는 일반적으로 턱관절 장애 증상의 치료를 위하여 6~8번의 내원을 요구하며 환자들은 이러한 개선된 증상을 유지하기 위하여 주기적인 내원을 하게 된다.[20, 39] 필자의 임상적 경험으로 볼 때 침술에만 의지하는 턱관절 장애 환자들은 증상 완화를 유지하기 위하여 2~3주 사이에 재 내원이 요구되었다.

2가지의 무작위 임상시험에서 침술과 교합안정장치의 효능을 비교한 결과가 그림 15-1에 정리되어 있다.[40-42] 한 연구에서는 6개월이 지난 뒤에 다른 치료법을 받을 수 있게 하였다. 교합안정장치 치료를 받은 환자 중 침술을 받은 환자는 침술 후 17%만이 추가적인 증상의 개선이 있다고 하였다.[40]

이들 연구에서는 6~8회의 침술을 받은 환자는 초기에 증상의 완화를 얻을 수 있었으나 시간이

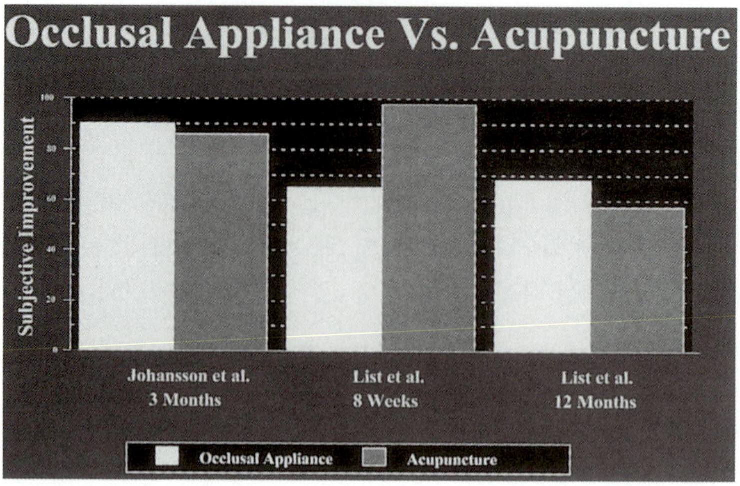


그림 15-1. 초기에는 침술이 교합안정장치보다 좀 더 효과적이었으나 시간이 지남에 따라 침술의 효과가 떨어져 교합안정장치의 효과가 우수하였다.

지남에 따라 효능이 감소하였으며, 교합안정장치를 사용하여 만족할 만한 개선을 보이지 않은 환자는 추가적인 침술에 크게 반응이 없다고 하였다. 침술이 턱관절장애 증상의 개선에 효과는 있지만, 침술과 비교하여 비슷한 정도의 증상을 개선하는 간단하고 비침습적인 치료방법이 있기 때문에 치료에 신중을 기해야 한다.

**FOCAL POINT**

침술이 턱관절장애 증상의 개선에 효과는 있지만, 침술과 비교하여 비슷한 정도의 증상을 개선하는 간단하고 비침습적인 치료방법이 있기 때문에 치료에 신중을 기해야 한다.

## 카이로프랙틱

카이로프랙틱 양성교육은 학교마다 상당한 차이가 나며 치료접근 방법과 능력의 차이도 개개인별로 크게 차이가 난다.[42] 일부 카이로프랙틱 전문가는 턱관절장애 형식의 증상을 경추부 조작으로 치료하는 반면 일부는 직접적으로 저작계를 조작한다.[43-46] 비록 카이로프랙틱 치료 후에 턱관절 증상의 변화에 대한 임상적인 연구가 없지만, 턱관절장애 환자들은 부가적인 턱관절장애 치료를 위하여 카이로프랙틱 전문가에게 의뢰된다.[47,48] 카이로프랙틱 치료를 위해 의뢰되는 환자는 일반적으로 경부통증이 동시에 존재하는 턱관절 장애 환자이며, 경추부의 조작은 경부통증과 경부유래 두통의 감소에도 효과가 있다.[46, 49]

카이로프랙틱은 경부의 기능장애나 동통 혹은 운동장애를 치료하는 많은 방법 중 한가지이다. 만약 2~3번의 카이로프랙틱 치료 후에 경부의 기능장애가 해결되고 유지된다면, 효과적인 치료법으로 판단될 수 있다. 반면에 적절한 통증의 감소나 증상의 해결이 나타나지 않거나 치료의 효능이 유지되지 않는다면, 카이로프랙틱 치료보다는 다른 전통적인 치료를 받아야 할 것이다. 하지만 현재까지는 카이로프랙틱 치료법이 경부의 동통이나 기능장애 치료에 선호된다는 연구는 없다.

**QUICK CONSULT**

만약 2-3번의 카이로프랙틱 치료 후에 경부의 기능장애가 해결되고 유지된다면 효과적인 치료법으로 판단할 수 있다. 반면에 적절한 통증의 감소나 증상의 해결이 나타나지 않거나 치료의 효능이 유지되지 않는다면 카이로프랙틱 치료보다는 다른 전통적인 치료를 받아야 할 것이다.

## 자기치료

자기장은 수세기 전부터 통증을 조절하는데 사용되어 왔지만, 과학적인 근거는 최근에야 확인되었다.[50,51] 많은 연구들에서 자기에 노출되면 말초혈류가 증가하는 것을 발표하였으나, 이러한 효과에 대한 정확한 기전은 알려져 있지 않으며, 자석을 이용하면 의미있고 급속한 통증의 감소가 일어나는 것에 대한 정확한 설명은 알려져 있지 않다.[51]

턱관절 장애 치료를 위한 자기치료의 효능을 평가하는 임상적인 연구는 없지만 지속적인 경부통증, 두통이나 다른 근육통이나 관절염 같은 통증의 해소에는 유익한 것으로 알려져 있다.[52-54] 자기장에 노출 후에 부작용은 알려진 바가 없다.[51]

자기치료에 대한 요구는 높아지고 있으나 자기치료는 고가이며 작은 자석도 약 25달러 정도 하며, 자석이 들어있는 매트리스는 수백 달러에 달한다. 치료에 사용되는 자석은 일반적인 자석이 50 Gauss정도인데 비하여 300~5000 Gauss정도로서 아주 강력하다.[51, 55]

하지만 치료용 자석은 자기장이 수 밀리미터까지 밖에 영향을 미치지 않기 때문에 자석은 통증이 있는 부위와 직접적으로 접촉하여야 한다.[55] 그러므로 자기팔찌나 자기 목걸이는 환자의 몸에 달려있기 때문에 효과가 미미할 것으로 판단된다.

임상적으로 일부 환자는 턱관절장애의 통증조절에 유용하다고 하였지만, 일부는 자석의 표면이 차가워서 통증을 심화시킨다고도 하였다. 그리고 심미적으로 자석을 턱관절 부위에 사용하는 것이 한계가 있어서 주로 밤에만 사용되는 경향이 있다.

## REFERENCES


1. Sundqvist B, Magnusson T. Individual prediction of treatment outcome in patients with temporomandibular disorders. Swed Dent J 2001;25(1): 1–11.
2. Yap AUJ, Dworkin SF, Chua EK, List T, Tan KBC, Tan HH. Prevalence of temporomandibular disorder subtypes, psychologic distress, and psychosocial dysfunction in Asian patients. J Orofac Pain 2003;17(1):21–8.
3. Raphael KG, Marbach JJ, Klausner J. Myofascial face pain: clinical characteristics of those with regional vs. widespread pain. J Am Dent Assoc 2000;131(2):161–71.
4. Clark GT, Green EM, Dornan MR, Flack VF. Craniocervical dysfunction levels in a patient sample from a temporomandibular joint clinic. J Am Dent Assoc 1987;115:251–6.
5. Clark GT, Green EM, Dornan MR, Flack VF. Craniocervical dysfunction levels in a patient sample from a temporomandibular joint clinic. J Am Dent Assoc 1987;115(2):251–6.
6. Simons DG, Travell JG, Simons LS. Travell & Simons' Myofascial Pain and Dysfunction: The Trigger Point Manual, volume 1, 2nd edition. Baltimore: Williams & Wilkins, 1999:140–1.
7. Hong CZ. Considerations and recommendations regarding myofascial trigger point injection. J Musculoske Pain 1994;2(1):29–59.
8. Myers CD, White BA, Heft MW. A review of complementary and alternative medicine use for treating chronic facial pain. J Am Dent Assoc 2002;133(9):1189–96.
9. Berman BM, Singh BK, Lao L, Singh BB, Ferentz KS, Hartnoll SM. Physicians' attitudes toward complementary or alternative medicine: a regional survey. J Am Board Fam Pract 1995;8(5): 361–6.
10. Gam AN, Warming S, Larsen LH, Jensen B, Hoydalsmo O, Allon I, Andersen B, Gotzsche NE, Petersen M, Mathiesen B. Treatment of myofascial trigger-points with ultrasound combined with massage and exercise: a randomized controlled trial. Pain 1998;77(1):73–9.
11. Hawk C, Byrd L, Jansen RD, Long CR. Use of complementary healthcare practices among chiropractors in the United States: a survey. Altern Ther Health Med 1999;5(1):56–62.

12. Crockett DJ, Foreman ME, Alden L, Blasberg B. A comparison of treatment modes in the management of myofascial pain dysfunction syndrome. Biofeedback Self Regul 1986;11(4):279–91.
13. DeBar LL, Vuckovic N, Schneider J, Ritenbaugh C. Use of complementary and alternative medicine for temporomandibular disorders. J Orofac Pain 2003;17(3):224–36.
14. Prudden B. Myotherapy: Bonnie Prudden's Complete Guide to Pain Free Living. New York: Dial, 1984:35–40.
15. Mense S, Simons DG, Russell IJ. Muscle Pain: Understanding Its Nature, Diagnosis, and Treatment. Philadelphia: Lippincott Williams & Wilkins, 2001:267–71.
16. Hong C. Considerations and recommendations regarding myofascial trigger point injection. J Musculoske Pain 1994;2(1):29–59.
17. Hameroff SR, Crago BR, Blitt CD, Womble J, Kanel J. Comparison of bupivacaine, etidocaine, and saline for trigger-point therapy. Anesth Analg 1981;60:752–5.
18. Tan EK. Treating severe bruxism with botulinum toxin. J Am Dent Assoc 2000;131(2):211–6.
19. Freund B, Schwartz M. The use of botulinum toxin for the treatment of temporomandibular disorder. Oral Health 1998;88(2):32–7.
20. Wright EF, Schiffman EL. Treatment alternatives for patients with masticatory myofascial pain. J Am Dent Assoc 1995;126(7):1030–9.
21. Rosenbaum RS, Gross SG, Pertes RA, Ashman LM, Kreisberg MK. The scope of TMD/orofacial pain (head and neck pain management in contemporary dental practice). J Orofac Pain 1997;11(1):78–83.
22. Colt J, Winber S. Relative efficacy of orthotic therapy, physical therapy and a combination of the two in the treatment of non-derangement temporomandibular disorders [abstract P27]. J Orofac Pain 1994;8(1):109.
23. Grieder A, Vinton PW, Cinotti WR, Kangur TT. An evaluation of ultrasonic therapy for temporomandibular joint dysfunction. Oral Surg Oral Med Oral Pathol 1971;31(1):25–30.
24. Riley III JL, Robinson ME, Wise EA, Campbell LC, Kashikar-Zuck S, Gremillion HA. Predicting treatment compliance following facial pain evaluation. Cranio 1999;17(1):9–15.
25. Dental Practice Parameters Committee. American Dental Association's dental practice parameters: temporomandibular (craniomandibular) disorders. J Am Dent Assoc Suppl 1997;128(Feb): 29–32–S.
26. Di Fabio RP. Physical therapy for patients with TMD: a descriptive study of treatment, disability and health status. J Orofac Pain 1998;12(2): 124–35.
27. Magnusson T, Syren M. Therapeutic jaw exercises and interocclusal therapy: a comparison between two common treatments of temporomandibular disorders. J Swed Dent 1999;22:23–37.
28. Wright EF, Domenech MA, Fischer JR Jr. Usefulness of posture training for TMD patients. J Am Dent Assoc 2000;131(2):202–10.
29. Carlson CR, Okeson JP, Falace DA, Nitz AJ, Lindroth JE. Reduction of pain and EMG activity in the masseter region by trapezius trigger point injection. Pain 1993;55(3):397–400.
30. Jaeger B. Are "cervicogenic" headaches due to myofascial pain and cervical spine dysfunction? Cephalalgia 1989;9(3):157–64.
31. Palazzi C, Miralles R, Soto MA, Santander H, Zuniga C, Moya H. Body position effects on EMG activity of sternocleidomastoid and masseter muscles in patients with myogenic cranio-cervical-mandibular dysfunction. Cranio 1996;14(3):200–9.
32. Mannheimer JS, Rosenthal RM. Acute and chronic postural abnormalities as related to craniofacial pain and temporomandibular disorders. Dental Clin North Am 1991; 35(1)185–209.
33. Kuwahara T, Bessette RW, Maruyama T. The influence of postoperative treatment on the results of TMJ meniscectomy. Part II: Comparison of chewing movement. Cranio 1996;14(2):121–31.
34. Austin BD, Shupe SM. The role of physical therapy in recovery after temporomandibular joint surgery. J Oral Maxillofac Surg 1993;51:495–8.
35. Loitman JE. Pain management: beyond pharmacology to acupuncture and hypnosis. J Am Med Assoc 2000;283(1):118–9.
36. Pert A, Dionne R, Ng L, Bragin E, Moody TW, Pert CB. Alterations in rat central nervous system endorphins following transauricular electroacupuncture. Brain Res 1981;224(1):83–93.
37. Cheng RS, Pomeranz B. A combined treatment with D-amino acids and electroacupuncture pro-

duces a greater analgesia than either treatment alone; naloxone reverses these effects. Pain 1980;8(2):231–6.

38. Okeson JP. Bell's Orofacial Pains, 5th edition. Carol Stream, IL: Quintessence, 1995:83.
39. List T, Helkimo M, Andersson S, Carlsson GE. Acupuncture and occlusal splint therapy in the treatment of craniomandibular disorders. Part I: A comparative study. Swed Dent J 1992;16:125–41.
40. List T, Helkimo M. Acupuncture and occlusal splint therapy in the treatment of craniomandibular disorders. II: A 1-year follow-up study. Acta Odontol Scand 1992;50(6):375–85.
41. Johansson A, Wenneberg B, Wagersten C, Haraldson T. Acupuncture in treatment of facial muscular pain. Acta Odontol Scand 1991;49(3):153–8.
42. Kaptchuk TJ, Eisenberg DM. Chiropractic: origins, controversies, and contributions. Arch Intern Med 1998;158:2215–22.
43. Curl DD. Acute closed lock of the temporomandibular joint: manipulation paradigm and protocol. Chiropractic Technique 1991;3(1): 13–18.
44. Curl DD. Chiropractic management of capsulitis and synovitis of the temporomandibular joint. J Orofac Pain 1993;7(3):283–94.
45. Boline PD, Kassak K, Bronfort G, Nelson C, Anderson AV. Spinal manipulation vs amitriptyline for the treatment of chronic tension-type headaches: a randomized clinical trial. J Manipulative Physiol Ther 1995;18(3):148–54.
46. Nilsson N, Christensen HW, Hartvigsen J. The effect of spinal manipulation in the treatment of cervicogenic headache. J Manipulative Physiol Ther 1997;20:326–30.
47. Kaplan AS, Goldman JR. General concepts of treatment. In: Kaplan AS, Assael LA (eds). Temporomandibular Disorders: Diagnosis and Treatment. Philadelphia: WB Saunders, 1991:388–94.
48. Raphael KG, Klausner JJ, Nayak S, Marbach JJ. Complementary and alternative therapy use by patients with myofascial temporomandibular disorders. J Orofac Pain 2003;17(1):36–41.
49. Raphael KG, Marbach JJ. Widespread pain and the effectiveness of oral splints in myofascial face pain. J Am Dent Assoc 2001;132(3):305–16.
50. Takeshige C, Sato M. Comparisons of pain relief mechanisms between needling to the muscle, static magnetic field, external qigong and needling to the acupuncture point. Acupunct Electro Ther Res 1996;21(2):119–31.
51. Vallbona C, Richards T. Evolution of magnetic therapy from alternative to traditional medicine. Phys Med Rehabil Clin North Am 1999;10(3):729–54.
52. Foley-Nolan D, Barry C, Coughlan RJ, O'Connor P, Roden D. Pulsed high frequency (27 MHz) electromagnetic therapy for persistent neck pain: a double blind, placebo-controlled study of 20 patients. Orthopedics 1990;13(4):445–51.
53. Sherman RA, Robson L, Marden LA. Initial exploration of pulsing electromagnetic fields for treatment of migraine. Headache 1998;38(3): 208–13.
54. Vallbona C, Hazlewood CF, Jurida G. Response of pain to static magnetic fields in postpolio patients: a double-blind pilot study. Arch Phys Med Rehabil 1997;78(11):1200–3.
55. Schindler M. Boost your pain-fighting power with magnets. Prevention 1999;51(3):112–7, 171.

# Chapter 16

# 인지 및 행동 요법

## FAQs

**Q :** 정신과 의사들이 턱관절장애 환자들의 낮 동안의 구강 악습관과 근육 긴장 습관을 잘 조절할 수 있는가?

**A :** 대부분의 정신과 의사들은 턱관절장애 증상을 치료하는데 필요한 인지-행동 요법에 대해 전문적으로 수련을 받지 않았다. 또한 이와 관련된 경험도 많지 않다. 턱관절장애 환자를 치료해 본 적이 없는 정신과 의사들이 턱관절장애 환자를 처음 접하게 되면 변화시킬 필요가 있는 특정 행동 양식에 대해 적절한 대응을 하지 못한다.

**Q :** 이완 요법이 턱관절장애 증상의 치료에 도움을 주는 것으로 알려져 있으므로, 턱관절장애 환자에게 이완 요법용 시청각 자료를 주는 것이 도움이 되는가?

**A :** 턱관절장애 환자들은 시청각 자료를 받았을 때 시청각 자료를 듣고 꾸준히 치료에 임하고자 하는 동기 부여가 잘 되지 않는다.

**Q :** 바이오피드백 기계가 근육 이완에 도움을 주는가?

**A :** 환자들은 바이오피드백 기계를 사용함으로써 여러 가지 근육 이완 방법들이 근육 긴장에 어떤 변화를 줄 수 있는지 관찰할 수 있으며, 저작근을 이완시키는 방법을 배워서 턱관절장애 증상을 완화시킬 수 있다.

턱관절장애 환자의 증상과 보존적 치료에 임하는 환자들의 자세에 낮동안의 악습관, 긴장, 스트레스, 걱정, 분노, 우울, 자발적 파국 성향(catastrophizing : 항상 최악의 상황을 생각함.), 동통과 관련된 믿음 등이 나쁜 영향을 미친다는 것은 잘 알려져 있다.[1-4] 인지-행동 요법은 낮 동안의 악습관과 정신적 기여 요소들을 감소시킬 수 있는 보조적인 치료법이다.

◑ FOCAL POINT

털관절장애 환자의 증상과 보존적 치료에 임하는 환자들의 자세에 낮 동안의 악습관, 긴장, 스트레스, 걱정, 분노, 우울, 자발적 파국 성향, 동통과 관련된 믿음 등이 나쁜 영향을 미친다는 것은 잘 알려져 있다.

인지-행동 요법은 낮 동안의 악습관과 정신적 기여 요소들을 감소시킬 수 있는 보조적인 치료법이다.

환자들은 '턱관절장애 자가 조절 방법' 에 관한 안내문(부록 3)을 이용하여 스스로 이러한 기여 요소들을 줄일 수 있는 몇 가지 방법을 배울 수 있다. 낮 동안의 악습관과 정신사회적 기여 요소가 적은 환자들은 이러한 요소들이 동통에 어떤 영향을 미쳤는지 알게 됨에 따라 그들의 나쁜 습관을 만족스럽게 감소시킬 수 있다. 낮 동안의 악습관과 정신사회적 기여 요소가 많은 환자들은 인지-행동 요법에 대해 수련 받은 임상가의 도움이 필요하다.

◉ QUICK CONSULT

## 환자의 요구 사항 감별

낮 동안의 악습관과 정신사회적 기여 요소가 적은 환자들은 이러한 요소들이 동통에 어떤 영향을 미쳤는지 알게 됨에 따라 그들의 나쁜 습관을 만족스럽게 감소시킬 수 있다. 낮 동안의 악습관과 정신사회적 기여 요소가 많은 환자들은 인지-행동 요법에 대해 수련 받은 임상가의 도움이 필요하다.

일반적으로 인지-행동 치료를 받은 환자들은 교합안정장치를 통해 얻어진 것과 유사하게 턱관절장애 증상이 호전된다(그림 16-1과 16-2).[6-8] 교합안정장치를 함께 사용한 경우 증상이 더 많이 호전된다(그림 16-2).[6] 정신사회적 적응력이 떨어지는 턱관절장애 환자는 치과의사가 턱관절장애 치료와 인지-행동 요법을 함께 시행했을 때 증상이 현저하게 호전된다.[9]

◑ FOCAL POINT

일반적으로 인지-행동 치료를 받은 환자들은 교합안정장치를 통해 얻어진 것과 유사하게 턱관절 장애 증상이 호전된다(그림 16-1과 16-2).

인지-행동 치료를 교합안정장치 치료와 병행한 경우 한 가지 치료법만 적용한 경우보다 치료 효과가 더 좋다(그림 16-2).

처음 턱관절 장애에 대해 평가를 할 때 환자들은 낮 동안의 악습관과 정신 사회적 기여 요소를 부정한다. '초진 환자 설문지' (부록 1)에 있는 질문들은 이러한 기여 요소를 알아내기 위한 것이다. 많은 환자들이 설문지에 표시할 답변을 생각하면서 그들이 정신사회적 기여 요소를 숨겼을 때 어떤 치료를 받게 될지 유추하게 되고, 간혹 답변을 조작하기도 한다. 그런 경우 환자들은 치료에 반응하지 않게 되며, 추가 설문지를 작성하게 하면 '초진 환자 설문지' 가 조작되었음을 알 수 있게 된다. 이것은 환자들이 인지-행동 요법을 받을 준비가 되어 있지 않기 때문이다.

◉ QUICK CONSULT

## 낮 동안의 악습관과 정신사회적 기여 요소 식별

처음 턱관절장애에 대해 평가를 할 때 환자들은 낮 동안의 악습관과 정신 사회적 기여 요소를 부정한다. '초진 환자 설문지' (부록 1)에 있는 질문들은 이러한 기여 요소를 알아내기 위한 것이다.

인지-행동 요법은 악습관을 고치고, 근육을 이완시키며, 최면, 바이오피드백, 스트레스 조절, 인지 치료(환자의 왜곡된 생각을 고치는데 초점을

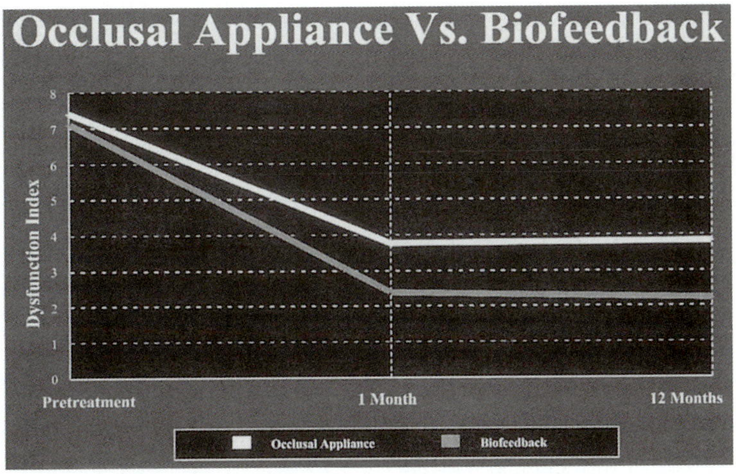


그림 16-1. 교합안정장치 치료와 바이오피드백은 턱관절장애 증상을 호전시킬 수 있다.[7]

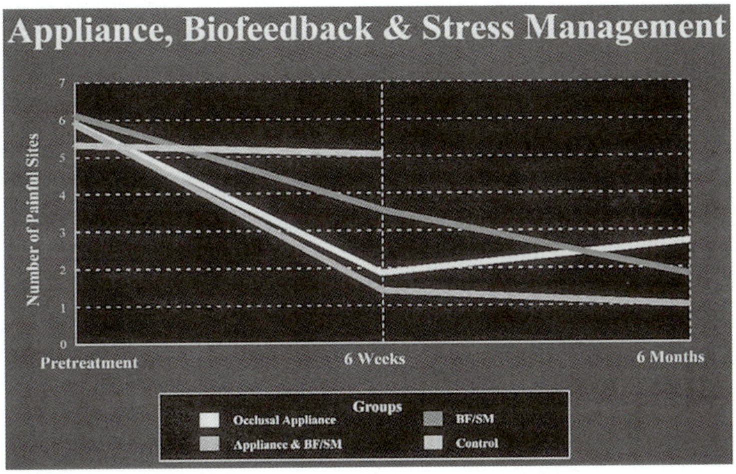


그림 16-2. 교합안정장치 치료(Appliance)와 바이오피드백을 근육 이완 및 스트레스 조절과 함께 시행한 경우(BF/SM) 턱관절장애 증상을 호전시킬 수 있다.[6]

맞춘다) 등을 포함한다. 이러한 치료들은 일반적으로 정신과 의사들이 하는데, 환자 치료에 가장 효과적인 포괄적인 치료 전략을 병행한다.

턱관절장애 증상에 대한 인지-행동 요법의 장기간의 효과는 이미 증명되었다.[10] 또한 이 요법은 일상생활 중에 증상이 나타나는 환자들에서 더 효과적이다.[11]

◉ QUICK CONSULT

### 인지 – 행동 요법의 이해

인지-행동 요법은 악습관을 고치고, 근육을 이완시키며, 최면, 바이오피드백, 스트레스 조절, 인지 치료(환자의 왜곡된 생각을 고치는데 초점을 맞춘다) 등을 포함한다.

대부분의 인지 치료에서 근육 이완 요법을 이

용하고 있다. 즉, 환자들에게 매일 1회 이상 근육 이완 요법을 시행하게 한다. 임상가들은 이러한 치료는 시간이 필요하며, 이러한 치료가 최대의 효과를 얻고, 오랫동안 유지 관리가 되기 위해서는 환자의 동기 부여가 반드시 선행되어야 한다는 것을 명심해야 한다.

◉ QUICK CONSULT

### 환자의 역할 이해하기

임상가들은 이러한 치료는 시간이 필요하며, 이러한 치료가 최대의 효과를 얻고, 오랫동안 유지 관리가 되기 위해서는 환자의 동기 부여가 반드시 선행되어야 한다는 것을 명심해야 한다.

어떤 치료 방법이 가장 효과적인지 알아내기 위해 몇몇 정신과 의사들은 인지 행동 요법을 시행하기 전에 심리 검사를 먼저 시행한다. 또 다른 정신과 의사들은 표준화된 인지 행동 요법을 먼저 시행하고, 이 치료로 증상이 호전되지 않는 환자들에 한해서 심리 검사를 시행하기도 한다. 표준화된 인지 행동 요법은 대부분의 턱관절장애 환자에게 효과가 있지만, 이상 기능으로 인한 만성 동통의 경우 인지 행동 요법만으로는 부족하다.

❖ TECHNICAL TIP

### 표준화된 인지 행동 요법으로 치료

표준화된 인지 행동 요법은 대부분의 턱관절장애 환자에게 효과가 있지만, 이상 기능으로 인한 만성 동통의 경우 인지 행동 요법만으로는 부족하다.

지난 몇 년 동안 인지 행동 요법이 필요한 환자들을 최소한의 프로그램으로 치료했는데, 이 방법은 1회 2시간씩, 1주일 간격으로 3회 시행하는 프로그램이다. 이 방법은 대부분의 턱관절장애 환자에서 효과가 있었으며, 증상이 크게 개선되지 않은 환자들은 심리 검사를 시행하여 다른 치료 방법을 찾았다.[12]

이 프로그램에서는 환자들에게 일기를 쓰게 했으며, 시행 받은 요법 중 가장 효과가 있다고 생각되는 요법(예, 습관 고치기, 점진적인 근육 이완 요법, 인지 적응력)을 기록하게 했다.[14] 이 프로그램에 참가한 환자가 많으면 정신과 의사는 여러 명의 환자를 한꺼번에 진료할 수 있다. 이 방법은 치료비를 줄여 주었다. 또한 이 방법을 통해서 환자들이 개인적인 교육보다는 함께 교육받는 것을 더 좋아한다는 것도 알게 되었다.[12]

임상적으로는 낮 동안의 증상이 개선되기 위해서는 이 방법을 3단계로 시행해야 한다는 것을 알 수 있었다. 턱관절장애 증상의 정도와 필요한 치료 방법은 환자의 습관과 사회 심리적 요인에 따라 다양하게 변할 수 있다. 3단계는 다음과 같다:

1. 환자들은 저작근을 이완시키는 방법(또는 근육의 긴장을 없애는 방법)을 배워야 하고, 저작근을 이완시키면 어떤 느낌인지 배워야 한다. 이완 연습이 충분하지 않은 몇 몇 환자들의 경우 근육 이완 요법을 배우기 위해 바이오피드백이 필요할 수 있다.
2. 환자들은 자신들의 악습관이나 근육 긴장이 언제 발생하는지 알아야 한다. 이것은 내적 방법과 외적 방법(14장 참조)을 통해 알 수 있다.
3. 환자들은 악습관을 행할 때 이것을 어떻게 멈추고, 근육을 이완시키는지 배워야 한다. 환자들은 저작근이 긴장하게 되었을 때 긴장을 푸는 방법을 배워야 한다. 근육 긴장은 환자들이 좌절하거나 바쁠 때 많이 발생한다. 몇 몇 환자들은 근육 긴장이나 분노를 풀고자 하지 않기 때문에, 스트레스 조절이나 인지 치료가 필요한 경우도 있다.

정신과 의사들은 턱관절장애 증상을 개선시키기 위한 인지 행동 요법에 대해 경험이 부족하거나 수련을 받지 못했다. 따라서, 이 치료법을 시행할 수 있는 정신과 의사를 선택하는 방법도 여러 가지가 있다.

행동 심리는 전문 분야이며, 이 분야의 수련을 받은 정신과 의사는 턱관절장애 환자에게 인지 행동 요법을 잘 적용할 수 있다. 몇 몇 정신과 의사들은 동통 관리에 대한 전문 수련을 받았으며, 이들은 만성 동통 환자들에게 흔한 정신적 문제를 치료하기 위해 이완 요업과 바이오피드백을 이용한 경험이 있다. 많은 정신과 의사들이 이완 요법, 바이오피드백에 대한 경험이 있으며, 금연이나 체중 조절과 같은 습관을 교정시키는 방법을 알고 있다.[15,16] 이들은 턱관절장애 환자들에게도 이러한 방법을 적용할 수 있다.

턱관절장애 환자를 치료해 본적이 없는 정신과 의사들에게는 고쳐줄 필요가 있는 특정 행동에 대해 충분히 알려 주는 것이 좋다.

미국 바이오피드백 인증 협회(The Biofeedback Certification Institute of America, BCIA)는 임상가들에게 바이오피드백 교육을 실시하고, 필기시험을 주관하는 기관이다. 이 협회의 인터넷 홈페이지(www.bcia.org)에서는 해당 주와 도시의 바이오피드백 인정의를 검색할 수 있다. 바이오피드백은 턱관절장애 외 다른 질환에도 유용하기 때문에 정신과 의사들은 이것을 통해서 고쳐주어야 할 특정 행동에 대한 정보를 얻는다.

많은 치과의사들이 환자들이 느끼는 치과에 대한 두려움과 주사 바늘에 대한 공포와 같은 문제를 해결하기 위해 정신과 의사들과 함께 일하고 있다. 임상가들은 함께 일하는 정신과 의사에게 전화를 해서 그 지역에서 턱관절장애 치료 경험이 있는 정신과 의사를 소개받을 수 있을 것이다. 환자를 정신과 의사에게 의뢰할 때 환자에게 정신과 의사의 이름을 알려 주고, 예약을 해 주는 것이 좋을지 물어 보면 된다. 환자가 정신과에 처음 방문했을 때는 정신과 의사에게 문제를 얘기하고, 정신과 의사는 환자를 진료한다. 진료 후 정신과 의사는 치과의사에게 전화를 걸어 환자의 문제와 치료 방법에 대해 논의한다.

임상가들은 의뢰서에 환자 상태에 대해 요약하는 것을 좋아한다. 필자는 정신과 의사에게 부록 10에 있는 양식대로 내 생각을 적어서 보낸다.

몇몇 의료 기관이나 진료비 급여 기관에서는 임상가들에게 부록과 같은 의뢰서를 작성하기를 요구한다. 이들은 일정 지역 내 정신과 의사는 계약된 정신과 의사의 진료를 받을 것을 요구하기도 하고, 의뢰서를 담당 주치의에게 승인 받아 올 것을 요구하기도 한다. 정신과에 의뢰된 환자들은 정신과에 가기 전에 의뢰 절차와 공제 금액 등에 대해 진료비 급여 기관에 문의해야 한다.

인지 행동 요법은 대부분의 의료 보험 정책에서 유용한 치료 방법이다. 의료 보험 정책이 매우 복잡하고, 해당 지역 사회의 정신과 의사에 대해 잘 모르기 때문에 임상가들은 환자를 의뢰할 때 의뢰서에 환자 상태에 대해 요약해 적어야 하며, 환자에게 의뢰를 할 수 있는 1차 진료 의사를 알아보도록 해야 한다.

## 낮동안의 악습관 제거

환자가 잠에서 깼을 때 처음 느끼는 전형적인 턱관절장애 증상은 밤 동안의 악습관 때문이다. 반면 낮이나 저녁동안 발생하거나 악화되는 증상은 낮 동안의 악습관이나 저작근에 과도한 긴장이 가해졌기 때문이다. 이론적으로는 낮에 심한 동통을 느끼는 환자들은 악습관이나 근육 긴장에 대해 알고 있으며, 이 습관을 고치면 동통도 사라지거나 감소한다는 것을 알고 있다.

◉ QUICK CONSULT

## 낮 동안 발생하는 증상 원인의 이해

환자가 잠에서 깼을 때 처음 느끼는 전형적인 턱관절장애 증상은 밤 동안의 악습관 때문이다. 반면 낮이나 저녁동안 발생하거나 악화되는 증상은 낮 동안의 악습관이나 저작근에 과도한 긴장이 가해졌기 때문이다.

낮 동안에 발생하는 악습관이나 근육 긴장은 거의 무의식적으로 일어나기 때문에 환자들은 악습관이나 근육 긴장이 일어나는 것을 알지 못한다. 환자들은 치과용 의자에 앉아 있을 때 무의식적으로 다리를 꼬는데, 이것을 구강 악습관과 관련시킬 수 있다. 환자들의 무릎 통증이 다리를 꼴 때 더 악화된다면 이러한 악습관은 고쳐야 한다. 마찬가지로 그들의 통증이 턱에 있으므로 구강 악습관을 찾아내 고치는 것이 필요하다.

'초진 환자 설문지' 의 질문 26('하루에 치아가 닿고 있는 시간은 몇 퍼센트입니까?')은 환자들이 자신의 이 악물기 습관에 대해 알고 있는지에 대한 정보를 제공한다. 많은 턱관절장애 환자들이 휴식시간에는 치아가 살짝 닿을 정도로 유지하지만 바쁘거나, 집중할 때 또는 흥분하거나 차를 운전할 때 그리고, 컴퓨터를 사용하고 있는 동안은 무의식적으로 치아를 꽉물고 있다. 동통에 대해 기록함으로써 환자들은 악습관이나 근육 긴장 활동과 이러한 활동 간 상관관계에 대해 알게 된다. 이러한 악습관을 고치기 위해서는 관련된 활동의 강도를 감소시키거나 행동을 고치게 해야 한다.

환자가 충분히 동기 부여가 되어 있고, 낮 동안의 증상이나 정신사회적 기여 요소가 매우 적다면 자기 관리 요법 중의 하나로서 환자 스스로 낮 동안의 악습관을 고치게 한다. 교합안정장치는 환자들이 악습관을 고치는데 도움을 주기 위해 일시적으로 사용할 수 있다(12장 참조).

❖ TECHNICAL TIP

## 낮 동안의 악습관 고치기

환자가 충분히 동기 부여가 되어 있고, 낮 동안의 증상이나 정신사회적 기여 요소가 매우 적다면 자기 관리 요법 중의 하나로서 환자 스스로 낮 동안의 악습관을 고치게 한다.

지난 25년 동안 습관 고치기 치료는 입술이나 뺨 또는 혀를 깨문다거나 손톱을 물어뜯고 이를 악 무는 등 반복적인 신경 작용에 의한 악습관을 고치는데 유용하게 적용되었다.[17-20] 습관 고치기 치료를 근육 이완 요법과 병행해서 진행하면 낮동안의 악습관과 턱관절장애 증상이 현저하게 감소한다.[13, 21] 환자들은 자신의 습관을 알게 되면 점점 더 많은 악습관을 찾아낸다. 따라서, 자신의 습관을 관찰하고 저작근을 긴장시키거나 턱관절장애 증상을 일으키는 습관들, 즉, 뺨, 입술, 손톱을 깨물거나 입에 무언가를 물고 있는 등의 습관을 고칠 수 있도록 환자들을 교육해야 한다.

습관 고치기 치료가 성공하기 위해서는 (a)환자가 자신의 습관을 알아야 하고, (b)환자가 악습관을 하지 못하게 하는 방법(예, 혀를 위로 들거나 치아를 닿지 않게 한다.)을 개발해야 하며, (c)환자들이 악습관을 가지고 있을 때(동통 기록지를 통해 알 수 있다.) 이러한 습관 교정 방법을 적용할 수 있도록 동기 부여가 되어야 한다.[17]

정신과 의사들은 환자들이 자신의 습관을 알아낼 수 있도록 외적 및 내적 자극원들에 대해 질문하고, 이러한 악습관을 고치기 위한 방법을 배울 수 있게 도와주며, 근육을 이완시키는 방법(또는 근육의 긴장을 제거하는 방법)을 교육한다. 이렇게 함으로써 환자들은 악습관을 고치고, 저작근을 이완시킬 수 있게 된다.

## 이완 요법

정신과적인 이완 요법은 점진적인 근육 이완, 이미지, 최면, 요가, 기도 또는 투약을 통해 이루어진다.[22, 23] 이러한 방법들은 과흥분 상태를 가라앉힐 수 있다.

❖ TECHNICAL TIP

### 과흥분 상태를 가라앉히기

이완 요법은 과흥분 상태를 진정시킬 수 있다.

이완 요법은 턱관절장애 증상을 감소시키는 것으로 알려져 있으며,[3, 8, 17] 턱관절장애의 치료 시 습관 고치기와 바이오피드백 치료와 함께 적용되고 있다.[7, 13, 21] 일반적으로 이완 요법을 시행한 환자들은 일시적으로 통증의 감소를 경험할 뿐만 아니라 근육이 긴장되어 있을 때와 이완되어 있을 때의 차이를 알아서 근육이 긴장되어 있을 때 근육을 이완시킬 수 있다.

그러나 임상가들이 턱관절장애 환자에게 근육 이완 요법에 관한 오디오테잎이나 CD 프로그램을 준다고 해도 그들이 그것을 듣고 실천할 것이라고 기대하기 어렵다. 턱관절장애 환자들이 오디오테잎 프로그램을 받은 후 동기 부여가 되어 근육 이완 요법을 실천하는 경우는 거의 없다.[24] 대부분의 턱관절장애 환자들은 전문가의 치료를 받아야 동기 부여가 된다.

환자들은 이러한 치료 방법을 자신이 직접 하는 것을 선호한다. 환자들에게 오디오테잎이나 CD를 서점에서 구입할 것을 권할 수도 있고 조용한 음악을 들으라고 권할 수도 있으며, 따뜻한 물로 목욕을 하거나 샤워를 하도록 할 수도 있으며 조용히 앉아서 심호흡을 하게 할 수도 있다. 몇 몇 환자들은 온찜질용 패드를 사용하는 것보다 이런 방법을 선호한다. 이런 환자들에게는 그들이 가장 편하고 즐겁게 할 수 있는 치료 방법을 선택해서 지속적으로 시행하게 해야 한다. 치료 경험이 즐거울수록 장기간의 치료에 대한 협조도도 상승한다.

이런 방법들은 환자들을 신체적으로 이완시켜 주고, 근육이 이완되었을 때의 느낌을 알게 해 준다. 그렇게 함으로써 환자들은 언제든지 근육 이완 상태를 재현할 수 있게 된다. 그 다음 단계는 환자들이 근육이 긴장되거나 악습관을 행하는 시기를 스스로 알게 하는 것으로 이렇게 함으로써 환자들은 악습관을 버리고, 근육 이완을 유도할 수 있게 된다.

## 최면 요법

최면 요법은 1980년대부터 동통 관리에 적용되었는데, 환자들을 매우 깊은 상태까지 이완시킨다. 몇 몇 환자들과 정신과 의사들은 턱관절장애 증상의 치료에 최면 요법을 선호하고 있으며, 실제로 이러한 증상의 치료에 최면 요법이 유용함을 보이고 있다(그림 16-3).[25, 26]

최면 요법은 일반적으로 20~60분 정도 시행한다.[25] 환자들은 최면 요법동안 자신의 생각을 조절하고, 그들이 원할 때는 언제든지 근육 이완 상태를 만들 수 있다.[25]

이러한 상태를 환자에게 설명해 줌으로써 부작용에 대한 염려는 감소한다.

턱관절장애 환자에게 최면 요법을 시행할 때는 모든 신체적 및 정신적 스트레스와 염려를 해소시키기 위해 최면 요법이 필요함을 설명하고 동의를 얻어야 한다. 환자들에게 최면 요법 관련 오디오 카세트나 CD를 주고, 집에서 반복해서 듣게 함으로써 그들이 스스로 근육 이완 상태에 도달할 수 있고, 남아 있거나 앞으로 발생할 수 있는 스트레스와 염려를 조절하게 할 수 있다.[25, 27]

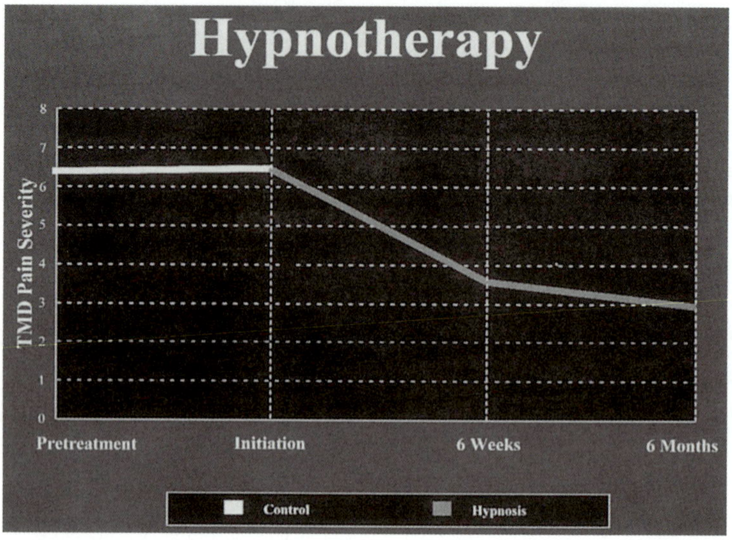


그림 16-3. 턱관절장애 치료에 대한 최면 요법의 영향.

환자들에게 잠자기 전에 테이프를 듣게 하면 잠을 더 잘 자고, 야간의 악습관이 줄어들기도 한다.

## 바이오피드백

바이오피드백은 어떤 생리적 수치들의 변화(예, 근육 활성도, 혈압, 피부 온도)를 환자들이 알도록 하기 위해 1960년대에 개발되었다.[29] 근육 활성도에 대한 피드백(근전도)은 턱관절 장애 환자들에게 많이 이용된다. 즉, 환자들은 어떻게 근육을 이완시켜서 저작근의 근육 활성도를 낮출 수 있는지를 배운다.[30] 환자들은 바이오피드백을 이용해서 여러 근육 이완 요법들이 어떻게 근육의 긴장을 변화시키는지 관찰하고 그들의 저작근을 이완시키는 방법을 배움으로써 턱관절 장애 증상을 감소시킬 수 있다. 이것은 체중 감량을 원하는 사람들이 체중계를 통해서 피드백을 얻는 것과 같다.

일반적으로 바이오피드백은 치료 효과를 높이기 위해서 근육 이완 요법과 함께 시행된다. 두 요법의 치료 효과를 비교한 연구 결과 바이오피드백 군은 평균 35%, 근육 이완 요법 군은 평균 56%의 동통 감소 효과가 있었다.[31] 이것은 두 가지 방법을 함께 적용했을 경우 근육 이완 요법의 기여도가 더 크다는 것을 나타낸다. 또한 이 연구에서는 바이오피드백을 근육 이완 요법과 함께 적용할 경우 교합 안정 장치와 비슷한 효과가 있으며, 오랫동안 턱관절장애 증상이 재발하지 않는다는 것을 보고하고 있다.[32, 33]

◉ QUICK CONSULT

### 근육 이완 요법과 바이오피드백을 함께 적용했을 때의 치료 효과 이해하기

연구에 의하면 근육 이완 요법과 바이오피드백을 함께 적용할 경우 근육 이완 요법이 더 큰 역할을 한다.

일반적으로 낮 동안 악습관이 있는 턱관절장애 환자들은 낮이나 저녁에 증상이 있음을 호소하는 반면 밤 동안 악습관이 있는 환자들은 아침에 잠에서 깨었을 때 증상이 있음을 호소한다. 연구에 의하면 낮 동안 악습관이 있는 환자들은 근육 이완 요법과 바이오피드백을 함께 적용했을 때 효과가 좋으며, 밤 동안 악습관이 있는 환자들은 밤에 교합 안정 장치를 끼게 하는 것이 더 효과가 좋다.[34-36] 바이오피드백 치료를 받고 있는 환자에서 중요한 것은 치료실에서 배운 것을 일상생활에 그대로 적용하는 것이다. 치료사에게서 배운 것을 환자 자신의 일상생활 중 스트레스 상황에 적용시키지 못할 경우 충분한 치료 효과를 얻지 못한다.

**❖ TECHNICAL TIP**

근육 이완 요법과 바이오피드백을 함께 적용한 경우와 교합 안정 장치 치료를 비교한다. 연구에 의하면 낮 동안 악습관이 있는 환자들은 근육 이완 요법과 바이오피드백을 함께 적용했을 때 효과가 좋으며, 밤 동안 악습관이 있는 환자들은 밤에 교합 안정 장치를 끼게 하는 것이 더 효과가 좋다.

필자의 환자 중 낮 동안의 증상이 매우 심한 환자에게 습관 교정과 근육 이완 요법을 함께 적용하였다. 저작근을 제외한 모든 신체의 근육을 이완시킬 수 있게 된 환자는 바이오피드백이 낮 동안의 증상을 줄이는데 도움이 된다는 것을 알게 되었다.

일반적으로 낮 동안 근육 긴장이나 악습관을 가진 환자들은 이러한 악습관을 교정시키거나, 근육 이완 요법과 바이오피드백을 함께 적용하거나 (근육 이완 요법이 더 중요하다.) 교합 안정 장치를 낮 동안 착용하게 함으로써 턱관절장애 증상을 호전시킬 수 있다.

## 스트레스 관리

스트레스 관리는 환자들이 경험하는 스트레스, 화, 좌절 등을 인지학적 접근 방식으로 다루는 것을 가리킨다. 몇몇 연구에 의하면 일반적인 턱관절장애 환자들은 턱관절장애 증상이 없는 경우에 비해 스트레스에 취약한 것을 알 수 있다.[37] 턱관절장애 환자들은 이러한 상황에서 근육 긴장이 더 잘 발생하는데,[38] 스트레스 관리 방법을 배움으로써 스트레스 상황에 대한 그들의 생각과 그러한 상황을 더 잘 조절할 수 있게 된다.

**◑ FOCAL POINT**

턱관절장애 환자들은 스트레스, 화, 좌절 등의 상황에서 저작근 긴장이 더 잘 생기는데, 스트레스 관리 방법을 배움으로써 스트레스 상황에 대한 그들의 생각과 그러한 상황을 더 잘 조절할 수 있게 된다.

대부분의 근긴장성 두통은 일상생활의 작은 스트레스(큰 스트레스에 비해)에서 시작된다.[39] 임상적으로 턱관절장애 환자들은 작은 스트레스에 민감하나 스트레스의 영향에 대해 무시한다. 그들은 자신이 스트레스를 받지 않고 있다고 말하지만 그들의 턱, 목 또는 어깨가 경직되어 있으며, 꽤 많은 시간동안 화를 내거나 좌절하고 있다는 것을 알고 있다['초진 환자 설문지' (부록 1)의 질문 22항 참조]. 턱관절장애 증상은 환자가 바쁘거나 좌절하고 있거나 화를 낼 때 악화되는 경향이 있으며, 환자들에게 동통과 분주함에 대해 기록하게 함으로써 이러한 상태를 알려줄 수 있다.

턱관절장애 환자들은 '스트레스' 라는 용어를 사용할 때보다는 '바쁘다', '좌절하고 있다', '화를 내고 있다', '근육이 긴장하고 있다' 는 용어를 사용할 때 그러한 경향이 있다는 사실을 더 잘 인정한다. 환자들이 자신의 상황을 인정하면 저작근을 이완시킬 수 있는 방법을 배워야 한다는 것과 이러한 방법을 배움으로써 바쁘고, 좌절하고, 화를 내게 되는 시간을 줄일 수 있다는 것을 설명해 준다. 이렇게 함으로써 환자들은 스스로 근육 이완 요법과 스트레스 관리법을 배울 준비를 하게 된다.

❖ TECHNICAL TIP

## '스트레스' 라는 용어를 사용하지 않기

턱관절장애 환자들은 자신이 스트레스를 받고 있다는 사실에 대해서는 인정하지 않지만 그들이 바쁘고, 좌절하거나 화를 내거나 근육이 긴장하고 있다는 사실은 인정한다. 따라서, 필자는 '스트레스' 라는 용어대신 '바쁘다', '좌절하고 있다', '화를 내고 있다', '근육이 긴장하고 있다' 는 용어를 사용하고 있다.

턱관절장애 환자들은 일반적으로 바이오피드백 및 근육 이완 요법과 스트레스 관리법을 병행해서 치료하는데, 이렇게 함으로써 오랫동안 지속되었던 턱관절장애 증상이 현저하게 줄어든다.

## References


1. Turner JA, Dworkin SF, Mancl L, Huggins KH, Truelove EL. The roles of beliefs, catastrophizing, and coping in the functioning of patients with temporomandibular disorders. Pain 2001; 92(1–2):41–51.
2. Turner JA, Whitney C, Dworkin SF, Massoth D, Wilson L. Do changes in patient beliefs and coping strategies predict temporomandibular disorder treatment outcomes? Clin J Pain 1995;11(3): 177–88.
3. Dworkin SF, Turner JA, Wilson L, Massoth D, Whitney C, Huggins KH, Burgess J, Sommers E, Truelove E. Brief group cognitive-behavioral intervention for temporomandibular disorders. Pain 1994;59(2):175–87.
4. Gremillion HA. Multidisciplinary diagnosis and management of orofacial pain. Gen Dent 2002;50(2):178–86.
5. Gremillion HA. The prevalence and etiology of temporomandibular disorders and orofacial pain. Tex Dent J 2000;117(7):30–9.
6. Turk DC, Zaki HS, Rudy TE. Effects of intraoral appliance and biofeedback/stress management alone and in combination in treating pain and depression in patients with temporomandibular disorders. J Prosthet Dent 1993;70(2):158–64.
7. Dahlstrom L. Conservative treatment of mandibular dysfunction: clinical, experimental and electromyographic studies of biofeedback and occlusal appliances. Swed Dent J Suppl 1984;24:1–45.
8. Carlson CR, Bertrand PM, Ehrlich AD, Maxwell AW, Burton RG. Physical self-regulation training for the management of temporomandibular disorders. J Orofac Pain 2001;15(1):47–55.
9. Dworkin SF, Turner JA, Mancl L, Wilson L, Massoth D, Huggins KH, LeResche L, Truelove E. A randomized clinical trial of a tailored comprehensive care treatment program for temporomandibular disorders. J Orofac Pain 2002;16(4): 259–76.
10. Gardea MA, Gatchel RJ, Mishra KD. Long-term efficacy of biobehavioral treatment of temporomandibular disorders. J Behav Med 2001; 24(4):341–59.
11. Wright EF. How daily TMD symptom patterns may affect treatment approach. Am Acad Orofac Pain Newslett 2000;5(3):15–6.
12. Bogart RK, Wright E, Dunn WJ, McDaniel R, Hunter C, Peterson AL. Efficacy of group cognitive behavioral intervention for temporomandibular disorders (TMD) patients [abstract 3907]. J Dent Res (Special Issue A) 2002;81:478.
13. Townsen D, Nicholson RA, Buenaver L, Bush F, Gramling S. Use of a habit reversal treatment for temporomandibular pain in a minimal therapist contact format. J Behav Ther Exp Psychiatry 2001;32(4):221–39.
14. Auerbach SM, Laskin DM, Frantsve LM, Orr T. Depression, pain, exposure to stressful life events, and long-term outcomes in temporomandibular disorder patients. J Oral Maxillofac Surg 2001;59(6):628–33.
15. El-Zayadi AR, Selim O, Hamdy H, El-Tawil A, Moustafa H. Heavy cigarette smoking induces hypoxic polycythemia (erythrocytosis) and hyperuricemia in chronic hepatitis C patients with reversal of clinical symptoms and laboratory parameters with therapeutic phlebotomy. Am J Gastroenterol 2002;97(5):1264–5.
16. Jeffery RW, McGuire MT, French SA. Prevalence and correlates of large weight gains and losses. Int J Obes Relat Metab Disord 2002;26(7): 969–72.
17. Miltenberger RG, Fuqua RW, Woods DW.

Applying behavior analysis to clinical problems: review and analysis of habit reversal. J Appl Behav Anal 1998;31(3):447–69.

18. Twohig MP, Woods DW. Evaluating the duration of the competing response in habit reversal: a parametric analysis. J Appl Behav Anal 2001;34(4):517–20.
19. Woods DW, Murray LK, Fuqua RW, Seif TA, Boyer LJ, Siah A. Comparing the effectiveness of similar and dissimilar competing responses in evaluating the habit reversal treatment for oral-digital habits in children. J Behav Ther Exp Psychiatry 1999;30(4):289–300.
20. Jones KM, Swearer SM, Friman PC. Relax and try this instead: abbreviated habit reversal for maladaptive self-biting. J Appl Behav Anal 1997;30(4):697–9.
21. Gramling SE, Neblett J, Grayson R, Townsend D. Temporomandibular disorder: efficacy of an oral habit reversal treatment program. J Behav Ther Exp Psychiatry 1996;27(3):245–55.
22. Benson H. Hypnosis and the relaxation response. Gastroenterology 1989;96(6):1609–11.
23. Benson H. The relaxation response: history, physiological basis and clinical usefulness. Acta Med Scand Suppl 1982;660:231–7.
24. Okeson JP, Moody PM, Kemper JT, Haley JV. Evaluation of occlusal splint therapy and relaxation procedures in patients with temporomandibular disorders. J Am Dent Assoc 1983;107(3):420–4.
25. Loitman JE. Pain management: beyond pharmacology to acupuncture and hypnosis. J Am Med Assoc 2000;283(1):118–9.
26. Simon EP, Lewis DM. Medical hypnosis for temporomandibular disorders: treatment efficacy and medical utilization outcome. Oral Surg Oral Med Oral Pathol Oral Radiol Endod 2000;90(1):54–63.
27. Dubin LL. The use of hypnosis for temporomandibular joint (TMJ). Psychiatr Med 1992;10(4):99–103.
28. Somer E. Hypnotherapy in the treatment of chronic nocturnal use of a dental splint prescribed for bruxism. Int J Clin Exp Hypn 1991;39(3):145–54.
29. Schutt NL, Bernstein DA. Relaxation skills for the patient, dentist, and auxiliaries. Dent Clin North Am 1986;30(Suppl 4):S93–S105.
30. Cott A, Parkinson W, Fabich M, Bedard M, Marlin R. Long-term efficacy of combined relaxation: biofeedback treatments for chronic headache. Pain 1992;51:49–56.
31. Funch DP, Gale EN. Biofeedback and relaxation therapy for chronic temporomandibular joint pain: predicting successful outcome. J Consult Clin Psychol 1984;52(6):928–35.
32. Myers CD, White BA, Heft MW. A review of complementary and alternative medicine use for treating chronic facial pain. J Am Dent Assoc 2002;133(9):1189–96.
33. Gardea MA, Gatchel RJ, Mishra KD. Long-term efficacy of biobehavioral treatment of temporomandibular disorders. J Behav Med 2001;24(4):341–59.
34. Pierce CJ, Gale EN. A comparison of different treatments for nocturnal bruxism. J Dent Res 1988;67:597–601.
35. Hijzen TH, Slangen JL, Van Houweligen HC. Subjective, clinical and EMG effects of biofeedback and splint treatment. J Oral Rehabil 1986;13:529–39.
36. Dahlstrom L, Carlsson SG. Treatment of mandibular dysfunction: the clinical usefulness of biofeedback in relation to splint therapy. J Oral Rehabil 1984;11:277–84.
37. De Leeuw JRJ, Steenks MH, Ros WJG, Bosman F, Winnubst JAM, Scholte AM. Psychosocial aspects of craniomandibular dysfunction: an assessment of clinical and community findings. J Oral Rehabil 1994;21:127–43.
38. Gremillion HA, Waxenberg LB, Myers CD, Benson MB. Psychological considerations in the diagnosis and management of temporomandibular disorders and orofacial pain. Gen Dent 2003;51(2):168–72.
39. Brantley PJ, Jones GN. Daily stress and stress-related disorders. Ann Behav Med 1993;15(1):17–25.

# Chapter 17

# 약물학적 치료

## FAQs

**Q :** 근 이완제가 스트레스로 인한 불안감을 감소시키는데 도움이 되나?

**A :** 환자의 상황인지나 감정적 충격을 완화시키는데 일반적으로 근 이완제가 단기적인 스트레스성 통증과 관련된 급성 상황에 현저히 효과가 있는 것으로 추측되어 왔다.

**Q :** 턱관절장애를 가진 환자에게 삼환계 항우울제를 처방하면 정신질환 치료를 한 것으로 치과의사가 고소 당하지 않나?

**A :** 턱관절장애 치료 시 저용량의 삼환계 항우울제가 사용되며, 이들은 항 우울 치료작용, 황홀감, 감정 상승감을 유발하지 않으며 약물 오용에 대한 우려도 크지 않다.

**Q :** 턱관절질환 치료에 글루코사민과 콘드로이틴이 유용한가?

**A :** 턱관절장애를 가진 환자들을 평가한 연구에서 글루코사민과 콘드로이틴은 턱관절염증, 턱관절잡음, 턱관절 골관절염 치료에 유용하다는 것을 발견했다.

임상경험과 연구결과에 따르면 약물학적 치료는 환자의 동통을 감소시키고 때때로 회복을 빠르게 할 수 있다. 다양한 턱관절 상태에 모두 적합한 특정한 단일 약물은 없다. 하지만 의사들은 자기의 턱관절장애 환자들에게 자신이 선호하는 약물을 처방한다. 턱관절질환에 쓰여지는 약물은 저작 근골격계 뿐만 아니라 다른 근골격계에도 영향을 미치므로 근골격계에 적용되는 대부분의 약물학적 원칙이 턱관절 장애의 약물학적 치료에도 적용된다.[1] 턱관절장애는 신체의 다른 부위의 반복적 운동장애와도 종종 비교가 된다.[2]

**◑ FOCAL POINT**

다양한 턱관절 상태에 모두 적합한 특정한 단일 약물은 없다. 하지만 의사들은 자기의 턱관절장애 환자들에게 자신이 선호하는 약물을 처방한다.

만성 턱관절장애 증상 보유 환자들의 장기적인 증상 호전을 위해서는 근본적인 원인을 치료할 필요가 있다. 그러나 임상적으로 살펴보면 만성증상을 가진 일부 환자들은 초기에 증상을 충분하게 완화시켜주는 약물이 처방될 경우 장기적 증상 호전을 위한 원인 치료보다는 초기에 처방된 약물을 장기적으로 사용하려고 한다.

따라서 증상이 급성 악화를 보이지 않는 한 만성 턱관절 증상 환자에게 근 이완제를 처방하는 것은 피해야 한다. 장기적인 약물 처방을 원하는 만성 환자에게는 필요에 따라 장기간 사용할 수 있는 비스테로이드성 소염제나 삼환계 항우울제가 처방되어야 한다. 가능하면 만성증상은 자가요법, 교합장치 요법 , 또는 악습관 변화기법 등의 비 약물학적 치료를 통해 치료하도록 해야 한다.

◉ QUICK CONSULT

### 일부 환자의 치료 요구사항에 대한 이해

임상적으로 살펴보면 만성증상을 가진 일부 환자들은 초기에 증상을 충분하게 완화시켜주는 약물이 처방될 경우 장기적 증상 호전을 위한 원인 치료보다는 초기에 처방된 약물을 장기적으로 사용하려고 한다.

### 약물치료의 사용

가능하면 만성증상은 자가 요법, 교합장치 요법, 또는 악습관 변화기법 등의 비 약물학적치료를 통해 치료하도록 해야 한다.

일반적으로 턱관절장애 치료에는 대부분 비스테로이드성 소염제를 포함한 일반 매약(over-the-counter) 진통제와 소염제, 근 이완제, 저 용량의 삼환계 항우울제, 영양 보조제, 피부 마취 연고제 등의 약물이 사용된다. "턱관절장애 자가치료 유인물"(부록 3)에는 일반 매약을 원하는 환자들에게 처방할 수 있는 추천 판매 약품이 수록되어 있다. 의사는 환자가 약물을 제대로 복용하도록 관리하는 것과 더불어 약물의 장점과 부작용을 반드시 비교 검토해야 한다.

다른 많은 약물과 더불어 선택적 세로토닌 재흡수억제제인 항우울제가 턱관절장애 증상에 도움이 된다는 여러 보고 사례가 있다.[3, 4] 그러나 어떤 특정 약물이 이런 부작용을 유발하는지에 대해서는 환자에 대한 처방 약물을 변경할 만큼 충분한 수준의 데이터가 구비되어 있지 못하다. 따라서 특정 약물이 턱관절증상에 영향을 미치는 것으로 여겨지면 이에 대한 가능성에 대하여 환자와 상의하고 이 약물을 증상에 영향을 미치는 요건으로 간주하여 이 책에 제시된 방법에 따라 치료되어야 한다.

정신질환 환자에게 처방되는 정신질환 약물은 정신과의사나 내과의사가 광범위한 정신건강요법의 일환으로 처방해야 한다.

## 진통제

살리실산제제, 아세트아미노펜, 이부프로펜, naproxen sodium, ketoprofen, 캅사이신은 미국내에서 의사 처방 없이 구입할 수 있는 주요한 진통제이다. 아세트아미노펜은 약간의 위장장애를 유발하고 혈액 응고작용을 방해하지는 않지만 장기복용 시 (일생에 5000알 이상) 신장 질환을 일으킬 가능성이 통상적으로 2.5 배 높아진다.[6]

비스테로이드성 소염제는 턱관절장애를 치료하는데 가장 일반적으로 많이 사용되며 특히 환자의 동통이 주로 염증 반응에 의한 것일 경우에는 비스테로이드성 소염제에 의해 괄목할 만한 증상 개선 효과를 볼 수 있다.[7, 8] 통상적으로 비스테로이드성 소염제는 큰 부작용을 보이지는 않지만 과다 사용시 광범위한 부작용이 나타난다.[9] 메타분석연구에 의하면 비스테로이드성 소염제 사용자들은 비 사용자들보다 심각한 소화기관 부작용을 일으킬 확률이 3배나 높다고 한다.[10] 혈액 투석을 필요로 하는 말기 신장질환자의 후향 분석(retrospective analysis)에 의하면 비스테로이드성 소염제 만성 복용자(일생동안 5000알 이상 복용)의 말기 신장질환 유발 가능성이 9배나 높다.[6] (이 장의 소염제 항목의 비스테로이드성 소염제의 토론 부분 참조).

턱관절 장애 치료에 추천되는 또 다른 진통제인 캅사이신(Zostrix)은 도포용으로 특별히 제삭된 약물이다.[11] (이 장의 '표면마취연고' 참조)

## 소염제

턱관절장애 치료는 일차적으로 턱관절 내의 염증을 줄이기 위하여 소염제를 사용한다. 약물이 턱관절 염증을 감소시키면 동시에 관련된 동통과 기능 이상 현상도 줄어든다.[7, 12]

의사는 만성 턱관절 염증이 통상 턱관절에 과잉 부하를 주는 과도한 이상 기능 행위 때문에 유발된다는 사실을 항상 염두에 두어야 한다.[13, 14] 따라서 임상적으로 환자가 약물을 복용하는 동안은 연관된 증상과 턱관절 염증이 감소하지만 만성증상을 가진 환자가 기능 이상을 유발하는 습관을 적절하게 바꾸지 않을 경우 턱관절 염증과 연관 증상은 약물 복용을 중지하면 재발하게 된다.

◉ QUICK CONSULT

**소염제 효과에 대한 고찰**

임상적으로 환자가 약물을 복용하는 동안은 연관된 증상과 턱관절 염증이 감소하지만 만성증상을 가진 환자가 기능이상을 유발하는 습관을 적절하게 바꾸지 않을 경우 턱관절 염증과 연관 증상은 약물 복용을 중지하면 재발하게 된다.

소염제는 비복위성 급성 원판전위나 급성 외상후에 발생된 급성 턱관절 염증을 가진 환자에서는 유용하다. 비복위성 급성 턱관절 원판전위를 가진 환자에서 소염제는 원판후부조직을 신장시켜 턱관절 원판이 좀더 전방으로 이동되게 하여 통증과 연관된 염증반응을 감소시키는 작용을 전형적으로 보인다. 관절원판이 좀 더 전방 이동됨으로써 개구량을 더 증가시키게 되고 관절원판의 걸림 현상도 감소하여 염증반응의 재발 정도가 감소하게 된다.

턱관절 염증으로 인한 경미하거나 중등도의 동통을 가진 환자의 처방은 일반적으로 naproxen 이나 naproxen sodium이 추천된다. 심한 통증의 경우(최고 통증이 10일 때 6정도 이상)는 단기간의 경구용 스테로이드 사용 후 일반적으로 비스테로이드성 소염제를 복용하는 처방이 요구된다. 이들 요법은 나중에 관련 부분에서 좀 더 논의될 것이다.

영양보조제인 글루코사민과 콘드로이틴은 부작용이 적으면서 턱관절 염증을 가진 환자에게 유용한 것으로 알려져 있다.[15, 16] 만약에 환자가 소염제를 장기복용하기를 원한다면 필요에 따라서 영양 보조제나 비스테로이드 성 소염제를 선택하는 것도 적당할 수 있다(이 장의 '영양 보조제' 참조).

### *비스테로이드성 소염제*

비스테로이드성 소염제는 경미한 상태부터 중등도 까지의 턱관절 염증과 근육통을 어느 정도 완화 시킨다. 어떠한 특정 개별 비스테로이드성 소염제의 진통 효과가 다른 비스테로이드성 소염제보다 더 낫다고 볼 수도 없고 환자 개개인의 반응도 매우 다양하다. 따라서 한 종류의 비스테로이드성 소염제를 써서 만족할 만한 개선 효과를 보지 못했다고 해서 다른 비스테로이드성 소염제까지 효과가 없다고 말할 수는 없다.[7, 17]

필자가 사용하는 전형적인 비스테로이드성 소

염제와 용량은 ibuprofen(Motrin) 800 mg t.i.d. 나 q.i.d.; naproxen(Naprosyn) 500 mg b.i.d.; naproxen sodium(Anaprox) 550 mg b.i.d. 이고 naproxen sodium(Anaprox) 550 mg은 Aleve(220 mg naproxen sodium)란 일반 판매약품으로 팔리며 Naprosyn 500 mg 정과 맞 먹는 양이다. 임상적으로 필자가 느끼기에는 근육통이 일차적 원인인 환자에서는 이부프로펜이 더 효과적이지만 턱관절 염증으로 유발된 통증을 가진 환자에서는 naproxen 이나 naproxen sodium이 더 효과적이다.

급성 턱관절 염증을 가진 환자를 치료하기 위하여 비스테로이드성 소염제를 사용하게 되는 경우 필자는 일반적으로 2~3주 동안 naproxen 500 mg b.i.d.로 처방한다. naproxen은 2~3 주가 넘어가는 장기 복용 시 약효가 상실되는 것이 임상적으로 관찰된다. 그래서 환자가 지속적 사용을 원하는 경우 필자는 환자에게 2~3주 동안 naproxen 500 mg을 하루에 두 번만 복용하고 그 후에는 필요 시만(일주일에 2~3회 이상 넘지 않도록) 복용토록 지시하고 있다.

❖ TECHNICAL TIP

### Ibuprofen과 naproxen의 차이점에 대한 고찰

필자가 느끼기에는 근육통이 일차적 원인인 환자에서는 ibuprofen이 더 효과적이지만 턱관절 염증으로 유발된 통증을 가진 환자에서는 naproxen이나 naproxen sodium이 더 효과적이다.

임상적으로 대부분의 턱관절 환자들은 비스테로이드성 소염제를 지속적으로 복용한다고 해도 충분한 증상 개선 효과를 보지 못하는 것이 관찰된다. 그러나 일부 환자들은 비스테로이드성 소염제를 필요 시 마다 복용하는 것을 선호한다. 일부 비스테로이드성 소염제들은 약효의 지속적인 방출을 위하여 캡슐에 싸여져 있는 반면 나머지 다른 비스테로이드성 소염제들은 위장장애 감소를 위하여 위에서는 녹지 않고 장에서만 녹도록 코팅이 되어 있다.[9]

◉ QUICK CONSULT

### 비스테로이드성 소염제 치료효과에 대한 고찰

임상적으로 대부분의 턱관절 환자들은 비스테로이드성 소염제를 지속적으로 복용한다고 해도 충분한 증상개선 효과를 보지 못하는 것이 관찰된다. 그러나 일부 환자들은 비스테로이드성 소염제를 필요 시마다 복용하는 것을 선호한다.

선택적으로 $COX_2$ 억제제가 다른 비스테로이드성 소염제보다 효과가 있으며 $COX_1$ 부작용이 적다.[18-20]

미국에서 시판되는 $COX_2$억제제로는 celecoxib (Celebrex), rofecoxib(Vioxx), meloxicam(Mobic), valdecoxib(Bextra)가 있다. 이 약들은 고가이고 비스테로이드성 소염제는 일반적으로 턱관절 환자에게 충분한 증상 완화를 주지 못한다는 사실을 명심해야 한다.

비스테로이드성 소염제 의 장기 복용으로 인한 부작용의 가능성(이 장의 '진통제' 에서 논의됨)때문에 필요한 경우를 제외하면 일반적으로 장기복용 되지 않는다. 환자가 장기복용을 원하는 경우는 적당한 비스테로이드성 소염제와 용량을 결정한 후 내과의사에게 의뢰하여 장기 관찰 및 관리가 되게 한다. 비스테로이드성 소염제는 기본적으로 복용되지만 유발점 주사[21], 턱관절 음성 영동법[22], 표면 도포[23] 방법으로 사용하기도 한다.

◉ QUICK CONSULT

### 비스테로이드성 소염제의 장기처방

비스테로이드성 소염제의 장기 복용으로 인한 부작용의 가능성 때문에 필요한 경우에만 투여하는 것을 제외하면 일반적으로 장기복용하지 않게 한다.

❖ TECHNICAL TIP

### 비스테로이드성 소염제 사용의 환자관리

환자가 장기복용을 원하는 경우는 적당한 비스테로이드성 소염제와 용량을 결정한 후 내과의사에게 의뢰하여 장기 관찰 및 관리가 되게 한다.

## 스테로이드성 소염제

Corticosteroids는 염증으로 인한 중등도에서 심한 동통(6/10 이나 그 이상)까지 사용될 수 있는 유용한 소염제이다. 과사용의 경우 부작용 위험성 때문에 턱관절장애 환자에게는 단기간 처방하고 그 후 비스테로이드성 소염제로 복용하게 해야 한다. 지시 대로 따라 하기 쉽게 포장된 21 methyl-prednisolone tablets 인 Medrol Dosepak을 처방하면 corticosteroid의 6-day declining dose 로 편리하게 복용할 수 있다.[7]

경구 corticosteroid가 선호된다면 Medrol Dosepak과 함께 naproxen도 2~3주 처방해주어야 한다. Medrol Dosepak 사용 4일째에 naproxen 복용을 시작하여야 높은 용량의 corticosteroid가 투여될 때 발생되는 초기 위장장애를 감소시키고 항염증 작용도 연장된다.

❖ TECHNICAL TIP

### 경구 corticosteroid 처방

경구 corticosteroid가 선호된다면 Medrol Dosepak과 함께 naproxen도 2~3주 처방해주고 Medrol Dosepak 사용 4일째에 naproxen 복용을 시작하도록 한다.

처방전은 다음과 같이 기술한다: 포장에 지시된 대로 Medrol Dosepak 복용하고 4일째에 naproxen 500 mg도 b.i.d.로 복용을 시작하도록 한다. Methyl-prednisolone(Medrol) 4 mg X 21로 처방하고 복용 방법을 각각 종이에 적어 주는데 다음과 같이 지시 사항을 적어 준다:

*1일 째* : 아침식 전 2알, 점심 후 1알, 저녁식 후 1알 과 잠자기 전 2알
*2일 째*: 아침식 전 2알, 점심 후 1알 , 저녁식 후 1알 과 잠자기 전 1알
*3일 째*: 아침식 전 1알, 점심 후 1알 , 저녁식 후 1알 과 잠자기 전 1알
*4일 째*: 아침식 전 1알, 점심 후 1알, 잠자기 전 1알
*5일 째*: 아침식 전 1알, 잠자기 전 1알
*6일 째*: 아침식 전 1알

Corticosteroids는 보통 경구 복용되지만 턱관절장애 환자에게 염증의 원인부인 턱관절이나 타 부위에 표면 도포, 음성영동법(phonophoresis), 이온삼투요법(iontophoresis), 주사 요법으로 적용 할 수도 있다.[7, 12, 24, 25] 턱관절 부에 주사하는 것은 염증을 줄이는데 유용하지만 장기에 걸친 주사는 하악 과두의 퇴행성 변화를 유발하므로 1년에 2회 이하 주사로 제한한다.[7, 26, 27] 외과의사들은 일반적으로 술 후에 좋은 항 염증작용을 얻기 위하여 관절천자나 관절경 수술말미에 corticosteroid를 쓴다.[7]

## 근이완제

이 약들은 근 긴장도를 감소시키기 때문에 급성 근육통을 가진 턱관절 장애 환자에게나 근 활성도를 일시적으로 감소시키기 위하여 처방된다.[3, 12, 19] 대부분의 근 이완제들은 기전이 확실히 밝혀지지 않았지만 일차적으로 중추에 작용하는 약물이다. 경구 복용 용량은 국소적으로 근 이완을 유도할 수 있는 양보다 적고, 앞선 연구자들에 의하면 근 이완은 일차적으로 진정(sedation)과 정신 감정적인

스트레스의 감소에 의해서 얻어진다고 한다.[7, 28, 29] 이는 근 이완제가 환자의 상황 인지력이나 감정적인 충격을 변화시키는데 일조하므로 단 기간에 유발된 스트레스성 급성증상을 가진 환자에서는 효과적일 수도 있다는 것을 말한다.[7, 29] 좀 더 널리 사용되는 중추 작용 근 이완제로는 diazepam (Valium), carisoprodol(Soma), methocarbamol (Robaxin), chlorzoxazone(paraflex), cyclobenzaprine (Flexeril)이 있다.

필자는 일시적으로 환자의 야행성 근 긴장도를 감소시키기 위해서 때때로 중추성 근 이완제를 처방하기도 한다.[3] 예를 들면 초진 시에 환자가 지난 몇 달 동안 30분 지속되는 비복위성 관절원판 전위로 자주 잠을 깨고 지난 며칠에 걸쳐서 더 악화된 상태일 수 있다. 안정 위 장치를 쓰기 전에 장애가 더 악화가 될 수 있고 어느날 아침 턱관절 과두걸림이 해소되지 않을 수 있다. 그래서 환자에게는 중추성 근이완제를 잠잘 때 복용토록(취침시 5 mg diazepam을 1~2정) 처방하여 야행성 근긴장도를 줄이고 악화될 가능성을 줄이도록 해야 한다.

❖ TECHNICAL TIP

### 야행성 근 활동 감소

필자는 일시적으로 환자의 야행성 근 활동을 감소시키기 위해서 때때로 중추성 근이완제를 처방하기도 한다.

또 다른 경우로 초진 시 심한 통증으로 잠을 깨고 안정위 장치가 만들어 질 때까지 약간의 통증 완화를 바라는 환자의 경우 야행성 근 활동을 줄이기 위하여 중추작용 근이완제 처방을 고려할 수 있다. 취침 전에 복용하는 근이완제는 환자의 야행성 근활동을 일시적으로 줄여서 아침의 통증(morning pain)을 감소시킨다. 이는 턱관절 염증이나 근육에 의한 통증을 완화시킨다. 만약에 동통의 원인이 일차적으로 턱관절 염증 때문이라면 naproxen이나 naproxen sodium 이 유용하다. 턱관절 장애에 일차적으로 처방되는 근이완제와 용량은 Diazepam(Valium) 2~10 mg h.s.(낮은 용량으로 주간에 사용될 수도 있다), methocarbamol (Robaxin) 500 mg h.s. or t.i.d.; cyclobenzaprine (Flexeril) 10 mg h.s.(반알 정도는 아침과 오후에 투여 될 수도 있다). Robaxin과 Flexeril은 Diazepam과 비교하면 모두 진정 작용을 하고 취침 시에 복용을 선호하는 것은 같지만 비싸다.

Diazepam이 근통을 치료하는데 훨씬 유용한 것으로 알려져 있다.[30, 31] 그래서 필자는 diazepam이 매우 저렴하고 환자들이 Valium이라는 약제를 들어서 알고 있고 장기복용하지 않는 것으로 익히 알고 있어 이 약제의 처방을 선호한다.

◉ QUICK CONSULT

### 근이완제 처방

필자는 환자들이 Valium이라는 약제를 들어서 알고 있고 장기복용하지 않는 것으로 익히 알고 있어 valium 처방을 선호한다.

환자들은 대부분 diazepam 5 mg 짜리 정제들을 처방 받고 취침 시에 1~2정을 복용토록 한다. 때로는 환자가 주간에 근이완제 복용을 원하는 경우가 있는데 필자는 Diazepam 5 mg을 1/4~1/2을 아침과 오후에 복용토록 한다. 의사들의 선호도에 따라서 2 mg 짜리로 처방될 수도 있다. 필자는 처방전에 "졸리지 않는다면"이라는 단서를 추가 명기하고 그 약물을 복용하는 환자들에게 만약 졸음이 와도 위험하지 않도록 필요한 조치를 충분히 취할 수 있도록 설명한 후에 처방한다. 통상적으로 환자들은 의사가 시간을 들여서 이런 문제들을 환자들과 협의할 경우 책임감 있게 행동하는 것으로 보인다.

필자의 환자 중에는 드물게 중추성 근이완제를

3주 이상 투약한 환자가 있다. 턱관절 염증과 근육통이 동반되는 일부 환자들에게는 비스테로이드성 소염제, 아세트아미노펜, 아스피린을 근이완제와 함께 처방하기도 한다.

Baclofen(Lioresal)은 척수 단계에서 작용하는 말초작용 근이완제이다.

저작근은 일차적으로 삼차신경의 지배를 받기 때문에(후악이복근은 7차 신경의 지배를 받음) 술자의 턱관절장애 환자 대부분이 그들 저작근 증상에는 약효가 없다는 점들이 이해가 된다. 하지만 그들의 경부통에는 유용한 것으로 보인다. 때로는 경부 동통환자에게 중추성으로 작용하지 않고 진정작용도 없는 baclofen 10 mg 한 알 씩을 4시간마다 필요 시 복용케 처방을 한다. 경부 증상을 가진 환자에서는 자세를 바르게 하고 목운동하는 방법(보통 물리치료사에게 배움)등의 비 약물요법으로 치료하는 것을 선호한다. 때론 잔존 증상을 위해서 필요에 따라서 물리치료사에게 치료 받기 전에 Baclofen 을 처방한다.[7, 32]

## 삼환계 항우울제

TCAs는 원래 우울증을 치료하기 위하여 처방되어 왔지만 지난 40여년 동안 우울증에서 사용되는 용량보다 낮게 하여 만성 근골격장애와 신경통치료에 쓰여 왔다.[29, 33] 이런 낮은 용량에서는 행복감(euphoria)이나 기분상승(mood elevation)을 유발하지않고 오용 가능성도 낮다.[34] 만성통증을 가진 환자에 대한 치료로 쓰인 TCAs에 대해 평가한 39개 논문의 메타분석법에 의하면 TCAs는 통증완화에 탁월하다고 되어 있다.[33] 이것들의 근본적 약효는 중추신경계 내의 연접(synapses)에서 신경전달물질들인 세로토닌(serotonin)과 노르에피네프린(norepinephrine)을 증가시키는 능력 때문인 것으로 여겨지고 있다.[35, 36] TCAs는 턱관절 장애의 통증과 야간 근전도(EMG) 활성도를 감소시키는 것으로 알려져 왔으며 턱관절 환자의 저작근을 이완시켜 준다.[7, 37-39] 턱관절장애 환자 개개인의 반응이 매우 다양하므로 어떤 환자들은 TCAs를 복용하는 것이 전혀 효과가 없다.[3, 40, 41]

턱관절장애 증상들이 점점 더 심해지는 턱관절장애 환자들에서 잠을 깨는 일은 흔히 있는 문제이며 다른 턱관절 장애 환자들에게 행해지는 보존적 치료 방법으로 얻어지는 만큼의 증상 개선은 이들 환자에서는 기대할 수 없다.[42-44] 대부분의 TCAs는 진정작용의 부작용을 갖지만 적절하게 적정(titrate)된 것을 선택한다면 전형적인 TCA의 장점을 얻을 뿐만 아니라 환자의 깊은 회복수면 (restorative sleep)의 질적 개선도 이룰 수 있다.[7, 36]

◉ QUICK CONSULT

### 삼환계 항우울제 처방

대부분의 TCAs는 진정작용의 부작용을 갖지만 적절하게 적정(titrate)된 것을 선택한다면 전형적인 TCA의 장점을 얻을 뿐만 아니라 환자의 깊은 회복수면(restorative sleep)의 질적 개선도 이룰 수 있다.

만성 통증치료에 자주 사용되는 TCAs는 amitriptyline(Elavil), nortiptyline(Pamelor)와 desipramine (Norpramin)이 있는데[36] 평균적으로 환자들이 이 약물을 사용할 경우 얻어지는 진정작용은 상당한 효과를 얻는 수준에서 전혀 효과를 얻지 못하는 수준까지 다양하다. 임상적으로 환자가 의사들에게 진술하는 수면장애의 정도 및 환자가 수면 중에 약이 필요한지 깨어있는 동안에 약이 필요한지의 여부에 따라 여러 가지 TCAs 중 하나를 선택하여 처방하게 된다. 환자들은 처방된 범위 내에서 가장 바람직한 효과를 얻을 수 있도록 적정한 양을 스스로 선택해서 복용하도록 하게 된다.

Aitriptyline(Elavil)은 substantial sedation을 가지고 있어 통증으로 잠을 깨고 수면장애를 가진 환자에게 가장 효과적이다. 필자는 잠자기 1~6시간 전에 10~50 mg을 복용케 한다. 환자에게 잠자기 3~4 시간 전에 10 mg 복용하는 방법으로 시작하고 점진적으로 용량을 증가시켜 나가고 환자가 약을 복용하는 시간과 처방된 약의 부작용과 이점의 균형을 조절해 나간다.

Nortriptyline(Pamelor)는 진정작용이 매우 작아 통증으로 잠을 깨고 수면 장애가 없거나 경미한 수면 장애를 가진 환자에서 가장 효과적이다. 10~50 mg을 잠자기 0~3 시간 전에 복용케 한다. 잠자기 1 시간 전에 10 mg 복용하는 것으로 시작하여 천천히 용량을 증가시키고 환자에게 가장 좋은 시간과 약물의 균형을 조절해 나간다. 그 용량이 졸음을 유발하지 않는 환자에게는 낮은 용량으로 아침과 오후에 투여하면 유용한 경우도 있다.

Desipramine(Norpramin)은 진정 작용을 가지고 있지 않아 필자는 주간에 통증을 가진 환자에게 쓴다. 25 mg을 아침과 오후에 복용하게 하고 필요에 따라서 균형 있게 조절한다.

몇몇 환자는 잠이 드는데 도움이 된다고 취침 시에 복용했다고 한다.

때때로 필자는 아침과 오후에 desipramine을 복용시키면서 병행하여 amitriptyline이나 nortriptyline을 취침 시에 복용하도록 처방한다. 전형적으로 TCAs는 약효를 3일 내에 얻을 수 있다.[7, 36] TCA를 처방할 때는 반드시 환자에게 부작용에 대해서 설명해 주어야 한다. 많은 부작용(약제 설명서에 서술되어 있음)을 가진 이런 약들은 환자에게 큰 영향을 줄 수 있다.

TCAs는 장기 사용될 수 있다; 이 약은 비습관성이지만 장기 사용시 드물게 장기 독성을 유발한다.[36] 만약에 TCA의 장기투여가 필요하다면 TCA와 알맞은 용량을 선택하고 내과의에게 의뢰하여 장기 관찰 및 관리가 되게 한다.

◉ QUICK CONSULT

### 삼환계 항우울제의 장기복용 처방

TCAs는 장기 사용될 수 있다: 이 약은 비습관성이지만 장기 사용시 드물게 장기독성(organ toxicity)을 유발한다. 만약에 TCA의 장기투여가 필요하다면 TCA와 알맞은 용량을 선택하고 내과의에게 의뢰하여 장기 관찰 및 관리가 되게 한다.

TCAs와 비교해보면 세로토닌 재흡수억제제인 항우울제들은 만성 통증을 치료하는데 효과적이지 못하다.[7, 12, 35] 세로토닌 재흡수 억제제들은 우울증을 치료하는데 비교적 낮은 부작용을 가진 매우 훌륭한 약이고 이상기능 활동을 증진시킬 수 있는 잠재성을 가지고 있다.[3, 4]

## 영양보충제

신체의 다른 관절에 대한 논문들에 의하면 글루코사민과 콘드로이틴은 부작용이 적으면서 골 관절염과 관절통에 유용하다(ibuprofen과 견줄만 하거나 더 나음).[45-47] 턱관절장애 환자들을 평가한 논문에서도 턱관절의 염증, 잡음, 골 관절염에도 유용하다고 하고 있다.[15, 16]

가장 적당한 용량에 대해서는 평가되어 있는 게 없지만 연구 논문들에서는 전형적으로 500 mg 글루코사민을 하루에 세 번/또는 400 mg 콘드로이틴을 하루에 세 번을 복용케 했다. 환자가 이들의 복용에 관심이 있어 하면 일반적으로 이 용량을 쓰면 된다. 글루코사민은 콘드로이틴과 비교하면 덜 비싸고 그 자체만으로도 유용하다. 그래서 환자에게 글루코사민 만 복용토록 해보고 적당한 증상 완화가 이뤄지지 않으면 콘드로이틴을 추가 복용케 한다. 이런 보충제에 의한 증상완화는 비스테로이드성 소염제보다 느리기 때문에 이것이 유용한지를 판단결정하기 전에 30일 동안 복용을 해야 한다.[48]

이들 약품은 FDA의 평가나 권고를 취득하지 않은 영양보충제로서 유용하고 독성에 대한 연구(특히 장기복용시의 영향) 결과가 많지 않다. 미국에서 행해진 연구에 따르면 상당수 조제품의 실제 함량이 제품에 표시된 함량에 미달하는 것으로 나타났다.[49] 개인 연구소의 웹사이트(www. consumerlab.com)는 시판되는 보충제들의 용기에 기재된 용량들에 대해 상품별로 기재하고 있다. 이것들은 일반 시판되는 제품들이므로 약 보험을 가입하고 있어 약을 구입하는 게 이점이 있는 환자들은 이들을 구입하는 게 마음에 내키지 않을 수 있다.

턱관절장애 환자들에게 임상 적용한 효능이 입증되진 못 했지만 턱관절장애 증상들을 가진 환자들에게 유용할 것으로 여겨지는 다른 영양보충제로는 마그네슘(magnesium)이 있다. 임상적으로 이는 경미한 근이완제로서 작용하는 것으로 보이고 안면근 동통과 두통 치료에 유용한 것으로 알려져 있고, 종종 칼슘과 함께 복용하는 방법이 요구되기도 된다.[50-52] 만약에 환자가 마그네슘 복용을 원하면 250 mg을 하루에 두 번 칼슘과 함께 복용토록 하며, 어떤 제품은 이 두 성분을 합쳐 한 알로 만들어진 것도 있다. 만약에 앞으로 약이 처방될 환자가 다른 영양 보충제들을 복용하고 있다면 이를 중단 시키는 게 바람직하다. 영양 보충제 일종인 화란국화(feverfew)는 경미한 염증작용을 유발하고 쥐 오줌풀(valerian)은 근 이완작용이 있으며 카바(kava)도 근 이완작용이 있다.

술자는 환자가 카바(kava)를 복용하고 있다는 사실을 알면 간 독성이 있기 때문에 반드시 중단시켜야 한다.[53]

## 표면마취연고

캅사이신(Zostrix)은 항 염증작용을 가진 표면마취연고로 알려져 있다.[54, 55] 그 기전은 확실히 알려져 있지 않지만 이는 관절염과 신체의 타 부위 신경병성 통증을 치료하는데 선호되어 왔고 턱관절 장애 치료에도 유용할 것으로 보인다.[56-58] 턱관절부에 통증이 있는 불특정 턱관절 장애환자들에게 하루에 4번 두 종류의 연고 중 하나를 바르게 했다. 4주 후 캅사이신을 사용한 그룹에서는 만족스러울 만한 증상개선이 있었지만 이는 위약연고를 바른 그룹에 비하면 월등한 것은 아니다.[56] 캅사이신은 두 가지 농도(0.025 %와 0.075 %)로 판매된다. 이의 주성분은 매운 칠레 고추로 만들어져서 환자에게 사용 후 반드시 손을 씻도록 주지시켜야 하며(나중에 눈을 비빌 수 있기 때문) 처음 사용한 며칠 동안에는 피부 발적과 자극이 종종 부작용으로 나타날 수 있다.

캅사이신은 하루에 3~4회 바르는데 다른 ICY HOT 또는 뜨거운 패드와 같이 쓰지 않게 한다. 피부자극 부작용 때문에 필자는 0.025 % 연고는 밝은 색으로 0.075% 연고는 어두운 색으로 만들게 처방을 낸다. 필자의 임상경험에 의하면 환자들은 보통 이 연고가 유용한 것으로 알고 있고 관련하여 그 부위의 온열감이 좋은 반응을 일으킬 것으로 믿는 것 같다.

❖ TECHNICAL TIP

### 캡사이신 처방

필자의 임상경험에 의하면 환자들은 보통 이 연고가 유용한 것으로 알고 있고 관련하여 그 부위의 온열감이 좋은 반응을 일으키는 것으로 믿는 것 같다.

## References


1. No authors listed. Management of temporomandibular disorders. National Institutes of Health Technology Assessment Conference Statement. J Am Dent Assoc 1996;127(11):1595–606.
2. Hong CZ. Considerations and recommendations regarding myofascial trigger point injection. J Musculoske Pain 1994;2(1):29–59.
3. Winocur E, Gavish A, Voikovitch M, Emodi-Perlman A, Eli I. Drugs and bruxism: a critical review. J Orofac Pain 2003;17(2):99–111.
4. Friedlander AH, Friedlander IK, Marder SR. Bipolar I disorder: psychopathology, medical management and dental implications. J Am Dent Assoc 2002;133(9):1209–17.
5. Magni G, Moreschi C, Rigatti-Luchini S, Merskey H. Prospective study on the relationship between depressive symptoms and chronic musculoskeletal pain. Pain 1994;56(3):289–97.
6. Perneger TV, Whelton PK, Klag MJ. Risk of kidney failure associated with the use of acetaminophen, aspirin, and nonsteroidal antiinflammatory drugs. N Engl J Med 1994;331(25):1675–9.
7. Ganzberg S, Quek SYP. Pharmacotherapy. In: Pertes RA, Gross SG (eds). Clinical management of temporomandibular disorders and orofacial pain. Chicago: Quintessence, 1995:211–26.
8. Jager RG, Absi EG. A comparison of naproxen and placebo in the treatment of temporomandibular joint dysfunction [abstract 31]. J Orofac Pain 1995;9(1):105.
9. Paulus HE, Bulpitt KJ. Nonsteroidal anti-inflammatory drugs. In: Klippel JH, Weyand CM, Wortmann RL (eds). Primer on the Rheumatic Diseases, 11th edition. Atlanta: Arthritis Foundation, 1997:422–6.
10. Gabriel SE, Jaakkimainen L, Bombardier C. Risk for serious gastrointestinal complications related to use of nonsteroidal anti-inflammatory drugs: a meta-analysis. Ann Intern Med 1991;115(10):787–96.
11. Winocur E, Gavish A, Halachmi M, Eli I, Gazit E. Topical application of capsaicin for the treatment of localized pain in the temporomandibular joint area. J Orofac Pain 2000;14(1):31–6.
12. Dionne RA. Pharmacologic treatments for temporomandibular disorders. Oral Surg Oral Med Oral Pathol Oral Radiol Endod 1997;83:134–42.
13. Stegenga B. Osteoarthritis of the temporomandibular joint organ and its relationship to disc displacement. J Orofac Pain 2001;15(3):193–205.
14. American Society of Temporomandibular Joint Surgeons. Guidelines for diagnosis and management of disorders involving the temporomandibular joint and related musculoskeletal structures [White paper]. Cranio 2003;21(1):68–76.
15. Thie NM, Prasad NG, Major PW. Evaluation of glucosamine sulfate compared to ibuprofen for the treatment of temporomandibular joint osteoarthritis: a randomized double blind controlled 3 month clinical trial. J Rheumatol 2001;28(6):1347–55.
16. Shankland WE II. The effects of glucosamine and chondroitin sulfate on osteoarthritis of the TMJ: a preliminary report of 50 patients. Cranio 1998;16(4):230–5.
17. Syrop SB. Initial management of temporomandibular disorders. Dent Today 2002;21(8):52–7.
18. Jeske AH. Selecting new drugs for pain control: evidence-based decisions or clinical impressions? J Am Dent Assoc 2002;133(8):1052–6.
19. Mehlisch DR. The efficacy of combination analgesic therapy in relieving dental pain. J Am Dent Assoc 2002;133(7):861–71.
20. Wynn RL. The new COX-2 inhibitors: rofecoxib (Vioxx) and celecoxib (Celebrex). Gen Dent 2000;48(1):16–20.
21. Simons DG, Travell JG, Simons LS. Travell & Simons' Myofascial Pain and Dysfunction: The Trigger Point Manual, volume 1, 2nd edition. Baltimore: Williams & Wilkins, 1999:147.
22. Shin S-M, Choi J-K. Effect of indomethacin phonophoresis on the relief of temporomandibular joint pain. Cranio 1997;15(4):345–8.
23. Svensson P, Houe L, Arendt-Nielsen L. Effect of systemic versus topical nonsteroidal anti-inflammatory drugs on postexercise jaw-muscle soreness: a placebo-controlled study. J Orofac Pain 1997;11(4):353–62.
24. Padilla M, Clark GT, Merrill RL. Topical medications for orofacial neuropathic pain: a review. J Am Dent Assoc 2000;131(2):184–95.
25. Quek S. Treating masseter trigger points with a peripheral nerve block: a novel idea worth considering. AAOP News 1999;5(1):12–3.

26. Kopp S, Wenneberg B, Haraldson T, Carlsson GE. The short-term effect of intra-articular injections of sodium hyaluronate and corticosteroid on temporomandibular joint pain and dysfunction. J Oral Maxillofac Surg 1985;43(6): 429–35.
27. Kopp S, Wenneberg B, Haraldson T, Carlsson GE. The short-term effect of intra-articular injections of sodium hyaluronate and corticosteroid on temporomandibular joint pain and dysfunction. J Oral Maxillofac Surg 1985;43(6):429–35.
28. Stiesch-Scholz M, Fink M, Tschernitschek H, Rossbach A. Medical and physical therapy of temporomandibular joint disk displacement without reduction. Cranio 2002;20(2):85–90.
29. Okeson JP. Management of Temporomandibular Disorders and Occlusion, 5th edition St Louis: CV Mosby, 2003:371–2.
30. Singer E, Dionne R. A controlled evaluation of ibuprofen and diazepam for chronic orofacial muscle pain. J Orofac Pain 1997;11(2):139–46.
31. Montgomery MT, Nishioka GJ, Rugh JD, Thrash WJ. Effect of diazepam on nocturnal masticatory muscle activity [abstract 96]. J Dent Res 1986;65:180.
32. Waldman HJ. Centrally acting skeletal muscle relaxants and associated drugs. J Pain Symptom Manage 1994;9:434–41.
33. Onghena P, Van Houdenhove B. Antidepressant-induced analgesia in chronic non-malignant pain: a meta-analysis of 39 placebo-controlled studies. Pain 1992;49(2):205–19.
34. Brown RS, Bottomley WK. The utilization and mechanism of action of tricyclic antidepressants in the treatment of chronic facial pain: a review of the literature. Anesth Prog 1990;37(5):223–9.
35. Watson CPN. Antidepressant drugs as adjuvant analgesics. J Pain Symptom Manage 1994;9: 392–405.
36. Pettengill CA, Reisner-Keller L. The use of tricyclic antidepressants for the control of chronic orofacial pain. Cranio 1997;15(1):53–6.
37. Sharav Y, Singer E, Schmidt E, Dionne RA, Dubner R. The analgesic effect of amitriptyline on chronic facial pain. Pain 1987;31(2):199–209.
38. Kreisberg MK. Tricyclic antidepressants: analgesic effect and indications in orofacial pain. J Craniomandib Disord 1988;2(4):171–7.
39. Rizzatti-Barbosa CM, Nogueira MTP, de Andrade ED, Ambrosano GMB, de Albergaria Barbosa JR. Clinical evaluation of amitriptyline for the control of chronic pain caused by temporomandibular joint disorders. Cranio 2003;21(3):221–5.
40. Mohamed SE, Christensen LV, Penchas J. A randomized double-blind clinical trial of the effect of amitriptyline on nocturnal masseteric motor activity (sleep bruxism). Cranio 1997;15(4):326–32.
41. Raigrodski AJ, Christensen LV, Mohamed SE, Gardiner DM. The effect of four-week administration of amitriptyline on sleep bruxism: a double-blind crossover clinical study. Cranio 2001;19(1):21–5.
42. Fricton JR, Olsen T. Predictors of outcome for treatment of temporomandibular disorder. J Orofac Pain 1996;10(1):54–65.
43. Ursin R, Endresen IM, Vaeroy H, Hjelmen AM. Relations among muscle pain, sleep variables, and depression. J Musculoske Pain 1999;7(3): 59–72.
44. Bailey DR. Sleep disorders: overview and relationship to orofacial pain. Dent Clin North Am 1997;41(2):189–209.
45. Reginster JY, Deroisy R, Rovati LC, Lee RL, Lejeune E, Bruyere O, Giacovelli G, Henrotin Y, Dacre JE, Gossett C. Long-term effects of glucosamine sulphate on osteoarthritis progression: a randomized, placebo-controlled clinical trial. Lancet 2001;357(9252):251–6.
46. Leeb BF, Schweitzer H, Montag K, Smolen JS. A metaanalysis of chondroitin sulfate in the treatment of osteoarthritis. J Rheumatol 2000;27(1): 205–11.
47. McAlindon TE, Gulin J, Felson DT. Glucosamine and chondroitin treatment for osteoarthritis of the knee or hip: meta-analysis and quality assessment of clinical trials [abstract 994]. Arthritis Rheum 1998;41:S198.
48. Drovanti A, Bignamini AA, Rovati AL. Therapeutic activity of oral glucosamine sulfate in osteoarthrosis: a placebo-controlled double-blind investigation. Clin Ther 1980;3(4): 260–72.
49. Deal CL, Moskowitz RW. Nutraceuticals as therapeutic agents in osteoarthritis: the role of glucosamine, chondroitin sulfate, and collagen hydrolysate. Rheum Dis Clin North Am 1999;25(2):379–95.
50. Gremillion HA. Multidisciplinary diagnosis and

management of orofacial pain. Gen Dent 2002;50(2):178–86.

51. Altura BM, Altura BT. Tension headaches and muscle tension: is there a role for magnesium? Med Hypotheses 2001;57(6):705–13.
52. Mauskop A, Altura BM. Role of magnesium in the pathogenesis and treatment of migraines. Clin Neurosci 1998;5(1):24–7.
53. Reisner L. Prescribing/drug interactions with alternative medications. In: American Academy of Orofacial Pain, 28th Annual Scientific Meeting, April 6, 2003.
54. Stiles A, Mitrirattanakul S. The use of topical medications in the management of peripheral neuropathic pain. AAOP News 1999;5(2):10–1.
55. Zhang WY, Li Wan Po A. The effectiveness of topically applied capsaicin: a meta-analysis. Eur J Clin Pharmacol 1994;46(6):517–22.
56. Winocur E, Gavish A, Halachmi M, Eli I, Gazit E. Topical application of capsaicin for the treatment of localized pain in the temporomandibular joint area. J Orofac Pain 2000;14(1):31–6.
57. Watson CPN. Topical capsaicin as an adjuvant analgesic. J Pain Symptom Manage 1994;9:425–33.
58. Deal CL, Schnitzer TJ, Lipstein E, Seibold JR, Levey MD, Albert D, Renold F. Treatment of arthritis with topical capsaicin: a double-blind trial. Clin Ther 1991;13(3):383–95.

# Chapter 18

# 턱관절 장애 치료와 관련된 치과 치료

## FAQs

**Q :** 당신이라면 어떠한 경우에 환자의 교합을 조정하여 턱관절 장애를 치료하도록 치과의사에게 권유하겠는가?

**A :** 수복물이 치열과 조화를 이루지 못해서 턱관절장애 증상이 나타난 환자의 경우에만 초진 시에 교합조정을 권한다.

**Q :** 왜 많은 치과의사들은 교정치료가 건전한 턱관절 장애 치료라 생각하는가?

**A :** 실질적인 교정치료 중에는 턱관절 장애 징후는 감소한다. 이는 치아가 이동 시 타진 반응과 대합치의 접촉에 의해 민감해져 이상 기능적 악습관이 감소된다는 의견이 있다. 이러한 이유로 술자와 환자는 턱관절 장애의 치료에 있어 교정치료가 장기적으로는 임상적으로 유익하다고 착각을 한다.

---

이 악물기나 이갈이가 있을 때, 교합(교합의 안정도)이 조화로울수록 정형적인 면에서 더욱 더 저작계가 안정적이다.[1, 2] 실질적으로 이상적인 교합을 가진 사람은 없으며, 교합의 안정도가 증가할수록 이갈이나 이 악물기가 저작계에 주는 악영향은 감소한다.[2-4]

일반적으로 안정위 장치는 교합의 안정도를 증가시키며, 안정위 장치가 턱관절 장애 증상을 감소시키는 기전의 하나로 여겨진다.[5, 6]

**◑ FOCAL POINT**

이상적인 교합을 가진 사람은 없으며, 교합의 안정도가 증가할수록 이갈이나 이 악물기가 저작계에 주는 악영향을 줄일 수 있다.

턱관절 장애 환자는 외측 익돌근의 긴장과 턱관절 염증이 증가되므로 하악골이 중심위와 재현성 폐구위치에 위치하는 것이 어려울 수 있다.[7, 8] 소수의 턱관절 장애 환자는 외측 익돌근의 근경련을 가지는 경우도 있다. 이러한 경우 과두가 부분적으로 위치가 변형되고 이로 인해 일시적으로 교합이 왜곡되는 것이다. 일부 턱관절 장애 환자는 근육과 턱관절 기능이상으로 인한 비정상적 위치로 하악골이 고정되어 최대 감합 교두위로 위치하지 못하는 경우도 있다.

이러한 여러 이유들로, 대부분의 술자들은 초기에 턱관절 장애 환자에게 교합치료를 시행하지 않는다.[9-13] 수복물이 치열과 조화를 이루지 못해서 턱관절장애 증상이 나타난 환자의 경우에만 초진 시에 교합조정을 권한다.[2, 3, 11] 이런 경우는 일반적인 턱관절 장애 치료보다 수복물의 교합 조정하는 경우가 치료 비용이 많이 든다. 이러한 턱관절 장애 치료법은 턱관절 장애의 증상을 해소할 수 있는 방법이기는 하지만, 수복물의 대체 후 다른 이유로 인해 턱관절 장애 증상이 나타나게 될 수 있음을 명심하여야 한다(8장, 'TMD secondary to Dental Treatment' 를 참고).

이상적인 교합을 갖고 있는 사람은 없기 때문에 술자는 각 개인에게 교합안정을 확실하게 개선할 수 있는 치과 치료 술식들을 찾을 수 있다. 술자는 그런 방법을 생각하기 전에, 그 방법으로 얻는 장점과 비용, 시간, 후유증을 비교해야 한다.

환자의 교합이 확실하게 개선 될 수 있는 치과적 상태가 있다. 즉, 음식을 씹기에 부적절한 치아, 치아동요로 인한 저작력의 역작용, 진탕음, 치아 혹은 수복물 깨짐, 과민성 치아, 지지조직의 손상 등이다.[9, 14] 턱관절 장애 증상을 감소시키기 위한 것이 치료의 목적이라면, 많은 다른 치과적 방법이 있지만 연구에서는 전체적으로 보았을 때 이런 방법들이 정당화 하기에는 증상 개선이 불충분하다고 나타났다.[15-17]

논쟁은 되고 있으나 술자는 만성적 증상의 대부분 턱관절 장애 환자가 a)교합 안정화를 위해 밤에 끼는 안정위 장치를 밤새 끼우고 있고, b)먹고 삼키는 동안을 제외하고는 낮 동안 치아를 닿지 않게 하고 있으라고 지시 받았다는 것을 인지하고 있어야 한다. 이 두 가지 치료로 치아는 거의 닿지 않는다. 만일 치아가 거의 닿지 않으면, 남아있는 턱관절 장애 증상에 교합은 중요한 요소가 아니며 다른 교합치료 또한 거의 효과가 없을 것이다. 간헐적인 동통이 있는 환자는 통증과 관련된 요소를 제거하기 위한 치료를 할 것이다. 통증 때문에 잠을 못 자는 환자는 안정위 장치를 밤에 끼우고, 낮에 통증이 있는 사람은 낮 동안 치아를 닿지 않게 하고 있으라고 지시 받는 것이다. 그러므로 어떠한 교합치료든 잔존된 턱관절 장애 증상에는 최소의 영향을 미치는 것이다.

환자들의 낮 시간 동안 턱관절 장애 증상을 줄이기 위해 낮에 하는 습관을 중단하도록 한다. 저자는 습관이 턱관절 장애의 증상을 악화시키는 경우 안정위 장치를 구강 내 장착하도록 지시하거나 교합치료보다는 행동조절 요법을 하도록 지시한다. 이러한 방법이 비용과 효율면에 좀 더 유리하다고 판단되기 때문이며, 과도한 근육 긴장으로 인한 상황이라면 더욱더 전략적 방법상 전신 건강에 유리하다고 생각된다.

일부 턱관절 장애 환자들은 턱관절 장애 증상이 한 두 번 내지 지속적인 증상이 있어 교합치료를 받았거나 전악 수복 치료를 받고 턱관절 장애 증상이 계속된다.[18, 19] 저자는 이상적인 교합 치료를 받았으나 턱관절 장애의 증상이 더 악화된 1증례와 전악 수복 치료를 받았으나 상당한 동통을 가진 턱관절 장애 환자를 평가한 적이 있다. 전악 수복 치료를 받은 후부터 턱관절 장애 증상이 악화된 환자는 전에는 최대 감합 교두위로 교합할 수 없었으나 최근에는 이 악물기가 가능해졌다고 하였다.

교합 치료는 다인성 턱관절 장애 문제에서 한 면에만 역점을 두려는 것이다. 이 교과서에서는 교합치료보다 상대적으로 저렴(가격, 시간, 후유증등의 용어와 관련)하고 증상 개선을 이룰 수 있는 턱관절 장애 치료에 대해 기술하고자 하였다.

◑ **FOCAL POINT**

교합 치료는 다인성 턱관절 장애 문제에서 한 면에만 역점을 두려는 것이다.

◉ **QUICK CONSULT**

### 여러 전문분야적 치료 접근

이 교과서에서는 교합치료보다 상대적으로 저렴(가격, 시간, 후유증 등의 용어와 관련)하고 증상 개선을 이룰 수 있는 턱관절 장애 치료에 대해 기술하고자 하였다.

많은 치과의사들은 기존의 치료방법 즉 교합조정, 보철 수복, 교정, 악교정 수술 등의 방법을 통하여 턱관절 장애를 치료하기를 선호한다. 이러한 치료들은 기본적으로 교합 안정을 증가시키기 위해 하는 것이며 한 면 만을 치료하면 효과도 제한적일 수밖에 없다. 치과의사들은 턱관절 장애 환자를 치료할 때 전문적 지식을 가진 다른 분야와도 협진하여야 함을 명심하여야 할 것이다.

술자는 교정치료, 악교정 수술, 보철치료 그 외 다른 치과 치료가 교합의 안정을 높이는지 관찰할 수 있다면, 이러한 진료에서 얻어지는 유익성과 비용 즉 가격, 시간, 후유증 등을 비교하여야 할 것이다. 비용 면에서의 장점을 비교할 때 턱관절 장애 증상 만을 줄이기 위해 교합치료를 하는 것은 가치가 없다. 환자가 교합치료를 바란다면, 턱관절 장애에서 얻을 수 있는 유익성을 기대하지 않고 심미성이나 저작 효율성을 개선시킬 목적으로 시행해야 한다.[20, 21]

앞으로, 교합치료와 턱관절 장애 치료를 연합한 더 좋은 지침이 제시될 것으로 믿는다. 예를 들어, 사랑니 발치 후 턱관절 장애 증상이 사라지는 경우도 있다. 사랑니가 주변 치아보다 정출되어 있어 교합 안정도가 감소함으로써 턱관절 장애 증상을 일으키는 원인으로 여겨진다. 이러한 경우가 증상을 줄이기 위해 치아를 발치하여야 하는 이유가 되는 것이다. 깊이 매복된 사랑니나 교합과 조화롭지 못한 사랑니의 발치가 턱관절 장애 증상에 얼마나 효과적일지는 고려하여야 한다. 종종 턱관절 장애 환자들이 사랑니 발치 후 턱관절 장애 증상이 감소한 경우를 본다. 턱관절장애 치료와 연관 된 교합치료에 대한 연구가 더 필요하다.

◉ **QUICK CONSULT**

### 교합치료와 턱관절 장애 치료의 통합

앞으로, 교합치료와 턱관절 장애 치료를 연합한 더 좋은 지침이 제시될 것으로 믿는다.

## 교합조정

오랜 기간 동안 교합조정은 턱관절 장애 치료로 추천되어 왔으며[22-25], 치과의사가 턱관절 장애를 치료하는 가장 일반적인 치료 방법으로 여겨져 왔다.[26] 교합 조정은 일반적으로 교합과 정형적 안정을 증가시키고, 이상기능적 악 습관으로 인해 과도한 힘이 발생되더라도 저작계가 견딜 수 있도록 한다.[1-3]

일부 술자는 가장 심한 간섭만을 조절함으로써 부분적 균형을 제공하기도 한다. 이는 결과를 예측하기 어려우며, 턱관절 장애 환자의 증상을 더 악화시킨다(그림 18-1).[27, 28] 예를 들면, 환자가 제2 대구치에 균형간섭이 있는 경우 명확한 균형간섭을 무의식적으로 피하려고 하게 된다. 이 때 제2 대구치의 균형간섭을 제거하면 같은 방법으로 제1 대구치에 균형간섭이 접촉하게 된다.

일단 제2 대구치의 균형간섭을 조정하면 제1대구치가 새로운 간섭으로 작용할 수 있다. 부분적으로 조정을 하고 나면, 나는 환자에게 새로 생길 수 있는 간섭을 피하라고 주의를 준다.

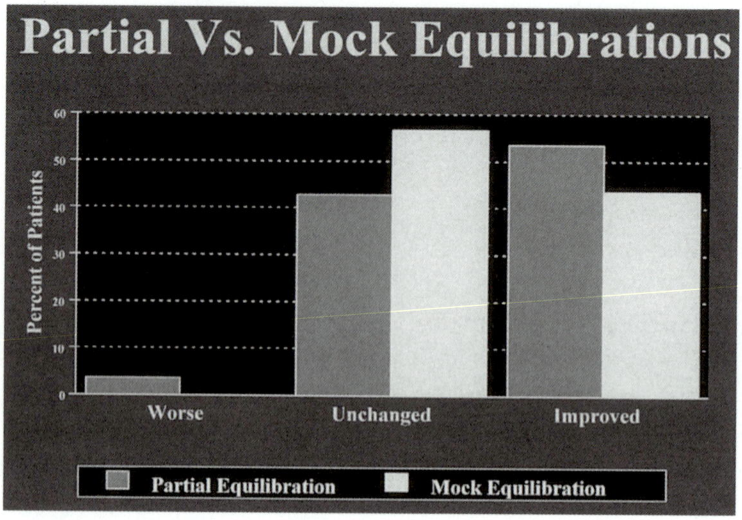


그림 18-1. 거짓 평형(Mock equilibration)에 비해 부분적인 평형(Partial equilibration)은 단지 약간의 증상 개선을 보였으며 일부 환자에게는 더 악화되었다.

턱관절 장애 증상을 개선시키기 위해서는 부분 조정 보다는 전악 조정이 훨씬 유용하며 증상 변화에 대한 연구에도 기본적으로 전악 조정을 시행한다.[18, 29, 30] 연구에서 일부 환자에서는 턱관절 장애 증상이 더 악화된 경험을 하기도 하였으며, 술후 열에 민감하게 되었다.[18, 31]

직관적으로 우리는 전악 교합조정 보다는 교합장치가 더 이상적인 교합을 부여할 수 있다고 생각한다, 왜냐하면 더 이상적인 교합을 만들기 위해 수지를 필요한 면에 추가할 수 있기 때문이다. 즉, 상악 전치의 뒷면에 수지를 첨가하면 구치부를 즉시 교합되지 않게 할 수 있다(전치의 연결).

가장 최근 연구에서 환자의 치열을 4 시간 동안 평형을 맞추는 것과 교합 장치 사용간의 비교를 시행하였다. 연구에서는 교합장치를 사용하면서 집에서 운동을 동시에 함으로써 오는 턱관절 장애의 증상변화에 대한 비교를 한 것이고 실제로 턱관절 장애 증상의 치료에 더 유익한 것을 보여준다(그림 18-2).[18]

문헌들에서 교합 조정에 관한 3 가지 면이 일치한다.

1. 부조화로운 수복물로 인한 턱관절 장애 증상이 있을 경우를 제외하고, 교합 조정을 턱관절 장애의 초기 치료에 적용해서는 안 된다. 외측 익돌근의 긴장도와 턱관절 염증이 증가하기 때문에, 턱관절 장애 환자의 하악골을 중심위로 위치시키고 재현성 있는 폐구로 확보하는 것이 어렵다.[7, 8] 바람직하지 못한 위치로 치열이 균형을 이루게 되면 좋지 못한 결과가 있기 마련이다. 턱관절 협회에 등록하기 전에 필자는 턱관절 장애 환자에게 턱관절 장애의 치료에서 제일 먼저 행하여야 하는 것은 교합치료라고 가르쳤으며 이를 제일 먼저 시행하였다. 일부 술자는 교합에 매료되어있기도 하며, 일부는 계속적으로 다른 소소한 부조화를 찾기 위해 노력하고 만일 조정이 완벽하지 못하면 그들을 만족시키는 것은 거의 불가능하다.

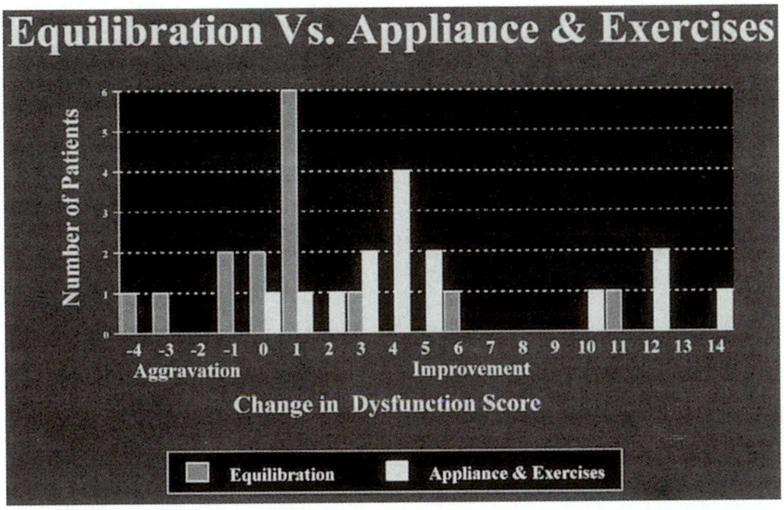


그림 18-2. 집에서 자가 물리요법과 함께 교합장치를 장착한 경우가 4시간의 균형보다 더 턱관절 질환 증상을 감소시키는 데 유익하다.

2. 교합 간섭은 이갈이의 원인이 아니며, 교합 간섭을 제거한다 해도 이갈이는 없어지지 않는다. 그러므로 이런 목적으로 조정 치료를 해서는 안 된다.[3, 16, 32]
3. 교합 조정 치료는 턱관절 장애 증상을 막기 위해 행 해져서는 안 된다.[32-35]

만약 전악 교합조정을 한다면 반드시 꼼꼼하게 해야 하고 이것은 턱관절장애 증상을 증가 시킬 잠재성이 있다. 조정은 시간이 많이 걸리고 어려운 작업이며 아주 정교함을 요하는 작업이다.

◉ QUICK CONSULT

**전악 조정을 통한 턱관절 장애 증상의 감소**

전악 교합 조정을 이루려면 꼼꼼하게 해야 하고 턱관절 장애 증상을 증가시킬 수 있는 잠재성을 가지고 있다.

일부 임상가들이 교합조정을 주장하는 것에 대조적으로 교합조정이 장기적으로 턱관절장애 증상개선을 유지하기 위해 필요하지는 않다.[9, 14, 37] 이것은 19장인 'Long-term Management'에서 다루자.

## 교정-악교정수술 치료

많은 임상 연구들은 교정치료와 턱관절 장애와의 관계에 대해 연구하여 왔다. 어떤 장기적인 연구에서는 교정치료 후에 턱관절 장애 증상이 감소되었다는 통계나 경향이 있음을 알게 되었다.[38-41] 이는 교합 안정의 증가로 인한 것이다. 하지만, 교정이 교합의 안정을 감소시키므로 턱관절 장애 환자를 양산할 수도 있다.[2] (발치 혹은 비발치)교정이 턱관절 장애를 발병시키는 위험 요인을 증가시킨다는 증거는 없다.[42-44]

실질적인 교정 치료 기간 동안, 새로운 교합간섭이 더 생김에도 불구하고 교정치료 동안 환자는 턱관절 장애 증상을 덜 느낀다.[45, 46] 적절한 이유로는 치아가 이동 시 타진 반응과 대합치의 접촉에 의해 민감해져 이상기능적 악습관이 감소되기 때문일 것이다.[45] 이것이 몇몇 치과의사와 환자가 교정치료가 장기적으로 턱관절 장애 치료에 유익하다고 믿는 이유인 것 같다. 미국 치과 의사 협회 조사에 의하면 7%의 일반 치과의사와 26%의 치과 전문의(교정 전문의는 47%)가 턱관절 장애 치료를 위해 고정성 교정을 사용한다는 보고가 있었다.[47]

일단 교정 치료의 유지기에는 환자의 치아는 더 이상 민감해 하지는 않지만, 비기능적 악습관이 다시 나타나면서 턱관절 장애 증상도 더 심해진다.[45, 46, 48]

이것은 턱관절 장애 증상의 시작이나 회귀 단계로 볼 수 있지만, 일부 환자들은 교정치료가 턱관절 장애 증상을 야기한 것으로 믿는다. 이러한 경향은 다음과 같다: (a) 아이가 20~30대가 되면 턱관절 장애 증상이 심해지고 빈도가 증가한다.[14] (b) 교정치료의 과정이 길수록 정신적 고통의 기회가 증가하고 턱관절 장애 증상을 더 증가시키는 경향이 있다.

비록 술자가 이상적인 턱 교합학적 교합을 달성하지 못하였다고 하더라도, 일반적으로 교정 치료가 턱관절 장애가 나타날 수 있는 기회를 증가시키거나 감소시키지는 않는다.[42-44]

### ◑ FOCAL POINT

비록 술자가 이상적인 턱 교합학적 교합을 달성하지 못하였다고 하더라도, 일반적으로 교정 치료가 턱관절 장애가 나타날 수 있는 기회를 증가시키거나 감소시키지는 않는다.

실질적인 교정 치료 동안에 치료가 필요한 정도까지 턱관절 장애가 생기기도 한다. 증상의 심도에 따라, 교정 치료는 천천히 또는 일시적으로 턱관절 장애 치료에 따라 조절하여야 한다.[3, 44] 치료는 턱관절에 관한 자가 조절 요법(부록 3참조), 약물 치료, 부속 치료 그리고 교합 장치 치료가 포함된다.[3, 46] 만일 교합 장치는 필요하고 치아의 이동이 지속적으로 이루어져야 한다고 판단된 경우에는 교합의 일부만 덮는 장치, 잭이나 스크류가 있는 교합 장치 또는 최소한의 교합 장치역할을 할 수 있도록 시멘트(glass ionomer)로 만든 단순 포드를 부착하여 사용하기도 한다.[3]

교정 치료를 하려고 하는 술자는 환자에게 앞으로 턱관절 장애 증상이 발생되거나 악화될 수 있음을 알려야 하고 턱관절 장애가 악화되거나 시작될 경우에 대한 준비를 하고 있어야 한다.[3, 14] 교정 치료 동안 턱관절 장애 증상이 발생될 수 있는 잠재성이 있기 때문에, 교정치료 전 반드시 턱관절 장애에 대한 검사를 시행하여야 한다.[44]

비록 실질적인 교정치료 동안에 턱관절 장애 증상이 감소하였다고 하더라도, 필자는 턱관절 장애 증상이 충분히 감소할 때까지 다음의 환자들의 교정치료를 늦추라고 권한다:

1. 교합 장치 없이 견딜 수 없는 턱관절 장애 환자일 경우: 교정 치료 전에 턱관절 장애 치료를 통해 턱관절 장애 증상을 감소시킬 것을 권한다.
2. 턱관절 동통 같은 턱관절 장애 증상을 즉시 감소시키기를 바라는 환자일 경우: 이들은 전통적인 턱관절 장애 치료방법으로 먼저 치료한다.
3. 일주일에 한 번 이상 간헐적이고 급성적으로 정복되지 않는 관절원판 변위 턱관절을 가진 환자일 경우: 교정치료가 턱관절 장애 증상을 악화시켜 점점 간헐적에서 지속적으로 증상을 발현시킬 수 있다는 두려움이 있다. 이는 간헐적인 형태보다 더 치료하기 어렵다. 이런 환자는 전통적인 턱관절 장애 치료로 기능이상을 치료하여야 할 것이다. 이런 환자의 턱관절 장애 증상은 활발한 교정 치료를 방해할 수 있는 잠재성을 가지고 발현될 수 있기 때문에 교정 치료 전에 먼저 턱관절 장애 치료를 권한다. 교정 치료

전에 제거한 턱관절 장애 증상은 교정 치료하면서 재발되지 않는다는 연구가 있다.[46]

골격적 부정교합을 수정하기 위해서는 악교정적인 수술이 교정치료와 함께 고려된다.[47] 턱관절 장애 증상은 악교정 수술 후 감소되는 경향이 있다.[49-51] 악교정 수술을 한 class II 부정교합 환자에서 명확한 턱관절 증상의 증가나 감소는 없었다는 연구 결과가 있다. 이 연구에서는 수정을 위한 수평적 이동량과 턱관절 장애의 개선과는 관계가 없다고 하였다.[49]

턱관절 장애 증상을 완화하기 위한 의도를 가진 골격성 비대칭과 성장 이상의 외과적 치료는 아주 드문 적응증이며, 기여 요인의 주의 깊은 평가와 관리가 필요하다.[13] 그러나 심미적, 기능적, 교합안정을 개선하기 바라는 심각한 골격적 부정교합을 가진 턱관절 장애 환자에게 있어 악 교정 수술 치료는 선택적 방법이라 할 수 있다.

교정 치료와 악 교정 치료는 교합 안정을 개선시키므로 저작계에 이갈기,이 악물기의 나쁜 효과를 경감시킨다.[2-4] 이러한 술식은 비용은 비싸고 시간 소모적이며, 대부분의 환자에게 임상적으로 턱관절 장애 증상 개선을 가져오지 못한다는 연구가 있다.

## 보철 치료

보철치료는 상실치를 대체하고, 대합치와 접촉할 교두가 없는 치아를 수복하고, 이상적 교합 관계를 형성하는 등의 시술을 통해 비정상적 상태의 치열 관계를 개선하여 환자 개인의 교합 안정도를 증가시킨다. 보철 치료를 통한 교합안정을 개선하는 것은 비용이 들고, 시간이 소요되며 치주적으로 보철 치료를 대체할 필요가 있을 수 있다.

만일 처음부터 턱관절 장애의 문제가 동통이라면 이 교과서에서 제시하는 치료 방법은 보철치료보다는 상대적으로 치료가 저렴하고(시간, 가격, 후유증 등) 훨씬 더 증상 개선이 되는 치료가 될 것이다. 비용을 비교하여 유리한 조건이라 하더라도, 단순히 턱관절 장애 증상만을 감소시키는데 보철치료를 이용할 가치는 없을 것이다.[10, 52] 추가적으로 이상기능 악습관을 가진 환자에게 광범위한 보철 수복을 하였을 경우 안정 위 장치를 밤에 장착할 필요가 있을 수 있다.[20]

◉ QUICK CONSULT

### 보철적 치료를 통한 턱관절 장애 증상의 감소

비용을 비교할 때, 단순히 턱관절 장애 증상만을 감소시키는데 보철치료를 한다는 것은 가치가 없다.

만약 술자가 보철 치료를 고려하고 있다면 그 결정은 턱관절 장애 외의 효과 즉, 기능 또는 심미의 회복을 기초로 이루어져야 할 것이다.[20, 21] 필자는 한때 총 의치를 장착하고 있으면서 상악에 아크릴 안정위 장치를 장착하고 있는 환자를 본 적이 있었다. 그 환자는 식사를 포함하여 24시간 동안 장치를 장착하고 있었다(필자는 그 환자에게 장치를 끼고 식사하라고는 지시하지 않았다). 그리고 그 환자의 턱관절 장애 증상은 약 50%의 개선을 보였다. 그 환자는 환자의 턱관절 장애 문제가 전적으로 총의치 때문이었다고 확신을 하고 있었고 내 권유와는 달리 새로 총의치를 제작하였다. 치과의사는 그 환자의 악간 관계를 최대한 정확히 채득하였고 잘 맞는 의치를 제작해 주었다. 개선을 기대하였지만, 환자의 턱관절 장애 증상의 개선은 더 이상은 일어나지 않았다.

보철적 치료는 저작계의 정형외과적 안정성에 긍정적 효과와 부정적 효과를 가져 올 수 있고 또한 턱관절 장애 증상의 원인이 될 수도 있다.[13, 52] 필자는 고정성 보철물 치료를 받았거나 받고 있는 환자에게서 치통과 관련된 치과 치료 후 오는 턱관절 증상과 긴 치과 치료를 받고 저작계와 턱관절 동통이 발생한 환자에 대해 언급한 적이 있다.

턱관절 장애는 일반적인 장애이기 때문에 바람직한 보철 치료라 하더라도 턱관절 장애 증상을 발생시킬 수 있다. 치과의사는 이런 환자들을 진료할 때 환자들의 외측 익돌근의 긴장과 턱관절 염증이 증가함으로 인해 하악골이 중심위와 재현성 있는 폐구 위치를 얻을 수 없다는 것을 예상하고 조심스럽게 진료해야 한다.[7, 53] 일부 턱관절 장애 환자들은 외측 익돌근의 근경련을 가지고 있을 수 있고, 이 경우에 과두가 부분적으로 전위되므로 교합이 틀어지게 될 수 있다.

턱관절 장애 증상이 있어서 광범위한 보철치료가 필요하거나 최대감합위와 다른 위치로 수복할 필요가 있는 환자를 치료할 때는 먼저 턱관절장애를 안정시켜야 한다.[21, 53-55] 보철 치료 전 턱관절 장애 증상을 먼저 조절하면 할수록, 마지막 교합의 결과는 더욱 더 좋아질 것이다.[56] 만약 턱관절 장애 증상이 심각한 상태에서 광범위한 보철 치료계획이 있다면, 술자는 보철 치료시작 6개월 동안에는 환자를 안정된 상태로 유지시켜야 할 것이다. 어떤 환자에게는 임상적 판단과 약간의 절충이 필요할 수도 있다.[52]

❖ TECHNICAL TIP

### 광범위한 보철치료전 턱관절 질환의 안정화

턱관절장애 증상이 있어서 광범위한 보철치료가 필요하거나 최대 감합위와 다른 위치로 수복할 필요가 있는 환자를 치료할 때는 먼저 턱관절장애를 안정시켜야 한다.

가격과 시간, 후유증 면에서 덜 비싸고 턱관절 장애를  더 빠르게 치료한다고 해서 턱관절 장애 치료에 보철적인 수복을 하는 것은 피해야 하며 이 보철적인 방법이 재발 방지에 필요한 것이 아닙니다. 턱관절 장애가 있고 광범위한 보철 수복을 해야 하는 환자는 보철을 시작하기 전에 장애를 먼저 안정시켜야 한다.[53, 55] 턱관절 장애와 광범위한 보철 치료가 필요한 환자는 보철 치료 초기부터 장애를 안정화하여야 한다.

## 턱관절의 외과적 수술과 인공 매식체

턱관절의 외과적 수술은 다양한 병적인 상태에 대해서 적응증을 가지고 있다. 턱관절 장애 환자에게 턱관절의 외과적 수술의 목적은 증상의 개선과 기능이상의 감소이지 관절원판과 과두와의 관계를 정상적으로 되돌리는 것은 아니다. 턱관절 장애 증상에 대한 관절원판 변위의 역할은 크지 않다는 생각은 많은 수의 사람들에게서 관절원판 변위가 있지만 턱관절 장애 증상이 모두 다 나타나지는 않는다는 연구 결과를 통해서 뒷받침 되고 있다.[57, 58] 또한, 수술을 통해 관절원판을 재위치 시켜도 재발이 일어나는 경우가 많다.[59, 60] 이 교과서에서 설명했듯이 보존적인 턱관절 장애를 치료를 할 때 턱관절의 외과적 수술을 필요로 하는 경우는 많지 않다. 한 연구에 의하면 2000명의 턱관절 장애 환자들 중 단지 2.5%의 환자만이 수술을 받았다(1.4% 관절강 내 세정술, 1.0% 관절강 내시경술, 0.1% 관혈적 수술).[61] 턱관절 장애 증상으로 수술해야 할 환자로는 기존의 보존치료로는 더 이상 증상의 개선이 없거나 더 빠른 증상의 개선을 원하는 환자 등으로 볼 수 있다.

턱관절의 외과적 수술은 보존적 턱관절장애 치료보다 훨씬 더 비싼 치료이다. 보험회사 기록에 의하면 평균적인 턱관절의 외과적 수술비용(입원비 제외)은 비수술적 턱관절 장애 치료에 2-3배에 달한다. 또한 기록에는 성별에 따라 턱관절의 외과적 수술과 보존적 턱관절 장애 치료에도 차이가 보인다. 남성 대 여성의 턱관절의 외과적 수술비

율이 1:10인 반면 비수술적 치료는 1:2이다.[62]

턱관절의 외과적 수술이 선택되고 치료된 환자 모두에게 유익한 것은 아니다. 어떠한 턱관절 장애 환자를 외과의사에게 의뢰하여 치료해야 하는지에 대한 명확한 프로토콜이 아직은 정해져 있지 않다.[63] 의뢰의 기준을 제시하기 위해 여러 논문과 필자의 경험을 기초로 하여 다음과 같이 일반화 하였다. 여기에는 몇몇의 예외가 있기 때문에 주의해서 진행할 필요가 있다.

명백한 이유(예를 들어, 감염, 골절, 신생물)를 제외하고 술자가 외과의사에게 턱관절 장애 환자를 의뢰해야 하는 경우는 기본적으로 턱관절 내 염증, 비정복성관절원판 변위, 턱관절 강직증, 3가지가 있다.

**◑ FOCAL POINT**

명백한 이유(예를 들어, 감염, 골절, 신생물)를 제외하고 술자가 외과의사에게 턱관절 장애 환자를 의뢰해야 하는 경우는 기본적으로 턱관절 내 염증, 비정복성관절원판 변위, 턱관절 강직증, 3가지가 있다.

*턱관절 내 염증*은 턱관절 장애 환자들에게 아주 흔하며, 과도한 이상기능 운동으로 인해 턱관절에 무리한 하중이 가해져서 2차적으로 오는 것이다.[64, 65] 그리고 이것은 일반적으로 보존적 치료 방법으로 해결이 된다.[66] 많은 침습한 치료가 턱관절 내 염증과 연관된 증상을 빨리 감소시킬 수 있다.

수련 받은 의사는 corticosteroid를 턱관절 내에 적절히 주사함으로써 증상을 해결할 수 있고 또 염증과 동통 매개체를 외과적으로 제거하기를 원할 것이다. 동통 매개체가 외과적으로 제거되고 나면 시술의 마지막 단계에서 corticosteroid를 투여하여 소염작용을 할 수 있는 잠재성을 얻을 수 있다.[67]

치료 방법의 선택은 환자의 기왕력, 징후, 증상, 방사선 사진상, 술자의 임상 검사, 수련 여부, 경험에 따라 다양하다. 염증의 제거와 동통 매개체의 제거가 필요하다고 판단되면 관절강 내 세정술이 치료 선택으로는 최선일 것이다. 만약 턱관절 내에서 외과적 수술의 변화가 고려된다면, 관절강내 내시경과 관혈적 수술이 고려될 수 있다. 이러한 외과적 방법에 대해서는 아래에서 설명될 것이다.

턱관절 내 염증은 일반적으로 과도한 이상기능적 운동에 따른 2차적인 것이기 때문에 그런 활동을 감소시켜야 한다. 그러지 않으면 염증과 동통 매개체가 침습적 치료 후에도 재발될 것이다. 그러므로 턱관절의 염증에 대해 외과의에게 의뢰하기 전에 보존적인 치료가 선행되어야 한다.

다음과 같은 때는 환자의 턱관절 장애 증상이 일차적으로 턱관절 내 염증 때문이라고 생각될 수 있다. (a)기여요인이 최대한 제거된 후에도 통증이 나타날 때 (b)보존적 치료가 통증을 감소시키지 못할 때 (c)턱관절의 통증이 너무 심해서 침습한 치료가 요구될 때이다. 지속적으로 기여요인이 제거되지 않으면 염증과 동통 매개체가 외과적으로 제거된 후에도 다시 나타난다는 것을 명심해야 한다.

*급성 비정복성 관절원판 변위*는 일반적으로 보존적 방법으로 치료될 수 있다(10장 'Acute TMJ Disc Displacement without Reduction').

침습적 치료는 환자가 보존적 치료에 대한 개선이 없거나 느린 치료진행에 대해 회의적이거나 관절강 내 세정술과 관절강 내 내시경 같은 외과적 치료를 통한 빠른 개선을 원할 때 고려될 수 있다.[63]

연구에 따르면 보존적 치료와 관절강 세정술과 관절강 내 내시경 수술을 통한 증상의 개선 정도는 비슷하다고 알려져 있다.[68, 69] 동통과 염증 매개체를 관절강 세정술과 관절강 내 내시경술로 씻어냄으로써 (a)동통 매개체로 인한 통증의 감소와 (b)관절 원판 후 조직의 빠른 신장을 가능케 하고 이로 인해 정상적인 개구량을 얻을 수 있다.

만약 지속적인 기여요인(이상기능적 습관등)이 시술 전에 적절히 조절되지 않으면 염증과 동통 매개체는 술 후에 다시 나타날 수 있으므로 기여 요인의 제거가 중요하다.[70, 71]

보존적 치료가 성공적이지 못하다는 확신이 서면 외과적 치료를 받을 때까지 오래 지체되어서는 안 된다. 오래 지체될수록 관절강 내 세정술 같은 외과적 치료에 의한 잇점을 얻기가 힘들고 관절강 내 내시경 같은 외과적 수술(좀 더 비싸고 침습적)을 해야 할 필요성이 더욱 더 커진다.[72] 진통제, 스테로이드, 소디움 하이알루로네이트(아직 턱관절 사용에 FDA승인 되지 않았지만)를 턱관절에 주입하는 것을 추천하고 이러한 장애를 위해 충분히 고려되어야 한다.[73, 74]

(a)보존적 치료로 증상이 개선되지 않은 경우 (b)외과적 방법으로 통해 빠른 결과를 바라고 느린 치료에 회의적인 경우 (c)관절강 내 세정술과 관절강 내 내시경을 통해 빠른 증상 개선을 얻고자 할 경우 환자 의뢰를 고려할 수 있다. 필자는 일반적으로 보존적 치료로 증상이 개선되지 않았을 경우 구강외과 의사에게 의뢰한다.

다음을 꼭 명심하라. 지속적인 기여요인을 제대로 제거하지 못하면, 염증과 동통 매개체는 외과적 수술 후 재발하게 될 것이다.

턱관절 강직증은 턱관절 내 섬유성 또는 골 성 결합에 의해 발생되고, 일반적으로 통증이 없으면서 과두의 운동 제한을 가져온다. 최대 개구 시 강직된 턱관절을 촉진해 보면, 과두의 움직임이 심하게 제한되었거나 움직이지 않음을 알 수 있다.[14, 75, 76] 강직에 의한 개구 장애는 보존적 방법으로의 치료가 불가능하다.

섬유성 강직에 대한 치료는 불편과 기능장애의 정도에 의해 결정된다. 만약 환자가 적절한 기능을 유지하고 불편감이 적다면 치료가 불필요할 수도 있다. 하지만 환자가 관절 원판과 과두의 유리를 원하면 턱관절의 외과적 수술(예를 들면, 관절강 내 내시경술 및 관혈적 수술)이 필요하다.[75] 골성 강직은 드물고 치료는 과두절제 또는 골성 조직의 성형을 하고 추가적인 보형물을 삽입하기 위한 관혈적 외과수술이 필요할 수 있다.[14, 75] 환자가 기능이상과 불편감을 호소하며 외과적 시술을 원할 때는 환자를 외과의사에게 의뢰하는 것을 고려해야 한다.

관절강 내 세정술, 관절강 내 내시경술, 관혈적 수술이 전통적으로 턱관절 장애에 대한 치료법으로 사용되어 왔지만, 변형된 과두 절제술과 관절 대체술도 고려될 수 있다.

관절강 내 세정술은 생리 식염수가 담긴 주사기에 연결된 주사침으로 행해지며, 이를 턱관절 내로 자입하고 생리 식염수를 턱관절강 내로 주입하는 것이다. 이 때 하악골은 액체가 관절강 내의 오목한 부위로 잘 들어갈 수 있도록 도수적 원판 정위술이 시행되어야 한다. 그리고 주사기의 프런지를 잡아 당겨서 관절강 내에서 혼합물이 흡입되어 나와야 한다. 주사침에서 주사기를 빼서 새로운 생리 식염수가 든 주사기로 교체하고 여러 번 이 과정이 반복되어 염증과 동통 매개체가 턱관절 내에서 부터 씻겨져 나오게 된다. 최근에는 두 개의 포트를 사용하여 생리 식염수가 턱관절 내를 연속적으로 흘러나오게 하면서 관절강 내 오목한 곳까지 잘 들어 갈 수 있도록 도수적 원판 정위술을 시행하도록 한다. 마지막 단계에서는 스테로이드를 관절강 내에 주입하도록 한다.

관절강 내 내시경은 생리 식염수의 연속적인 흐름을 위해 두 개의 포트로 시행한다. 또한 내시경은 한 포트로 삽입되고 작은 기구들은 다른 포트로 삽입된다. 이것은 외과 의사가 턱관절강 내를 보면서 부착물을 제거하고 다른 소 수술을 가능케 한다.

관절강 내 내시경술을 시행한 450명을 후향적으로 보면, 60-93 %정도에 성공율을 보이고 있다. 평균 66 %의 환자에게서 동통 감소(0에서 10까지 visual analog scale score를 이용 8.8에서 3.2 mm 사이)를 보이고 개구량과 운동량에서 통계적으로 유의한 개선을 보였고, 22 % 환자에게서는 1년 이내 또 다른 수술이 필요하였다.

관혈적 수술은 관절경 수술에 더 좋은 시야와 접근성이 좋아서 외과 의사가 골성 강직의 치료와 이물성 관절원판(alloplastic disc)제거, 신생 종물의 제거 시에는 이 접근법이 필요하다.

변형된 과두 절제술는 일차적으로 턱관절의 부하 능력을 감소 시키는 효과를 얻는다. 이 방법은 하악지를 시상분할하고 치아들을 철사로 고정함으로써 턱관절 내에서 과두가 부하를 받지 않는 위치로 이동되도록 해준다. 한 연구에 의하면 이 술식을 받은 환자 중 78 %에게 큰 도움이 되었고, 15 %에게는 약간의 도움이, 7 %에게는 아무 효과가 없었다고 한다.[79] 이 술식에서 턱관절에 부하를 줄이는 정도는 12장 'Mandibular Positions and Bite Registration' 내에서 서술된 악골의 중립 위치를 이용한 안정위 장치를 장착하여 부하가 주는 정도와 유사하다고 믿고 있다. 만일 환자가 저작근의 긴장도를 완화하는 것을 배운다면, 낮 동안 턱관절에 가해지는 부하를 최소화할 수 있다.

관절 대체술은 부분적(과두에 제한) 또는 턱관절 전체에 적용될 수 있다. 외과 의사는 관절의 부분을 환자의 신체의 조직(과두를 늑골로 대체)으로 대체하거나 다른 이물 성형성 보철물로 대체할 수 있다. 만일 환자가 상기 시술을 따르지 않으며, 일반 치과의사가 이 경우 환자를 더 이상 관리할 수 없을 경우, 이 분야에서 더 많은 경험이 있는 전문가에게 의뢰하거나 그 팀에 합류해서 협진을 할 수 있을 것이다.

Teflon-Proplast와 silastic으로 구성된 이물 성형원판 삽입물이 원판의 대체물로 사용 되어 왔다. 이 물질은 깨져서 과두와 하악와를 지속적으로 변형시키는 원인이 되는 이물질 반응을 자극시킨 기록이 있다. 인공 매식체와 전체 관절을 대체하는 보철물에는 특별한 프로토콜이 필요하다.[80] 술자가 관절원판 인공 매식체와 관리에 자신이 없을 경우, 술자는 환자를 이 분야의 전문가에게 의뢰하거나 이들과 함께 협진하는 것을 추천한다.

술 후 회복 운동은 수술의 성공에 아주 중요한 요소라 할 수 있다.[81] 수술 후에 물리 치료를 할 예정이면, 환자를 물리 치료사에게 수술 전에 의뢰하는 것이 좋다. 이렇게 해서 환자가 수술 후 연습하는 것을 배워서 바로 하고 술 후 예약을 계획적으로 할 수 있다. 턱관절의 외과적 수술을 받은 후 물리치료를 받은 환자는 결과도 훨씬 낫다.[82, 83] 술 후 즉시 안정위 장치를 장착하는 것은 논쟁이 되고 있다.

## REFERENCES


1. Pertes RA. Occlusal appliance therapy. In: Pertes RA, Gross SG (eds). Clinical Management of Temporomandibular Disorders and Orofacial Pain. Chicago: Quintessence, 1995:197–210.
2. Okeson JP. Management of Temporomandibular Disorders and Occlusion, 5th edition. St Louis: CV Mosby, 2003:98, 218, 507, 555.
3. Morrish RB Jr, Stround LP. Long-term management of the TMD patient. In: Pertes RA, Gross SG (eds). Clinical Management of Temporomandibular Disorders and Orofacial Pain. Chicago: Quintessence, 1995:273–95.
4. Tarantola GJ, Becker IM, Gremillion H, Pink F. The effectiveness of equilibration in the improvement of signs and symptoms in the stomatognathic system. Int J Periodontics Restorative Dent 1998;18(6):594–603.
5. Okeson JP (ed), for the American Academy of Orofacial Pain. Orofacial Pain: Guidelines for Assessment, Diagnosis and Management.

Chicago: Quintessence, 1996:150–3.
6. Pertes RA. Occlusal appliance therapy. In: Pertes RA, Gross SG (eds). Clinical Management of Temporomandibular Disorders and Orofacial Pain. Chicago: Quintessence, 1995:197–210.
7. Obrez A, Turp JC. The effect of musculoskeletal facial pain on registration of maxillomandibular relationships and treatment planning: a synthesis of the literature. J Prosthet Dent 1998;79(4): 439–45.
8. Dawson PE. New definition for relating occlusion to varying conditions of the temporomandibular joint. J Prosthet Dent 1995;74:619–27.
9. McNeill C. Management of temporomandibular disorders: concepts and controversies. J Prosthet Dent 1997;77:510–22.
10. Dental Practice Parameters Committee. American Dental Association's dental practice parameters: temporomandibular (craniomandibular) disorders. J Am Dent Assoc Suppl 1997;128:29–32–S.
11. Ash MM. Occlusal adjustment: quo vadis? Cranio 2003;21(1):1–4.
12. Obrez A, Turp JC. The effect of musculoskeletal facial pain on registration of maxillomandibular relationships and treatment planning: a synthesis of the literature. J Prosthet Dent 1998;79(4): 439–45.
13. Goldstein BH. Temporomandibular disorders: a review of current understanding. Oral Surg Oral Med Oral Pathol Oral Radiol Endod 1999;88: 379–85.
14. American Academy of Orofacial Pain, with Okeson JP (ed). Orofacial Pain: Guidelines for Assessment, Diagnosis and Management. Chicago: Quintessence, 1996:117, 137, 141–58.
15. Tsukiyama Y, Baba K, Clark GT. An evidence-based assessment of occlusal adjustment as a treatment for temporomandibular disorders. J Prosthet Dent 2001;86:57–66.
16. Clark GT, Tsukiyama Y, Baba K, Watanabe T. Sixty-eight years of experimental occlusal interference studies: what have we learned? J Prosthet Dent 1999;2:704–13.
17. Forssell H, Kalso E, Koskela P, Vehmanen R, Puukka P, Alanen P. Occlusal treatments in temporomandibular disorders: a qualitative systematic review of randomized controlled trials. Pain 1999;83(3):549–60.
18. Wenneberg B, Nystrom T, Carlsson GE. Occlusal equilibration and other stomatognathic treatment in patients with mandibular dysfunction and headache. J Prosthet Dent 1988;59(4):478 83.
19. Yatani H, Minakuchi H, Matsuka Y, Fujisawa T, Yamashita A. The long-term effects of occlusal therapy on self-administered treatment outcomes of TMD. J Orofac Pain 1998;12(1):75–88.
20. Hilsen KL (ed), for the American College of Prosthodontics. Temporomandibular disorder prosthodontics: treatment and management goals. J Prosthodontics 1995;4:58–64.
21. De Boever JA, Carlsson GE, Klineberg IJ. Need for occlusal therapy and prosthodontic treatment in the management of temporomandibular disorders. Part II: Tooth loss and prosthodontic treatment. J Oral Rehabil 2000;27(8):647–59.
22. Kirveskari P. The role of occlusal adjustment in the management of temporomandibular disorders. Oral Surg Oral Med Oral Pathol Oral Radiol Endod 1997;83:87–90.
23. Tarantola GJ, Becker IM, Gremillion H, Pink F. The effectiveness of equilibration in the improvement of signs and symptoms in the stomatognathic system. Int J Periodontics Restorative Dent 1998;18(6):594–603.
24. Forssell H, Kirveskari P, Kangasniemi P. Effect of occlusal adjustment on mandibular dysfunction: a double-blind study. Acta Odontol Scand 1986;44(2):63–9.
25. Nassif NJ. Perceived malocclusion and other teeth-associated signs and symptoms in temporomandibular disorders. Compend Contin Educ Dent 2001;22(7):577–85.
26. Syrop SB. Initial management of temporomandibular disorders. Dent Today 2002;21(8):52–7.
27. Dawson PE, for the American Equilibration Society. Position paper regarding diagnosis, management, and treatment of temporomandibular disorders. J Prosthet Dent 1999;81(2):174–8.
28. Tsolka P, Morris RW, Preiskel HW. Occlusal adjustment therapy for craniomandibular disorders: a clinical assessment by a double-blind method. J Prosthet Dent 1992;68(6):957–64.
29. Jeffery RW, McGuire MT, French SA. Prevalence and correlates of large weight gains and losses. Int J Obes Relat Metab Disord 2002;26(7):969–72.
30. Dahlstrom L. Conservative treatment of mandibular dysfunction: clinical, experimental and electromyographic studies of biofeedback and

occlusal appliances. Swed Dent J Suppl 1984;24:1–45.
31. Kirveskari P, Jamsa T, Alanen P. Occlusal adjustment and the incidence of demand for temporomandibular disorder treatment. J Prosthet Dent 1998;79:433–8.
32. Clark GT, Tsukiyama Y, Baba K, Simmons M. The validity and utility of disease detection methods and of occlusal therapy for temporomandibular disorders. Oral Surg Oral Med Oral Pathol Oral Radiol Endod 1997;83:101–6.
33. De Boever JA, Carlsson GE, Klineberg IJ. Need for occlusal therapy and prosthodontic treatment in the management of temporomandibular disorders. Part I: Occlusal interferences and occlusal adjustment. J Oral Rehabil 2000;27(5):367–79.
34. Conti PCR, Ferreira PM, Pegoraro LF, Conti JV, Salvador MCG. A cross-sectional study of prevalence and etiology of signs and symptoms of temporomandibular disorders in high school and university students. J Orofac Pain 1996;10(3): 254–62.
35. Pullinger AG, Seligman DA, Gornbein JA. A multiple logistic regression analysis of the risk and relative odds of temporomandibular disorders as a function of common occlusal features. J Dent Res 1993;72(6):968–79
36. McHorris WH. Occlusal adjustment via selective cutting of natural teeth. Part II: Int J Periodontics Restorative Dent 1985;5(6):8–29.
37. Yatani H, Minakuchi H, Matsuka Y, Fujisawa T, Yamashita A. The long-term effect of occlusal therapy on self-administered treatment outcomes of TMD. J Orofac Pain 1998;12(1):75–88.
38. Lagerstrom L, Egermark I, Carlsson G. Signs and symptoms for temporomandibular disorders in 19-year-old individuals who have undergone orthodontic treatment. Swed Dent J 1998;22: 177–86.
39. Henrikson T. Temporomandibular disorders and mandibular function in relation to class II malocclusion and orthodontic treatment: a controlled, prospective and longitudinal study. Swed Dent J Suppl 1999;134:1–144.
40. Egermark I, Thilander B. Craniomandibular disorders with special reference to orthodontic treatment: an evaluation from childhood to adulthood. Am J Orthod Dentofac Orthop 1992;101(1):28–34.
41. Henrikson T, Nilner M, Kurol J. Signs of temporomandibular disorders in girls receiving orthodontic treatment: a prospective and longitudinal comparison with untreated class II malocclusions and normal occlusion subjects. Eur J Orthod 2000;22(3):271–81.
42. Kim MR, Graber TM, Viana MA. Orthodontics and temporomandibular disorder: a meta-analysis. Am J Orthod Dentofac Orthop 2002;121(5):438–46.
43. McNamara JA. Orthodontic treatment and temporomandibular disorders. Oral Surg Oral Med Oral Pathol Oral Radiol Endod 1997;83:107–17.
44. Turp JC, McNamara JA Jr. Orthodontic treatment and temporomandibular disorder: is there a relationship? Part 2: Clinical implications. J Orofac Orthop 1997;58(3):136–43.
45. Egermark I, Ronnerman A. Temporomandibular disorders in the active phase of orthodontic treatment. J Oral Rehabil 1995;22(8):613–8.
46. Imai T, Okamoto T, Kaneko T, Umeda K, Yamamoto T, Nakamura S. Long-term follow-up of clinical symptoms in TMD patients who underwent occlusal reconstruction by orthodontic treatment. Eur J Orthod 2000;22(1):61–7.
47. Glass EG, Glaros AG, McGlynn FD. Myofascial pain dysfunction: treatments used by ADA members. Cranio 1993;11(1):25–9.
48. Greene CS. Orthodontics and temporomandibular disorders. Dent Clin North Am 1988;32(3): 529–38.
49. Rodrigues-Garcia RCM, Sakai S, Rugh JD, Hatch JP, Tiner BD, van Sickels JE, Clark GM, Nemeth DZ, Bays RA. Effects of major class II occlusal corrections on temporomandibular signs and symptoms. J Orofac Pain 1998;12(3):185–92.
50. Dervis E, Tuncer E. Long-term evaluations of temporomandibular disorders in patients undergoing orthognathic surgery compared with a control group. Oral Surg Oral Med Oral Pathol Oral Radiol Endod 2002;94(5):554–60.
51. White CS, Dolwick MF. Prevalence and variance of temporomandibular dysfunction in orthognathic surgery patients. Int J Adult Orthod Orthognath Surg 1992;7(1):7–14.
52. Tanenbaum D. Prosthodontic therapy. In: Kaplan AS, Assael LA (eds). Temporomandibular Disorders: Diagnosis and Treatment. Philadelphia: WB Saunders, 1991:559–75.

53. Obrez A, Turp JC. The effect of musculoskeletal facial pain on registration of maxillomandibular relationships and treatment planning: a synthesis of the literature. J Prosthet Dent 1998;79(4): 439–45.
54. Pullinger AG, Seligman DA. Quantification and validation of predictive values of occlusal variables in temporomandibular disorders using a multifactorial analysis. J Prosthet Dent 2000;83(1): 66–75.
55. Litvak H, Malament KA. Prosthodontic management of temporomandibular disorders and orofacial pain. J Prosthet Dent 1993;69(1): 77–84.
56. Ettala-Ylitalo UM, Markanen H, Syrjanen S. Functional disturbances of the masticatory system and the effect of prosthetic treatment in patients treated with fixed prosthesis four years earlier. Cranio 1987;5(1):43–9.
57. Schiffman EL. Recent advances: diagnosis and management of TMJ disorders. In: Hardin JF (ed). Clark's Clinical Dentistry, volume 2. Philadelphia: JB Lippincott, 1998:1–5.
58. Ribeiro RF, Tallents RH, Katzberg RW, Murphy WC, Moss ME, Magalhaes AC, Tavano O. The prevalence of disc displacement in symptomatic and asymptomatic volunteers aged 6 to 25 years. J Orofac Pain 1997;11(1):37–47.
59. Montgomery MT, Gordon SM, van Sickels JE, Harms SE. Changes in signs and symptoms following temporomandibular joint disc repositioning surgery. J Oral Maxillofac Surg 1992;50(4):320–8.
60. Lieberman JM, Bradrick JP, Indresano AT, Smith AS, Bellon EM. Dermal grafts of the temporomandibular joint: postoperative appearance on MR images. Radiology 1990;176(1):199–203.
61. Brown DT, Gaudet EL Jr. Temporomandibular disorder treatment outcomes: second report of a large-scale prospective clinical study. Cranio 2002;20(4):244–53.
62. Marbach JJ, Ballard GT, Frankel MR, Raphael KG. Patterns of TMJ surgery: evidence of sex differences. J Am Dent Assoc 1997;128:609–14.
63. Reston JT, Turkelson CM. Meta-analysis of surgical treatments for temporomandibular articular disorders. J Oral Maxillofac Surg 2003;61(1): 3–10.
64. Stegenga B. Osteoarthritis of the temporomandibular joint organ and its relationship to disc displacement. J Orofac Pain 2001;15(3):193–205.
65. American Society of Temporomandibular Joint Surgeons. Guidelines for diagnosis and management of disorders involving the temporomandibular joint and related musculoskeletal structures [White paper]. Cranio 2003;21(1):68–76.
66. Wexler GB, McKinney MW. Temporomandibular treatment outcomes within five diagnostic categories. Cranio 1999;17(1):30–7.
67. Ganzberg S, Quek SYP. Pharmacotherapy. In: Pertes RA, Gross SG (eds). Clinical Management of Temporomandibular Disorders and Orofacial Pain. Chicago: Quintessence, 1995:211–26.
68. Schiffman E, Look J, Fricton J, Swift J, Wikes C, Templeton B, Anderson Q. TMJ disk displacement without reduction: a randomized clinical trial [abstract 3004]. J Dent Res (Special Issue) 1997;76:389.
69. Murakami K, Hosaka H, Moriya Y, Segami N, Iizuka T. Short-term treatment outcome study for the management of temporomandibular joint closed lock: a comparison of arthrocentesis to nonsurgical therapy and arthroscopic lysis and lavage. Oral Surg Oral Med Oral Pathol Oral Radiol Endod 1995;80(3):253–7.
70. Schiffman E. Five-year followup of RCT comparing surgical and non-surgical TMJ acute locks. In: 26th Scientific Meeting on Orofacial Pain and Temporomandibular Disorders, March 23–25, 2001, Washington DC. Mt Royal, NJ: American Academy of Orofacial Pain, 2001.
71. Dimitroulis G. A review of 56 cases of chronic closed lock treated with temporomandibular joint arthroscopy. J Oral Maxillofac Surg 2002;60(5): 519–24.
72. Sakamoto I, Yoda T, Tsukahara H, Imai H, Enomoto S. Comparison of the effectiveness of arthrocentesis in acute and chronic closed lock: analysis of clinical and arthroscopic findings. Cranio 2000;18(4):264–71.
73. Sato S, Sakamoto M, Kawamura H, Motegi K. Disc position and morphology in patients with nonreducing disc displacement treated by injection of sodium hyaluronate. Int J Oral Maxillofac Surg 1999;28(4):253–7.
74. Suarez OF, Ourique SAM. An alternate technique for management of acute closed locks. Cranio 2000;18(3):168–73.

75. Pertes RA, Gross SG. Disorders of the temporomandibular joint. In: Pertes RA, Gross SG (eds). Clinical Management of Temporomandibular Disorders and Orofacial Pain. Chicago: Quintessence, 1995:85–6.
76. Manganello-Souza LC, Mariani PB. Temporomandibular joint ankylosis: report of 14 cases. Int J Oral Maxillofac Surg 2003;32(1):24–9.
77. Nitzan DW. Arthrocentesis for management of severe close lock of the temporomandibular joint. Oral Maxillofac Surg Clin North Am 1994;6:245–57.
78. Abd-Ul-Salam H, Weinberg S, Kryshtalskyj B. The incidence of reoperation after temporomandibular joint arthroscopic surgery: a retrospective study of 450 consecutive joints. Oral Surg Oral Med Oral Pathol Oral Radiol Endod 2002;93(4):408–11.
79. McKenna SJ, Cornella F, Gibbs SJ. Long-term follow-up of modified condylotomy for internal derangement of the temporomandibular joint. Oral Surg Oral Med Oral Pathol Oral Radiol Endod 1996;81(5):509–15.
80. American Association of Oral and Maxillofacial Surgeons. Recommendations for management of patients with temporomandibular joint implants. Temporomandibular Joint Implant Surgery Workshop. J Oral Maxillofac Surg 1993;51(10):1164–72.
81. American Society of Temporomandibular Joint Surgeons. Guidelines for diagnosis and management of disorders involving the temporomandibular joint and related musculoskeletal structures [White paper]. Cranio 2003;21(1):68–76.
82. Kuwahara T, Bessette RW, Maruyama T. The influence of postoperative treatment on the results of TMJ meniscectomy. Part II: Comparison of chewing movement. Cranio 1996;14(2):121–31.
83. Austin BD, Shupe SM. The role of physical therapy in recovery after temporomandibular joint surgery. J Oral Maxillofac Surg 1993;51:495–8.

# Chapter 19

# 여러 학문적 치료의 총괄

많은 분야의 술자들이 턱관절장애 환자들의 증상의 개선을 위해 그들 각 분야의 치료 방법을 찾는다. 보철 의사, 교정 의사, 외과 의사(악교정 수술을 통해) 들은 환자의 교합 안정을 개선함으로써 치료방법을 찾게 될지도 모른다. 정신과 의사와 심리학자들은 이러한 증상을 스트레스, 불안, 공격성, 우울 등을 치료해서 개선되는 것을 알 수 있을 지도 모른다. 또한 물리치료사, 마사지 치료사 그리고 척추 지압사들은 이러한 현상을 목 기능 이상을 치료해서 개선된다는 것을 알게 될 수 있다.

여러 분야의 술자들은 턱관절장애 치료를 위해 자신의 치료방법을 적용할 수 있다. 구강 외과의들은 턱관절의 염증과 통증의 매개체를 제거한다. 정신과 의사들은 환자의 낮 시간 동안의 이상 기능 습관을 중단시키고 지속적으로 저작 근육들을 이완 상태로 유지하라고 교육시킨다. 물리치료사, 의사, 마사지 치료사들은 몸의 다른 근육이나 관절들 같이 저작 근육들과 턱관절을 치료한다. 침술사들은 턱관절장애 증상에 맞게 침술의 기준을 적용한다. 치과 의사들은 교합안정장치를 제작하고 약을 처방한다.

다양한 분야에서 술자들은 턱관절장애 환자 증상을 완화시킬 수 있으나, 치료 계획 개발 단계의 목적은 어떤 술자와 치료가 각 환자에게 가격과 시간, 후유증에 대해서 최소한의 비용으로 최대의 이익을 제공하는지를 확인하는 것이다. 이것은 각각의 환자마다 다양하며 초기 진단 동안에 확인되는 환자의 지속적인 기여 요소들에 대한 인식은 각 환자에 대한 최선의 개인적인 치료 과정의 개발에 도움이 될 것이다.

**◑ FOCAL POINT**

다양한 분야에서 술자들은 턱관절장애 환자 증상을 완화시킬 수 있으나, 치료 계획 개발 단계의 목적은 어떤 술자와 치료가 각 환자에게 가격과 시간, 후유증에 대해서 최소한의 비용으로 최대의 이익을 제공하는지를 확인하는 것이다.

## 치료법 요약과 임상적 적용

턱관절장애 환자들을 치료하는 과학적으로 결정된 프로토콜은 없다. 그러나 뒤에 나오는 치료법 요약과 임상적 응용은 논문과 나의 임상 경험을 기준으로 하였다.

### *교합안정장치*

이것들은 일반적으로 저작 근육 동통, 턱관절 동

통, 턱관절 잡음, 악골 운동에 유익한 효과를 제공한다.[1] 밤에 교합안정장치를 착용하면 아침의 턱관절장애 증상을 감소시키며, 환자가 쉽게 사용할 수 있고, 낮 생활의 방해를 최소화한다.[2] 장치의 종류는 다양하며, 어느 것도 다른 것들보다 두드러지게 우수한 것은 없다.[3]

◉ QUICK CONSULT

**밤에 교합안정장치 사용**

밤에 교합안정장치를 착용하면 아침의 턱관절장애 증상을 감소시키며, 환자가 쉽게 사용할 수 있고, 낮 생활의 방해를 최소화한다.

### *자가 조절 치료*

이것은 턱관절장애 환자들의 60~90 % 정도에 도움이 된다. 이런 설명들은 환자가 이용하기 쉬우며, 이것은 턱관절장애로 진단된 환자들의 대다수에게 우선적 치료로 제공된다. 환자들이 첫 내원 때 '턱관절장애 자가 조절 치료(부록 3)' 라는 유인물을 읽도록 한다. 그러면 유인물은 환자들에게 이 치료의 중요성을 강조시키고 몇 가지 질문을 묻게 된다. 예를 들면 과도한 카페인 섭취와 엎드려 자기 등 부가적 기여 요인들을 알 수 있다. 숙련된 직원이 효과적으로 환자에게 교육시킬 수 있다.[4]

### *폐쇄성 근육-신장 운동*

이것은 교근, 측두근, 내측 익돌근의 통증을 감소시키고, 운동 범위를 증가시킨다.[5] 환자들은 근육 신장 전에 통증 부위를 온찜질하면서 운동의 효과를 극대화시켜야 한다.[6] 이런 운동은 쉽고, 시간이 소요되지 않는다. 이런 운동은 극심한 턱관절이나 외측 익돌근의 통증을 갖는 환자에게는 그런 구조물을 악화시키기 때문에 추천되지 않는다.

중등도의 턱관절장애 환자에게는 다음 약속까지 '턱근육 신장 운동(부록 5)' 유인물을 읽도록 요청한다. 그리고 나서 그들과 복습하고, 몇 가지 질문한다. 숙련된 직원이 효과적으로 환자를 교육시킬 수 있다.[7]

### *자세 운동*

부록 6인 '자세 증진 운동' 은 근육이 동통의 일차적인 원인인 턱관절장애 환자 중 평균 38~42 %의 턱관절장애와 경부 증상 감소를 보여 준다.[8] 일반적으로, 경부 통증이 있는 턱관절장애 환자들은 다른 환자들과 같은 보존적 턱관절장애 치료로 많은 증진을 보이지 않는다.[9] 따라서 경부 통증을 갖는 턱관절장애 환자들의 경부 증상을 줄이기 위해 노력하라. 동기 유발된 경부 통증 환자들은 자세 운동 유인물이 유익하다는 사실을 알게 될 것이다. 그리고 심하게 전방 위치된 머리 자세를 갖는 턱관절장애 환자들도 이러한 운동으로 증상의 개선을 얻었다.[8]

❖ TECHNICAL TIP

**경부 증상 관찰**

일반적으로, 경부 통증이 있는 턱관절장애 환자들은 다른 환자들과 같은 보존적 턱관절장애 치료로 많은 증진을 보이지 않는다.[9] 따라서 경부 통증을 갖는 턱관절장애 환자들의 경부 증상을 줄이기 위해 노력하라.

### *마사지와 발통점 압박*

이것들은 일시적으로 근육 혈관 확장을 증가시키고 발통점을 불활성화 시킴으로써 근육 통증과 그와 관련된 증상을 감소시키는 효과적인 기술이다. 이 기술들은 '턱관절장애 자가 조절 치료' 유인물

내용에 없다. 그러나 부가적인 자기 관리 치료를 실행하기 위하여 동기를 받는 환자들에게 쉽게 가르칠 수 있다. 이러한 기술들은 저작계와 경부 부위에 적용된다. 몇몇 턱관절장애 환자들은 마사지 치료사들이 이를 시행하는 것을 선호하는 데, 이것은 비용에서 비효율적이다. 발통점을 지속시키는 기여 요인은 찾아내서 조절해야 한다. 그렇지 않으면, 발통점은 재활성화를 보일 것이다.

### 발통점 주사

이것은 지속적인 발통점에 투여될 수 있고, 발통적 통증 및 이와 연관된 증상들을 즉시 감소시킬 수 있다. 주사 후 스프레이와 스트레치, 더운 찜질을 하는 것과, 주사를 놓은 근육을 최대 운동 범위로 활동적으로 움직이게 하는 것도 도움을 준다. 일반적으로 몇 일이나 몇 주가 지나면서 통증이 점차적으로 되돌아오긴 하나 처음 강도 정도는 아니다. 반복된 발통점 주사는 통증과 관련 증상들을 점점 낮춰 준다. 발통점 주사는 운동이나 다른 물리 치료 기법을 포함한 전통적인 보존적인 치료가 효과가 없을 때만 추천된다.

### 물리 치료

이것은 저작근 및/혹은 경부 통증에 도움을 주는 효과적 보조 책일 수 있다. 일반적으로 환자들이 물리 치료사에게 치료 받길 바랄 정도로 경부에 통증을 느끼는 환자들의 초기 치료 시기에 시행한다. 다른 보존적인 턱관절장애 치료를 사용함으로써 환자의 증상들을 만족스럽게 치료할 수 있다. 치료에 무반응한 턱관절장애 증상 환자들은 저작계 구조의 치료를 위해 물리 치료사에게 의뢰한다. 술자는 턱관절 장애 환자를 신장운동, 수면 자세 변화와 교정, 물리치료 기법, 자세와 생체 역학 수련, 복식 호흡 교육, 동반되는 경부 통증 등의 물리 치료를 의뢰하기를 바랄 수 있다. 물리 치료사로 의뢰하는 두 가지 예들이 부록 9, '물리 치료 상담의 예' 에서 나타나있다.

### 침술

턱관절장애 증상 완화에 교합안정장치 만큼 효과적이라고 보고 되어 있다. 그러나 시간이 지나면 효력을 잃어버린다. 한 연구에서는 교합안정장치 치료로 개선되지 않는 턱관절장애 환자는 흔히 침술로도 개선되지 않았다는 것을 발견했다.[10] 침술 치료는 전형적으로 그것들의 효과를 유지하기 위해 주기적인 반복 치료 방법에 해당한다. 나는 환자에게 장기 지속적인 침술 치료를 제시하는 것보다 보존적인 치료를 선호하기 때문에 턱관절장애 환자에게 침술을 권하지 않는다.

❖ TECHNICAL TIP

#### 침술 의뢰

나는 환자에게 장기 지속적인 침술 치료를 제시하는 것보다 보존적인 치료를 선호하기 때문에 턱관절장애 환자에게 힘술을 권하지 않는다.

### 카이로프랙틱

이것은 경부 통증과 경부 원인의 두통 치료에 효과적이다.[11, 12] 수반되는 경부 통증은 턱관절장애에 부정적 영향을 주는데 그러한 통증 환자는 보조적인 치료에 잘 반응하지 않는다.[9] 카이로프랙틱은 경부 통증을 치료하기 위해 사용될 수 있는 많은 치료 중 하나이다. 이것은 2, 3번의 카이로프랙틱 시술로 환자의 경부 통증이 해결되고 개선될 때 효과적인 치료법이 될 수 있다. 다시 말해서 환자가 2~3번의 카이로프랙틱 후에 적절한 완화나 개선을 얻을 수 없다면 나는 더 이상의 카이로프랙틱 요법보다 전형적인 의학적 치료를 권한다.

몇몇 척추 지압사들은 저작계를 직접적으로 치료한다. 이런 치료는 척추지압사 마다 다양하나 전통적 턱관절장애 치료가 더 효과적이다. 나는 최근 카이로프랙틱을 추천하지 않지만 카이로프랙틱은 경부 통증 치료에 타당성 있는 대안이다.

### *자석 치료*

이것은 지속적 경부 통증, 두통, 다른 근육통 혹은 관절염 같은 통증에 효과적이다.[13-15] 임상적으로 몇몇 환자들이 턱관절장애 치료에 자석이 유익하다는 것이 발견하였으나 반면에 몇몇 환자들은 자석이 차가워 통증을 악화시키는 것을 발견했다. 효과 없는 경부나 턱관절장애 통증에 자석 치료를 시도하는 것은 타당할 수 있다. 심미적인 이유로 저작계 부위의 자석 치료 장치는 일차적으로 저녁과 밤으로 제한된다.

### *주간 이상 기능, 근육 긴장, 피로 습관들 중단 하기*

이것은 주간 턱관절장애 증상 치료에 효과적이지만, 그러나 잠을 깨게 하는 증상에는 비 효과적으로 보인다. 술자들은 이런 치료를 정신과 의사에게 의뢰하고 싶을 수 있다. 정신과 의사들은 흔히 이 지시와 함께 이완과 스트레스 관리를 할 것이다. 만약 이것으로 주간 통증이 적절히 해결되지 않는다면, 그들은 바이오피드백을 이용해서 치료 효과를 높여서 이완시킬 수 있다.

**◑ FOCAL POINT**

주간 이상 기능, 근육 긴장, 피로한 습관들의 중단은 환자의 잠을 깨게하는 증상에는 아니지만, 주간 턱관절장애 증상의 치료에 매우 유익하다.

### *이완*

이것은 턱관절장애 증상을 줄이는 것으로 보인다.[16-18] 그리고 보통 습관--되돌리기와 바이오 피드백 치료와 같이 행해진다.[19-21] 일반적으로 환자들은 이완이 턱관절장애 통증을 일시적으로 줄일 뿐 아니라, 긴장되고 이완된 저작근의 감각을 느끼는데 도움을 준다는 것을 알게 되어, 근육이 긴장 된 것을 느낄 때마다 이런 근육을 빠르게 이완시키는 능력을 개발하게 된다.

임상적으로 오디오 프로그램을 이제 막 받은 턱관절장애 환자들이 테잎을 듣고 치료를 지속적으로 시행하려는 사람이 거의 없다는 것이 관찰되고 있다.[22] 대부분 환자들이 연습하도록 지시하는 숙달 된 이완 지도자와 환자들이 하면서 겪는 문제점을 도와 줄 수 있는 보조자가 필요해 보인다.

이런 치료에 스스로 치료하도록 동기 부여 된 환자들에게는 서점에서 구입한 이완 테이프와 컴팩트 디스크 사용, 조용하게 마음을 달래는 음악 듣기, 따뜻하게 이완하는 샤워나 목욕하기, 조용히 앉아서 천천히 깊은 호흡하기 등등의 옵션이 주어질 수 있다. 몇몇 환자들은 히팅 패드를 사용하면서 시행하는 걸 좋아할 수도 있다. 환자들은 편하고 즐거움을 최대로 얻을 수 있는 치료 형태를 사용했을 때 하고 싶어지게 된다. 이 경험이 즐거우면 즐거울수록 장기적으로 순종할 가능성은 높아진다.

일단 환자들이 이완된 근육이 어떤 느낌인지 알고 환자가 스스로 원할 때 이완된 상태로 만들 수 있는 능력을 개발시키면, 그들은 저작근을 긴장시키고 있거나 혹은 이상 기능 습관을 행하는 때를 알아내서, 이런 습관을 의식적으로 멈추고 그들이 익힌 이완 상태로 돌아가도록 해야 한다.

이것을 통해서 환자는 장기적으로 주간 통증을 완화시킬 수 있다. 이 치료를 잠들기 전에 시행한다면 더 평안하게 수면을 취하고 야간 이상 기능

습관도 감소될 것이다.[23]

### *최면 요법*

최면 요법이나 최면술은 환자를 깊은 이완 상태로 가는 데 도움을 주며 턱관절장애 증상 치료에 도움이 된다.[24, 25] 최면 수업을 통해 환자들은 생각을 조절하고 그들이 바랄 때마다 이완된 상태로 갈 수 있다.[24] 환자들에게는 일반적으로 최면 수업의 하나로 집에서 반복 청취하도록 카세트와 컴팩트 디스크를 주어서, 환자들에게 이완된 상태로 도달할 수 있게 연습해서 남아있는 스트레스나 혹은 장래의 스트레스나 불안을 제어할 수 있도록 한다.[24, 26] 이것들은 이완 치료가 주간 증상을 개선시키는 것과 유사한 효과를 제공한다. 잠들기 전에 카세트를 듣는 것은 더 평안한 잠을 유도하며, 야간 이상 기능 습관을 감소시킨다.[27]

### *이완을 동반한 바이오 피드백*

이것은 턱관절장애 환자의 주간 증상에 효과적인 보조 치료이지만 잠을 깨우는 증상에는 효과적이지 않다. 시간이 소요되는 치료로서, 환자들은 치료실에서의 효과를 일상 생활에서도 볼 수 있도록 해야 하며 환자는 그것의 연습을 위해 의욕을 보여야 한다. 이완된다는 부분이 이 복합 치료에서 더 유익한 부분이다.[28] 이완 기술과 습관-되돌리기를 처음 가르친 환자들에서 주간 증상이 계속되고 온 몸을 이완시킬 때 저작근은 이완이 안 되는 사람들에게 바이오피드백이 특히 효과적이라는 것을 알았다.

### *스트레스 조절*

이것은 삶에서 스트레스 상황에 대처하는 기술을 가르쳐준다. 그러한 상황은 일반적으로 환자들이 근육들을 긴장시키고, 이상 기능 습관을 악화시킨다. 한 연구에서 바이오피드백, 이완 그리고 교합안정 장치 치료와 함께 한 스트레스 조절은 턱관절 장애 환자의 치료율을 높였고 교합안정장치 만으로 치료했을 때보다 재발이 줄었다는 것을 발견했다.[29] 이 치료는 시간이 많이 소요되며 환자들은 교합조정장치 치료보다 이 상담에 덜 순종적이다.[30] 따라서 이 치료를 위해 의뢰되는 환자들은 이런 치료를 받는 데 흥미가 있어야 하고 그것을 실행하는 데 의욕이 있어야 한다.

### *약물 치료*

이것은 일반적으로 턱관절장애 통증을 줄이고 때때로 회복 속도를 빠르게 할 수 있다. 급성이 아니면, 만성 턱관절장애 증상들에 근육 이완제를 처방하는 것을 피한다. 만약 만성증상을 가진 환자가 처방을 바라면, 장기간 사용될 수 있는 약물들, 예를 들면, 삼환계 항우울제나 일반적으로 규정된 비스테로이드성 소염제(NSAIDs) 등을 처방한다. 만성 턱관절장애 환자들은 일반적으로 증상의 장기간 조절을 위해 지속적 기여 요인을 바꿀 필요가 있다. 가능하다면, 예를 들어 자기 조절 치료, 교합조정 장치, 습관-막기 기술 같은 비약물 치료를 통하여 환자의 만성 턱관절장애 증상들을 조절하는 것이 좋다.

❖ TECHNICAL TIP

**만성 턱관절장애 증상의 조절**

가능하다면, 예를 들어 자기 조절 치료, 교합조정 장치, 습관-막기 기술 같은 비약물 치료를 통하여 환자의 만성 턱관절장애 증상들을 조절하는 것이 좋다.

턱관절장애의 약물치료로 가장 널리 이용되는

것은 의사의 처방 없이 팔리는 진통제(NSAIDs를 포함하여), 처방 소염제, 근이완제, 낮은 용량의 항우울제, 영양제, 도포용 진통 크림이다. '턱관절장애 자가 조절 치료' 유인물(부록 3)에서는 의사의 처방 없이 팔리는 약물을 보여준다. 술자는 환자가 약물 치료를 받을 때의 반응에 따라 약물의 부작용과 이점을 저울질 해야 한다.[31]

### 교합 치료

이것은 일반적으로 교합 안정을 향상시킴으로써 이갈이나 이악물기가 저작계에 미치는 부정적 효과를 감소시킨다.[32-34] 교합치료는 턱관절장애의 다원적 원인 중 한가지 면만 다루는 것이다. 이 책에서 제공 된 턱관절장애 치료는 교합치료에 비해서 상대적으로 비용이 적게 들고(가격, 시간, 부작용 등) 증상의 개선이 좋다. 치과의사는 턱관절장애 환자의 처치를 위해 치과 외에 다른 측면에서 도움을 줄 수 있는 술자가 많이 있다는 것을 명심해야 한다.

대부분의 턱관절장애 환자는 외측익돌근의 긴장 증가 그리고/혹은 턱관절 염증이 있어 하악을 중심 위에 위치시키거나 재연 가능한 폐구 위치를 갖기가 어렵다.[35, 36] 이러한 문제점에 대한 선행된 해결책 없이 환자에게 교합치료를 시행하면 나쁜 결과를 초래한다. 이러한 이유 때문에 대부분의 술자들은 턱관절장애 환자에게 교합치료를 초기에 사용하지 않도록 추천한다.[37-41]

지속되는 만성 증상을 가진 턱관절장애 환자는 a)밤에 착용하는 안정화 장치를 준다, 이 장치는 이상적인 교합이 되도록 해야 하며, b)음식을 먹을 때와 연하 시의 순간적인 부딪힘 이외에는 주간에 치아를 닿지 않도록 교육시킨다. 이 두 가지 치료를 사용함으로써 치아는 거의 항상 닿지 않는다. 만약 치아가 거의 닿지 않는다면 교합은 잔존한 턱관절장애에 있어서 중대한 요소가 아니게 되고 어떠한 교합 치료도 효과가 최소 혹은 거의 없을 것이라고 추측할 수 있다.

간헐적 통증을 갖는 환자는 일반적으로 통증과 연관된 기여 요소에 해당하는 치료를 받는다. 즉, 잠에서 깨어날 때 통증이 있는 환자는 밤에 착용하는 안정장치를 주며, 주간의 통증을 갖는 환자들은 치아가 서로 닫지 않게 하도록 교육한다. 그래서 어떤 교합 치료도 잔존한 턱관절장애 증상에 최소한의 영향을 미친다는 것을 유사하게 추측할 수 있다.

어떤 술자들이 옹호하는 바와는 반대로 교합치료가 턱관절장애 환자의 오랜 증상 완화에 필요하지 않다.[37, 42, 43] 오랜 기간의 처치는 이 장의 후반부에 논의할 것이다.

잔존한 치열에서 조화롭지 않은 수복물의 결과로 턱관절장애 증상이 발전되었을 때만 초기 방문시 교합 조정이 추천된다.[32, 33, 39] 이런 상황에서 전통적인 턱관절장애 치료보다 수복물의 교합 조정이 비용면에서 효과적이다. 이 수복물의 조정이 기본적으로 턱관절장애 증상을 해결하지만, 수복물의 장착 후에는 턱관절장애 증상들을 일으킬 수 있는 잠재적인 원인이 있다는 것을 염두에 두어야 한다(제 8장의 치과 치료에 의한 2차적 턱관절장애를 보라).

### 턱관절 수술

이것은 여러 종류의 병리적 조건들의 치료에 적용된다. 턱관절장애 환자에게, 치료의 목적은 원판과 과두 관계를 '정상'으로 만드는 것이 아니라 증상과 이상기능을 줄이는데 있다. 이 책에 나와 있는 바대로 보존적인 턱관절장애 치료를 사용하면 턱관절 수술이 필요한 환자들은 거의 없다. 많은 치료를 받은 2,000명 이상의 턱관절장애 환자에서 정기적 검사을 통한 한 연구에 의하면 턱관절장애 환자 2.5 %만이 수술을 받았다는 추적 연구가 있었다(1.4 % 관절천자 , 1.0 % 관절경 검사 그리고 0.1 % 관혈적 관절 수술).[44]

턱관절 수술은 보존적인 치료보다 매우 고가이다. 보험 기록을 보면 턱관절 수술 평균 비용이 보존적인 치료보다(입원비를 제외하고) 2~3배 비싸다.[45] 명백한 원인이 있는 경우(감염, 골절 혹은 종양)를 제외하면 외과의에게 의뢰되는 턱관절장애 질환은 주로 세 가지로서 턱관절 염증, 급성 비정복성 관절원판변위, 그리고 턱관절 강직이 그것이다. 이들에 대한 의뢰 추천서는 제 18장 '측두 하악 관절의 수술과 임플란트' 에 나와있다.

턱관절 임플란트나 턱관절 보철을 한 환자에게는 특별한 술식이 추천되어 왔다.[46] 만약 술자가 환자의 임플란트 종류를 모르거나 치료가 힘들 것 같으면 이 분야의 전문의에게 의뢰하거나 협진할 것을 권한다.

### *통합된 보존적 치료*

턱관절장애 치료는 한가지 방법의 치료보다 여러 가지 방향으로 접근하는 복합치료가 훨씬 효과적이다.[47, 48] 가장 일반적으로 나는 처음에 물리치료사에게 목의 통증치료를 위해, 그리고 낮 동안의 습관 제거와 이완, 바이오피드백 등의 환자에게 도움이 되는 것을 훈련시키기 위해 정신과 의사에게 의뢰한다.

❖ TECHNICAL TIP

#### 추가 치료를 위한 환자 의뢰

가장 일반적으로 나는 처음에 물리치료사에게 목의 통증치료를 위해, 그리고 낮 동안의 습관 제거와 이완, 바이오피드백 등의 환자에게 도움이 되는 것을 훈련시키기 위해 정신과 의사에게 의뢰한다.

모든 턱관절장애 환자가 복합치료를 필요로 하는 것은 아니며, 이 책에서 이 개념에 할애해야 하는 양 때문에 이렇게 말하는 것이 아니다. 술자들은 일반적으로 증상이 미약하거나 혹은 특정한 증상을 보이는 환자(예를 들어, 일어날 때 주로 발생하는 증상)에게 자가 치료와 밤에 사용하는 교합안정장치로 증상을 호전시킬 수 있음을 안다. 이러한 턱관절장애 치료는 일반적으로 치과의사에 의해 행해지며 낮에 증상이 심한 경우나 다른 치료가 필요한 환자의 경우에는 만족할 만한 개선이 되지는 않는다. 이 책의 목적 중의 하나는 독자로 하여금 시술 가능한 턱관절장애 치료의 선택이 넓다는 것을 이해하고 어떤 치료 방법이 독자가 진단한 환자에게 가장 효과적인 것인지 결정하는데 도움을 주기 위한 것이다.

초진시 환자를 평가하는데 에 있어 임상가들은 일반적으로 턱관절장애 증상이 아닌 것들(목의 통증, 방사통, 류마티스 질환, 잘못된 수면, 우울증)이 턱관절장애에 부정적 영향을 끼치며 이것들로 인해 환자의 증상 호전은 더 어렵게 될 수 있으며 지속적 기여요인의 한 부분이라는 것을 깨닫게 될 것이다.[9, 49, 50] 환자들에게 이런 장애들이 턱관절장애 증상에 미칠 지도 모르는 영향력을 알려주고 다른 과로 가서 치료 받기를 원하는지 물어봐야 한다.

나는 어깨나 등의 통증은 의사에게(치과의사는 머리나 목의 통증 때문에 직접 물리치료를 의뢰할 수 있다.) 알 수 없는 전반적인 근육통 및 관절통은 류마티스 의사나 내과의사에게, 편두통은 신경과나 내과에, 귀나 부비동 통증은 이비인후과 의사에게, 우울증이나 심리 장애는(다른 치료를 논의한 후 환자가 원하는 대로) 심리학자나 정신과 의사에게 의뢰할 수 있다. 임상가는 다른 기여 질환 치료에 능숙한 전문의에게 의뢰하는 것을 꺼려하지 말아야 한다.

이상 기능과 근육-긴장 습관들은 아마도 대부분의 턱관절장애 환자들에 있어 가장 중요한 기여 요인이며 주간이나 야간에 발생할 수 있다. 주간에 나타나는 습관과 밤의 이상 기능 습관들은 그 특징과 기원이 다르다고 알려져 왔다.[32, 51]

◉ QUICK CONSULT

## 가장 중요한 기여 요소들의 이해

이상 기능과 근육-긴장 습관들은 대개는 대부분의 턱관절장애 환자들에 있어 가장 중요한 기여요인이다.

주간 이상 기능 습관은 이 악물기나 이 갈이, 뺨 혹은 혀 깨물기, 비정상적 턱 자세 습관, 기타 직업과 관련된 다양한 습관 등을 포함하나 이것에 국한되지는 않는다. 추가적으로 낮 에 턱과 목의 근육을 긴장하거나 긴장을 유지하는 습관이 턱관절장애 증상에 기여할 수 있다. 주간 습관과 연관된 턱관절장애 증상은 감정적인 스트레스의 증가와 깊은 관련이 되어왔다.[32]

반대로 밤 동안의 이상기능 습관은 일반적으로 이악물기와 이갈이에 국한된다. 이러한 것들은 감정적 스트레스와 깨어있는 시간 동안의 과로, 그리고 잠자는 양식과 연관이 있다.[32, 52]

환자의 매일의 턱관절장애 증상 양상을 알면 그 증상에 관련된 습관들이 주간성 인지 야간성인지 분간하는데 도움을 준다. 밤 동안의 이상 기능 습관은 아침에 일어날 때 증상이 있을 것이고, 낮 동안의 습관은 낮에 증상을 호소하게 할 것이다.[2, 53, 54]

어떤 치료의 효과는 환자의 습관이 주간성이냐 야간성이냐에 따라 차이가 있을 것이다. 연구에 의하면 낮 습관은 긴장 완화와 바이오 피드백이 좀 더 효과적인데 반해 야간성 습관에는 밤에 장착하는 교합안정장치가 효과가 있다.[55-57]

임상적으로 환자들은 낮 동안의 이상 기능과 근육-긴장 습관을 중단하는 법을 배울 수 있다. 그들은 내적 외적 단서를 발견하여 그들의 긴장된 근육을 이완시키는(혹은 근육 긴장을 떨어뜨리는) 방법을 배우는데 심리학자의 도움이 필요할 수 있다(16장의 'Breaking Daytime Habits' 참조). 환자들은 밤중에 일어나는 이상 기능 습관을 조절할 수 없기 때문에 턱관절장애 증상의 기여요인이 밤의 습관이라면 교합안정장치를 필요로 한다.

직관적으로 매일 특정한 양상이 나타나는 환자들에게 있어서 특정 치료의 효과가 더 좋은 것 같다. 예를 들어 증상 없이 잠을 깨는 환자보다 잠을 깰 때 턱관절장애 증상이 나타나는 환자에게는 대개 엎드려 자는 습관을 중지하는 것이 더 효과가 있을 것이다.

경험에 의해서 뿐만 아니라 임상적으로 봤을 때 턱관절장애 증상이 깨어나면서 있는 경우 나는 다음 치료지침을 우선적으로 고려한다: 잠자는 자세를 좋게 하고, 자면서 교합안정장치를 하고, 야간 근전도 활성을 저하시키는 약물치료(amitriptyline, nortriptyline, or diazepam)와 잠자기 전 이완시켜 준다.[23]

주간 동안에 턱관절장애 증상이 있는 환자에게는 다음의 치료과정을 기본적으로 고려한다: 주간 동안의 이상 기능 습관과 근육긴장을 중단,[8] 스트레스 관리, 바이오피드백, 주간 교합안정장치(주간 습관이 없어질 때까지 임시 버팀목으로서 혹은 주간 습관 방지를 효율화하기 위해 계속 인식하라고), 그리고 낮에 섭취할 수 있는 삼환계 항우울제(desipramine 등)를 복용한다.

임상적으로 몇 가지 치료 효과들이 다른 낮 시간 동안에도 효과가 남아있는 것으로 보이기 때문에 단지 주간 통증이 심하지 않은 환자의 경우에는 야간 교합안정장치 착용으로 그 통증에 만족스러운 개선을 보인다.

양쪽 모두에 해당하는 환자들에 대해 유익한

치료에는 물리 치료(냉 온 찜질, 초음파, 이온삼투요법 등), 악골 신장 운동, 머리 목 자세 교정 운동(공식 데이터는 아님) 그리고 비스테로이드성이나 스테로이드성 소염제의 복용이 포함된다.

몇몇 환자들은 양쪽 범주 모두에 해당되며 하루 종일 증상이 지속되는데 그러나 좀 더 우세한 범주를 알아 낼 수 있다. 이런 환자들에게는 더 우세한 범주를 명심하면서 앞서 말한 치료 범주를 고려하라.

이러한 치료들은 증상의 심각도, 예상된 치료 반응, 협진 의료인의 능력(물리치료사, 심리학자 등), (증상과 치료 모두에 관한) 환자 삶의 방식에 영향, 비용(가격, 시간, 부작용 등)에 따라 조절할 것을 권한다.

몇몇 턱관절장애 치료들은 여기서 언급하지 않았다. 그 이유는 나는 그것들을 일상적으로 사용하지 않거나 매일의 증상 양상들에 대한 치료 효과에 임상적으로 좋은 느낌이 없었기 때문이다. 최소의 침습 치료를 먼저 하는 것이 추천되며, 이로 인해 통증이 적절히 해결된다면, 다른 치료를 할 필요가 없다.[37, 38, 42, 59]

## 초기 치료에 무반응 턱관절장애

다양한 형태의 보존적 치료의 성공이 증명 되었음에도 불구하고, 어떤 턱관절 장애 환자들은 증상이 호전되지 않는다. 이런 이유는 다양하다: 통증의 초기 병인이 턱관절장애와 유사한 확실치 않은 장애(예를 들면 급성 치수통으로 인한 연관통[60-62]); 연관된 기여 요인들이 정확히 밝혀지고 인지되지 않을 수 있다[63]; 심한 턱관절장애 통증, 부적절한 대처, 심한 정신 사회적 경향들, 근심, 우울, 광범위 통증 호소, 비특이한 증상들을 갖는 환자들은 호전되지 않는 경향을 보인다.[64-68]

◉ QUICK CONSULT

### 치료 실패

통증의 초기 병인이 턱관절장애와 유사한 확실치 않은 장애(예를 들면 급성 치수통으로 인한 연관통); 연관된 기여 요인들이 정확히 밝혀지고 인지되지 않거나 턱관절장애 치료에 잘 적응하지 못하는 특징을 가진 환자; 예를 들면 심한 턱관절장애 통증, 부적절한 대처, 심한 정신 사회적 경향들, 근심, 우울, 광범위 통증 호소, 비특이한 증상들을 갖는 환자들은 턱관절장애 증상이 개선되지 않을 수 있다.

초기 치료에 턱관절장애 증상이 반응이 없는 환자들을 계속 치료하는 과학적으로 결정된 프로토콜은 없다. 환자가 급성 비정복성 턱관절원판변위를 가지면 뒤따르는 관련 권장 사항 보다는 제10장 '급성 비정복성 턱관절원판변위' 에 제시된 지침을 따를 것을 권한다.

권장된 치료를 해도 턱관절장애 증상이 만족스럽게 개선되지 않는다면 다음에 나열 된 순서를 추천한다.

1. 턱관절장애 자가 치료나 다른 부가적 방법(스트레치, 마사지), 이완 운동 혹은 환자가 생활 속에서 가장 스트레스 받는 시간에 바이오피드백 실시와 같이 제공된 치료에 대한 환자의 순응을 평가하라. 환자는 치료의 중요한 점을 잃어버릴 수 있고, 치료 과정을 수행하기 위해서 동기 부여에 대해 더 많은 이해가 필요할 수 있다.

   환자들에게 준 지시사항을 기록하고 정기적으로 그것들에 대해 질문하는 것이 중요하다. 이것은 지시사항의 중요성을 강화시키고 환자의 수행 가능성을 증가시킨다.
2. 환자들을 비 턱관절장애인지에 대해 재평가한다. 환자 주소는 턱관절장애 상태가 아닌 것에 의한 것일 수 있고, 턱관절장애 기여 요소가 아닌 것 들(경부 통증, 섬유근육통 등)을 평가할

때 놓칠 수도 있다. 파노라마 사진이 이전에 촬영되지 않았다면 이 때에 촬영을 하라. 턱관절 장애가 아닌 상태와 기여 요인들에 대해 적절한 검사를 추천한다.

3. 환자의 지속적 기여 요인들을 검토하고 그 요인들이 할 수 있을 만큼 다루어 졌는지 확인한다. 몇몇 환자들은 다른 요인들에 대한 의뢰를 거부했을 수도 있거나, 섬유 근육통이나 외상 후 스트레스 장애 같은 몇 가지 요소들은 적절히 치료 되지 않았을 수 있다. 이전에 의뢰를 거부한 환자들은 이번에는 마음을 바꿀 수도 있다.
4. 환자의 기여 요소 중에 눈에 띄는 정신 사회적 요소를 갖고 있는 것으로 보이는 지 고려하라. 이 때까지, 술자는 이러한 것을 알아 채야 하며, “나는 내 일이 싫어” 또는 “나는 내 상사를 싫어한다.” 등의 정신 사회적 스트레스가 있다는 것을 암시하는 말을 들을 수 있다.

   이전에 양측성 악골, 전이개, 측두 통증이 10 중에 6 정도로 일정한 통증이 있는 한 환자는 전통적인 보존적인 치료로 개선되지 않았다. 재진 때 환자에게 우울증을 포함한 가능한 많은 기여 요인에 대해 질문을 했다. 그녀는 늘 우울하며 초기 환자 설문지에는 환자가 전에 심리학자에게 치료 받은 적이 있었고, 그 치료가 도움이 안 되었고, “항상 그렇다”고 대답하면 심리학자에게 의뢰될 사실이 두려워서 “절대 아님“으로 기록한 것을 인정했다. 우울증 치료에 대해 서로 이야기 하는 중에 그녀는 항우울제를 써보는 것을 기분 좋게 받아들이게 되었다. 정신과 의사가 항우울제를 투약한 후 그 녀의 통증이 10 중에 2~3까지 내려갔다.

   당신의 환자가 중요한 정신 사회적 요인을 가진 것 같으면, 환자를 정신과적 평가를 받도록 의뢰해라.
5. 환자가 삼환계 항우울제 복용을 했었는지 물어라. 그렇지 않았다면 더 적절한 것을 결정하기 위해 다른 삼환계를 항우울제를 살펴볼 것을 추천한다(제 17장에 ‘삼환계 항우울제’). 그리고 환자가 이런 치료를 시행하는 데에 흥미가 있을지 물어 본다.
6. 환자가 저작계 치료에 물리 치료를 시행하지 않았다면 이번 시기에 환자를 의뢰할 것을 추천한다. 물리 치료사는 다른 기여 요인들(환자 직장에서의 경부 통증, 몸 역학)을 평가할 수 있고 국소적 양태의 치료를 실시할 수 있다. 물리 치료사는 예를 들면 복식 호흡이나 자세 운동 같이 환자들이 유익할 것이라고 믿는 범위 안에서 다른 치료들을 가르칠 수 있다.
7. 환자가 아직도 만족할 만한 턱관절장애의 호전이 없고 안정화 장치를 착용하고 있다면, 이번에는 장치를 전방 위치로 바꿀 것을 고려하라. 이 장치를 위한 기준(제 13장, ‘전방 위치 장치’에 설명 됨)에 맞나? 그렇지 않으면 이 장치는 환자에게 도움이 될 가능성은 낮다.
8. 환자의 이상 기능 습관들과 다른 기여 요인들이 보존적 치료를 통해 가능한 부분까지는 조절되었고 환자가 중등도에서 심한 정도까지의 통증을 주로 턱관절에서 갖는다면, 이번에 외과적 평가를 위한 의뢰를 고려하라.

## 장기적인 관리

보존적인 치료를 통해, 밤에만 교합 장치 착용이 필요 한 정도까지 환자의 증상을 만족스럽게 줄이려고 노력하라. 나는 대부분의 환자들에게 장치를 수 년 동안 밤에 장착하도록 계획한다.

환자들의 증상이 만족할만하게 호전되고 유지될 수 있으면 환자들이 그 치료들이 계속 필요한지 여부를 주기적으로 검사하게 하는 것을 좋아한다. 환자들은 어떤 치료를 하고 있다는 것을 잊게 주기적으로 자연스럽게 이것을 하며 이러한 것을 통해서 각각이 얼마나 유익한지를 발견하게 된다. 더 이상 치료가 필요 없다고 생각이 들면 그 치료 없이도 증상이 유지되는지 관찰해보기 위하여 각각 독립적으로 중단할 수 있다.

증상이 호전되면 대부분의 환자들은 스스로 (a)정상적인 식사와 원하는 카페인 섭취를 다시 하려고 할 것이고 (b)열요법, 개구 및 자세 운동, 그리고 이완와 같은 치료를 줄이거나 중단하려 할 것이며; 그리고 (c)때로는 무의식적으로 계속 치료가 필요한지 판단해 보면서 교합안정장치 장착이나 약 복용을 가끔 잊어버린다.

환자의 증상이 호전되고 치료회수가 줄어들어도, 희망스럽게도 환자들은 계속 (a)그들이 배운 새로운 혀와 턱의 위치를 유지하려 할 것이고 (b)내재적 자극 신호를 통해 근육을 이완시키려 할 것이며 (c)그들이 익힌 낮과 밤 동안의 좋은 자세를 유지하려고 할 것이며 (d)낮 동안의 이상 기능습관을 감소시키고 (e)배운 대처 기술을 사용하길 지속할 것이다.

턱관절장애는 종종 환자의 일생의 처한 상황과 연관되는 순환성 장애인 경향이 있다. 재발된다면 환자는 중단했던 치료를 다시 시작할 수 있다.

◉ QUICK CONSULT

### 증상 재발의 치료

턱관절장애의 증상이 재발된다면 환자는 중단했던 치료를 다시 시작할 수 있다.

어떤 환자들은 주기적으로 상태가 악화되는 경우가 있기 때문에 장치가 필요치 않을 것이라고 판단되더라도 밤에 착용하는 것을 계속하는 것이 좋으며, 이는 장치를 중단해서 치열변형으로 장치가 맞지 않게 되는 것을 예방한다. 또한 주기적으로 주치의를 방문하여 장치를 조정하는 것을 추천한다. 만약 환자가 장치가 필요하지 않다고 생각하거나 교체가 필요하면 장치 사용을 중단할 적절한 시기일 수도 있다.

❖ TECHNICAL TIP

### 장기간 교합안정장치 착용

어떤 환자들은 주기적으로 상태가 악화되는 경우가 있기 때문에 장치가 필요치 않을 것이라고 판단되더라도 밤에 착용하는 것을 계속 하는 것이 좋다.

대부분의 턱관절장애 환자는 20~40 살이다. 환자들이 이 범위의 나이를 넘어가면 턱관절장애가 스스로 해결되는 경향이 있다. 따라서 시간이 지나면서 대부분의 환자들은 일반적으로 턱관절장애 치료를 중단할 수 있을 것이다. 반대로 이전에 턱관절장애 증상이 없었던 노인 환자가 이따금 턱관절장애 치료를 원한다. 전형적으로 그들의 주요한 기여인자는 건강문제에 대한 공포나 불안과 관련되어 있다.

## References

1. Bush FM, Abbott FM, Butler JH, Harrington WG. Oral orthotics: design, indications, efficacy and care. In: Hardin JF (ed). Clark's Clinical Dentistry, volume 2, chapter 39. Philadelphia: JB Lippincott, 1998:1–33.
2. Lobbezoo F, Lavigne GJ. Do bruxism and temporomandibular disorders have a cause-and-effect relationship? J Orofac Pain 1997;11(1):15–23.
3. Schiffman EL. Recent advances: diagnosis and management of TMJ disorders. In: Hardin JF (ed). Clark's Clinical Dentistry, volume 2. Philadelphia: JB Lippincott, 1998:1–5.
4. Dworkin SF, Huggins KH, Wilson L, Mancl L, Turner J, Massoth D, LeResche L, Truelove E. A randomized clinical trial using research diagnostic criteria for temporomandibular disorders-axis II to target clinic cases for a tailored self-care TMD treatment program. J Orofac Pain 2002;16(1): 48–63.

5. Dall Arancio D, Fricton J. Randomized controlled study of exercises for masticatory myofascial pain [abstract 76]. J Orofac Pain 1993;7(1): 117.
6. Lentell G, Hetherington T, Eagan J, Morgan M. The use of thermal agents to influence the effectiveness of a low-load prolong stretch. J Orthop Sports Phys Ther 1992;16(5):200–7.
7. Magnusson T, Syren M. Therapeutic jaw exercises and interocclusal therapy: a comparison between two common treatments of temporomandibular disorders. J Swed Dent 1999;22:23–37.
8. Wright EF, Domenech MA, Fischer JR Jr. Usefulness of posture training for TMD patients. J Am Dent Assoc 2000;131(2):202–10.
9. Raphael KG, Marbach JJ, Klausner J. Myofascial face pain: clinical characteristics of those with regional vs. widespread pain. J Am Dent Assoc 2000;131(2):161–71.
10. List T, Helkimo M. Acupuncture and occlusal splint therapy in the treatment of craniomandibular disorders. II: A 1-year follow-up study. Acta Odontol Scand 1992;50(6):375–85.
11. Nilsson N, Christensen HW, Hartvigsen J. The effect of spinal manipulation in the treatment of cervicogenic headache. J Manipulative Physiol Ther 1997;20:326–30.
12. Raphael KG, Marbach JJ. Widespread pain and the effectiveness of oral splints in myofascial face pain. J Am Dent Assoc 2001;132(3):305–16.
13. Foley-Nolan D, Barry C, Coughlan RJ, O'Connor P, Roden D. Pulsed high frequency (27 MHz) electromagnetic therapy for persistent neck pain: a double blind, placebo-controlled study of 20 patients. Orthopedics 1990;13(4): 445–51.
14. Sherman RA, Robson L, Marden LA. Initial exploration of pulsing electromagnetic fields for treatment of migraine. Headache 1998;38(3): 208–13.
15. Vallbona C, Hazlewood CF, Jurida G. Response of pain to static magnetic fields in postpolio patients: a double-blind pilot study. Arch Phys Med Rehabil 1997;78(11):1200–3.
16. Myers CD, White BA, Heft MW. A review of complementary and alternative medicine use for treating chronic facial pain. J Am Dent Assoc 2002;133(9):1189–96.
17. Winocur E, Gavish A, Emodi-Perlman A, Halachmi M, Eli I. Hypnorelaxation as treatment for myofascial pain disorder: a comparative study. Oral Surg Oral Med Oral Pathol Oral Radiol Endod 2002;93(4):429–34.
18. Carlson CR, Bertrand PM, Ehrlich AD, Maxwell AW, Burton RG. Physical self-regulation training for the management of temporomandibular disorders. J Orofac Pain 2001;15(1):47–55.
19. Townsen D, Nicholson RA, Buenaver L, Bush F, Gramling S. Use of a habit reversal treatment for temporomandibular pain in a minimal therapist contact format. J Behav Ther Exp Psychiatry 2001;32(4):221–39.
20. Gramling SE, Neblett J, Grayson R, Townsend D. Temporomandibular disorder: efficacy of an oral habit reversal treatment program. J Behav Ther Exp Psychiatry 1996;27(3):245–55.
21. Dahlstrom L. Conservative treatment of mandibular dysfunction: clinical, experimental and electromyographic studies of biofeedback and occlusal appliances. Swed Dent J Suppl 1984;24: 1–45.
22. Okeson JP, Moody PM, Kemper JT, Haley JV. Evaluation of occlusal splint therapy and relaxation procedures in patients with temporomandibular disorders. J Am Dent Assoc 1983;107(3): 420–4.
23. Lavigne GJ, Goulet J-P, Zuconni M, Morisson F, Lobbezoo F. Sleep disorders and the dental patient: an overview. Oral Surg Oral Med Oral Pathol Oral Radiol Endod 1999;88:257–72.
24. Loitman JE. Pain management: beyond pharmacology to acupuncture and hypnosis. J Am Med Assoc 2000;283(1):118–9.
25. Simon EP, Lewis DM. Medical hypnosis for temporomandibular disorders: treatment efficacy and medical utilization outcome. Oral Surg Oral Med Oral Pathol Oral Radiol Endod 2000;90(1): 54–63.
26. Dubin LL. The use of hypnosis for temporomandibular joint (TMJ). Psychiatr Med 1992;10(4):99–103.
27. Somer E. Hypnotherapy in the treatment of chronic nocturnal use of a dental splint prescribed for bruxism. Int J Clin Exp Hypn 1991;39(3):145–54.
28. Funch DP, Gale EN. Biofeedback and relaxation therapy for chronic temporomandibular joint pain: predicting successful outcome. J Consult

Clin Psychol 1984;52(6):928–35.
29. Turk DC, Zaki HS, Rudy TE. Effects of intraoral appliance and biofeedback/stress management alone and in combination in treating pain and depression in patients with temporomandibular disorders. J Prosthet Dent 1993;70(2):158–64.
30. Kerschbaum TH, Wende KU. Compliance von Schmerz-Dysfunktions-Patienten [Compliance of CMD patients]. Dtsch Zahnarztl Z 2001;56: 322–5.
31. [No authors listed.] Management of temporomandibular disorders. National Institutes of Health Technology Assessment Conference Statement. J Am Dent Assoc 1996;127(11): 1595–606.
32. Okeson JP. Management of Temporomandibular Disorders and Occlusion, 5th edition. St Louis: CV Mosby, 2003:98, 153, 383–4, 417, 555.
33. Morrish RB Jr, Stround LP. Long-term management of the TMD patient. In: Pertes RA, Gross SG (eds). Clinical Management of Temporomandibular Disorders and Orofacial Pain. Chicago: Quintessence, 1995:273–95.
34. Tarantola GJ, Becker IM, Gremillion H, Pink F. The effectiveness of equilibration in the improvement of signs and symptoms in the stomatognathic system. Int J Periodontics Restorative Dent 1998;18(6):594–603.
35. Obrez A, Turp JC. The effect of musculoskeletal facial pain on registration of maxillomandibular relationships and treatment planning: a synthesis of the literature. J Prosthet Dent 1998;79(4): 439–45.
36. Dawson PE. New definition for relating occlusion to varying conditions of the temporomandibular joint. J Prosthet Dent 1995;74:619–27.
37. McNeill C. Management of temporomandibular disorders: concepts and controversies. J Prosthet Dent 1997;77:510–22.
38. Dental Practice Parameters Committee. American Dental Association's dental practice parameters: temporomandibular (craniomandibular) disorders. J Am Dent Assoc Suppl 1997;128:29–32–S.
39. Ash MM. Occlusal adjustment: quo vadis? Cranio 2003;21(1):1–4.
40. Obrez A, Turp JC. The effect of musculoskeletal facial pain on registration of maxillomandibular relationships and treatment planning: a synthesis of the literature. J Prosthet Dent 1998;79(4): 439–45.
41. Goldstein BH. Temporomandibular disorders: a review of current understanding. Oral Surg Oral Med Oral Pathol Oral Radiol Endod 1999;88: 379–85.
42. Okeson JP (ed), for the American Academy of Orofacial Pain. Orofacial Pain: Guidelines for Assessment, Diagnosis and Management. Chicago: Quintessence, 1996:117, 137, 141–58.
43. Yatani H, Minakuchi H, Matsuka Y, Fujisawa T, Yamashita A. The long-term effect of occlusal therapy on self-administered treatment outcomes of TMD. J Orofac Pain 1998;12(1):75–88.
44. Brown DT, Gaudet EL Jr. Temporomandibular disorder treatment outcomes: second report of a large-scale prospective clinical study. Cranio 2002;20(4):244–53.
45. Marbach JJ, Ballard GT, Frankel MR, Raphael KG. Patterns of TMJ surgery: evidence of sex differences. J Am Dent Assoc 1997;128:609–14.
46. American Association of Oral and Maxillofacial Surgeons. Recommendations for management of patients with temporomandibular joint implants. Temporomandibular Joint Implant Surgery Workshop. J Oral Maxillofac Surg 1993;51(10): 1164–72.
47. Vallon D, Milner M, Soderfeldt B. Treatment outcome in patients with craniomandibular disorders of muscular origin: a 7-year follow-up. J Orofac Pain 1998;12(3):210–8.
48. Gil IA, Barbosa CMR, Pedro VM, Silverio KCA, Goldfarb EP, Fusco V, Navarro CM. Multidisciplinary approach to chronic pain from myofascial pain dysfunction syndrome: a four-year experience at a Brazilian center. Cranio 1998;16(1): 17–25.
49. Wright EF, Schiffman EL. Treatment alternatives for patients with masticatory myofascial pain. J Am Dent Assoc 1995;126(7):1030–9.
50. Garofalo JP, Gatchel RJ, Wesley AL, Ellis III E. Predicting chronicity in acute temporomandibular joint disorders using the research diagnostic criteria. J Am Dent Assoc 1998;129(4):438–47.
51. Molina OF, dos Santos J Jr, Nelson SJ, Nowlin T. Profile of TMD and bruxer compared to TMD and nonbruxer patients regarding chief complaint, previous consultations, modes of therapy and chronicity. Cranio 2000;18(3):205–19.
52. Rugh JD, Robbins JW. Oral habits disorder. In: Ingersoll BD (ed). Behavioral Aspects of

Dentistry. Norwalk, CT: Appleton-Century-Crofts, 1982:179–202.
53. Dao TT, Lund JP, Lavigne GJ. Comparison of pain and quality of life in bruxers and patients with myofascial pain of the masticatory muscles. J Orofacial Pain 1994;8(4):350–6.
54. Van Grootel RJ, Van der Glas HW, Buchner R. Daily changes of pain variables for myogenous TMD patients [abstract 2965]. J Dent Res (Special Issue) 2000;79:514.
55. Pierce CJ, Gale EN. A comparison of different treatments for nocturnal bruxism. J Dent Res 1988;67:597–601.
56. Hijzen TH, Slangen JL, Van Houweligen HC. Subjective, clinical and EMG effects of biofeedback and splint treatment. J Oral Rehabil 1986;13:529–39.
57. Dahlstrom L, Carlsson SG. Treatment of mandibular dysfunction: the clinical usefulness of biofeedback in relation to splint therapy. J Oral Rehabil 1984;11:277–84.
58. Gramling SE, Neblett J, Grayson R, Townsend D. Temporomandibular disorder: efficacy of an oral habit reversal treatment program. J Behav Ther Exp Psychiatry 1996;27(3):245–55.
59. Greene CS. The etiology of temporomandibular disorders: implications for treatment. J Orofac Pain 2001;15(2):93–105.
60. Wright EF, Gullickson DC. Identifying acute pulpalgia as a factor in TMD pain. J Am Dent Assoc 1996;127:773–80.
61. Wright EF, Gullickson DC. Dental pulpalgia contributing to bilateral preauricular pain and tinnitus. J Orofacial Pain 1996;10:166–8.
62. Falace DA, Reid K, Rayens MK. The influence of deep (odontogenic) pain intensity, quality, and duration on the incidence and characteristics of referred orofacial pain. J Orofac Pain 1996;10(3):232–9.
63. Fricton JR. Etiology and management of masticatory myofascial pain. J Musculoske Pain 1999;7(1/2):143–60.
64. Epker J, Gatchel RJ, Ellis III E. A model for predicting chronic TMD: practical application in clinical settings. J Am Dent Assoc 1999;130:1470–5.
65. Garofalo JP, Gatchel RJ, Wesley AL, Ellis III E. Predicting chronicity in acute temporomandibular joint disorders using the research diagnostic criteria. J Am Dent Assoc 1998;129(4):438–47.
66. Krogstad BS, Jokstad A, Dahl BL, Vassend O. Relationship between risk factors and treatment outcome in a group of patients with temporomandibular disorder. J Orofac Pain 1996;10(1):48–53.
67. Almekinders LC. Tendinitis and other chronic tendinopathies. J Am Acad Orthop Surg 1998;6(3):157–64.
68. Raphael KG, Marbach JJ. Widespread pain and the effectiveness of oral splints in myofascial face pain. J Am Dent Assoc 2001;132(3):305–16.

# Part V

## 증례 시나리오들

### FAQs

**Q :** 정상적인 개구운동과 한계운동(excursive movement)시 최소로 생각되는 양은 얼마나 되나?

**A :** 정상개구 운동시 최소 40 mm, 한계 운동시 최소 7/7/6 mm라고 생각한다.

**Q :** 교합안정 장치로 이갈이 치료가 가능할까?

**A :** 아니다. 야간 이갈이 습관을 가진 환자들은 교합안정 장치를 장착함에도 불구하고 대부분 이갈이를 계속한다.

다음 18 증례의 환자들은 턱관절장애을 갖고 있지 않지만 턱관절장애과 유사한 증상 때문에 의뢰된 환자들이다. 이 단원은 독자들이 비턱관절장애 환자를 구분할 수 있으며, 다양한 턱관절장애 치료를 어떻게 연계해서 하는지 독자들이 더 잘 느끼는데 도움이 되기를 바란다.

편의상 대부분 환자들에서 확인된 지속적 기여요인(예를 들면, 카페인 과다 섭취, 비활동성 위, 경부 통증, 불면증 등)은 기록하지 않았다. 이러한 요소들은 이미 이 책의 앞부분에서 언급이 되어 다시 거론 할 필요가 없다고 생각한다. 나는 턱관절장애 초진 시, 환자의 지속적 기여요인에 대해 기록하고 턱관절장애 증상을 가능한 감소시키기 위해 이러한 요소들을 감소시키기 위해한 시도를 한다. 바꿀 수 없는 기여요인(예를 들면, 광범위 통증, 외상후 스트레스 장애 악몽)을 기록하는 것은 중요하다. 왜냐하면 다른 환자들은 대부분 증상이 개선이 되는데, 때때로 그렇게 되지 않는 환자의 경우 이유를 확실히 할 필요가 있기 때문이다.

◉ QUICK CONSULT

**지속적 기여 요인**

다음의 증례에 있어서는 대부분 환자들의 확인된 지속적 기여요인(예를 들면, 카페인 과다 섭취, 비활동성 위, 경부 통증, 불면증 등)은 기록하지 않았다

**기여 요인의 감소**

나는 턱관절장애 초진 시, 환자의 지속적 기여요인에 대해 기록하고 턱관절장애 증상을 가능한 감소시키기 위해 이러한 요소들을 감소시키기 위한 시도를 한다.

경우별로 환자들이 초기 설문지(Appendix I)에

통증 부위를 그림으로 표시하며, 가장 심한 부위는 노란색 별로 나타내었다. 표시 한 하악 운동 범위는 전치의 겹침(overlap)을 포함한다(나는 정상 개구의 최소량은 40 mm라고 생각한다). 한계 운동은 간단히 사선으로 구분한 세 개 숫자로 표시하였다. 이 숫자들은 하악의 우측 측방운동, 좌측 측방운동, 그리고 전방운동을 각각 mm로 표시하였다(나는 7/7/6mm를 정상 한계운동이라 생각한다).

5/10이란 표현은 환자의 평균 통증이 0에서 10 사이에서 5를 나타내는 것이다. 간단히, 턱관절 잡음이나 기능장애는 그러한 증상이 있거나 병력을 가지고 있을 때만 기록하였다. 독자들은 환자들의 불편은 다른 문제가 없으면 수복물 때문이 아니고 만성적이라고 추측해야 한다.

저작계와 경부 구조는 제3장에서 추천한 대로 촉진하였다. 앞에서 언급하였듯이, 근육 촉진 시 민감하다면, 가장 근거 있는 진단은 안면근 동통이다. 이상적으로 임상가는 그 진단을 내리기 위해서는 유발점을 확인할 수 있어야 한다. 그러나 임상가가 근육을 촉진해 보았더라도 식별하기 어려울 수도 있다.[1] 만약 근육이 촉진에 예민(tenderness)하고 제5장의 턱관절장애 진단 범주의 다른 근육은 예민하지 않으면 안면근동통(myofascial pain)으로 진단한다.

◉ QUICK CONSULT

### 안면근 동통의 진단

만약 근육이 촉진에 예민(tenderness)하고 제5장의 턱관절장애 진단 범주의 다른 근육은 예민하지 않으면 나는 근압통을 안면근동통(myofascial pain)으로 진단한다.

몇몇 환자들에게는 자가 관리 방법으로 자가 마사지와 또는 유발점 압박을 시킨다. 이런 방법은 부가적인 자가 관리 치료에 대한 환자의 관심과 이러한 치료가 환자에게 이롭다는 것을 얼마나 느끼는 지에 따라 결정한다. 간단히 하기 위해서 이러한 치료방법들은 증례 치료에 서술되지 않았다.

◉ QUICK CONSULT

### 자가 맛사지와 유발점 압박에 대한 기술

이런 방법은 부가적인 자가 관리 치료에 대한 환자의 관심과 이러한 치료가 환자에게 이롭다는 것을 얼마나 느끼는지에 따라 결정한다.

증례 1: Pulpal pathosis minicking symptoms

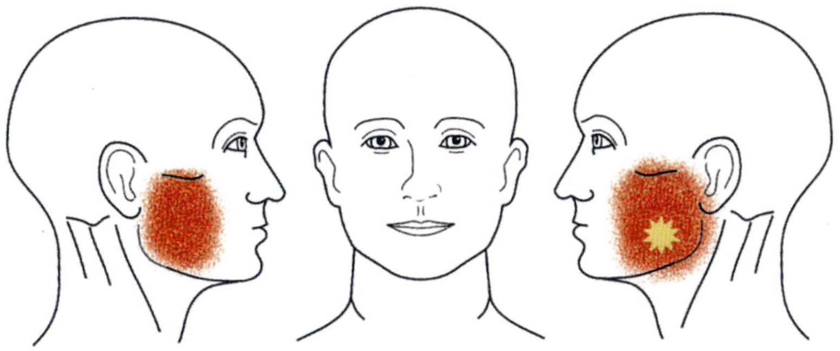

교근 부위에 양측성으로 2~3/10 둔통/압통(좌측이 우측보다 더 심한)이 있는 여자 환자의 증례이다. 매일 환자는 좌측 교근 부위에 하루에 몇 번씩, 몇 분에서 몇 시간에 이르는 8/10 찌르는 동통을 가지고 있었다. 그녀의 통증은 하품을 하거나 누워 있을 때, 찬 음료를 마실 때 더욱 심해졌다. 그녀의 운동 범위는 개구량이 36 mm이고 7/7/6 (우측 측방, 좌측 측방, 전방운동)이었다. 저작계와 경부 구조에 대한 촉진에서 압통은 양측 교근에만 한정되었고, 좌측 교근이 우측보다 훨씬 더 민감하였다. 교근을 촉진 한 후에 환자의 불편이 다시 나타났다.

그녀의 증상에 대해 특이한 것이 있는가? 턱관절장애 환자에서 전형적으로 이러한 증상들이 나타나는가? 악화되는 증상이 다른 것을 시사하는가? 환자의 증상을 토대로 볼 때, 누워있는 것이 증상을 왜 악화시키는지 그녀에게 묻고, 그것이 턱관절장애 증상과 관련하여 합리적 설명이 되는지 결정하려고 한다. 통증 악화는 급성 치수염의 환자가 아래로 눕는 것처럼 환자가 압박통증을 느끼는 교근을 대고 눕기 때문에 나타날 수도 있다.

찬 음료를 먹을 때 악화된 턱관절장애 통증(치아 통증이 아닌)이 저작계(근육이나 턱관절)에 전달 통을 일으키는 치수 질환과 연관되어 나타나는 경우가 종종 있다. 일반적으로 나는 찬 음료가 어떤 치아에 닿을 때 악화되는지 묻는다. 그에 대한 답변으로 나는 대체적으로 구강 내 어느 부위가 통증에 기여하는지 감지할 수 있다. 이 환자는 찬 음료가 하악 좌측 제1대구치 치아(하악 좌측 제1대구치)에 닿았을 때, 환자의 좌측 교근 통증이 증가되었고, 이로 인해 종종 욱신대는 요소를 유발하였다. 파노라마 사진에서 하악 좌측 제1 대구치에서 깊은 우식이 발견되었다.

◉ QUICK CONSULT

**증상을 악화시키는 찬 음료를 마시는 것 관찰**

찬 음료를 먹을 때 악화되는 턱관절장애 통증(치아 통증이 아닌)은 치수의 병에 의한 저작구조(e.g, 근육 또는 턱관절)의 연관통과 관련될 수 있다.

다음으로, 좌측 교근 통증이 치아와 관계가 있는 지에 대해 결정을 내리고 싶다. 환자의 하악 좌측 구치를 치과용 거울 손잡이로 타진하였을 때, 환자는 하악 좌측 제1대구치 치아(하악 좌측 제1대구치)에만 타진 반응이 있었다. 턱관절장애 환자가 이상기능적 습관 때문에 타진에 민감한 치아가 여러 개인 경우는 드물다. 만약 통증이 치아 때문 이라면, 다른 치아보다 훨씬 더 예민해야 할 것

이다.[2]

매우 차가운 면봉을 하악 좌측 제1대구치 치아에 5초 동안 대고 있자, 환자는 좌측 교근 부위 통증과 찌르는 동통이 생긴다고 얘기했다. 환자가 급성 치수염으로 이 부위에 연관통이 나타난다고 해서, 턱관절장애와 유사한 증상이 항상 재현되는 것은 아니다. 보통의 급성 치수염이 그렇듯이 검사를 했을 때 통증이 치아에 국한이 되어서 남아 있는 경우에 의심해 볼 수 있다.

검사 결과 치아가 급성 치수염이 있다고 생각되면, 나는 치아에 치주인대 마취를 시행해 본다. 이는 환자의 교근 부위 통증을 제거해 준다. 이 검사에 대해 긍정적인 반응을 얻기 위해서 나는 통증이 드라마틱하게 감소되는 것을 보고 싶다. 만약 이러한 진단적 방법에 대해 더 이해하려면, 여러 관련이 있는 논문들을 참고할 수 있다.[2-4]

냉자극과 마취 검사에 모두 양성을 보이면 치수병변이 좌측 교근 부위에 통증을 야기하거나 기여함을 의미한다. 우측 교근 통증이나 압통은 아마 이것과 무관할 것이다. 통증이 마취에 의해 제거되더라도, 환자의 운동 범위에는 제한이 있음을 알아야 한다. 우측 교근 통증과 압통, 그리고 하악 좌측 제1대구치를 마취하였을 때 개구 제한은 잠재적인 턱관절장애 문제가 있음을 의미한다.

좌측 통증이 치수 병변과 관련이 있으므로, 좌측 교근이 우측에 비해 훨씬 민감하며 임상적 진단은 첫째로, 하악 좌측 제1대구치의 치수질환이고 두 번째 진단은 근막동통이다.

그녀가 받은 치료는 (a)일반 치과의사에게 가서 하악 좌측 제1대구치를 치료하고, (b)환자가 약간의 잠재적인 턱관절장애 상태를 가진 것 같아서, 턱관절장애 자가 치료법을 같이 검토하고, (c)이러한 치료가 턱관절장애 증상을 완화시키기를 기대해 보지만, 그렇지 않을 경우에는 더 자세한 평가와 치료를 위해 나에게 와야 한다고 했다. 환자는 내 진료실로 오지 않아서, 위 치료방법으로 불편감이 적절히 해소했다고 추측된다.

일반적으로 턱관절장애 증상의 첫 번째 원인으로 급성 치수염을 가진 환자는 차거나 뜨거운 음료를 마실 때 턱관절장애 통증이 악화된다고 말한다(물어보면). 그러나 이 환자들 중 아픈 치아에 acrylic crown을 씌운 가진 몇 환자에서는 이러한 증상이 관찰되지 않았다. acrylic crown이 충분히 열전도를 막아서 치수가 온도 변화에 의해 자극을 받지 않는 것 같다.

## 증례 2: 만성 상악동염

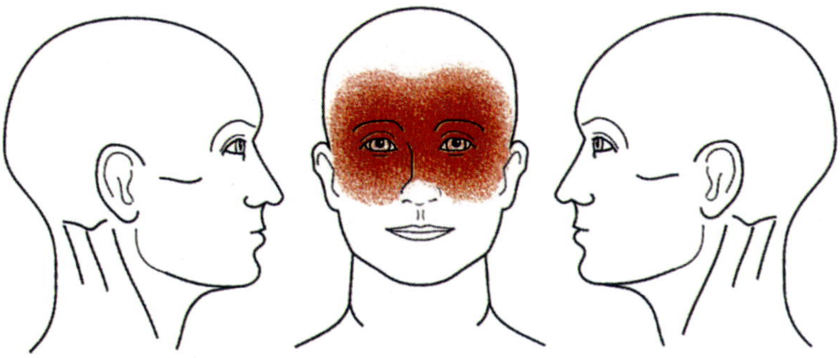

환자는 그림에 표시한 부위에 하루 종일 2/10 묵직한/압박통(dull/pressure pain)이 있다고 말한다. 환자의 통증은 다양한 시간에 나타나고, 일반적으로 3~10 시간까지 지속되며 앞으로 굽히면 심해진다. 환자의 운동 범위는 개구량이 40 mm이고 7/7/6(우측방, 좌측방, 전방)이다. 저작근과 경부 구조 촉진 결과 양쪽 교근과 외측 익돌근 부위가 약간 민감하였다.

이러한 증상이 턱관절장애 환자에서 전형적으로 나타나는가? 앞으로 굽힐 때 턱관절장애 증상이 심해 질 수 있다, 그러나 이는 상악동통을 가진 사람에서도 일반적으로 나타난다. 증상이 나타나는 위치와 앞으로 굽혔을 때 증상이 심해지는 것을 보면, 환자의 통증은 상악동염 때문이라고 추측된다. 나는 환자에게 혹시 울혈 제거제를 먹은 적이 있냐고 물었으나 그렇지 않다고 했다.

상악동과 전두동을 촉진 시 환자는 통증이 심해진다고 하였다. 상악동 촉진으로 상악동염을 제외 시킬 수 없다. 왜냐하면 많은 상악동염 환자들은 촉진으로 통증을 심해지지 않는다고 하기 때문이다. 환자는 저작구조나 경부 구조를 촉진해서 통증이 재현되거나 심해지지 않기 때문에 환자의 통증이 이런 구조와는 관계없다고 느낀다고 들었다. 나의 임상적인 느낌은 환자의 통증이 아마도 만성 상악동염 때문이라고 생각되었다. 때로 환자 통증의 원인을 더 잘 이해하기 위해서 울혈제거제를 써보기도 하는데, 그러나 그녀가 이것을 불평해서 그녀의 주치의에게 보이기로 했고, 울혈제거제는 투여하지 않았다.

환자의 교근과 외측 익돌근 부위 압통은 그녀의 상악동 통증과는 독립적으로 있어온 것 같다. 치료는 다만 초기 평가 동안에 내가 전형적으로 추천하는 자가 관리방법만 포함했고 만약 필요치 않으면 부정적 영향을 주고 싶지 않았기 때문에 나는 민감한 것이 상악동 장애와는 독립적이라고 가정하였다. 그러므로, 그녀는 두 번째 진단인 근막동통으로 진단되었고, 그녀의 교근 및 외측 익돌근 부위의 약한 압통을 어떻게 줄이는지 추천하고 싶다고 말했다.

이 환자에게는 그녀의 주치의에게 가서 만성 상악동염에 대한 평가를 하고 '턱관절장애 자가조절 치료' 설문서(부록 3)를 다시 검토하도록 했다. 환자가 원하는 자가 관리 치료가 어떤 것이든지 할 수 있고 , 만약 근육에 나중에 증상이 발생한다면 요구되는 방법을 더 많이 해야 하며 환자가 원한다면 정확한 진단을 위해 내 진료실로 와야 한다고 말하였다.

## 증례 3: Chronic forehead pain referred from the neck

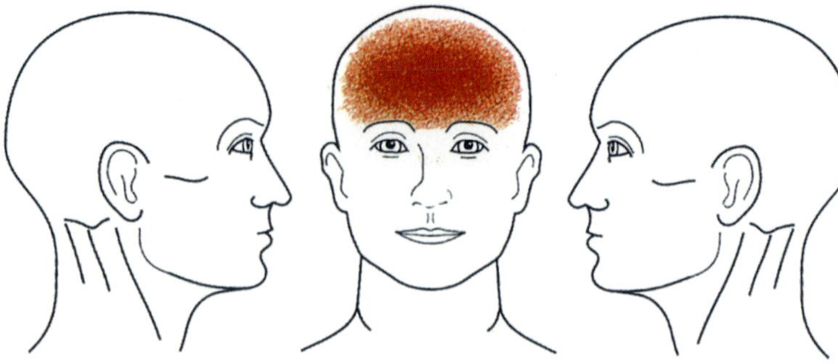

그녀는 아침에 일어날 때마다 이마에 2~3/10 dull/pressure pain이 2~3시간 지속된다고 말했다. 이 통증은 1주일에 한 번 정도, 아침에 깬 이후에 약 5시간 정도 지속되는 6/10의 찌르는 통증이었다. 그녀의 운동 범위는 개구량은 42 mm이고 8/8/7(우측 측방/좌측 측방/전방)이었다.

저작계와 경부 구조 촉진시 저작 구조에는 압통이 없었으나 경부 구조에서는 압통을 나타냈다. 뒤통수 아래 근육 내의 가장 민감한 단단한 결절에 압박을 가했을 때, 환자의 이마 통증이 나타날 수 있었고; 이 부분들에 압박이 지속하면 찌르는 통증이 생긴다, 이는 유발점이 악화될 때 나타나는 일반적인 증상이다.

이 환자들이 턱관절장애을 가지고 있는가? 저작 구조가 민감하지 않고, 턱관절 잡음도 없기 때문에 환자는 턱관절장애를 가지고 있지 않다. 그녀는 유발점이 있는 경부 근육 압통이 있었고, 이것은 내가 임상적 진단을 안면근동통이라 진단하기를 추천하는 증상이다. 이 기준은 경부 근막 동통의 정의에 합당하지 않지만, 단단한 띠 부분(taut band)과 연관된 것 같은 그 외의 특징들은 근육촉진에 경험이 있는 임상가에게도 확신하기가 어렵다.

환자의 전두통은 경부 유발점 압박 시에 재현되므로 유발점의 악화가 환자의 두통에 기여한다고 생각된다. 찌르는 듯한 통증은 이 유발범들이 심하게 악화되어서 나타날 수 있다. 목으로부터 연관 되어 전두통과 눈 주위가 아픈 것은 흔하다.[5] 이런 사람들 중의 많은 이들은 연관통(이 환자의 경우 전두통)만을 느끼고 원인 부위의 통증(이 환자는 목 부위)은 알아채지 못한다.

**◑ FOCAL POINT**

만약 경부 유발점을 압박하였을 때 환자의 전두통이 생길 수 있다면, 유발점의 악화가 두통에 기여한다고 생각된다.

**◉ QUICK CONSULT**

### Observing forehead and/or periorbital pain

목 부위 연관통으로 인한 이마와 눈주위의 통증은 흔하다.

환자의 통증이 기본적으로 경부 통증에 의한 연관통이라 추측해보면, 낮에 나타나는 증상 형태로 미루어 어떤 원인이 밤에 경부 안면근육통을 악화시킨다는 것을 추측해 볼 수 있고, 나는 환자의 수면 자세에 대해 물어보고, 몇몇 잠재적 악화 요소(가끔 엎드려서 자기)를 알 수 있었다. 따라서 이를 수정하도록 제안했다. 경부 안면근 동통이 밤사이에 악화되는 환자에게 많은 다른 치료법을 이용 할 수 있다. 예를 들면 자세 개선 운동(부록 6), 물리치료사나 카이로프랙틱에게 의뢰하거나, 잠들기 전에 환자가 휴식을 취하거나 자가-최면을 거는 것, 근이완제나 항우울제 처방, 수면 개선 등이 있다.

이러한 전두통의 만성적 형태에는 이 외에도 다른 잠재적인 원인이 있다: 편두통이 찌르는 통증일 수 있고, 다른 드문 상태들, 혹은 이들이 복합된 것 등. 나는 경부의 민감한 결절을 촉진 시에 다른 심각한 장애없이 나타나거나 더 심해지는 두통은 비약학적 접근으로 초기에 치료하는 것을 선호한다. 복합적 원인과 임상가의 기술이 다양하므로, 경부 치료와 연관통에 대한 반응 또한 다양하다. 나는 일반적으로 이러한 치료법으로 접근하였을 때 좋은 결과를 얻었다. 그러나 만약 실패하거나 환자가 약물 치료를 처음부터 원할 때에는 약물적 방법을 써야 할 것이다. 때때로 이런 환자들을 약물학적으로 관리하기 위해 신경과 의사의 전문적 의견이 필요할 수 있다.

이 환자에게는 수면 자세 개선과 물리 치료사에게 의뢰하는 방법을 사용했다. 그녀는 이 방법으로 개선되지 않으면, 내과 의사에게 가거나 내 진료실로 와야 한다고 말했다.

## 증례 4: Myofascial pain secondary to nocturnal parafunctional habits

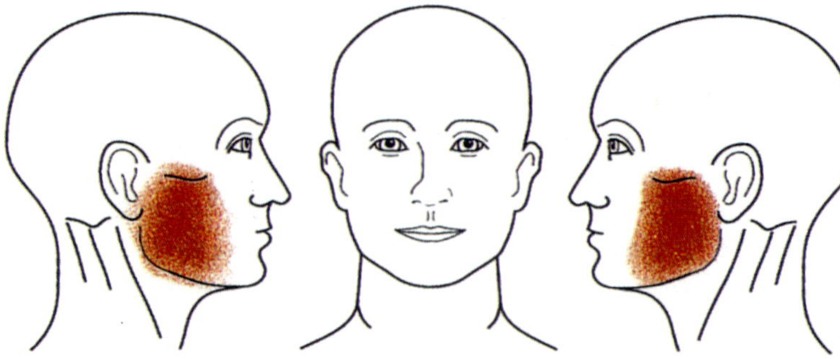

한 20대의 환자가 매일 아침마다 양측 교근의 4/10 정도의 묵직하고/압박성 통증 때문에 잠을 깨고 이 통증이 2~3시간 계속된다고 대답했다. 그의 운동 범위는 개구량은 42 mm이고, 8/8/7(우측 측방, 좌측 측방, 전방운동)였다. 저작근과 경부 구조물 촉진 시 양쪽 교근에 한정되어 같은 정도의 압통을 보였다. 교근 촉진 때문에 통증이 다시 나타났다.

교근 촉진에 그의 증상이 다시 나타나고, 그의 상태에 대해 다른 턱관절장애 근육 진단으로 설명할 수 없으므로 안면근동통으로 했다. 환자의 낮 시간에 나타나는 증상의 형태를 보면 야간의 이상기능적 습관이 첫 번째 기여요소로 생각된다. 이 젊고 건강한 남자는 추가적인 지속 요인이 없었기 때문에 턱관절장애 자가 관리치료 유인물(부록 5)과 밤에 상악 안정 장치를 장착하는 것으로 만족스럽게 개선 될 것으로 생각되었다.

그 환자에게 턱 근육-신장 운동 유인물(부록 5)이 유익할 수 있었지만 나는 그에게 그 운동이 필요치 않다고 생각해서 그의 초기 치료에  운동을 권하지 않았다. 만약 그가 초기 치료로부터 만족할만한 개선을 얻지 못했다면, 이는 내가 생각하는 첫 번째 추가치료가 되었을 것이다.

몇몇 임상가들은 교합 안정장치를 장착할 때까지 이 환자에게 약 처방을 할 수도 있다. 잠들기 전 800 mg의 ibuprofen을 처방하면, 그는 일어날 때 통증이 거의 없을 것이다. 이는 합리적인 선택이지만, 나는 상대적으로 약한 통증을 가진 환자와 비 약물적 방법으로 적절한 안정을 얻을 수 있다고 느끼는 경우에는 약 처방을 하지 않는 경향이 있다. 그 이유는: (a)환자들이 약물에 의존하기 보다는 자가 관리 방법을 이용하는 것을 더 선호한다. (b)이 환자는 통증이 생긴지 얼마 되지 않았고, 교합안정 장치를 장착하면 1~2주면 적절한 안정을 찾을 수 있을 것이라고 생각했다. (c)이 증상을 가진 대부분의 환자들은 약을 먹을 정도로 심하다고 생각하지 않고 처방전에 만족하지 않는다는 것을 안다. (d)자가-관리 지시서에는 처방전 없이 약을 사용하는 것에 대해 나와 있고, 환자들은 그들이 원할 경우에 약을 이용 할 수 있다는 것을 알게 된다. 진통제를 요구할 정도로 증상이 심한 경우에는 약처방을 하는 것이 옳다고 생각하는데, 나는 800 mg의 ibuprofen을 처방한다.

## 증례 5: Tooth attrition-no pain

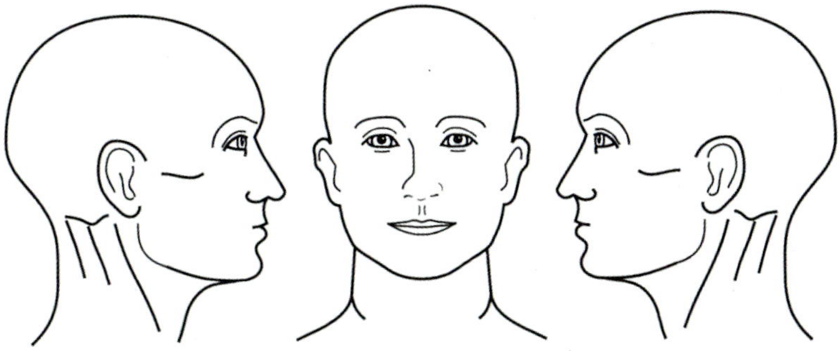

환자는 통증은 없으나 치아의 교모(그림 V-1)와 더 이상 교모가 되지 않게 해 달라고 호소했다. 그의 운동 범위는 개구량은 55 mm이고, 9/9/7(우측 측방, 좌측 측방, 전방운동)을 보였다. 저작 구조와 경부 구조물 촉진 시 압통은 없었다. 이 환자가 턱관절장애을 가지고 있는가? 저작 구조에 압통이 전혀 없었고, 턱관절 잡음의 병력도 없으므로 그는 턱관절장애를 가지고 있지 않다.

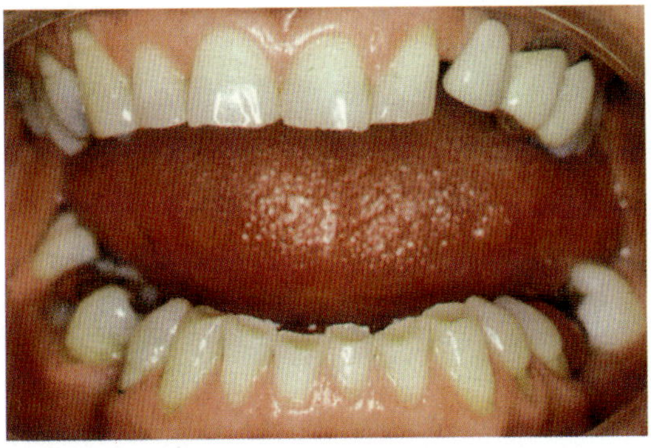

**그림 V-1.** 증례 5: 환자는 치아의 마모를 호소했다.

이 환자의 호소에 대한 진단은 치아 교모이다. 교모는 환자가 어떤 음식이나 다른 것을 구강 내로 넣을 때, 심해질 수 있는 낮 또는 밤의 이상 기능적 습관 때문에 나타나는 것 같다. 환자는 치아를 닳게 하는 거친 음식물에 대해 자각하고 있지 않았다. 이 환자에게 한 치료는 (a)낮이나 밤 동안에 행하는 이상 기능적 습관의 잠재성에 관해 의논하고, (b)환자가 이상 기능적 습관을 행하는 것에 대해 자각하고 그것을 하지 않게 하도록 추천하며, (c)밤에 상악에 수지로 된 교합 안정장치를 장착하도록 했다.

야간 이갈이 습관을 가진 환자는 교합안정 장치를 장착했어도 대개 이갈이를 계속한다. 상악 교합안정 장치는 상악 치아의 부가적인 마모를 방지할 것이다. 하악 치아가 수지 교합안정 장치 위에 이갈이를 할 때, 치아 대신 수지가 마모가 될 것이다. 이는 의치가 자연치와 대합할 때, 자연치보다 의치 치아가 마모되는 것과 유사하다.

## 증례 6: Myofascial pain secondary to daytime parafunctional habits

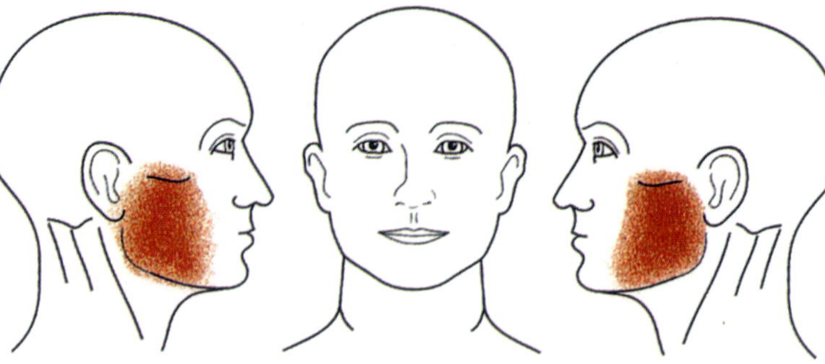

아침에 일어날 때는 통증이 없으나 양측 교근에 4/10의 묵직하고/누르는 듯한 통증이 오후 늦게부터 저녁까지 지속된다고 호소한다. 그의 운동범위는 개구량은 42 mm이고 8/8/7(우측 측방, 좌측 측방, 전방운동)이었다. 저작계과 경부 구조물 촉진 시 비슷한 정도의 압통이 양쪽 교근에 한정되어 나타났다. 교근을 촉진으로 환자의 불편감이 다시 나타났다.

진단명은 안면근동통이었다. 증상의 형태로 보면 야간의 이상 기능적 습관은 그의 증상에 영향을 거의 주지 않았고, 낮 습관이 통증의 첫 번째 원인인 것 같았다. 정보가 제한적이었기 때문에(다른 지속적인 요인 없이), 환자에게 낮의 이상 기능적 습관, 근육 긴장, 심리적 스트레스 등이 어떻게 영향을 주는지에 대해서만 알려주었다. 최소한, '턱관절장애 자가 조절 치료' (부록 3)와 '턱 근육 신장 운동 지시서' (부록 5)로 초기 치료를 시행하고, 낮의 증상이 만족스런 정도로 감소하는 지를 관찰하고 싶다.

만약 환자의 낮 증상이 만족스러울 정도로 감소하지 않거나 처음 방문부터 추가 치료를 원하는 경우, 여러 가지 선택이 있다. 예를 들어, 낮 습관 방지 장치, 습관-반전 치료(16장의 Breaking Daytime Habits을 보라), 휴식 또는 바이오피드백 등이 있다. 환자가 관심이 있다면, 이 선택에 대해서 논의해서 환자가 이 치료 강도를 증가 시켜서 계속 할 것인지를 결정할 수 있다. 나는 보통 이 환자들을 습관-반전 치료와 안정을 초기에 제공하는 심리학자에게 의뢰한다. 이 방법이 증상을 적절하게 해결하지 못하면, 심리학자들은 바이오피드백이나 인식 치료 등의 가장 적절한 방향으로 치료를 단계적으로 확대할 것이다.

### 증례 7: Tense, depressed, and poor sleep as contributing factors

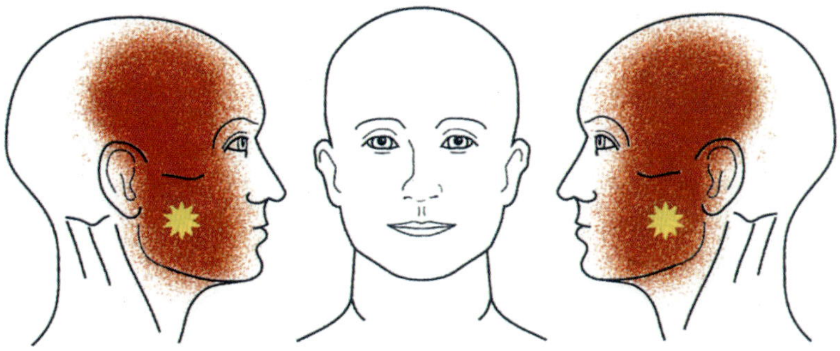

환자는 지속적인 양측성의 6/10 전 이개부위와 교근 통증과, 매일 아침마다 4/10의 측두부 두통이 있다고 말했다. 아침에 일어날 때 심해지며 오후 또는 저녁에 다시 통증이 심해진다고 한다. 또한 평상시에 항상 긴장하고, 반 정도는 우울해 하며, 불면증으로 4~6시간밖에 잠을 이루지 못한다고 말했다. 그의 운동범위는 개구량은 34 mm이고 6/6/5(우측 측방, 좌측 측방, 전방 운동)였다. 저작계와 경부 구조물 촉진에서 이 근육들에서 전반적인 압통이 나타났다; 환자는 턱관절에서는 압통이 없었다. 촉진 시에 통증이 나타나는 근육이 다양했다.

진단명은 안면근동통이었다. 증상 형태는 낮과 밤 습관이 통증에 부정적 영향을 미치는 것으로 밤 습관이 더 큰 기여를 하는 것으로 보인다. 밝혀진 다른 기여요인은 긴장, 우울, 불면증이었다.

환자는 이러한 요소들이 통증에 어떻게 기여를 하는지 처음으로 설명을 들었다. 심리학자가 긴장과 우울을 감소시키는 데 도움을 줄 것이라고 알려주었고, 또한 습관 반전과 휴식(다른 필요한 치료는 심리학자들이 할 것이다)도 설명하였다. 우울증 관리를 위해 정신과 의사에게 의뢰할 수도 있음과 불면증에 대해서도 이견을 나누었다. 경부 안면근 동통 치료를 위해 물리 치료사에게 의뢰할 수도 있음을 설명하였다. 이러한 논의는 치료가 환자들의 통증을 감소시키는 데 중요하다는 것을 인식시키고 어떤 사람에게 의뢰할 지 비용(가격, 시간 등)-절감이 되는 결정을 내리는 데 도움이 된다. 몇몇 환자들은 처음에는 의뢰하는 것을 사양하지만 나중에는 마음을 열 것이다.

처음에는 환자들에게 이것들을 보여주는 것이 좋다. (a)턱관절장애 자가 관리 치료 유인물(부록 3), (b)턱 근육-신장 운동 유인물(부록 5), (c)교합안정 장치, (d)어느 과로든 의뢰를 받을 수 있음. 장치 중에 가장 심미적인 장치 하나를 만들어서 음식 먹을 때를 제외하고 하루 24시간 동안 임시로 장착 하도록 한다. 아침 통증을 경감시키고 불면증을 개선하기 위해 amitriptyline을 처방하는 것도 고려해야 한다.

## 증례 8: Fibromyalgia as a contributing factor

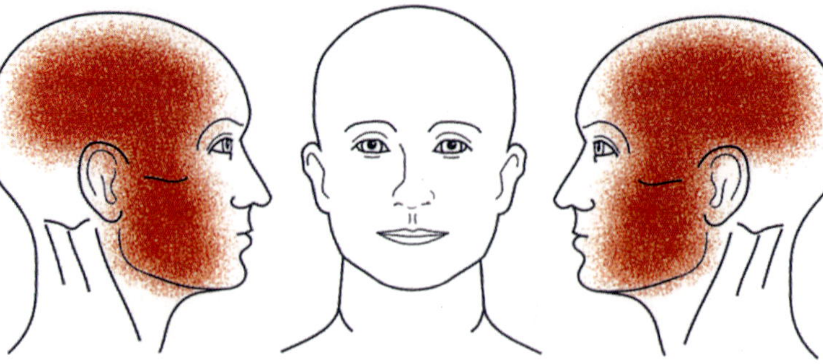

환자는 8/10의 지속적 동통이 양측 전이개부, 교근, 측두근 부위에 있으며, 아침에 일어날 때 심해지고 다시 저녁에 심해진다고 한다. 그는 몸 전체에 지속적으로 6/10의 근육 압통과 편하게 잘 수가 없고, 아침에 일어나면 윗몸 일으키기를 약 1000번 정도 한 것처럼 전체 근육이 욱신거린다고 하였다. 그의 운동 범위는 개구량은 45 mm이고 8/8/7(우측 측방, 좌측 측방, 전방운동)이었다. 저작 구조과 경부 구조물 촉진 시 전반적인 압통을 보였으나 양쪽 턱턱관절에서는 통증이 없었다. 촉진 시에 통증이 나타나는 근육이 다양했다.

환자는 몸 전체에 걸쳐 6/10의 지속적인 근압통을 일으키는 전신 질환이 있는 것 같이 보였다. 저작계에 나타나는 증상이 전반적인 신체 통증보다 더 심해졌기 때문에, 국소적인 요인이 저작계 증상을 더 나쁘게 하는 것처럼 보였다. 저작근 촉진 시 통증이 악화되고, 어떤 턱관절장애 근육 진단도 그의 상태를 더 잘 표현할 수 없기 때문에 그는 안면근 동통을 가지고 있는 것으로 진단되었다. 그의 전반적인 신체 증상은 섬유근육통의 특징이고, 섬유근육통의 압통점을 촉진 시 그들 모두에서 압통을 나타냈으며, 이는 섬유근육통을 의미한다.

**◉ QUICK CONSULT**

**국소요인이 증상에 기여하는지 판정하기**

저작계 증상이 전반적인 신체 통증보다 더 심하다면, 국소적 요인들이 저작계 증상을 더 악화시키고 있는지 모른다.

환자의 저작계 증상 형태로 볼 때 야간 및 낮 습관들이 아마도 통증에 기여하는 것 같다. 그 환자는 광범위한 통증을 가진 환자들은 대부분의 턱관절장애 환자들의 증상이 개선되는 만큼은 증상의 개선이 되지 않는다는 연구가 있다는 이야기를 처음 들었다. 이 요소들이 어떻게 저작계 통증 문제에 기여하는지, 그리고 내가 턱관절장애 증상을 치료함으로써 얻기를 바랄 수 있는 최상의 결과는 몸의 다른 부분처럼 통증지수를 6/10으로 감소시키는 것이다. 광범위한 통증을 관리하고 평가하기 위해 의사에게 의뢰하는 것과 환자가 습관 반전과 휴식을 하는 것을 가르치기 위해 심리학자와 같이 일하는 것도 논의되었다.

**◑ FOCAL POINT**

광범위한 통증을 가진 환자들은 대부분의 턱관절장애 환자처럼 같은 정도의 턱관절장애 증상 개선을 얻지 못한다는 연구가 있다는 것을 안다.

초기에는 이 방법들이 추천된다. (a)턱관절장애 자가-관리 치료 유인물(부록 3), (b)턱 근육-신장 운동 유인물(부록 5), (c)교합안정 장치, (d)섬유근육통 가능성 때문에 의사에게 의뢰하기. 만약 낮 증상의 적절한 개선을 얻지 못한다면 습관 반전과 이완을 환자가 배우게 하기 위해 심리학자에게 의뢰할 것이다.

전과 이완을 위해 심리학자에게 의뢰할 것이다.

## 증례 9: TMJ Disc Displacements and when to treat it-no pain

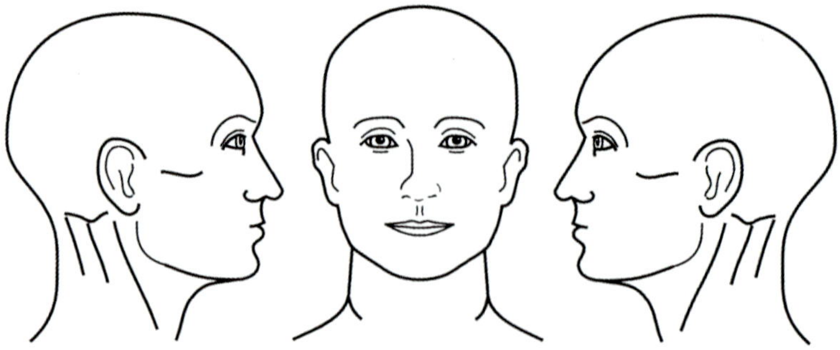

작년 1년 동안, 그는 입을 개구시와 폐구시 마다 우측 턱관절 잡음이 있었다고 했다. 그는 거친 음식을 먹은 후나 스트레스를 받을 때 더 그 소리가 두드러진다는 것을 느끼게 되었다. 운동 범위는 개구시 50 mm이고, 8/8/7(우측 측방,좌측 측방, 전방) 저작계와 경부 구조의 촉진으로는 압통이 없었다.

진단은 우측 턱관절 관절원판의 정복성 변위였다. 이 환자는 어떤 치료든지 해야 할까? 무통의 정복성 관절원판 변위는 치료할 필요가 없다. 환자가 그 소리의 원인을 이해하게 위해 턱관절 Disc Displacement diagram(부록 2)에 대해 설명했다. 그에게 몸의 다른 관절들에서 나는 소리처럼 불편하지 않으면 치료할 필요가 없다고 알렸다. 만약 후에 불편하게 된다면 치료는 불편감이 목표가 되고 소리에는 어떤 영향도 미치지 않을 수 있다. 만약 (근육이나 턱관절)불편감이 생긴다면 치료를 위해 내 사무실로 와야 한다고 말했다.

### ◑ FOCAL POINT

무통의 정복성 관절원판 변위는 치료가 불필요하다.

만일 환자의 턱관절에 거대 관절음이 있다면 환자는 이것을 치료 받아야만 할까? 때때로 방 건너서도 들을 수 있는 그런 큰 펑소리를 내는데, 환자가 소리를 줄이기를 원할 정도로 소리가 커서 환자와 배우자 또는 친구들을 당황하게 할 수도 있다. 우리의 턱관절장애 치료들이 턱관절 소리를 줄이는 데 항상 효과적인 것은 아니어서 환자에게 치료에 앞서 이러한 가능성을 알아야 한다. 만약 소리가 심각한 문제이며 보존적인 치료로는 그것을 만족시킬 만큼 줄일 수 없다면 외과적으로 막을 필요가 있다. 와과적인 치료를 경험한 환자들은 소리의 몇 가지 형태(마찰음, 째깍소리 등)를 아마도 계속해서 갖게 될 것이다. 하지만 희망적이게도 그것은 덜 현저할 것이다.

만약 환자의 소리가 간헐적인 과두 걸림과 같이 난다면(급성 비정복성 관절원판 변위) 환자는 이것을 치료해야만 할까? 이것은 환자의 불편이 치료를 불편하게 하는 영구적인 과두 걸림으로 진행될 수 있을 지와 관련되는데, 이는 내가 외과의사에게 의뢰한 가장 일반적인 턱관절장애 환자이다. 이러한 이유로 심각한 문제를 일으키지 않을지라도 간헐적인 과두걸림을 갖는 환자를 치료할 것을 추천한다.

### ◉ QUICK CONSULT

**간헐적인 과두 걸림에 추천되는 치료**

심각한 문제를 일으키지 않을지라도 간헐적인 과두걸림을 갖는 환자를 치료할 것을 추천한다.

### 증례 10: 턱관절 inflammation

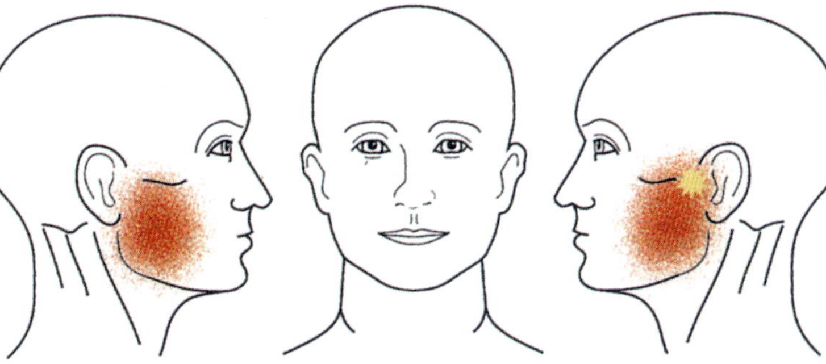

이 환자는 잠에서 깰 때 3/10의 양측성 전이개부위와 교근부위에 둔한 압통을 느낀다고 이야기했다. 그는 개폐구시 좌측 턱관절에 종종 째깍거린다고 기록했다. 그의 운동 범위는 개구량은 36 mm, 한계운동은 6/6/5(우측방,좌측방,전방)였다. 그의 저작계와 경부 구조들의 촉진했을 때, 저작계 근육들과 턱관절(좌측 턱관절은 바로 통증이 나타났고 가장 압통이 있었다)은 광범위하게 동통을 느꼈고 반면에 경부 구조들에서는 압통을 느끼지 않았다.

그 문제에는 환자의 호소에 기여하는 순서대로 세가지 진단이 있다. 첫 번째 불평은 동통(턱관절)이었기 때문에 통증을 즉시 일어나게 하는 조직이 첫 번째 기여인자이다. 턱관절 촉진 시의 압통에 대한 진단은 턱관절 염증이었다. 그래서 이것이 환자의 첫 번째 턱관절장애 진단일 것이다. 근육들에 압통이 있었고(정도는 약간 작은 정도) 근육 촉진에 대한 압박통은 안면근동통(더 좋은 다른 진단이 없을 때)이어서, 이것이 턱관절장애의 두 번째 진단이었다. 환자는 또한 좌측 턱관절에 째깍거림이 있었는데, 이것은 일반적으로 그의 동통과는 큰 관련이 없다. 턱관절 째깍거리는 것은 대부분 정복성 관절원판 변위이다(환자의 병력이 다른 진단이 아니라면 제5장 'TMD Diagnotic Categories' 를 보라), 그래서 환자의 세 번째 진단은 좌측 턱관절의 정복성 관절원판 변위였다.

❖ TECHNICAL TIP

#### Recording Diagnosis

환자의 불평에 기여 하는 순서대로 진단 목록을 만드는 것은 도움이 된다.

이 젊은 건강한 남자는 부가적으로 존재하는 인자가 없기 때문에, 턱관절장애 자가-관리 요법 인쇄물과 밤에 상악 안정 장치를 끼우는 것으로도 만족스러운 개선을 얻을 것으로 생각되었다. 자가 관리 요법에 대한 토론과 밤에 끼우는 교합안정장치 효과로 낮의 증상을 적절히 개선시킬 것으로 생각되었다. 그의 낮 증상이 만족스럽게 개선되지 않는다면 16장에서 거론된 'Breaking Daytime Habits' 의 치료법이 고려될 것이다.

환자는 저작근에 동통을 느꼈고, 턱근육-신장 운동 유인물(부록 5)에 나와있는 치료법은 저작근의 동통이나 압통에 보통 효과가 있다. 문제는 그 환자의 턱관절이 아주 예민하기 때문에, 이러한 스트레칭 운동이 턱관절을 더 악화시키는 경향이 있어서 그의 턱관절을 악화시킬까 두려웠다. 환자의 동통의 심각성은 상대적으로 낮았고, 그 운동을 견뎌 줄 수 있을지도 모르지만, 이런 관점에서 이러한 신장 운동을 시키지 않았다.

## 증례 11: Intermittent acute TMJ disc displacement without reduction

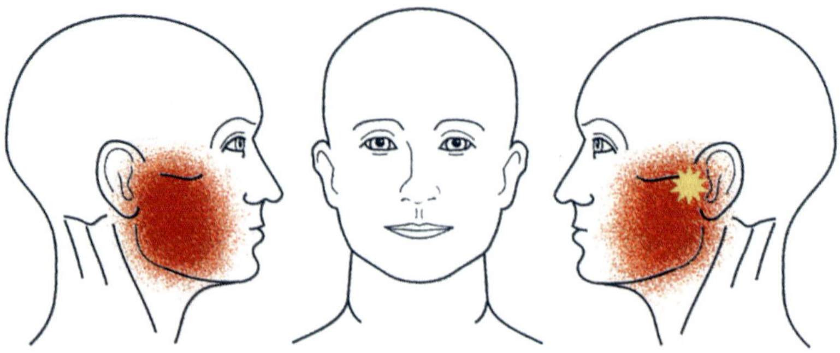

환자는 지속적인 5/10 정도의 둔하고/누르는 듯한 통증이 양측성 전이개부와 교근부에 있고 저녁에 더 악화된다고 하였다. 환자의 좌측 턱관절에서는 개구 시에 계속적으로 째깍거림이 있었고, 일주일에 2~3회 정도 관절원판이 걸려서 입을 매우 크게 (단지 약 23 mm) 벌리지 못했다. 과두걸림은 환자가 아침에 처음 깰 때에는 나타나지 않았다. 문진을 했을 때, 지속적인 5/10 경부 통증도 가지고 있다고 했다. 환자의 운동범위는 개구시 34 mm, 그리고 6/6/5(우측 측방, 좌측 측방, 전방 운동)의 한계운동을 보였다. 환자의 저작계와 경부 구조물의 촉진에서 이 구조물들이 전반적으로 압통이 있었고 좌측 턱관절이 제일 먼저 환자의 통증을 재현하고 가장 예민했다.

환자의 문제는 4가지로 진단되며, 주요 불편은 통증이므로 턱관절 동통을 가장 잘 재현시키는 구조물이 첫 번째 기여요소이며, 따라서, 첫 번째 진단은 턱관절 염증이었다. 저작계와 경부 근육은 환자의 통증을 덜 유발하고 덜 민감해서 두 번째 진단은 안면근동통(저작계와 경부)이었다.

간헐적인 과두걸림이 째깍거림 보다 더 관련이 있어, 세 번째 진단은 좌측 턱관절의 간헐적인 비정복성 급성 관절원판 변위였다. 마지막으로 네 번째 진단은 좌측 턱관절의 정복성 관절원판 변위였다.

환자의 간헐적인 과두걸림이 아침에는 일어나지 않는다는 것은 낮에 하는 이상기능적이고 근육을 긴장시키는 습관이 환자의 야간 습관보다 더 크게 기여한다는 것을 암시한다. 이것은 환자의 증상이 낮에 심해진다는 것에 의해 뒷받침된다.

◉ QUICK CONSULT

### 간헐적인 과두걸림 형태의 관찰

환자의 간헐적인 과두걸림이 낮에 일어난다는 사실은 기본적인 기여 요소들이 나타나는 시간이 낮이라는 것을 암시한다.

이 환자에 대한 치료로 (a) ‘TMJ disc displacements’ 을 도해(부록 2)를 보면서, 이 환자가 환자의 턱관절 잡음과 간헐적인 과두걸림에 대한 기전과 환자의 이상기능적인 습관과 근육 긴장이 어떻게 이러한 문제에 기여하는 지를 설명해 주고, (b) 환자에게 턱관절 자가 관리 요법 유인물을 보여주고, (c) 안정장치를 제작해서 끼어주고(심미적인 장치 중 하나를 제작해서 임시로 24 시간 동안 먹을 때 외에는 계속 장착하도록 하고) (d) 환자의 지속적인 경부 동통의 치료를 위해 물리 치료사에게 의뢰를 하고 (e) 습관 반전과 이완치료를 의뢰(만약 주간 동통이 만족할 만큼 경감되지 않다면 우리는 치료의 강도를 높일 수 있다). (f) 하루에 두 번씩 500 mg naproxen을 처방하였다.

## 증례 12: Acute tMJ disc displacenent without reduction-unlocked

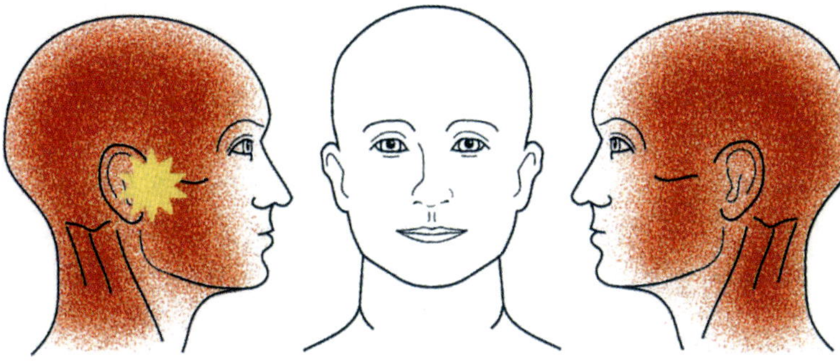

이 환자는 지난 밤에 안정장치를 장착하지 않아서, 4/10 우측 전이개 통증으로 잠이 깨었고, 한 시간 전에, 환자의 우측 턱관절이 걸려서(매우 크게 입을 벌리는 것을 관절원판이 막음) 정복되지 않았다고 얘기했다. 환자는 지속적으로 10/10 양측 전이개부, 교근과 관자부위와 경부 통증이 있다고 했다. 또한 이 문제로 1 년 전에 수술을 받은 후 환자의 우측 턱관절 째깍거림이나 과두걸림이 없었다고 했다.

환자의 운동범위는 개구시 19 mm였고 한계 운동은 5/1/3(우측 측방, 좌측 측방, 전방 운동시)이었다. 저작계와 경부 구조물의 촉진 시 환자의 우측 턱관절의 강렬한 압통과 함께 전반적으로 압통이 있었다. 촉진 시 환자의 우측 턱관절이 그녀의 통증의 가장 심한 곳을 재현시켜서 환자의  호소를 악화시켰다.

환자의 진단은 무엇일까? 턱관절 염증이 급성 비정복성 관절원판 변위 때문이므로 첫 번째 진단으로 급성 비정복성 관절원판 변위가 ,두 번째 진단은 양측성 턱관절 염증, 그리고 세 번째 진단은 안면근 동통이었다.

환자의 우측 턱관절의 걸림을 풀기 위해 시도해야 되나? 불과 한 시간 전에 걸린 것이기 때문에 나는 그것을 정복하려고 시도할 것을 추천한다. 턱관절 정복 기술과 즉시 전방위 장치를 만드는 기술이 10장(Acute TMJ Disc Displacement without reduction)에 나와 있다.

과두는 관절원판 아래로 정복되었고(그림 10-1, 10-2, 10-3을 보라), 이는 44 mm의 정상 개구가 가능함으로써 확인할 수 있다. 환자의 하악은 과두가 정복된 과두-원판 위치에 유지될 수 있도록 이러한 전방위에서 안정이 필요하다. 만약 하악을 후방 으로 밀면(예를들면, 최대 교두 감합위로  폐구시)을 하면, 과두가 관절 원판 뒤로 넘어가서 그녀의 턱관절은 다시 걸릴 수 있다. 따라서 이 자세에서 환자의 하악을 안정시키기 위해  보철 인상에 사용되는 고무인상재로 임시 전방 재위치 장치를 즉시 만들었다.

그녀의 계속적인 양측성 귀전방, 교근, 측두근, 경부 동통이 10/10에서 9/10으로 감소했다고 말했다. 환자에게 장치를 먹을 때를 포함한 24시간 장착하고, Medrol Dosepak를 지시에 따라 처방하였다; Dosepak 처방 4일째부터 Naproxen 500 mg 1 tablet을 하루에 두 번; Diazepam 5 mg를 1~2 tablets, 졸음이 오지 않으면 아침과 점심에 1/2 tablet.

1주일 후, 전방위 장치에서 24시간 장착하는 안정위 장치로 바꿨는데, 이것은 턱관절이 다시 걸리는 경향에 따라 조정했다. 시간이 지날수록 천천히 안정장치 사용 시간을 줄였고, 다시 턱관절

과두걸림 경향에 따라 조절했다.

환자는 이전에 내 환자였고, 턱관절장애의 기전을 이해했다. 환자는 급성 비정복성 관절원판 변위가 있었는데, 내가 보존적 방법으로 치료할 수 없어서 구강외과 의사에게 의뢰했었다. 구강외과 의사는 자기 공명 사진에서 과두의 불규칙한 골을 발견해서, 그것들을 부드럽게 해 주기 위해 턱관절 수술을 시행하기로 결정했었다. 외과의사와 나에게는 환자의 계속되는 턱관절장애 증상의 첫 번째 인자인 심리 사회학적 이유가 많은 것처럼 보였다. 환자는 이러한 문제에 대한 계속적인 치료에 관심이 없었고 턱관절장애 증상이 만족스럽게도 작다고 느끼고 있었다. 일단 이런 급성 증상이 해결되자, 그녀는 이러한 것을 문제 삼아서 턱관절장애 치료를 확대하기를 원하지 않아서 밤에 장치를 끼우고 때때로 낮에 짧은 기간동안만 장착했다.

## 증례 13: Acute TMJ disc displacement without reduction-Not unlocked

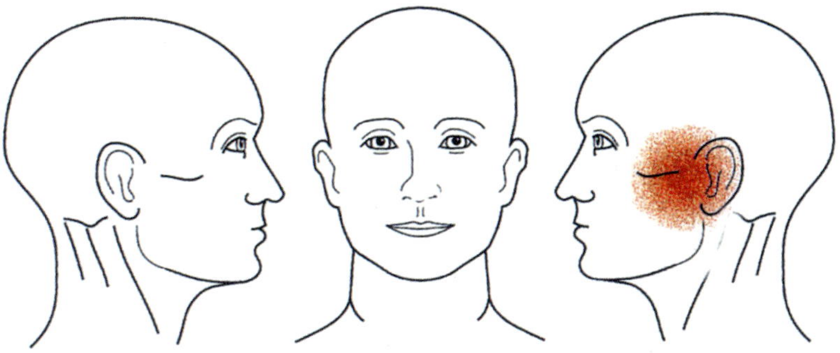

좌측 턱관절 관절원판때문에 입을 크게 벌릴 기 힘들다고 말한다. 환자는 좌측 전이부에 지속적으로 4/10 정도의 둔한 압박통(하루 중 오후에 더 심한)을 가지고 있고, 크게 벌리려고 하면 좌측 전이부에 5/10의 예리한 통증이 나타났다. 환자의 운동 범위는 개구량은 29 mm, 한계운동은 5/10/9(우측 측방/좌측 측방/전방)였다. 저작계와 경부 구조 촉진 시 좌측 턱관절, 교근과 후방 두힘살근에 한정된 압통이 나타났다.

좌측 턱관절을 촉진할 때 압통이 심하게 나타났으며 그녀가 호소하는 거의 모든 증상이 나타난 반면, 교근과 후방 두힘살근은 덜 민감하였다. 개구제한의 원인을 확인하기 위한 과정에서 개구 제한을 악화시키기 위해 턱을 제한된 개구량  이상으로 신장시켰다. 그녀는 좌측 턱관절 내에서 악화되었다고 했는데, 이것이 개구장애의 근원이 된다는 것을 암시한다.

환자의 턱관절장애 진단은 무엇이었을까? 환자의 첫 번째 불편감은 입을 최대로 벌리지 못하는 것이기 때문에 진단은 좌측 급성 비정복성 관절원판 변위이다. 두 번째 불편감은 통증이다. 그래서 좌측 턱관절 염증이 두 번째 진단이다. 환자는 또한 근육의 압통이 있었기 때문에 세 번째 진단은 안면근동통이다.

급성 비정복성 관절원판 변위를 가지고 있는 환자들 중에서 전방 및/또는 후방 두이 힘살근 통증을 발견하는 것은 매우 흔하다. 이 장애를 가진 환자들은 종종 입을 반복적으로 벌려서 개구제한을 풀어보려고 턱을 관절원판 쪽으로 민다. 이 근육들은 반복적인 강한 수축을 하도록 발달된 근육이 아니라 작은 개구근이기 때문에 개구제한을 풀려고 반복적으로 압력을 가하면 일반적으로 통증이 나타난다.

내가 환자의 턱관절을 풀어주는 시도를 해야 할까? 결정을 하기 위해서 더 많은 정보가 필요했다. 환자의 좌측 턱관절은 5달 전에 간헐적인 과두걸림이 시작되었고 2달 이상 동안 계속적으로 과두걸림이 있었다고 했다. 환자는 전방 재위치 장치를 24시간 동안 장착하는 것을 원하지 않았다고 했다. 환자의 턱관절이 2달 이상 과두걸림이 있었기 때문에 시도를 한다고 해도 환자의 턱관절이 정복될 가망성은 없다. 환자의 턱관절이 정복될 수 있다고 해도 환자가 24시간동안 전방 재위치 장치를 장착하는 것을 거절했기 때문에, 풀어도 아마도 바로 다시 걸릴 것이다. 그래서 나는 환자의 턱관절을 정복하려는 시도를 하지 않았다.

이것은 이러한 장애를 가진 환자들이 그들의 개구를 회복하고 증상을 최소화하기 위해 그들의 턱관절을 정복하는 것을 필요로 하지 않는 것을 보여준다.[6] 이런 환자들은 시간이 지날수록 그들의 후방 원판 조직을 신장시키고, 관절원판을 앞으로 움직여서, 자유로운 활주가 가능하게 되어 자신 만의 개구가 회복된다고 추측된다. 관절원판이 개구로를 벗어나서 턱관절 내에 더 이상 기계적인 방해가 없고, 턱관절 염증이 감소된다. 만약 환자가 그들 스스로 원판후조직을 신장시키지 못하면, 관절천자술(arthrocentesis)이나 관절경술(arthroscopy)이 일반적으로 매우 유익하다.

◑ **FOCAL POINT**

턱관절 걸림이 있는 환자들이 그들의 개구를 회복하고 증상을 최소화하기 위해 그들의 턱관절을 정복하는 것을 필요로 하지 않는 것으로 보여져왔다.

환자는 29 mm 개구를 했고, 이것은 내가 전형적으로 보아온 최근의 급성 비정복성 관절원판 변위를 가진 환자들의 개구량보다 컸다. 그러므로 환자는 이미 부분적으로 원판후조직이 신장되었다는 것을 추측 할 수 있었으나 더 많은 신장이 필요했다.

이러한 장애에 대한 나의 임상적 경험은 개구를 회복하고 턱관절 염증을 감소시키기 위해 나를 찾아온 환자들의 치우친 표본에 기초하고 있다. 그들이 현저한 염증을 가지고 있는 한 원판 후 조직 신장에 의해 턱관절이 더 악화되는 것을 거부하기 때문에, 나는 처음에 가능한 정도로 염증을 최소화하고 그 후에 환자들이 신장운동을 그림 5-1에서 보여 지는 것처럼 수행하도록 가르친다. 항염증약이 일반적으로 초기의 보존적인 치료에 포함된다.

❖ **TECHNICAL TIP**

## Stretching retrodiscal tissue

만일 턱관절 염증이 심한 경우에는 나는 먼저 염증을 항염증제제를 이용해 염증을 가능한 최소화시키고 그림 5-1과 같은 신장운동을 하도록 지도한다.

간헐적인 과두걸림 시기 동안, 환자의 턱관절 과두걸림은 항상 오후 늦게 더 나타났다고 했는데, 이는 환자의 낮 동안의 이상기능적 및/또는 근긴장 습관이 야간 습관보다 과두걸림에 더 많이 기여함을 의미한다. 또한 현재의 전이개부 통증이 오후 늦게 악화된다고도 했는데, 이는 낮 습관이 야간 습관보다 계속적으로 더욱 문제가 됨을 의미한다.

환자에게 다음과 같은 치료가 제시되었다. (a) 턱관절 관절원판 전위(부록 2)를 이용하여, 나는 급성 비정복성 관절원판 변위와 함께 일어나는 기계적인 간섭과, 개구량의 회복을 위해서 관절원판을 전방으로 어떻게 이동시킬 지, 그리고 환자의 이상기능적인 습관과 근긴장이 어떻게 불편을 일으키는지를 설명했다(제10장: Acute 턱관절 disc displacement without reduction을 참고하라). (b) 턱관절장애 Self Manegement Therapies(턱관절장애 자가 관리 치료법)유인물을 환자와 같이 검토했다. (c)환자에게 500 mg naproxen 만을 하루에 2번 복용하는 것이 더 좋은지 제17장에서 항염증치료법에서 논의된 Medrol Dosepak-naproxen 을 내가 처방해 주는게 좋은지 더 나은지 토론했다. (d)환자에게 그림 5-1에 나타난 것처럼 신장시켜서 30-60초간 유지하는 운동을 하루에 6번 정도 산발적으로 하도록 지시하였다. 환자에게 운동할 때 나타나는 턱관절 악화 증상을 환자가 참아내게 하기 위해 힘의 양과 신장을 유지하는 시간과 하루 내내 시행되는 횟수의 균형이 필요함을 설명하였다. 또한 환자에게 운동을 수행하기 앞서 원판후조직의 더 많은 신장을 위해 열패드를 이용해서 턱관절을 따뜻하게 하도록 했다. (e)환자에게 또한 이악물기나 이갈이로 인한 저작계에 가해지는 효과를 줄이기 위해 안정장치를 장착할 것을 알렸다. 더 심미적인 장치 중의 하나를 만들어서 환자에게 먹을 때를 제외한 24시간동안 임시적으로 장착하라고 지시했다. (f)환자의 지속적인 목의 동통을 치료하기 위해 물리치료에게 의뢰하는 것을 논의했다. (g)습관반전과 이완치료를 위한 의뢰를 논의했다; 만약 낮시간 동안 증상이 만족스럽게 완화되지 않았다면 치료는 단계적으로 확대될 수 있다.

## 증례 14: osteitis causing inabillity to open wide

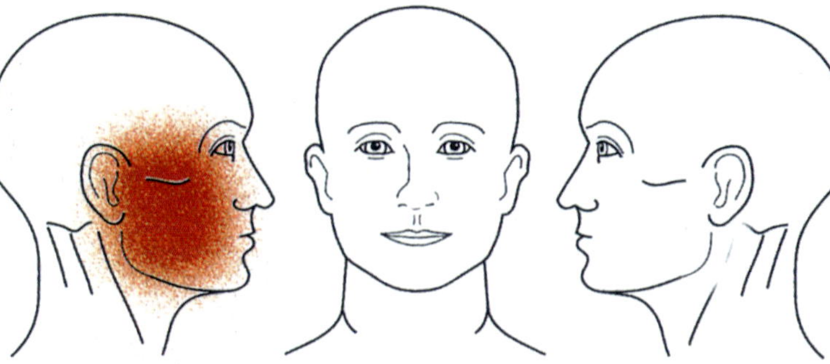

우측 턱관절의 과두걸림으로 인해 완전한 개구가 제한되는 여자 환자의 증례이다. 1번 치아(우측 우측 제3대구치)가 5일전 발치했는데 발치가 어려웠었고, “의사가 제 턱에 힘을 많이 주었다” 고 했다. 발치로 인한 통증은 완전히 없어졌지만, 6~7/10의 지속적인 우측 전이개부와 안면 통증을 호소했다.

발치 부위의 치근단 방사선 사진상 소견은 정상 범주였다(근첨이나 파절된 인접치가 없었다). 환자의 운동범위는 개구량은 25 mm이고, 한계운동은 3/5/3(우측 측방, 좌측 측방, 전방)이었다. 환자의 저작계와 경부 구조의 촉진 시 주로 좌측 교근, 내측 익돌근과 외측익돌근 부위에 제한된 압통을 보였다. 근육 촉진은 동통을 더 악화시켰고, 우측 턱관절이 가장 덜 민감했다. 환자의 제한의 원인을 확인하기 위해서 환자의 턱을 한계를 넘어서 개구되도록 당겼고 이로 인해 아픈 근육 부위가 전반적으로 악화되었다. 이는 환자의 장애가 우측 턱관절이 아니라 근육장애(근염, 근경련, 또는 국소근통)가 주된 원인이라는 것을 의미했다.

이 환자는 우리 응급실에 금요일 밤에 왔다. 빠른 평가와 추천을 위해서 나를 이 병원으로 오라고 했다. 환자의 문제는 근육 기원이라고 판단했기 때문에, 환자와 같이 턱관절장애 자가-치료법 유인물(부록 3)을 검토하고, 치과의사에게 800 mg ibuprofen 한 알을 하루 4번 복용과 5mg의 diazepam을 잠들기 전 1~2알, 아침과 오후 1/2알을 처방(만약 그것이 졸음을 유발하지 않는다면) 하도록 했다. 환자와 전반적인 턱관절장애 평가를 하고 환자의 증상과 징후의 차이를 관찰하기 위해 월요일 아침에 보기로 약속했다. 내가 떠난 후에 환자는 치과의사에게 통증 때문에 codein이 포함된 acetaminophen(Tylenol 3알)이 필요하다고 했고 치과의사는 그렇게 처방해 주었다.

월요일 아침에 환자는 통증과 개구가 개선되지 않았다고 말했다. 환자는 diazepam으로 이완은 되었지만 통증을 완화시키기 위해서는 codein을 포함한 acetaminophen(Tylenol 3알)을 먹어야만 했다고 했다. 나는 이해가 되지 않았다. 왜냐하면 만약 환자의 질환이 근육에 의해 야기되었다면 diazepam에 의해 완화되고 환자의 통증은 감소하고 개구는 증가했어야만 했다. 환자가 ‘초기 환자 질문지’ 를 작성했을 때, 차가운 음료수가 통증을 증가시켰지만, 어떤 치아가 통증을 유발하는 지는 확실하게 알지 못한다고 했다. 환자의 근육과 턱관절을 촉진했을 때, 압통은 변화되지 않았고, 어떠한 촉진으로도 환자의 불편이 다시 발생되지 않았다.

나는 이 증상을 일으키는 부위의 치아에 급성 치수염이 있을지도 모른다고 생각했다. 교익 방사선 사진에는 오른쪽에는 큰 수복물이나 충치가 없었다. 나의 다음 생각은 발치 부위의 골염이라고 생각했다. 그래서 발치부위를 세척했더니 통증을 유발했다. 발치 부위에 팩을 하자 통증은 15분 안에 사라졌다. 그 다음날 아침 개구는 정상으로 돌아왔다.

종종 환자들이 부주의해서 의사들이 잘못 생각해서 이 경우처럼 하게 된다. 정확한 진단에 도달하기 위해서는 환자의 징후와 증상을 평가하고(초기 환자들의 질문지를 포함해서) 주소를 다시 만들어 내야 한다. 금요일에 환자의 근육을 촉진했을 때, 환자는 동통이 더 심해진다고 말했다. 그러나 월요일, 환자에게 환자의 불편감과 같은 동통이냐고 물어봤을 때 환자는 아니라고 했다.

◉ QUICK CONSULT

## Watching for incorrect assumptions

종종 환자들이 부주의해서 의사들이 실수를 하게 된다.

## 증례 15: lateral pterygoid myoplasm

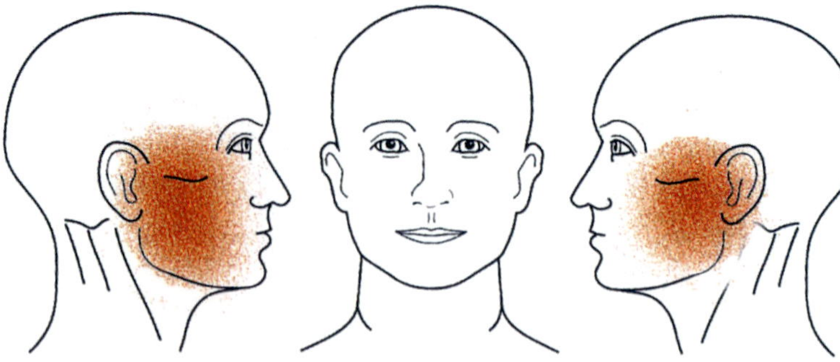

환자는 우측 구치가 맞물리지 않고 입이 크게 벌어지지 않으며 양측 전이개부와 교근 부위에 6/10의 dull/pressure pain이 있다(우측이 좌측보다 더 나쁘다). 통증은 환자가 구치로 교합할 때 악화되고 환자가 교합하는 동안 우측 전이개부에 10/10의 예통이 남아있다. 환자의 운동 범위는 개구량은 25 mm이고 한계운동은 8/4/6(우측 측방, 좌측 측방, 전방)였다.

환자를 치과용 체어에 눕히고 입을 약간 벌려서 하악을 편안히 한 다음, 천천히 치아로 다물게 했다. 환자의 치아가 정상 배열임에도 불구하고 좌측 견치가 가장 먼저 접촉되었다.

환자의 저작계와 경부 구조물들의 촉진 시 우측 외측 익돌근 부위가 최고로 민감했고 다음으로 양측 교근, 측두근의 전방부, 좌측 외측 익돌근 부위, 그리고 턱관절 부분들의 순서로 전체적으로 압통이 나타났다. 저작근 촉진 시 통증은 재현되었다. 우측 외측 익돌근 부위가 매우 민감했고 촉진으로 통증이 심해진다고 느꼈다.

그녀의 턱관절장애 진단은 무엇인가? 이러한 증상과 증후의 많은 것들이 우측 외측 익돌근 근경련의 특징을 보이며, 그것이 첫 번째 진단으로 보인다.

이러한 진단을 뒷받침하기 위해, 환자에게 우측 구치를 교합하고 이 힘에 의한 통증의 정도를 기억하라고 하였다. 다음으로, 그림 9-2처럼 3개의 설압자(만약 환자가 증상이 덜 심각하다면 2개의 설압자를 사용할 것이다)를 구치의 교합면에 위치시키고  설압자를 깨물도록 했다. 환자는 그것을 깨물 때 통증이 없다고 말했다. 환자의 증상과 증후, 이 실험 그리고  환자의 우측 외측 익돌근 부위가 우측 턱관절과 비교해서 가장 심한 통증을 야기하는 것을 토대로 보면, 나의 임상적 진단은 첫째, 우측 외측 익돌근 근경련, 둘째, 안면근동통이며, 세 번째 진단은 양측성 턱관절 염증이었다.

외측 익돌근 근경련은 응급 턱관절장애 때문에 응급으로 의뢰된 환자 중에서 볼 때 가장 흔한 질환이다. 환자와 치과의사는 그것이 빈번히 상대적으로 급격하게 발전하고 입을 최대 교두감합위로 다물 수도 없고 크게 벌릴 수도 없어서 당황한다. 때때로 이것은 치과치료 후에 발생하여 치과의사를 걱정하게 한다.

QUICK CONSULT

### 외측 익돌근 근경련 관찰

외측 익돌근 근경련은 응급 턱관절장애 때문에 응급으로 의뢰된 환자 중에서 볼 때 가장 흔한 질환이다. 환자와 치과의사는 그것이 빈번히 상대적으로 급격하게 발전하고 입을 최대 교두감합위로 다물 수도 없고 크게 벌릴 수도 없어서 당황한다.

이 환자는 다음과 같은 치료를 받았다: (a)턱관절 관절원판의 좌측 윗부분을 잡아당긴다. TMJ Disc displacement diagram(부록 2)의 위의 왼쪽 그림을 보면서 환자에게 외측 익돌근 근경련 증상의 기전을 설명했다. (b) '턱관절장애 자가 관리 요법' 유인물을 환자와 같이 검토했다. (c)그림 9-3에 보여지는 것처럼 같이 외측 익돌근을 신장 시키는 것을 환자에게 보여주고, 환자가 적절히 기능할 수 있도록 연습하였다. 환자에게 이 신장 운동을 하루에 6번, 그리고 신장할 때마다 30초 동안 유지하도록 하였다(턱관절장애 신장운동의 지침(부록 5)은 폐구근을 위한 것이고 외측 익돌근 근경련을 악화시킬 수 있음을 알아야 한다). (d)환자는 외측익돌근을 이완시키기 위해 5 mg diazepam 1~2 tablet과 턱관절 염증을 완화시키기 위한 500 mg naproxen 한 알을 하루 두 번 복용 하도록 했다.

외측 익돌근 근경련이 있는 환자의 대다수는 이 치료 방법으로 그들의 증상이 해결되거나 치료를 확대하지 않아도 될 만큼까지 증상을 조절된다고 이야기 한다. 만일 이 초기 치료들이 근경련을 해결하지 못하거나 근경련 재발이 계속된다면 전통적인 턱관절장애 치료(교합안정 장치, 지속요소를 변화시키기)를 행해야 할 것이다.

외측 익돌근 근경련의 진단과 치료에 대한 더 자세한 설명은 제9장 'lateral pterygoid myoplasm'에 있다. 최대감합위에서 폐구 장애는 일시적인 상황 때문이고, 임상가가 이 일시적 위치에서 교합을 수정하지 않는 것이 중요하다.

드물게 관찰되지만, 다른 장애도 비슷한 증후(그리고 이 책에서 설명 된 것 이외)를 일으킬 수 있다는 것을 유념해야 한다. 내가 최대 교두 감합으로 폐구되지 못하게 하는 비슷한 원인이 되는 외이의 감염을 가진 환자를 본 적이 있다. 환자는 귀가 그의 통증의 원인이고, 최대교두감합위로 폐구할 수 없음을 확실히 알고 있었다; 부가적으로 그의 개구는 제한되지는 않았다. 만일 환자가 초기 치료에 대해 적절히 반응하지 않거나 다른 원인이 있다면 임상가는 평면사진(예를 들면, transcranial view) 혹은 파노라마 방사선사진을 찍어봐야 할 것이다.

## 증례 16: Acute Exacerbation of TMD

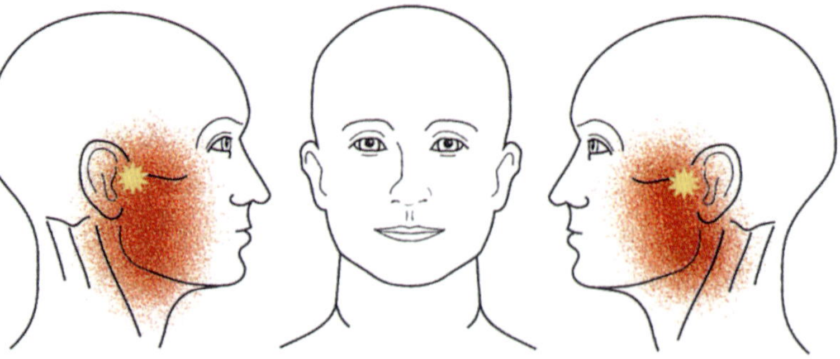

그녀는 일주일 코스로 시내에서 교육을 받고 있었는데 지난 4일 동안 턱관절장애 증상이 심하게 악화되었다고 했다. 매일 5/10의 묵직한/압박통증이 양 전이개부위에 나타나는데, 잠에서 깰 때는 나타나지 않았다. 과거 4일간, 날짜에 관계없이 7/10의 묵직한/압통이 양쪽 전이개와 교근에 나타났고, 환자가 입을 크게 벌렸을 때 8/10의 예리한 통증이 양쪽 전이개 부위에 나타났다.

환자의 운동 범위는 개구량은 30 mm이고, 한계운동은 5/5/4(우측 측방, 좌측 측방, 전방 운동)이다. 환자의 저작계와 경부 구조들의 촉진 시 저작근 전반에 걸쳐서 압통이 있었다. 턱관절이 가장 압통이 심했고, 그 다음 후방 두힘살근이 두 번째로 동통이 있었다. 저작계 촉진은 환자의 통증을 재현시켰고, 턱관절 촉진 시 환자는 심한 불편을 느꼈다. 환자는 개폐구시 양측성 턱관절 잡음이 있었다.

환자의 턱관절장애 진단은 무엇인가? 첫 번째 진단은 양측성 턱관절 염증, 두 번째 진단은 안면근동통, 세 번째 진단은 양측성 정복성 턱관절원판 변위였다.

환자는 턱관절장애 증상 때문에 다음과 같은 치료를 받았다고 했다; (a)상악 수지 안정장치를 밤에만 장착하였다. 이것은 별로 효과가 없었다고 했는데, 환자의 증상은 낮 습관에 의해 야기 된 것이기 때문에 별로 효과가 없을 거라고 생각했다. (b)환자는 잠자기 전에 amitriptyline 20 mg(삼환계 항우울제)을 복용했다. 이것은 별로 효과가 없었다고 했는데, 환자의 증상은 낮 습관에 의해 야기 된 것이기 때문에 별로 효과가 없을 거라고 생각했다. (c)바이오피드백(낮 증상에 추천되는)으로 환자는 작은 효과를 얻었다고 했다. 이 방법에 의해서도 증상을 현저하게 개선시키지 않는 것을 보고 나는 놀랐다. 그녀의 치료에 대해 말하자면, 병원의 조용하고 차분한 환경에서 있는 동안 이완되는 방법을 배웠지만 일상에서 적용하는 것을 배우지 못했다고 했다. 이제는 지금 그의 사무실에서 이완될 수 있기 때문에 그녀의 치료는 완벽하다고 말했다. 그러므로 그녀의 증상이 더 많이 개선 되지않은 이유를 이해하게 되었다.

환자는 급성으로 심해져서 다음과 같은 치료를 받았다; (a) '턱관절 관절원판 전위' (부록 2) 그림으로 환자의 이상기능운동과 근육긴장이 어떻게 환자의 턱관절에 힘을 가하고 염증이 생기는지와 턱관절 잡음의 기전을 설명해 주었다. (b) '턱관절장애 자가-관리 요법 유인물' 을 그녀와 같이 검토했다. 환자에게 후방 두힘살근 통증은 개구가 힘든 것을 억지로 크게 벌리려고 하는 반복적인 습관에 의해 야기된다는 것을 알려주었다. 그녀에게 이것을 잘 관찰해서 습관을 중지하도록 했고 그녀가 턱관절 염증을 감소시키면 즉시 환자는 정상 개구를 할 수 있다고 했다. (c)그녀는 이완 기술을 배웠기 때문에 매 5분 마다 이런 훈련을 지속하라고 요구했다. 그녀는 병원에서 행한 이완된 상태를 계속 유지하려고 노력했다. (d)그녀에게 당분간은 안정장치를 밤에만 하는 것보다 더 자주 하도록 지시했다. 상악 장치는 비심미적이라 나는 환자가 그것을 공적인 자리에서는 끼지 않아도 되나 방에 있을 때 자주 장착하라고 하였다. (e)만성 통증의 급속한 악화를 대비해서 다음과 같은 약물을 처방했다; 지시에 따라 Medrol Dosepak, Dosepak 을 복용한 지 4일 째부터 500 mg naproxen 한 알을 하루 두 번 복용, 5 mg diazepam, 1~2 tablets을 잠자기 전에 복용하고 만약 drowsiness를 일으키지 않는다면 아침과 오후에 1/2 tablet.

환자가 집으로 돌아간 뒤에 치료효과를 강화시키기를 원한다면 선택적으로 할 수 있는 일이 약간 있다. (a)치과의사가 습관-반전 훈련을 시키고 이완과 바이오피드백을 일상생활에서 훈련할 수 있도록 가르치기 위해 심리학자에게 의뢰하는 것을 추천한다. 적응증이 된다면, 심리학자는 또한 모방 기술과 다른 치료요법을 하려고 할 수도 있다. (b)임상가는 먹을 때를 제외하고 당분간 24시간 동안 장착하는 좀 더 심미적인 기구를 제공하기를 원할 수 있다. (c)의사가 삼환성 항우울제를 처방하는데 문제가 없다면, 환자의 증상을 감소시키고 부작용이 최소인지 알아보기 위해 나는 환자에게 25 mg의 desipramine을 아침과 오후에 처방하기를 추천한다.

만약 환자의 치료에 대한 이러한 추가 사항이 환자의 증상을 만족할 만큼 개선시키지 못한다면 나는 다음과 같은 순서로 치료를 권장하고 싶다: (a)환자의 다른 기여요인(예, 직장에서의 경부동통이나 신체기전)의 평가와 국소 양상의 치료(예를 들면, 턱관절의 전기영동)를 위해 물리치료사에게 의뢰하는 것을 권한다. (b)환자의 상악 안정장치를 전방위 장치로 교체한다(Chapter 13, '전방위치장치' ). (c)만약에 그녀가 중증도에서 심도의 통증이 턱관절에 있고 그녀의 이상기능 습관과 다른 기여요소들이 보존적인 치료를 통해서 가능한 정도까지 조절되었다면 외과적 평가를 위해 의뢰한다.

## 증례 17: Multiple forms of head and neck pain after crown insertion

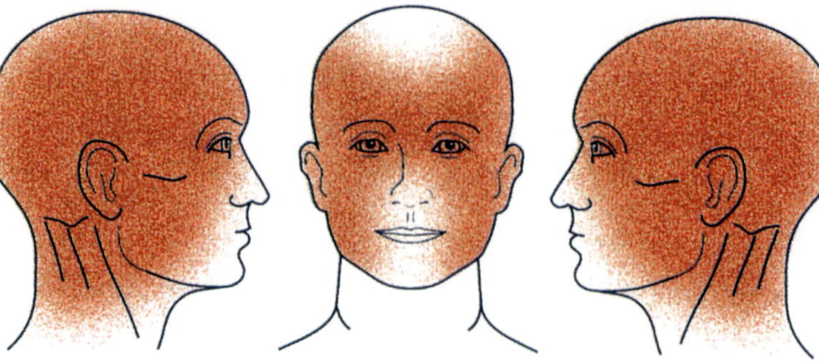

1년 전에 18번, 하악 좌측 제1대구치(하악 좌측 1, 2 대구치) 크라운을 한 후에 환자는 머리와 목에 다양한 형태의 통증이 다음의 통증과 같이 나타났다. (a)1주일에 한번 정도 10/10 눈의 통증은 목 뒷부분의 뻣뻣함으로 시작해서 우측 눈의 찌르는 듯한 통증으로 진행되는데, 4~5시간 동안 광공포증과 메스꺼움과 연관되어 나타난다. (b)저녁때 더 악화되는 지속적인 6~7/10 정도의 양쪽 관자부위의 묵직하고/압박통증. (c)일주일에 2-3번 정도 3/10의 양측 상악동과 전두동 부위의 통증.

환자의 운동범위는 개구량은 51 mm이었고, 한계운동은 9/9/7(우측 측방, 좌측 측방, 전방 운동 시)였다. 저작계와 경부 구조물의 촉진에서 이 부분들에서 전반적인 압통이 있었고 근육이 턱관절보다 더 민감하였다. 이러한 촉진에서 눈의 통증이 야기되지는 않았지만 측두근의 압통이 관자측두통을 야기하는 것이 드러났고 상악동의 촉진 시 상악동 부위 통증이 재현되었다.

교합검사에서는 최대감합 시에 교합접촉이 모든 구치에 균일하게 접촉되는 것으로 나타났다. 활주 운동 검사에서 #18, 19(하악 좌측 1, 2 대구치)치아는 중심위에서 최대 감합위로 미끌어지는 운동에서 약하게 교합지의 표시가 되는 것을 빼고는 접촉이 되지 않았다, 이 때도 다른 구치들은 강한 교합이 되는 것으로 표시 되었다.

당신은 #18, #19 치아의 교합이 증상의 원인이라고 생각하는가? 중심위에서 최대교두감합위로의 약한 활주를 조절해주면 통증이 완화될 것이라고 믿고 있는가? 그녀는 구치가 최대감합위에서 좋은 교합을 하고 다른 치아에서는 강한 접촉을 가지고 있기 때문에 그녀의 턱관절장애 통증에 교합의 영향은 아주 작아서 보철물의 교합을 조정해서 그녀의 증상을 변화시킬 수는 없다.

그녀가 통증이 보철물과 연관된다고 생각하는 이유는 다음 사항들 간에서 생각 할 수 있다. (a) 환자가 턱관절장애의 소인이 충분했고, 그녀의 저작계는 보통 사람은 문제가 없는 정상응력을 견디지 못했다. (b)환자는 턱관절장애 소인이 없었고, 저작계가 필요 없이 과도하게 씹었거나 너무 오래 씹었다. 통증은 이것들이 서로 일치할 때 시작될 수 있다; 예를 들면, 치과 치료를 그녀가 새로운 직업을 시작하면서 하거나 생활에서 스트레스를 주는 다른 일들이 있을 때 할 수 있다.

치과 치료를 시작하기 전에 턱관절장애 증상을 물어보는 것과 턱관절장애 평가를 시행하는 것이 신중하다는 것은 이해할 만하다. 모든 치과 환자에게 개구량을 측정하고, 외측 익돌근, 악관절, 교근, 측두근의 전방부위 민감도(표 8-1)를 검사하는 등의 턱관절장애 평가를 하는 것이 추천된다. 평가가 더 필요하면 부가적인 촉진을 시행할 수 있다.

**◑ FOCAL POINT**

치과치료를 시행하기 전에 턱관절장애 증상에 대한 질문과 턱관절장애 검사를 하는 것은 신중하게 해야 한다

환자에게 그녀의 눈의 통증이 재현될 수 없기 때문에, 나는 그 원인이 무엇인지원인이 있는지도 모른다고 했다. 이것은 단지 국소적인 문제에 의해서 나타날 수가 있고, 편두통일 수도 있고 다른 부위에서 연관통일 수도 있고, 더 중앙부위의 문제일 수 있고 이러한 것들의 조합일 수도 있다. 눈의 통증이 오기 직전에 환자의 목 뒤가 뻣뻣해지는 것은 통증이 목으로부터 온 것이라는 증거가 될 수 있고, 눈의 통증 때문에 목이 뻣뻣해 질 수도 있거나, 두 가지 통증 뒤에 숨어 있는 다른 원인에 의한 반응일 수 있다고 알려주었다. 환자를 신경과 의사에게 의뢰하거나 물리치료사에게 목의 치료를 받고난 후 첫 반응을 살피는 등의 방법이 있다. 환자는 만성적인 목의 불편이 있으므로 물리치료사에게 먼저 의뢰하고 그래도 만족스럽게 향상되지 않으면 신경과 의사에게 의뢰하기를 원했다.

측두근 촉진은 측두부 두통을 재현시켰다. 이는 턱관절장애 때문이고 평범한 턱관절장애 치료요법으로 치료할 수 있다고 알려주었다. 환자의 턱관절장애 진단은 안면근동통과 양측성 턱관절염증이었다.

이러한 턱관절장애 증상 때문에 다음과 같은 치료를 했다. (a) '턱관절장애 자기 조절 치료' 유인물(부록 3), (b) '턱 근육 신장 운동" 유인물(부록 5), (c) 당분간 먹을 때를 제외한 하루 24시간 장착하는 심미적 안정장치 (d)습관-반전과 이완 요법을 위한 의뢰(낮시간 동안의 증상을 만족스럽게 완화시키지 않는다면, 우리는 단계적으로 강화시키는 요법을 시행할 수 있다), (e) ibuprofen 한 알을 하루 세 번 복용하는 방법. 환자들은 다른 통증이 있을 때 저작근을 꽉 깨무는 경향이 있다. 그래서 이러한 다른 통증에 대한 완화 또한 중요하다.

환자는 상악동과 전두동에 압력만 가해도 상악동과 전두동 통증이 증가하기 때문에 나는 이 통증은 만성 굴염 때문이라고 믿었다. 환자는 충혈제거제에 통증이 완화된다고 하였다. 우리는 이 문제로 환자가 내과 의사에게 가 보는 것에 대해 논의했다. 환자는 이것을 연기하고 싶어 하고 혹시 통증이 있을 때 사용하도록 충혈 제거제 처방을 원해서 처방해 주었다.

## 증례 18: Appliance that positioned condyles into their proper position

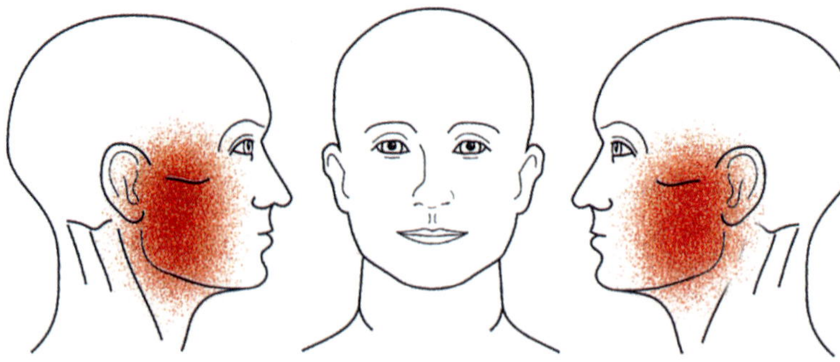

먹을 때와 턱관절장애 동통을 참을 수 없을 때, 24시간 기구 장착이 필요하다고 했다. 그녀는 교합위 장치를 계속 장착했어도 양쪽 전이개 부위와 교근에 계속 3/10의 묵직하고/압박통이 있었다. 장치를 제거하고 최대감합위로 교합했을 때 통증이 크게 증가했다.

환자의 운동범위는 개구량은 30 mm이고, 한계운동은 5/5/5(우측 측방, 좌측 측방, 전방 운동)였다. 저작계와 경부 구조를 촉진 시 저작근에 전반적인 압통이 있었고, 더 약한 정도지만, 턱관절 촉진 시에 그녀의 통증이 재현되었다.

환자는 2년 전에 지속적인 6/10 양쪽 전이개 부위와 교근 통증이 있었다고 했다. 치과의사는 과두의 '적절한 위치'를 결정하기 위해 세심하게 기술을 사용해서 과두가 그 위치에 유지될 수 있도록 교합장치에 인기점을 만들어서 만들어 주었다. 턱관절장애 증상을 좀 더 완화하고 과두의 위치에서 치아가 잘 맞게 하기 위해 악교정 수술과 교정이 필요 했다.

환자는 군에 입대하려고 했고, 나는 입대할 수 없는 심각한 턱관절장애를 가지고 있는 사람을 확인하는 신병 모집을 담당하고 있었다. 나는 장치를 잃어버리거나 손상시켰을 경우에 수리하고 재제작할 방법에 대해 논의하고 군대의 스트레스가 턱관절장애 증상에 영향을 미치는 것, 그리고 환자가 원하는 치료를 제공할 수 있는 지에 대해 논의하였다.

이것에도 불구하고, 환자는 여전히 군 입대를 원했다. 그에게 장치를 끼우지 않고도 견딜 수 있는지 증명해야 한다고 알려주었다. 환자에게 '턱관절장애 자기 조절 치료' 유인물(부록 3)과 "턱근육 신장 운동" 유인물(부록 5)을 그녀와 함께 검토하고 유인물의 지시를 따르라고 하였다. 환자는 장치를 놓고 가서 유인물의 지침대로 연습하고 1주일 후에 내 사무실로 왔다.

환자가 돌아왔을 때, 그녀는 증상이 감소되었고, 이제는 최대 감합위로 깨물어도 아무런 증상이 증가하지 않는다고 하였다. 나는 환자가 입대하는 것을 허락하고, 장치를 돌려주면서 장치를 밤에만 끼우도록 지시하였다. 환자는 부가적인 턱관절장애 치료를 받았고 우리의 습관-반전과 이완치료 수업에도 참여하였다.

2주 후에 그녀가 왔을 때도 증상은 계속 감소하였다고 하였지만, 장치에 의한 과두의 위치가 불편하다고 했다. 그녀의 장치를 평균적인 안정장치로 수정해 주었다. 환자는 수업에서 들은 지식을 적용하였고, 안정 장치를 밤에 장착하였으며, 몇 주 후에는 증상이 사라졌다.

최상의 과두 위치라 믿는 특정 위치에 과두를 놓고자 하는 비교적 비싼 기술을 이용하기를 주장하는 사람도 있다. 한 연구에서 전통적인 하악 위치 테크닉을 사용하여 만든 장치와 근중심위를 얻기 위해 Myomotor를 사용하여 만든 장치를 비교하였다. 두 가지 장치를 끼우고 이를 악물었을 때 나타나는 근전도 활동성에는 차이가 없었으며, 일반적인 방법으로 만든 장치가 더 긍정적인 근전도 활동 결과를 보였다.[7]

나는 장치에 하악을 위치시키는 데 이 책에서 추천된 것보다 더 좋은 방법을 알지 못한다. 이들 이외의 시스템을 사용하는 것은 시간과 돈 낭비라고 생각한다.

❖ TECHNICAL TIP

## Positioning the mandible

나는 장치에 하악을 위치시키는 데 이 책에서 추천된 것보다 더 좋은 방법을 알지 못한다.

## REFERENCES


1. Sciotti VM, Mittak VL, DiMarco L, Ford LM, Plezbert J, Santipadri E, Wigglesworth J, Ball K. Clinical precision of myofascial trigger point location in the trapezius muscle. Pain 2001;93(3): 259–66.
2. Wright EF, Gullickson DC. Identifying acute pulpalgia as a factor in TMD pain. J Am Dent Assoc 1996;127:773–80.
3. Wright EF, Gullickson DC. Dental pulpalgia contributing to bilateral preauricular pain and tinnitus. J Orofac Pain 1996;10(2):166–8.
4. Falace DA, Reid K, Rayens MK. The influence of deep (odontogenic) pain intensity, quality, and duration on the incidence and characteristics of referred orofacial pain. J Orofac Pain 1996;10(3):232–9.
5. Wright EF, Domenech MA, Fischer JR Jr. Usefulness of posture training for TMD patients. J Am Dent Assoc 2000;131(2):202–10.
6. Sato S, Kawamura H, Nagasaka H, Motegi K. The natural course of anterior disc displacement without reduction in temporomandibular joint: follow-up at 6, 12, and 18 months. J Oral Maxillofac Surg 1997;55:234–8.
7. Carlson N, Moline D, Huber L, Jacobson J. Comparison of muscle activity between conventional and neuromuscular splints. J Prosthet Dent 1993;70:39–43.

# 부록

부록들은
www.dentistry.blackwellmunksgaard.com/wright에서
이용할 수 있다.

# 부록 1

# 초진환자 설문

이름: ______________________ 날짜: ______________________

1. 도해상에서 당신의 통증 부위를 색칠하시오: 우측 ○ 좌측 ○

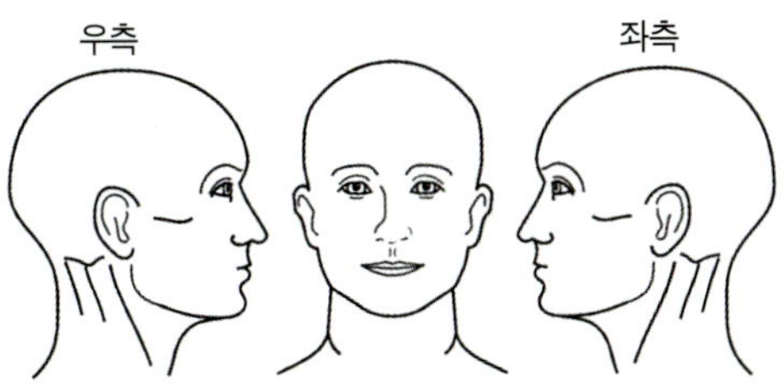


2. 언제 통증이 나타났나요/문제가 시작된 때는? ______________________

3. 시작된 원인이 무엇이라고 보나요? ______________________

4. 어떨 때 나빠지나요? ______________________

5. 어떨 때 좋아지나요? ______________________

6. 어떤 치료를 받아 보았나요? ______________________

7. 당신의 통증이 가장 심할 때는 언제 인가요?
잠에서 깰 때 ○ 늦은 오후 ○ 일정하지 않음 ○ 기타 ○

8. 무슨 일을 할 때 통증이 지속되나요? ________________________________________
________________________________________________________________
________________________________________________________________

9. 당신의 통증은(가능한 만큼):
동통 ○ 압박 ○ 무딤 ○ 날카로움 ○ 주율성 박동 ○ 화끈함 ○ 기타 ○

10. 당신의 통증은:
밤에 깨는가? 예 ○ 아니오 ○
누울 때 증가하나요? 예 ○ 아니오 ○
전방으로 구부릴 때 증가하나요? 예 ○ 아니오 ○
뜨겁거나 차가운 것을 먹을 때 증가하나요? 예 ○ 아니오 ○

11. 당신의 현재 통증 수준을 아래의 숫자에 동그라미 하시오.
(무통) 0 - 1 - 2 - 3 - 4 - 5 - 6 - 7 - 8 - 9 - 10 (상상할 수 있는 가장 큰 통증)

12. 지난 6개월 동안의 당신의 평균 통증 수준에 동그라미 하시오.
(무통) 0 - 1 - 2 - 3 - 4 - 5 - 6 - 7 - 8 - 9 - 10 (상상할 수 있는 가장 심한 통증)

13. 통증이 항상 있나요? 예 ○ 아니오 ○ 얼마나 종종 있나요? ____________________
________________________________________________________________
________________________________________________________________

14. 통증 말고 당신의 문제와 관계된 어떤 증상이라도 기술하세요.
________________________________________________________________
________________________________________________________________
________________________________________________________________
________________________________________________________________

15. 두경부에 수술 한 적이 있나요? 예 ○ 아니오 ○
두경부에 충격이나 외상이 있었나요? 예 ○ 아니오 ○
두경부에 대상포진이 있었나요? 예 ○ 아니오 ○

16. 열이 있습니까? 예 ○ 아니오 ○
코가 막힙니까? 예 ○ 아니오 ○
안면근육, 눈, 구강 또는 혀의 운동 장애가 있습니까? 예 ○ 아니오 ○
감각이 없거나 따끔거립니까? 예 ○ 아니오 ○
치아의 문제가 있습니까? 예 ○ 아니오 ○
턱관절이나 구강 또는 목구멍이 부어있습니까? 예 ○ 아니오 ○
통증을 유발하는 특정 부분이 있나요? 예 ○ 아니오 ○
턱관절 외에 다른 관절에 재발성 부종이나 압통이 있나요? 예 ○ 아니오 ○
턱 외의 다른 부위가 아침에 뻣뻣한가요? 예 ○ 아니오 ○
두경부를 제외한 다른 신체에서 반나절 이상의 근육의 압통이 있나요? 예 ○ 아니오 ○

17. 음식을 삼키거나 또는 머리를 돌릴 때 더 나빠지나요? 예 ○ 아니오 ○
독서한 후 또는 눈을 혹사 했을 때 더 나빠지나요? 예 ○ 아니오 ○

18. 턱관절 잡음이 있나요? 예 ○ 아니오 ○ 예라면, 어디: 오른쪽 ○ 왼쪽 ○

19. 입을 크게 벌릴 수 없었던 경험이 있나요? 예 ○ 아니오 ○
있다면, 설명해 주세요. ________________________________________
________________________________________
________________________________________

20. 입을 다물 수 없었을 때가 있었나요? 예 ○ 아니오 ○
예라면, 설명하시오. ________________________________________
________________________________________
________________________________________
________________________________________

21. 밤에 잘 자나요? 예 ○ 아니오 ○ 설명하시오. ____________________
________________________________________
________________________________________

22. 평상시 얼마나 자주 긴장하고, 화나고, 실망하나요?
항상 ○ 절반 ○ 드물게 ○ 전혀 ○

23. 평상시 얼마나 자주 우울한가요?
항상 ○ 절반 ○ 드물게 ○ 전혀 ○

24. 자학하거나 자살을 생각한 적이 있나요?
    예 ○ 아니오 ○

25. 한 주에 5시간 이상 악기나 노래를 하나요?
    예 ○ 아니오 ○

26. 하루에 치아가 부딪치는 비율은? ________%

27. 이악물기 또는 이갈이를 하는 것을 압니까?
    잘 때 ○ 운전할 때 ○ 컴퓨터를 할 때 ○ 다른 때 ○ 모른다 ○

28. 다음과 같은 구강 습관이 있는 것을 알고 있습니까?
    뺨 씹기 ○ 뭔가를 씹기 ○ 손톱이나 손톱 아래 살을 물어뜯기 ○
    턱을 내밀기 ○ 다른 습관 ○ 모른다. ○

29. 당신의 문제에 대해서 어떤 치료가 필요하다고 생각하나요? ________________________________
    ________________________________________________________________
    ________________________________________________________________

30. 당신의 문제에 대해 우리가 알아야 하는 다른 것이 있다고 생각하나요? ____________________
    ________________________________________________________________
    ________________________________________________________________

31. 당신의 나이가 50 이상이라면 해당하는 곳에 동그라미 하시오:
    통증이 단지 먹을 때만 나타나나요? 예 ○ 아니오 ○
    크게 벌릴 때 통증이 없나요? 예 ○ 아니오 ○
    설명할 수 없는 두피 압통이 있나요? 예 ○ 아니오 ○
    설명할 수 없는 부지불식간의 체중감소 경험이 있나요? 예 ○ 아니오 ○
    반시간 이상 지속되는 심각한 아침 경결감이 있나요? 예 ○ 아니오 ○
    시각의 증상 또는 시력의 저하가 있나요? 예 ○ 아니오 ○

내가 아는 한, 위의 정보는 정확하며 치료를 위해 의뢰받고 치료할 의사나 치과의사에게 이 보고서를 보내는 것을 허락합니다.

서명: ______________________________ 날짜: ______________________________

〈이 설문서를 사용하기 위해 선택한 독자는 모든 손실과 책임과 손상(간접적이며, 특별하거나 또는 결과로 생기는)과 경비(변호사비용을 포함)에 대해 발행자와 저자에 대해 면책을 보장하며 무해하다는 것을 동의한다.〉

# 부록 2

## 턱관절 관절원판 전위

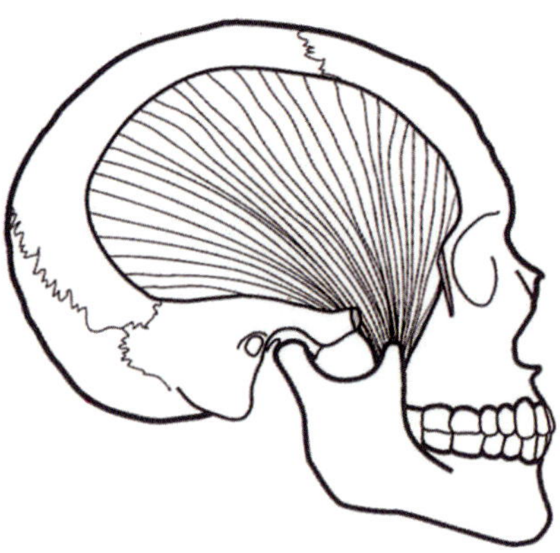

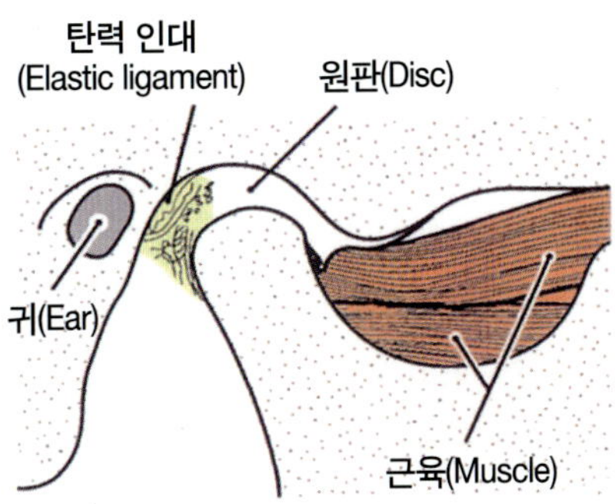


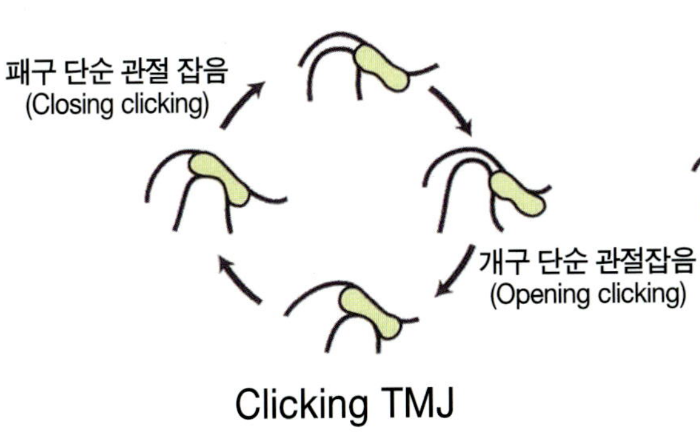


Clicking TMJ

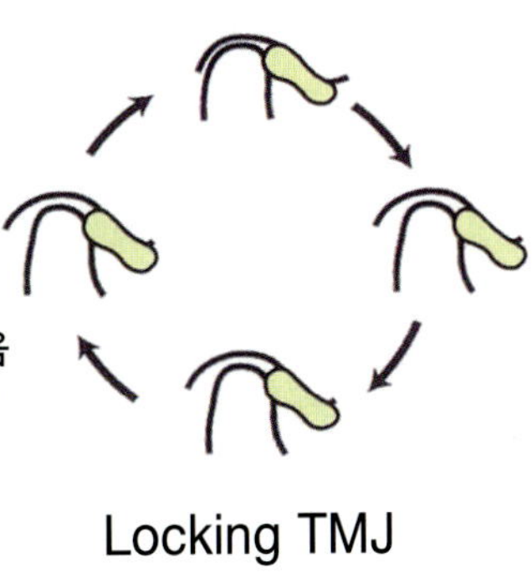

Locking TMJ

# 부록 3

# 턱관절장애 자가 조절 치료

당신의 치과의사가 당신이 종종 턱관절장애라고 일컫는 측두하악장애를 가지고 있다고 결정했다. 턱관절장애에서 T는 관자놀이(temple)를 나타내고 M은 하악골(mandible) 또는 턱 그리고 D는 이 복잡한 구조내의 장애(disorder)를 의미한다. 이 장애는 보통 이 조직을 과다 사용해서 나타난다.

우리는 많은 활동(말하기, 먹기, 하품하기, 웃기)에 이 조직을 사용하기 때문에 이런 활동을 하지 않을 때는 턱 근육과 관절을 쉬게 하는 것이 필요하다. 많은 사람들은 자신의 근육과 관절들이 충분한 시간 동안 이완되지 못하게 하는 습관들을 만들어 왔다. 다음 사항들은 당신이 가지고 있는 턱관절장애의 통증을 어떻게 감소시키는지 알려줄 것이다.

1. 더운 찜질, 얼음 또는 열과 얼음을 번갈아 가며 통증 부위에 댄다. 대부분의 환자들은 열을 선호한다. 그러나 통증이 증가되면 번갈아 가며 하거나 얼음만 사용하라.
   a. 매일 2회 또는 4회 20분 동안 더운 찜질을 사용하라. 어떤 환자들은 습열을 선호하는 반면 다른 사람들은 건열이 효과적이라는 것을 알게 된다. 습열은 얇은 수건을 매우 따뜻한 물에 넣어서 얻을 수 있다. 그 후에 수건은 뜨거운 물병 주위를 감싸거나 플라스틱 덮개로 분리된 열 패드 위에 놓아 열을 유지시킬 수 있다.
   b. 매일 2회 또는 4회 열과 얼음을 번갈아 가며 사용하라. 약 5분 동안(통증이 커지면 더 짧게) 통증 부위에 열을 댄다. 그 다음 얇은 수건에 감싼 얼음조각을 댄다.
   c. 얇은 수건에 감싼 얼음을 약간의 마비감이 처음으로 나타날 때까지 대고 있다가 뗀다(보통 대략 10분 정도).
2. 찜 냄비요리, 통조림 과일, 수프, 달걀 그리고 요구르트 같은 부드러운 음식을 먹는다. 껌을 씹지 말거나 딱딱한 음식 (즉, 생 당근) 또는 씹는 음식 (즉, 캬라멜, 스테이크 그리고 베이글)을 먹지 마라. 다른 음식들은 작은 크기로 잘라서 입의 양측으로 음식을 나누어 넣고 양쪽으로 씹는다.
3. 카페인은 근육을 수축시키고 긴장하도록 자극하므로 피한다. 카페인이나 카페인과 유사한 약물은 커피, 차, 대부분의 탄산수, 그리고 초콜릿에서 발견된다. 무카페인 커피는 약간 카페인이 있으나 상카(Sanka)에는 없다.

4. 치아는 연하 시 가볍게 닿거나 전혀 안 닿아야 한다. 이를 꽉 물거나 이를 가는 버릇이 있는지 스스로 자세히 감시하라. 사람들은 종종 자극을 받았을 때, 차를 운전할 때, 컴퓨터 할 때 또는 집중할 때 이를 꽉 악문다. 당신의 턱 근육이 이완되고, 치아가 서로 닿지 않고 혀가 상악 전치 바로 후방 구강천정에 가볍게 위치할 수 있게 유지하는 것을 배워라.

5. 턱 근육과 관절들에 불필요한 긴장을 가하는 부가적인 습관을 관찰해서 피하라. 그러기 위해 관찰. 제한하지 않은 어떤 습관들은 치아를 쉬게 한다. ; 손을 관절에 놓는다; 뺨, 입술, 손톱, 피부, 또는 입에 넣은 어떤 다른 물건을 씹는다; 치아에 혀를 민다; 불편하게 관절을 붙들거나 긴장 위치에 놓는다.

6. 위치는 턱관절장애 증상에서 중요한 역할을 나타낸다. 좋은 두부, 경부 그리고 어깨 위치를 유지하도록 시도한다. 작은 베개 또는 말은 타올을 뒤에 받혀주면 도움이 되는 것을 알 수 있다. 컴퓨터를 할 때 좋은 자세를 유지해야 하고 어깨 위에 전화기를 올려 놓는 것 같은 나쁜 자세 습관을 피해야 한다.

7. 잠자는 자세 또한 중요하다. 위장수면자세(Stomach sleeping)같은 당신의 목이나 관절을 긴장시키는 자세는 피한다. 옆으로 잘 때는 목과 관절을 평행하게 한다.

8. 하루에 한 번이나 두 번 정도 턱과 목의 긴장을 풀어주고 이완시키는 시간을 갖도록 한다. 환자에게는 종종 부드러운 음악을 듣는 동안 조용한 방에 앉아있는 것, 따듯한 샤워나 목욕, 천천히 심호흡하는 것과 같이 단순한 이완 기술이 유용하다.

9. 하품하기, 크게 소리지르기나 장시간 치과치료를 받는 것과 같이 입을 크게 벌리는 것을 억제한다.

10. 알리브(Aleve), 이부프로펜(ibuprofen), 타이레놀(Tylenol), 아스피린(aspirin)과 퍼코제식(Percogesic)과 같은 소염제와 진통제를 사용하여 관절과 근육의 통증을 줄인다. 아나신(Anacin), 에세드린(Excedrin)이나 뱅키쉬(Vanquish)등 카페인이 함유된 것은 피한다.

이러한 것들은 턱관절장애를 치유하지는 않지만, 당신의 남은 일생 동안 이러한 방법들을 따를 필요가 있을 것이다. 당신의 치과의사는 이런 방법에 추가적으로 다른 치료법들을 제안할 것이다. 턱관절장애에 전체적으로 효과적인 하나의 치료법은 없고, 작은 비율의 환자들에게서 치료에 대한 증상의 개선이 보고되지 않는 경우도 있다(예를 들어, 교합장치 치료를 받은 환자의 10~20%에서 증상의 개선이 없는 것으로 보고된다). 당신의 증상과 개인적인 기여 요소를 기반으로 하여, 당신의 증상이 반응하는 것으로 관찰되어 개선될 수 있는 것으로 각각의 치료에 접근하는 것을 권한다.

# 부록 4

# 교합장치 치료기구

당신의 장치는 턱의 근육과 관절을 보호하고 안정시키기 위해 디자인된다. 이것은 당신이 더욱 편안하게 느끼도록 도와주고 치유되도록 해 준다. 이것은 구치부가 균등하게 닿을 수 있도록 조절되어 있다. 근육이 이완되고 턱관절의 염증이 해결되면 보통 장치를 무는 것이 변하기 때문에 구치부가 더 이상 균등하게 닿지 않는다. 장치는 이러한 변화에 대해 주기적으로 조절할 필요가 있다. 장치에서 얻어지는 최대의 이득은 다음에서 언급하는 것과 같다.

1. 장치를 깨물지 말라. 장치는 상하 치아를 서로 닿지 않게 해서 턱 근육과 혀를 이완되게 유지하도록 기억하게 하는 장치이다. 계속적으로 턱의 위치와 긴장을 관찰해서 혀가 위로 가고 치아가 장치와 닿지 않게 유지하도록 하라.
2. 장치를 처음 끼웠을 때 빡빡한 것은 정상이다. 치아나 잇몸에 손상을 줄 경우에는 빼서 가지고 와서 조정해라. 가끔은 특별히 처음 장착했을 때 일시적으로 턱의 긴장이 증가한다거나 관절음이 증가하는 원인이 될 수도 있다.
3. 음식을 먹을 때는 절대로 끼우지 말라.
4. 반드시 하루에 한번은 치약과 칫솔로 장치의 내부와 외부를 씻어 주라. 중탄산나트륨에 담그거나 틀니 세척액이 씻는데 도움이 된다.
5. 장치를 끼우지 않고 있을 때;
    a. 깨지기 쉬우므로 잘 놓아야 한다.
    b. 땅에 놓지 마라. 왜냐하면 개나 고양이가 물어뜯는 것을 좋아한다.
    c. 뒤틀릴 수 있기 때문에 따뜻한 곳(더운날 자동차 안)에 두지 마라.
    d. 8시간 이상 빼놓을 때는 수분이 있는 곳에 보관하라. 비닐 주머니나 마가린 통에 둘 때 물을 한 두 방울 떨어뜨려 좋으면 좋다.
6. 입이 마르거나 침이 많이 생기는 환자들도 있는데 이것은 일시적인 증상이다.

7. 장치를 뺄 때 턱이 그전의 상태로 돌아가서 치아가 맞물리는데 수초의 시간이 걸릴 수 있다.
8. 치과에 갈 때마다 늘 장치를 가지고 와라. 처음에는 턱과 근육들이 변하는 것에 따라 조정할 필요가 있다. 보철물 때문에 잘 안 맞는 경우에 변화에 따라 조정을 해주어야 한다.

# 부록 5

# 턱근육 신장 운동

사람들은 낮 동안에 무의식적으로 많은 근육들을 잡아당긴다. 턱근육 강직이나 통증이 있는 환자들은 이러한 턱근육 신장 연습을 통해서 증상이 현저하게 개선이 되는 것을 발견한다. 당신의 치과의사는 이러한 간단한 턱근육 신장 연습을 당신이 지속적으로 편한 시간을 정해서 하루 한 번에 30~60초씩 6번 정도 연습하면 당신의 증상이 개선된다고 믿는다.

신장하기 전에 천천히 한 10 번 정도 입을 벌렸다 다물어서 턱근육들을 따뜻하게 하는 것이 가장 좋다. 또 한 근육에 따뜻한 것을(근육 속까지 스며 들도록 잠시 동안 유지) 대고 있어도 좋다. 신장을 하는 동안에는 입술, 얼굴 근육과 턱이 이완이 되도록 집중할 필요가 있다. 신장하는 동안에는 손가락을 물지 말라, 손가락은 다만 신장하는 폭을 알기 위한 기준으로만 사용하라.

신장을 처음으로 할 때 얼마만큼 벌리고 얼마 동안 하는 것이 가장 좋은 지를 결정하기 위해, 집게 손가락을 구부려서 손가락 마디를 상하 전치 사이에 갖다 댄다(그림 1). 그 상태로 30초간 유지한다. 이렇게 해도 통증이 나타나지 않으면 조금 더 벌려서 45초간 유지한다. 이렇게 해도 문제가 없으면 60초까지 늘린다. 이렇게 해도 증상이 심해지지 않으면 손가락 두개 두께까지 벌리고(그림 2) 시간을 30초로 줄인다. 이런 방법으로 시간과 양을 증가시키지만 손가락 3개 이상은 하지 말라. 가장 크게 그리고 오래 벌리고 있어도 조금도 불편하거나 증상이 심해지지 않으면 이 기준을 매 신장할 때마다 이용한다. 조금이라도 불편하거나 증상이 심해지면 개구량과 시간을 줄인다.

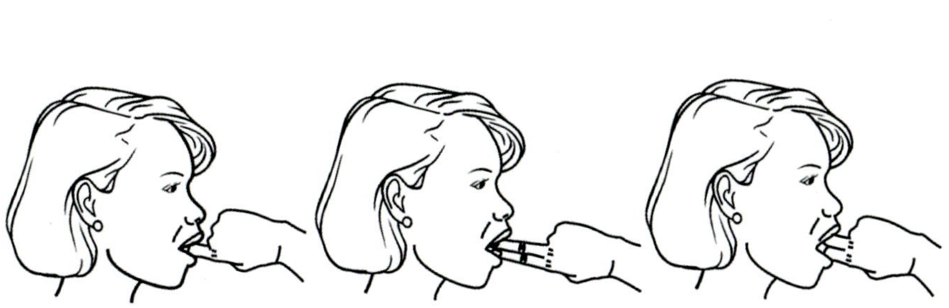

그림 1　　그림 2　　그림 3

증상이 개선되거나 만약 갑자기 아프면, 개구량과 시간을 증가시키거나 줄일 필요가 있다. 이 연습을 통해서 조금이라도 심해지지 않도록 주의해야 한다, 왜냐하면 이것 때문에 다칠 수 있기 때문이다.

환자들은 이 연습으로 증상이 즉시 개선되지는 않지만 좋아지는 것을 느끼기 까지는 1~2 주가 걸린다고 얘기한다. 유사하게, 연습을 중지해도 개선된 것이 즉시 사라지지 않고 1~2 주가 걸린다. 정상적으로 증상이 좋아졌다 나빠졌다 하기 때문에 환자들이 이 연습을 시작하거나 중지했을 때 증상이 좋아졌다거나 나빠졌다고 말하기가 어려운 경우가 있다.

# 부록 6

# 자세 개선 운동

## 방법 지침

| | |
|---|---|
| 턱 당기기 | 귀가 어깨 선 끝의 줄에 오도록 턱을 흉골의 패인 부분 위로 당긴다. |
| 가슴 늘이기 | 문가나 방의 구석에 선다. 가슴 앞부분이 신장되는 것을 확실하게 느낄 때까지 손을 벽에 대고 앞으로 기댄다. 요구된 대로 두 자세에서 이 운동을 시행한다. |
| 벽 늘이기 | 벽에 등을 대고 서서 팔을 그림과 같이 위치시킨다. 등의 위쪽을 곧게 하고 등의 아래쪽을 벽에 편평하게 댄다. 턱을 아래 안쪽으로 위치시켜 머리를 뒤로 누르고 팔꿈치를 벽 쪽으로 당긴다. 요구된 대로 두 자세에서 이 운동을 시행한다. |
| 등 대고 가슴 늘이기 | 머리 뒤로 손을 깍지 낀 채 눕는다. 숨을 내쉬면서 천천히 팔꿈치를 얼굴 앞에 닿도록 한다. 숨을 들이 쉬며 팔꿈치가 바닥에 닿을 때까지 떨어뜨린다. |
| 아래 보고 팔 들기 | 그림(자세 1은 팔꿈치를 어깨 높이까지 90도로 굽힌 것이고, 자세 2는 팔꿈치를 귀 높이까지 위치시킨 것이다.)과 같이 배를 바닥에 대고 눕는다. 팔과 머리, 가슴을 바닥에서 들어올려 떨어지게 하고, 범위의 50%까지 밖에 움직이지 못할 때까지 또는 피로할 때까지 반복한다. 요구 된 대로 두 자세에서 이 운동을 시행한다. |

만일 이러한 운동들이 불편하거나 통증을 증가시키는 경우 의사와 상담할 때까지 중지한다.

신장은 천천히, 단계적으로 쉽고, 통증이 없는 방법으로 시행되어야 한다. 약간 긴장된 정도까지 움직여서 정지하고 유지한다. 튕기면 안 된다.

## 운동

턱 당기기
시행: 한 시간에 10회
유지시간: 5초

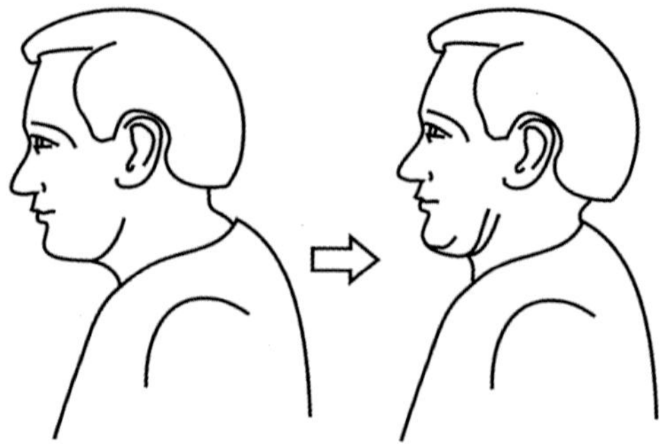

가슴 늘이기
시행: 하루에 3회, 2번 반복
유지시간: 15초

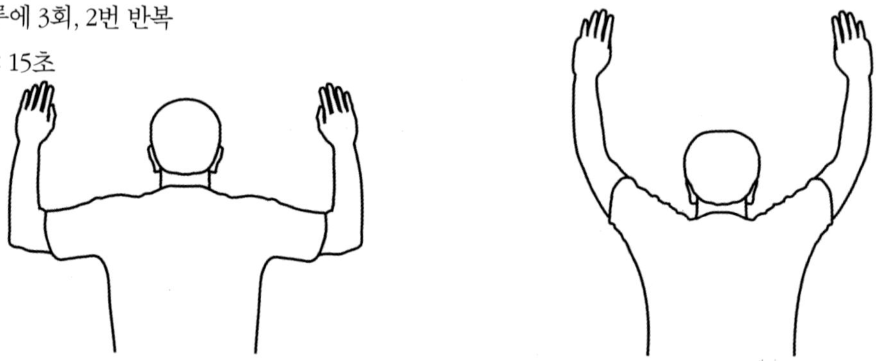

벽 늘이기
시행: 하루에 3회, 2번 반복
유지시간: 15초

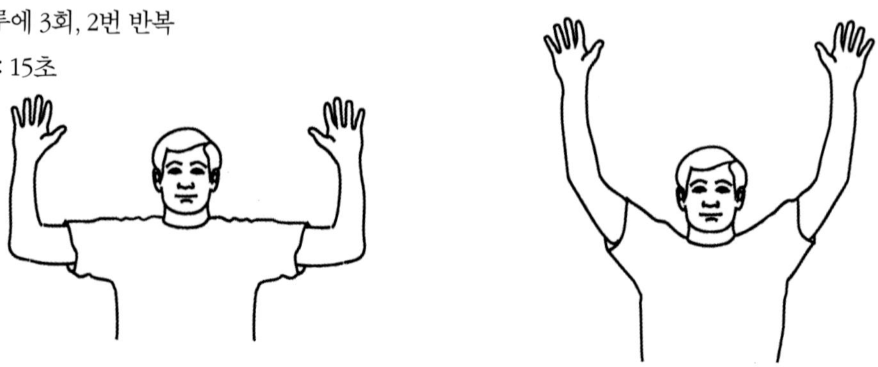

등 대고 가슴 늘이기

시행: 지칠 때까지, 10번 반복

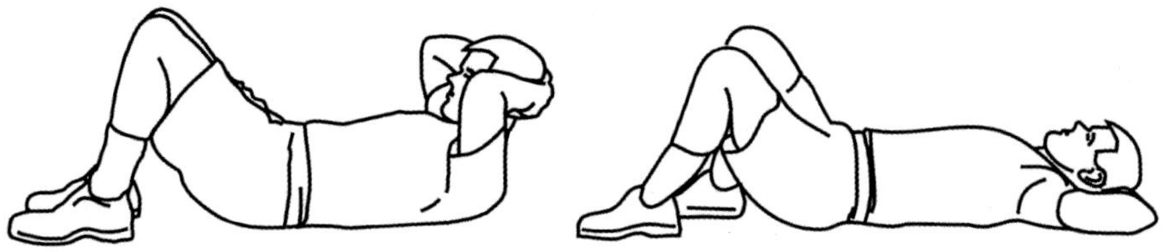

아래 보고 팔 들기

시행: 하루 1회, 1주일에 5일

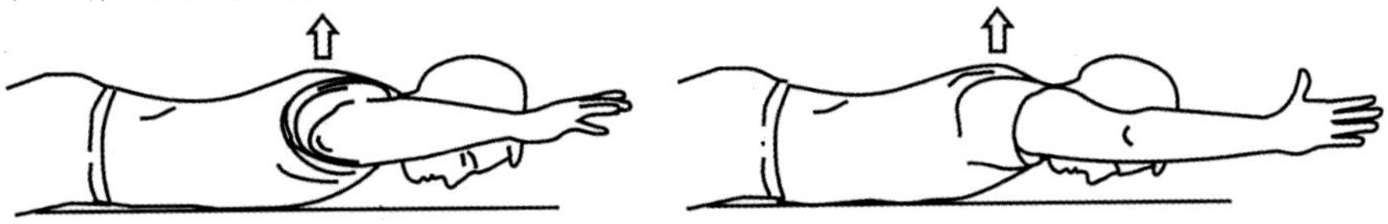

# 부록 7

# 교합장치에 대한 기공실 지침

교합장치에 대한 기공실 지침
아래 표시된 교합장치를 제작해 주시기 바랍니다. 환자 약속은______________.

**상악 0.15인치 연성 열성형 장치와 상악 듀얼 라미네이트 열성형 장치**
**(maxillary 0.15inch soft thermoplastic appliance and maxillary dual laminate thermoplastic appliance)**

모델의 기포를 없애고 undercut를 없애지 말고 장치의 순면은 치은 경계부까지 그리고 설면은 치은을 따라 5 mm 연장해주세요.

이중으로 된 열가소성 장치를 만들기 위해서는 이중 판상 재료는 교합기에 올리고 대합치와의 간격이 1 mm가 될 수 있도록 전치 유도 핀을 조정해서 나중에 교합면에 수지를 1 mm나 그 이상 두께를 첨가할 수 있도록 한다. 교합면에 교두흔이 나타나지 않을 만큼 수지를 첨가해서 평평하게 만든 후 비기능 구치 교두는 닿지 않고 전방과 측방 유도 시에 구치부의 이개가 최소한으로(1/2-1 mm),되고 교합선각(occlusal line angle)은 모나지 않도록 해 주세요.

**하악 0.15인치 연성 열성형 장치와 하악 듀얼 라미네이트 열성형 장치**
**(mandibular 0.15inch soft thermoplastic appliance and mandibular dual laminate thermoplastic appliance)**

모델의 기포를 없애고 undercut를 없애지 말고 장치의 순면은 치은 경계부까지 그리고 설면은 치은 하방 10 mm까지 연장하고 설측 돌기, 전정(vestibule)과 주름띠(frenum) 까지는 닿지 않게 하라.

듀얼 라미네이트 열성형 장치를 위해, 듀얼 라미네이트 재료는 교합기 상에서 가장 가까운 대합치가 교합면으로부터 1 mm 떨어지게 incisal pin을 적용하여 첨가되는 아크릴의 두께가 1 mm나 그 이상이 되게 한다. 교합면에 아크릴을 첨가하여 교합면을 교흔이 없이 편평하게 하고, 비기능 구치 교두는 접촉되게 하지 않고, 전방 및 견치 guidance는 최소한의 구치이개(1/2에서 1 mm)를 제공하고, occlusal line angle은 둥글게 한다.

감사합니다.

**상악 2 mm 경성 열성형 장치와 상악 아크릴 안정장치**
**(maxillary 2 mm hard thermoplastic appliance and maxillary acrylic stabilization appliance)**

1. cast의 기포를 제거하고 (a) 깊은 구(groove)와 치아들 사이를 블록아웃하고 (b) 구치의 협측 embrasure에서만 블록아웃을 하지 않고 모든 언더컷이 0도가 되도록 블록 아웃한다.

2. cast를 서베이하고 아크릴을 확장시키는데 (a) 협측 확장은 구치부위에서 최대풍융부 하방 1/2 mm까지 하고, (b) 순측 확장은 전치부의 incisal edge를 넘어 1에서 1.5 mm까지 확장하고, (c) 설측부위는 치은을 따라 5 mm 확장한다.

3. 아크릴 안정장치를 위해, 장치의 최소 두께가 3 mm정도 되도록 incisal pin을 조정한다. 교합면이 교흔이 생기지 않도록 편평하게 교합면을 제작하고, 비기능 구치교두는 접촉되지 않게, 전방 및 견치 guidance시 최소한의 구치이개(0.5에서 1 mm)가 되고, occlusal line angle은 둥글게 한다. 협측 아크릴을 1 mm 두께로 치아의 형태를 따라 만들고, 설측 flange는 1mm 두께가 되도록 만든다.

감사합니다.

**하악 2 mm 경성 열성형 장치 및 하악 아크릴 안정 장치**
**(mandibular 2 mm hardthermoplastic appliance and mandibular acrylic stabilization appliance)**

1. Cast의 기포를 제거하고 (a) 깊은 구(groove)와 치아들사이를 블록아웃하고 (b) 구치의 협측 embrasure에서만 블록아웃을 하지 않고 모든 언더컷이 0도가 되도록 블록 아웃한다.

2. Cast를 서베이하고 아크릴을 확장시키는데 (a) 협측 확장은 구치부위에서 최대풍융부 하방 1/2 mm까지 하고, (b) 순측 확장은 전치부의 incisal edge를 넘어 1에서 1.5 mm까지 확장하고, (c) 설측부위는 치은변연 하방으로 10 mm 확장시키고, lingual tori, vestibule, 설소대 보다 짧게 만든다.

3. 아크릴 안정장치를 위해, 장치의 최소 두께가 3 mm정도 되도록 incisal pin을 조정한다. 교합면이 교흔이 생기지 않도록 편평하게 교합면을 제작하고, 비기능 구치교두는 접촉되지 않게, 전방 및 견치 guidance시최소한의 구치이개(0.5에서 1 mm)가 되고, occlusal line angle은 둥글게 한다. 구치부 협측 아크릴을 1 mm 두께로 치아의 형태를 따라 만들고, 설측 flange는 1 mm 두께가 되도록 만든다.

감사합니다.

# 부록 8

# Example of Dental Record Entries

## 초기검사(INITIAL EXAM)

S: 포괄적인 턱관절장애 평가; 주소: 지속적인 우측 전이부위 동통과 압통이 깨어날 때 4/10 그리고 낮 시간 동안에는 1/10 정도이다. 대략 일주일에 한번, 그녀는 2/10정도로 우측 측두 부위에 통증으로 깨고 2시간 정도 지속이 된다. 통증은 3개월 전에 시작되었으며 일에 대한 스트레스가 증가한 후부터였다. "Initial Patient Questionnaire" 반응을 환자와 함께 재검토하였다.

O: 연조직과 치아들은 정상이다. 선택된 저작근과 경추구조에 대한 촉진에서 우측 턱관절과 우측 측두근, 좌우측 교근에서 압통이 나타났다. 우측 교근과 측두근의 촉진은 통증을 유발하였다. 역클릭은 우측 턱관절에서 나타났다. 운동범위: 38 mm 개구, 6/6/5(우측외측, 좌측외측, 전방).

A: 임상적 턱관절장애 진단: 안면근동통, 우측 턱관절 염증, 우측 턱관절 정복성 관절원판 전위. 밤과 주간에 이상 기능적 습관(하루에 30% 정도 치아가 맞닿아 있다.), 긴장, 카페인섭취는 주로 깨어있게 만드는 주요인자로 작용한다.

P: 우측 턱관절의 역클릭의 기전을 환자에게 설명하였다. 미리 만들어진 턱관절장애 자가 관리방법을 주고 주지시켰다. 환자는 하루에 커피 한잔으로 카페인 섭취를 줄이는데 동의하였다. 상악의 아크릴 안정 장치의 제작을 위해 알지네이트로 상악과 하악의 인상을 채득하였고 교합관계를 채득하였으며 환자에게 밤에만 장착하게 하였다. 환자는 장치를 장착한 후 2주 뒤에 재 방문하였다.

## 장착약속

Re: 안면근동통, 우측 턱관절 염증, 우측 턱관절 정복성 관절원판 전위. 턱관절장애-자가관리 방법에 따라 주의함으로 약간의 증상호전이 있었다. 일어났을 때 우측 전이 부위의 통증은 3/10정도이고 간헐적으로 하루에 1/10 정도 증상이 나타났다; 우측 측두 부위의 통증은 일주일에 2/10로 지속되었다. 밤에만 착용하도록 환자에게 상악 아크릴 안정장치를 넣어주었다. 장치 관리 주의사항을 주었고 턱관절장애 자가 관리 방법을 환기시켰다. 3주 후에 추적검사를 하였다.

### 추적검사

Re: 안면근동통, 우측 턱관절 염증, 우측 턱관절 정복성 관절원판 전위. 명확한 증상 개선을 보였고 일주일에 한 번 정도 전이부위에 아침 통증이 1/10으로 나타났다. 안정장치를 조정하였고 추적검사 또는 증상호전이 되지 않았을 경우 RTC를 위해 2달 뒤에 다시 약속하였다.

### 추적검사

Re: 안면근동통, 우측 턱관절 염증, 우측 턱관절 정복성 관절원판 전위. 밤에 장치 착용이 길어짐에 따라 턱관절장애 불편이 없어졌다. 운동범위: 48 mm 개구, 선택된 저작근의 촉진에 대한 압통이 최소로 되었고 우측 턱관절에서 역클릭은 여전히 존재하였다. 안정장치를 조정하였고 밤에만 장착하였다. 환자에게 매년 추적검사를 하거나 증상이 다시 나타나거 장치 조정이 필요하거나 다른 문제가 발생하는 경우에 바로 오도록 했다.

# 부록 9

# 물리치료 상담의 예

치과의사는 주로 턱관절장애 통증, 턱관절 기능, 운동의 범위, 낮잠이나 밤에 자는 자세, 목 증상의 개선을 위해 턱관절장애 환자를 물리치료사에게 보낸다. 환자의 증상을 개선시킬 뿐만 아니라 물리치료의 목적은 환자에게 이러한 개선을 유지시키도록 가르치는데 있다. 물리치료와 더불어 교합장치치료를 동반해서 사용하는 경우 턱관절장애 증상의 더 많은 개선이 있었다.

아래에 두 가지 예를 제시하였다: 첫 번째는 턱관절장애 증상이 저작계통에 제한을 준 환자이고, 두 번째는 목 통증을 동반한 환자로 물리치료사에게 경추 안면근동통을 치료하게 의뢰한 환자이다.

이러한 의뢰는 처방전에 기록할 수 있다. 의뢰 받은 사람들은 대부분 치료의 빈도와 치료기간이 기록된 것을 요구한다; 한 달 동안 일주일에 2~3번은 합리적인 요구이고 몇몇의 물리 치료사들은 의사에게 '치료자 추천' 이라는 말을 써주기를 원한다. 물리치료사에게 반드시 알아야 할 주의사항(예를 들어, 전의 수술 경험, 암, 국소부위의 screw나 wire)과 치료에 악영향을 줄 수 있는 의학적 문제점을 알려줘야 한다.

주소: 지속적인 6/10 우측 전이부위의 동통

진단: 우측 턱관절 염증, 안면근동통, 우측 턱관절의 정복성 관절원판 전위.

평가를 해서 치료를 부탁합니다. 환자는 간헐적으로 엎드려 자는데 고쳐지지 않는다고 합니다. 환자의 이 버릇을 없애줄 수 있습니까? 감사합니다.

주의사항: 없음.

환자에게 교합장치를 주고 턱관절장애-자가관리를 지시했음.

주소: 지속적인 5/10 양측성 전이동통과 교근동통, 지속적인 5/10의 목통증.

진단: 교근 및 경추 안면근동통.

환자의 경부 문제를 평가해서 치료를 부탁합니다. 환자의 경부 근육에 대한 촉진 시 저작근 통증이 재현 되었습니다. 저작계 증상의 국소적인 부분은 턱관절장애 치료를 통해 충분히 해결되지만 경부 부위를 해결하기 위해 목통증에 대한 치료가 필요한 것 같습니다.

주의사항: 없음.

환자에게 턱관절장애 자가관리방법을 주었고 다음 약속 때 교합 장치를 줄 것이다.

임상경험으로 다음과 같은 경우에 턱관절장애 환자에게 물리치료를 받게 한다.

1. 환자가 목통증이 있다. 목통증을 가진 환자 뿐 만 아니라 목통증이 없는 턱관절 장애환자는 턱관절장애 치료에 반응하지 않는다. 일부 턱관절장애 증상은 목으로부터 오는데 경부의 유발점을 비활성화시킨 일부 환자의 통증이 실질적으로 감소되는 것이 관찰되었다.

2. 환자는 목에서 유래된 두통을 가지고 있었는데, 이 두통은 목으로부터 기인 되어서 임상적으로 턱관절장애 환자는 두통이 나타날 때 저작근에 긴장을 보이는 경향이 있는 것으로 보인다. 그 때문에 목을 치료받은 경부성 두통을 가진 환자는 두통이 적어지고 턱관절장애 증상이 개선될 수도 있다.

3. 환자는 머리의 위치가 중등도 이상으로 앞으로 위치되어 있다. 이러한 환자들은 턱관절장애 자가 관리 방법과 동반하여 자세 연습을 통해 턱관절장애 증상이 현저히 개선되었다.

4. 환자의 턱관절장애 증상은 비정상적인 자세 활동 때문에 증가된다. 이러한 환자에게 신체에 대한 메커니즘(몸에 긴장 없이 일을 수행하는 방법을 가르침)에 대해 교육을 함으로 좋은 자세를 유지하게 하고 그들의 턱관절장애 증상을 개선시킬 수 있다.

5. 환자는 불량한 수면 자세를 바꾸기를 원한다. 엎드려 자는 것은 턱관절장애와 목의 증상을 지속시키고, 엎드려 자는 것을 멈추지 않는다면 물리치료사가 자는 자세를 변화시키게끔 연습을 시켜야 한다.

6. 환자는 다른 치료에 의해 턱관절장애 증상이 적당히 개선되지 않는 않았다. 물리치료사는 몸 전체의 근골격의 문제를 치료하게끔 훈련되어 있어서 그들의 기술을 저작계에 적용할 수 있다.

7. 환자는 턱관절 수술을 받기로 되어있다. 턱관절 수술 후에 물리치료를 받은 환자에서 좋은 결과를 보여주었다. 이런 환자들은 수술 전에 물리 치료사에게 가서 수술이 끝나자 마자 연습하고 술 후 약속을 하기 위해 물리 치료사에게 의뢰하는 것이 좋다.

# 부록 10

# Example of Psychology Consultations

주간의 이상기능적 습관과 긴장, 스트레스, 흥분, 화, 우울증, 변재(상황의 나쁨만을 생각하는 것), 동통과 관련된 믿음, 살면서 생기는 일에 잘 적응하지 못하는 것 등이 환자의 턱관절장애 증상과 그들의 보존적인 턱관절장애 치료로 증상을 개선시키는 능력에 부정적인 영향을 미친다는 것은 잘 알려져 있다. 인식-행동 중재(cognitive-behavioral intervention)는 부가적인 턱관절장애 치료이며 환자로 하여금 주간에의 불필요한 습관과 정신적 기여인자를 감소시키도록 도와주는 것이다.

명확하게 지속적인 주간습관과 정신적 기여인자를 가진 환자는 종종 인식-행동 중재에서 숙련된 임상가의 부가적인 도움이 필요하다. 이러한 중재는 일차적으로 습관의 변화, 이완, 졸음, 바이오피드백, 스트레스 관리, 인식치료(환자의 뒤틀린 생각의 변화에 중점)를 달성한다.

일부 심리학자들은 환자에게 좀더 효과가 있는 치료를 알아내기 위해 인식-행동 중재 전에 심리 테스트를 시행하기를 원한다. 다른 심리학자는 표준화된 간단한 인식-행동 중재를 제공하고 충분하게 향상되지 않는 환자에서만 테스트를 할 지도 모른다.

심리학자에게 환자를 의뢰하는 것은 심리학자의 이름을 환자에게 주고 약속을 잡아주면 쉽게 할 수 있다. 첫 방문 때, 환자는 심리학자에게 문제점을 말을 하고 심리학자는 환자의 상태를 평가하면 된다.

심리학자가 내 관심사를 좀더 잘 이해할 수 있게 노트(아래의 예처럼)를 써서 보낸다. 첫 번째 예에서, 심리학자는 아마 습관변화 치료를 사용할 것이고 두 번째에서는 스트레스 관리치료를 사용할 것이다.

존스부인은 주간 구강습관으로 인한 저작계의 과잉하중 때문에 발생된 6/10의 주간 턱관절장애 증상을 가지고 있습니다. 그녀는 이러한 습관을 스스로 버리지 못하고 하루에 약 90%정도 치아가 닿는 상태로 있으며 그녀가 바쁘거나 실망하거나 깊은 생각에 빠질 때 무의식적으로 치아를 가는 습관이 있습니다. 존스부인은 당신의 도움으로 주간에 불필요한 구강습관을 버리기를 원하고 있습니다. 그녀는 야간의 구강 이상기능 습관 때문에 착용하는 교합 장치를 가지고 있습니다. 감사합니다.

Smith양은 안면근동통으로 진단된 6/10의 양측성 턱 통증을 호소하고 있습니다. 그녀의 일차 기여인자는 일과 관련된 스트레스로 나타났습니다. 그녀의 통증은 4개월 전에 시작되었으며 매우 바쁘고, 열광적이며, 스트레스 가득한 새로운 일을 시작한 후 바로 시작되었습니다. 그녀는 스트레스 관리하는 것을 배우고 싶어하고 그녀의 일에 관련된 상황을 좀더 잘 다룰 수 있는 기술을 얻기를 원합니다. 치료와 평가를 원합니다. 감사합니다.

# 부록 11

# Working with Insurance Companies

의학보험회사가 턱관절장애 치료의 일부분을 담당하도록 위임하는 법을 가진 주는 알칸사스, 캘리포니아, 플로리다, 조지아, 일리노이스, 켄터키, 미네소타, 미시시피, 네브라스카, 네바다, 뉴멕시코, 노스 캐롤리나, 노스 마코타, 텍사스, 버몬트, 버지니아, 워싱턴, 웨스트 버지니아, 위스콘신이다. 작은 사립보험회사는 법으로부터 면제해 주었고 이러한 주-위임 과정의 담당을 피할 수 있다.

'부가적인 턱관절장애 정보를 위한 소스' (부록 12)에서 나열된 환자 옹호 그룹은 당신에게 턱관절장애의 위임과정을 담당하는 당신 주의 법 일부분의 복사본을 제공할 수 있을 것이다. 부가적으로 AAOP(부록 12에서 나열된)는 Acess to Care Committee를 가지고 있어 당신의 보험질문에 대한 답을 제공할 것이다.

전자작성과 적절한 코드는 치료비 배상을 빠르게 하고 잘못 준 요구 형식의 수를 감소시킨다. 코드 매뉴얼과 소프트웨어는 부록 12에 나열된 회사 중 어느 곳에서나 제공된다.

**Medical TMD Diagnosis code**
**ICD-9**

| | **TMJ Disorder** |
|---|---|
| 524.60 | Temporomandibular joint disorders, unspecific |
| 524.61 | TMJ adhesion and ankylosis(bony or fibrous) |
| 524.62 | TMJ arthralgia(TMJ inflammation, as used in this book) |
| 524.63 | Articular disc disorder(with or without reduction) |
| 524.69 | Other specific temporomandibular joint disorders |
| 830.1 | TMJ dislocation |
| 848.1 | TMJ sprain or strain |
| | **Muscular Disorder** |
| 728.85 | Spasm of muscle(myospasm) |
| 729.1 | Myalgia and myositis(also use for myofascial pain) |

### Dental and medical TMD procedure codes

| CDT-4 | CPT | |
|---|---|---|
| | | **Initial visit** |
| D0150 | | Comprehensive oral evaluation(for normal TMD evaluation) |
| D0160 | | Detailed and extensive oral evalution(for complex TMD evaluation) |
| D9310 | | Consultation |
| D9920 | | Behavioral management, by report(for each 15-minute increment) |
| | | **Occlusal Appliance Insertion** |
| D7880 | 21110 | Occlusal orthodontic device, by report |
| D9920 | | Behavioral management, by report(for each 15-minute increment) |
| | | **Follow up** |
| D9920 | | Behavioral management, by report(for each 15-minute increment) |
| D9430 | | Office visit for observation (no other services provided) |
| | | **Other code** |
| D0330 | 70355 | Panoramic film |
| D0321 | 70328 | Radiological examination, TMJ, open and closed mouth, unilateral |
| D0321 | 70330 | Radiological examination, TMJ, open and closed mouth, bilateral |
| D0321 | 76101 | Radiological examination, TMJ tomogram unilateral |
| D0321 | 76102 | Radiological examination, TMJ tomogram bilateral |
| D0460 | | Pulp vitality tests |
| D7899 | | Orthotic repair, by report |
| D7899 | | Chairside orthotic reline, by report |
| D9110 | | Palliative(emergency) treatment of pain |
| D9210 | | Local anesthesia not in conjunction with operative or surgical procedure |
| D9610 | | Thearpeutic drug injection, by report |
| D9940 | | Occlusal guard, by report(for bruxism, if for TMD use D7880) |

### CPT codes for Office visit and consultation

| | |
|---|---|
| 99201 to 99205 | New patient office visit |
| 99211 to 99215 | Established patient office visit |
| 99241 to 99245 | Office consultation(for new or established patient) |

Source :

ICP-9: Hospital and payer ICD-9, 6th edition. Salt Lake city: medicode, 2000.

CDT-4: Current Dental Terminology, 4th edition, Chicago:ADA,2002.

CPT: Current Procedural Terminology 2003. Chicago: AMA, 2002.

# 부록 12

# 부가적인 턱관절장애 정보를 위한 소스

다양한 소스로부터 가능한 많은 턱관절장애 팸플릿 중에서 다음의 팜플렛이 선호된다:

1. 턱관절장애(TMD), 팸플릿 OP-32. 이것은 제가 좋아하는 팜플렛이고 이것은 National Institute of Dental Research로부터 후원 받고 있다. 교정, 크라운, 브릿지, 그리고 교합은 거의 가치가 없다고 한다. 팸플릿은 무료이고 전화(301-402-7364)를 통하거나 ww.nohic,nidcr.nih.gov에서 National Oral Health Information Clearinghouse 온라인(50카피이상)으로 주문하면 된다.

2. American Academy of Orofacial Pain(AAOP)는 좋은 환자 팸플릿을 가지고 있고 www.aaop.org/AAOP의 웹사이트를 통해 볼 수 있으며 중앙사무실(856-423-3629)을 통해 주문할 수 있다.

### PATIENT ADVOCACY GROUP

턱관절 & Orofacial Pain Society of America는 비영리 기관이고 환자 이슈에 대한 도움을 제공하고 분기별로 뉴스레터를 발간하고 당신 주에서 위임된 법률 보험에 대한 정보를 당신에게 제공한다. 웹사이트(www.턱관절society.org)에 방문하거나 전화(916-444-1985)를 하면 된다.

### BOOKS FOR PATIENTS

환자들과 서로 관계를 유지하고 있는 동안 당신은 사람들이 즐거워하는 읽을거리를 알아야하고 자가 만족하여야 하며, 다음 책들 중의 하나나 여러 가지의 읽을거리로부터 유익한 것을 얻어야 한다.

1. Taking Control of TMJ(1999), by Robert O. Uppgaard $13.95,는 환자에게 그들의 턱관절장애 상태에 대한 좀더 많은 정보를 제공하고 자가관리 치료, 목운동, 스트레스관리, 많은 다른 제안들을 제공한다.

2. Feeling Good: The New Mood Therapy(1999), by Davis D.Burns, $7.99,는 우리의 생각이 우리의 분위기에 어떻게 영향을 주고 그들을 어떻게 향상시키는지 환자에게 이해하도록 도와준다.

3. No More Sleepless Nights (1996), by Peter Hauri, Shirley Linde, and Philip Westbrook, $16.95,는 수면장애를 가진 환자에게 좀더 자신들의 문제를 이해하게 도와주고 그들의 수면을 향상시키는 시도에 대한 테크닉을 제공한다.

## TMD PRACTICE MANAGEMENT BUSINESSES

1. TMData Resource는 시술 향상 컨설트를 제공하고 턱관절장애와 코골이 시술에 대한 전반적인 서비스를 제공한다. 그들은 의사의뢰, 환자 교육, 의사교육에 대한 턱관절장애 관련, 코골이 관련 교육 자료를 만들고 나눠준다. 턱관절 환자에게 정보를 지원하고 턱관절장애를 치료하는 의사 명단을 제공한다. 당신은 그들의 정보와 서비스(www.턱관절장애ataresources.com)를 볼 수 있거나 전화(800-533-5121)를 할 수 있다.

2. Niederman Practice Management는 매뉴얼과 진단과 시술코드, 리포트, 턱관절장애 치료에 대한 치과 및 의과 보험의 장점을 모으기 위한 서신 등을 제공한다. 그들은 또한 교정, 임플란트, 일반 및 심미치과, 수면장애에 대한 서비스를 제공한다. 당신은 정보와 서비스(www.rosenierman.com)를 볼 수 있고 전화(800-879-6468)를 할 수 있다.

## PROFESSIONAL TMD ORGANIZATIONS

2개의 중요한 턱관절장애 전문기관이 있다. 그들은 교육미팅을 제공하고, 그들의 미팅에서 스텝연수를 제공하고, 턱관절장애의 인식된 전문가를 만들기 위해 ADA와 함께 일하고, 전문의 인정서를 제공하고, 아래에 서술된 두 개의 저널의 하나를 출판하고 다른 유효한 활동을 한다.

1. American Academy of Orofacial Pain(AAOP). 그들의 웹사이트는 www.aaop.org에서 볼 수 있다. AAOP 중앙사무실 전화는 856-423-3629이다.

2. American Academy of Craniofacial Pain(AACFP). 그들의 웹사이트는 www.aacfp.org에서 볼 수 있다. AACFP의 중앙사무실 전화번호는 800-322-8651이다.

## TEXTBOOKS

두 개의 중요한 턱관절장애 책은:

1. Okeson JP, Management of Temporomandibular disoers and Occlusion, 5th edition. St Louis: CV Mosby, 2003. 전화 800-621-0387.

2. American Academy of Orofacial Pain, with Okeson JP(ed). Orofacial Pain: Guidelines for Assessment, Diagnosis and Management. Chicago: Quintessence, 1996. 전화 800-621-0387.

## TMD STUDIES

턱관절장애 연구는 대부분의 치과 및 의학저널에서 볼 수 있다. 아래에 있는 첫 두 개는 턱관절장애와 주로 연관된 저널이고 세 번째는 16페이지 정기간행물이며, 1년에 6번 발행되며, 최근 턱관절장애 논문과 요약을 포함하고 있다.

1. journal of orofacial pain. Quintessence. 전화 800-621-0387.
2. Cranio: the journal of Craniomandibular practice. Chroma. 전화 800-624-4141.
3. TMJ update. Anadem. 전화 800-633-0055.

# INDEX

## ◐ ㄱ ◑

## ◐ A~S ◑